呼吸系统疾病动物模型

主编◎王军 马开 张明利 马龙

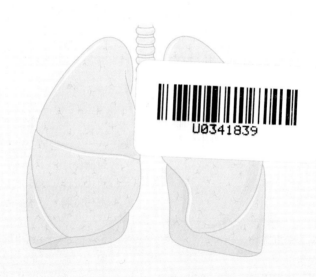

郑州大学出版社

图书在版编目（CIP）数据

呼吸系统疾病动物模型／王军等主编. — 郑州：郑州大学出版社，2023.11
ISBN 978-7-5645-9886-0

Ⅰ．①呼…　Ⅱ．①王…　Ⅲ．①呼吸系统疾病－医用实验动物－试验模型
Ⅳ．①R56-33

中国国家版本馆 CIP 数据核字（2023）第 158815 号

呼吸系统疾病动物模型

HUXI XITONG JIBING DONGWU MOXING

策划编辑	张 霞		封面设计	苏永生
责任编辑	薛 晗		版式设计	苏永生
责任校对	刘 莉		责任监制	李瑞卿

出版发行	郑州大学出版社		地　址	郑州市大学路 40 号（450052）
出版人	孙保营		网　址	http://www.zzup.cn
经　销	全国新华书店		发行电话	0371-66966070
印　刷	河南大美印刷有限公司			
开　本	787 mm×1 092 mm　1／16		彩　页	2
印　张	22.5		字　数	489 千字
版　次	2023 年 11 月第 1 版		印　次	2023 年 11 月第 1 次印刷

| 书　号 | ISBN 978-7-5645-9886-0 | | 定　价 | 98.00 元 |

本书如有印装质量问题，请与本社联系调换。

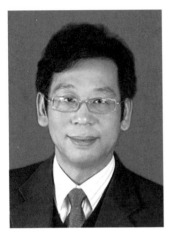

王军,医学博士,河南省中西医结合医院(河南省中医药研究院)首席研究员。1983年,河南医科大学医疗系毕业,获学士学位;1991年,西安医科大学生理学专业毕业,获硕士学位;2007年,北京中医药大学中西医结合基础专业毕业,获博士学位。主持和参加完成国家自然科学基金课题2项、国家"九五"科技攻关课题1项、国家中医药管理局重点课题1项和青年基金课题2项、河南省重大科技攻关课题1项和其他课题20余项等,完成40余种中药新药药效学和毒理学研究。历任河南省中西医结合医院(河南省中医药研究院)中药研究所所长、中药药理实验室(国家中医药管理局三级实验室)主任、河南省高血压研究所副所长、中国药理学会理事、河南省药理学会副理事长、河南省神经药理专业委员会主任委员、河南省免疫学会副理事长、河南省跨世纪学术和技术带头人等。共获各级科研成果奖20项,其中省、部级科技进步二等奖5项、三等奖4项。主编著作2部,发表论文100余篇。

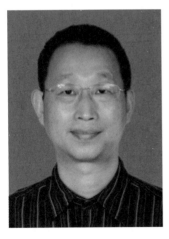

马开,副研究员,硕士研究生导师,河南省中西医结合医院(河南省中医药研究院)中药研究所副所长,中药分析实验室(国家中医药管理局三级实验室)主任。1991年6月毕业于河南中医学院,获学士学位。主持或参加完成国家自然科学基金课题1项、国家"九五"科技攻关课题1项、国家新药基金课题2项、河南省重大科技攻关课题2项、河南省重点科技攻关课题4项和其他课题10余项等。中国中药协会药用菌物专业委员会副主任委员、世界中医药学会联合会老年医学专业委员会第三届理事会常务理事、中华中医药学会中药基础理论分会委员。共获各级科研成果奖10余项,其中省、部级科技进步二等奖4项、三等奖3项,发表论文60余篇。

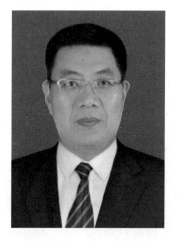

张明利,主任中医师,河南省中西医结合医院(河南省中医药研究院)副院长。全国优秀中医临床人才,全国名老中医学术经验继承人,河南省学术技术带头人,河南省高层次人才(C类),河南省中医工作先进个人,河南省抗击新型冠状病毒感染先进个人,中共河南省第十一次党代会代表。兼任河南省中医药学会经方分会副主任委员,河南省中西医结合学会呼吸病分会副主任委员,河南省非物质文化遗产保护工作专家委员会委员,河南省中医药防治肺结节工程技术研究中心主任。临床擅长应用古方、经方,重视方证辨证,采用辨证与辨病相结合的方法治疗常见病、多发病、疑难杂症。

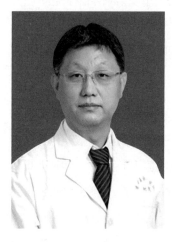

马龙,副主任医师,硕士研究生导师,河南省中西医结合医院(河南省中医药研究院)内科医生。北京中医药大学博士、中国中医科学院博士后。世界中医药学会联合会老年医学专业委员会第三届理事会常务理事。出版专著3部,发表论文30余篇。

▲▼ 作者名单 ▲▼

主　编　王　军　马　开　张明利　马　龙

副主编　高丽君　张　薇　孙江伟

编　委（以姓氏笔画为序）

马　开　马　龙　王　军

田　萍　孙江伟　杨　丹

张　薇　张明利　张迪文

高丽君

◤▼ 内容提要 ▼◢

《呼吸系统疾病动物模型》共 7 章 48 万余字,分别介绍 100 余种常见呼吸系统疾病的动物模型,包括支气管哮喘、肺炎、慢性阻塞性肺疾病、肺栓塞、肺动脉高压和肺心病、肺纤维化和硅肺等动物模型。每种疾病动物模型的复制主要包括模型制备基本原理、实验材料、方法步骤、观察指标、模型特点、注意事项、模型评价和参考文献 8 个方面。在介绍基本概念和经典动物模型的基础上,部分章节收录了中医证候模型及新方法、新技术在模型制备与指标评价中的应用,并综合评价模型的优缺点与适用范围。本书较为详尽地列出原始参考文献,并在相应部位加以角注,以便读者查阅、参考与对照。该书适用于基础医学、临床医学、药学及相关学科科研人员和研究生进行呼吸系统疾病研究和新药开发研究。

▲▼ 前 言 ▲▼

呼吸系统疾病是严重危害人类健康的常见病、多发病,已成为影响公共健康的重大问题。由于大气污染、吸烟、工业发展导致的理化因子和生物因子吸入,以及人口老龄化等因素,使国内外的慢性阻塞性肺疾病(简称慢阻肺,包括慢性支气管炎、肺气肿、肺心病)、支气管哮喘、肺癌、弥漫性肺间质纤维化及肺部感染等疾病的发病率、死亡率有增无减。肺血栓栓塞症已经成为重要的医疗保健问题,肺动脉高压近年来也日益受到关注。2002 年世界范围内暴发的严重急性呼吸综合征、2019 年以来的新型冠状病毒感染及多国流行的禽流感,呼吸系统均为其病毒侵入的主要靶器官,由于其传染性强、病死率高及缺乏针对性的防治药物,严重危害人体健康,并给国民经济造成巨大的损失。

近年来,随着医学发展和科技的进步,呼吸系统疾病的基础与临床研究取得了很大的进展,对疾病的认识已从整体和组织水平,不断向细胞和分子水平深入,出现了一些新理论、新知识和新技术。

人类疾病动物模型是生物医学科学研究中所建立的具有人类疾病模拟性表现的动物实验对象和材料,是现代生物学、医学、药学等研究领域中不可或缺的实验方法和手段,对探讨病因与发病机制、提高诊断技术和药物疗效评价等具有重要意义。

《呼吸系统疾病动物模型》是根据“人类疾病动物模型”的基本要求,探讨人类呼吸系统疾病的基本研究方法。本书共 7 章 48 万余字,分别介绍 100 余种常见呼吸系统疾病的动物模型,包括支气管哮喘、肺炎、慢性阻塞性肺疾病、肺栓塞、肺动脉高压和肺心病、肺纤维化和硅肺等动物模型。每种疾病动物模型的复制主要包括模型制备的基本原理、实验材料、方法步骤、观察指标、模型特点、注意事项、模型评价和参考文献 8 个方面。

本书具有以下特色。

1. 创新性:本书是目前国内外首部介绍呼吸系统疾病动物模型知识的工具书。

2. 全面性:本书模型收录全面,包括 7 类呼吸系统疾病、100 余种动物模型,为目前收录呼吸系统疾病模型最多的专业书。

3. 实用性:本书不仅详细地介绍模型的复制方法、步骤和注意事项,并对同类疾病不

1

同动物模型的优缺点进行综合评价,同时列出国内外原始参考文献,并在相应部位加以脚注,以便读者在使用过程中查阅、参考与对照。部分章节同时收录了相关中医证候模型。该书适用于基础医学、临床医学、药学及相关学科科研人员和研究生进行呼吸系统疾病病因、病理生理、诊断与疗效评价研究和新药开发研究。

4.先进性:本书在介绍经典动物模型的基础上,注重该领域的最新进展,收录该领域的新方法、新技术在呼吸系统疾病动物模型制备与指标评价中的应用。

由于编者水平有限,书中难免有不妥之处,恳请读者予以批评指正。

编者

2023 年 6 月

▲▼ 目 录 ▲▼

第一章 支气管哮喘模型

第一节 概　述

支气管哮喘简称哮喘,是由多种细胞(嗜酸性粒细胞、肥大细胞、T淋巴细胞、中性粒细胞、平滑肌细胞、呼吸道上皮细胞等)及细胞组分参与的、以呼吸道慢性炎症为特征的异质性疾病。主要表现为反复发作的喘息、气急、胸闷或咳嗽,同时伴有广泛可变的可逆性气流受限和对多种刺激因素呈现的呼吸道高反应性。随着病程的延长,可产生气道重塑及不可逆性气道缩窄[1-3]。

【流行病学】

哮喘是全球常见的慢性疾病之一,不同国家和地区患病率为1%～30%,且呈逐年增长的趋势。发达国家高于发展中国家,城市高于农村。中国大陆地区哮喘患病率为0.5%～5.0%,且为哮喘病死率较高的国家之一。

【病因】

哮喘的病因复杂,至今尚未完全阐明,受遗传和环境因素的双重影响,个体过敏体质及外界环境的影响是哮喘发病的主要危险因素。

1. 遗传因素　哮喘是多基因参与的有遗传倾向的疾病。哮喘全基因组关联研究(GWAS)发现了众多哮喘候选基因,如儿童期哮喘发病与染色体17q21上血清类黏蛋白1样蛋白3(ORMDL3)基因附近的标志物之间存在可重现关联等。哮喘患者亲属患病率高于群体患病率,并且亲缘关系越近,患病率越高;患者病情越严重,其亲属患病率也越高。

2. 环境因素

(1)室内外变应原　①尘螨:最常见的、危害最大的室内变应原,是哮喘在世界范围内的重要发病原因,尘螨存在于皮毛、唾液、尿液与粪便等分泌物里。②家养猫、狗、蟑螂等。③花粉与草粉:最常见的室外变应原。④真菌:如曲霉、青霉、分枝孢子菌等。⑤其他:如动物毛屑、二氧化硫、氨气等各种特异和非特异性吸入物。

（2）职业性变应原　常见的变应原有油漆、谷物粉、面粉、木材、饲料、茶、咖啡豆、家蚕、鸽子、蘑菇、抗生素（青霉素、头孢霉素）、松香、活性染料、过硫酸盐、乙二胺等。

（3）食物和药物　鱼、虾、蟹、牛奶、蛋类及食品添加剂（如防腐剂）等；阿司匹林、抗生素等。

（4）吸烟和环境污染　哮喘患者主动吸烟会加重肺功能减退及控制不佳。被动吸烟是诱发哮喘的重要因素。母亲在妊娠期间吸烟会增加胎儿日后发生哮喘的易感性；空气中排放的各种废气、煤烟、油烟、杀虫剂等会诱发、加重哮喘。

（5）感染　呼吸道病毒感染与哮喘的发病和急性发作有关，以鼻病毒和流感病毒最为常见。新型冠状病毒感染并未报道明显的哮喘急性加重增加。

（6）运动、精神因素　70%～80%的哮喘患者在剧烈运动后会诱发哮喘；焦虑、紧张、抑郁、过度的躯体关注等会诱发哮喘。

（7）月经、妊娠等生理因素　月经前3～4 d有哮喘加重的现象，可能与经前期孕酮突然下降有关。妊娠也是诱发哮喘加重的因素之一。

【发病机制】

1. 呼吸道炎症　现有研究表明，Th2 细胞介导的过敏反应及 Th17、Th22、Th9、调节性 T 细胞（regulatory T cell,Treg）等 T 淋巴细胞亚群、树突细胞、呼吸道上皮细胞、固有淋巴细胞等在哮喘中发挥着重要作用。

（1）Th2 细胞依赖、IgE 介导的炎症途径　变应原在呼吸道被特定的抗原递呈细胞捕获，与细胞表面的主要组织相容性复合物 Ⅰ 类分子结合形成复合物。该复合物与 T 细胞表面受体结合，激活初始 T 淋巴细胞向 Th2 细胞分化，Th2 细胞合成并分泌白介素（interleukin,IL）-4、IL-5、IL-13 等进而激活 B 淋巴细胞，使之合成特异性 IgE，后者结合到肥大细胞、嗜碱性粒细胞和嗜酸性粒细胞等表面的 IgE 受体，使机体呈致敏状态；当再次接触同种抗原时，抗原与特异性 IgE 交联结合，从而造成炎症介质的级联释放，导致呼吸道平滑肌收缩、黏液分泌增加及炎症细胞浸润，产生哮喘的临床表现。呼吸道局部释放的趋化因子促使炎症细胞向呼吸道募集，这些效应细胞又释放多种炎症因子，从而构成了一个与炎症细胞相互作用的复杂网络，导致呼吸道慢性炎症。

（2）非 Th2 细胞的炎症途径　除 Th1、Th2 细胞外，还存在其他 T 淋巴细胞亚群。研究表明，Th17 细胞对于激素抵抗型哮喘患者出现的以中性粒细胞为主的呼吸道炎症起促进和维持作用。Treg 细胞具有免疫抑制作用。哮喘中 Treg 细胞减少，从而不能有效抑制促炎症细胞因子的合成及释放，进而导致或加重呼吸道炎症。近年来发现固有免疫应答亦参与了哮喘的发生。过敏原直接作用于呼吸道上皮细胞，促使其释放 IL-25、IL-33、胸腺基质淋巴细胞生成素（TSLP），诱导 2 型固有淋巴细胞（ILC2）释放 IL-5、IL-13，促进骨髓嗜酸性粒细胞动员、分化、成熟，向肺部募集，参与哮喘的呼吸道炎症反应。

2. 气道高反应性　气道高反应性（airway hyperresponsiveness, AHR）指呼吸道对正常不引起或仅引起轻度应答反应的刺激物出现过度的呼吸道收缩反应。呼吸道炎症是导致 AHR 最重要的机制，呼吸道上皮损伤与炎症介质和细胞因子的参与为主要原因。

AHR 是哮喘的基本特征。

3. 气道重塑　气道重塑指呼吸道结构发生改变,包括上皮损伤、基底膜增厚、呼吸道平滑肌增厚、杯状细胞化生与呼吸道血管和淋巴管增生。呼吸道重塑使哮喘患者出现不可逆气流受限及持续存在的 AHR,与持续存在的呼吸道炎症反应和呼吸道上皮细胞正常修复机制受损有关。

4. 神经机制　支气管受复杂的自主神经支配,包括胆碱能神经、肾上腺能神经和非肾上腺非胆碱能(non-adrenergic non-cholinergic,NANC)肺内感觉神经系统。哮喘与β肾上腺素能受体功能低下和迷走神经张力亢进密切有关。此外,呼吸道上皮层内的肺神经内分泌细胞(pulmonary neuroendocrine cell,PNEC)可分泌多种肽类激素。肺内感觉神经和 PNEC 可能通过一些共有的化学信息分子(如神经肽)及其受体构成一个复杂的神经-内分泌网络,发挥调节气道反应性和炎症的作用。

【病理】

哮喘的基本病理改变为呼吸道炎症和重塑。早期为支气管黏膜肿胀、充血,分泌物增多,呼吸道内炎症细胞浸润,呼吸道平滑肌痉挛等可逆性的病理改变。随着疾病发展和反复发作,病理变化逐渐加重,可见支气管柱状上皮细胞纤毛倒伏、脱落,上皮细胞坏死,黏膜上皮层杯状细胞增多,黏液蛋白产生增多,支气管黏膜层大量炎症细胞浸润、黏液腺增生、基底膜增厚,支气管平滑肌增生,成纤维细胞增殖和活化,细胞外基质蛋白沉积,呼吸道黏膜下血管数目明显增多。

【参考文献】

[1]王吉耀,葛均波,邹和建.实用内科学[M].16 版.北京:人民卫生出版社,2022.
[2]张丽丽,吴晓梅.支气管哮喘发病机制研究进展[J].中华哮喘杂志(电子版),2013,7(6):436-439.
[3]赵彩霞.支气管哮喘发病机制的研究进展[J].医学理论与实践,2016,29(7):870-872.

第二节　小鼠支气管哮喘模型

一、小鼠卵清蛋白诱导法哮喘模型

【基本原理】

将过敏原卵清蛋白(ovalbumin,OVA)腹腔或多点皮下注射,其可溶性抗原成分刺激机体产生特异性 IgE,使机体处于致敏状态。当再次接触到此抗原时,由 IgE 介导发生抗原抗体反应,使细胞脱颗粒,释放出活性化学物质如组胺、嗜酸性粒细胞趋化因子等,作用于支气管引起气道高反应导致哮喘[1-3]。OVA 常与佐剂氢氧化铝联合使用,氢氧化铝可以增强免疫系统的抗原特异性 Th2 免疫应答。采用过敏原 OVA 和佐剂腹腔注射或多点皮下注射致敏,OVA 雾化或鼻腔滴注激发,建立小鼠 OVA 诱导法哮喘模型。

【实验材料】

1. 药品试剂 ①致敏剂和佐剂:卵清蛋白(OVA),氢氧化铝[Al(OH)$_3$],硫酸铝钾等。②麻醉药品:戊巴比妥钠,水合氯醛,乌拉坦,盐酸氯胺酮注射液等。③组织固定液:10% 甲醛溶液或 4% 多聚甲醛溶液等。④其他:乙酰甲胆碱(methacholine,Mch),白细胞介素(nterleukin,IL)-4、IL-13、IgE、γ 干扰素(interferon-γ,IFN-γ)酶联免疫吸附法(enzyme-linked immunosorbent assay,ELISA)试剂盒,苏木精-伊红(hematoxylin and eosin,HE)染色液。

2. 仪器设备 超声雾化器,小鼠无创肺功能仪,酶标仪,血细胞计数仪,生物显微镜,病理图像分析系统等。

3. 实验动物 雌性 BALB/c 小鼠,6~8 周龄,体重 18~22 g。

【方法步骤】

1. 方法 1[4-5]

(1)致敏 分别于第 1、15 天,小鼠腹腔注射新配置的混合致敏液 0.2 mL[含 OVA 10 μg,Al(OH)$_3$ 20 mg]致敏。

(2)激发 用生理盐水配制 1% OVA 雾化液。于第 28~30 天,将小鼠置于 5 L 自制密闭容器中,雾化液雾化吸入激发,30 min/d。

2. 方法 2[6]

(1)致敏 分别于第 1、8、15 天,小鼠腹腔注射新配置的混合致敏液 0.2 mL[含 OVA 粉末 20~100 μg,Al(OH)$_3$ 粉末 2~4 mg]致敏。

(2)激发 用生理盐水配制 1% OVA 雾化液。于第 22~28 天,将小鼠置于 5 L 自制密闭容器中,雾化液雾化吸入激发,30 min/d。

3. 方法 3[7-8]

(1)致敏液配制 OVA 溶液(500 μg/mL)加等量 10% 硫酸铝钾,混匀,10 mol/L NaOH 调 pH 值至 6.5,室温孵育 60 min,离心 750 g×15 min,去上清使 OVA 仍保持原有浓度。

(2)致敏 于第 1、15 天,采用腹腔注射与多点皮内注射相结合的方法,0.2 mL/只(100 μg OVA)致敏。

(3)激发 于第 22~35 天,将小鼠置于 20 cm×20 cm×15 cm 的自制密闭容器中,以 5% OVA 雾化吸入激发,30 min/次,1 次/d。

4. 方法 4[9-11]

(1)致敏 于第 1、8、15 天,小鼠腹腔注射 OVA 100 μg 与 Al(OH)$_3$ 凝胶混合致敏液,

0.3 mL/只(含 OVA 100 μg)。

(2)激发 于第22、28 天,鼻腔滴注2.5% OVA 的生理盐水溶液,20 μL/只。

【观察指标】

1. 一般情况 观察模型动物在致敏及激发后出现呼吸急促、弓背直立、躁动、瘙痒、二便失禁等症状的时间与程度。

2. 肺功能测定[12-14]

(1)无创清醒法 将小鼠置于动物肺功能检测系统的体描箱内,清醒状态下进行肺功能指标测定。①肺容积与通气参数:呼吸频率(frequency,f)、潮气量(tidal volume,TV)、每分通气量(minute volume,MV)。②传导性参数:吸气流量峰值(peak inspiratory flow,PIF)、呼气流量峰值(peak expiratory flow,PEF)。③气道阻塞参数:50%呼气流量(expiratory flow 50,EF50)、呼吸暂停(Pause,PAU)、松弛时间(relaxation time,Tr)、收缩时间(contraction time,Tc)、增强呼吸间歇(enhanced pause,Penh)。④一般参数:吸气时间(inspiration time,Ti)、呼气时间(expiration time,Te)、吸气末端暂停(end-inspiratory pause,EIP)、呼气末端暂停(end-expiratory pause,EEP)。

(2)无创麻醉法 1%的戊巴比妥(100 mg/kg)腹腔注射麻醉小鼠,使用动物肺功能分析系统检测第0.1秒用力呼气量与用力肺活量之比($FEV_{0.1}$/FVC)、最大呼气中期流量(maximal mid-expiratory flow curve,MMF)、PEF、呼气气道阻力(resistance of expiration,Re)、肺动态顺应性(dynamic compliance,Cdyn)。

(3)有创麻醉法 将小鼠用1%戊巴比妥钠腹腔注射麻醉(100 mg/kg),于颈部甲状腺处切开气管,气管插管,连接小动物通气机进行机械通气。设定潮气量10 mL/kg,吸气压力为8~12 cmH_2O,呼吸120 次/min,吸呼比10:15。图形稳定后,进行肺功能测量,包括吸气气道阻力(resistance of inspiration,Ri)、肺静态顺应性(static compliance,Cst)及功能残气量(functional residual capacity,FRC)等。

(4)气道反应性检测 小鼠无创肺功能仪检测小鼠的 Penh 值。设定间歇期为10 min,首先测定正常状态下的 Penh 值作为基线,依次雾化吸入递增浓度的 Mch,并记录 Penh 的变化,激发质量浓度依次为0、6.25、12.5、25、50、100 g/L,记录各质量浓度 Mch 激发下的平均 Penh 值。将每个 Mch 激发浓度下的 Penh 值转换为与正常状态下 Penh 值的百分比(Mch 激发的 Penh 值/基础 Penh 值×100%)作为小鼠气道反应性的评价指标。

3. 支气管肺泡灌洗液检查 有创肺功能测定后,钝性分离颈部组织,暴露气管,在气管上剪一 T 形小口,插入静脉留置针软管,用注射器注入0.8 mL 生理盐水,反复3 次灌洗,回收支气管肺泡灌洗液(bronchoalveolar lavage fluid,BALF),2500 r/min 离心5 min。收集上清液,-80 ℃保存用于细胞因子检测。①沉淀用生理盐水0.5 mL 混匀,取细胞混悬液100 μL,用白细胞稀释液100 μL 稀释,计数 BALF 中细胞总数。②采用细胞离心涂片装置将 BALF 的细胞直接平铺于载玻片上,玻片用冷风吹干,固定后进行瑞氏染色,在油镜下计数200 个细胞,根据细胞形态学特征分类计数嗜酸性粒细胞、巨噬细胞、中性粒细胞和淋巴细胞。③考马斯亮蓝法检测 BALF 蛋白含量,ELISA 法检测 BALF 上清液中细胞因子水平。

4. 血气分析 腹主动脉取血, 肝素抗凝, 血气分析仪测定酸碱度(pH)、二氧化碳分压(PCO_2)、氧分压(PO_2)、血细胞比容(Hct)、钠浓度(cNa^+)、钾浓度(cK^+)、钙浓度(cCa^{2+})、氯浓度(cCl^-)、总血红蛋白(ctHb)、血浆碳酸氢盐总浓度[$cHCO_3^-(P)$]、阴离子间隙、动脉血氧饱和度(SaO_2)、总氧浓度(ctO_2)。

5. 肺组织病理形态观察 取肺组织, 10% 甲醛或 4% 多聚甲醛固定, 梯度乙醇脱水, 常规石蜡包埋、切片, HE 染色, 光镜结合病理图像分析系统进行组织病理形态学观察。

【模型特点】

1. 模型小鼠在雾化激发过程中, 出现较明显的头面部瘙痒、前肢缩抬、腹肌抽搐、呼吸急促等哮喘急性发作症状。

2. 模型组小鼠气道反应性明显增强, 各浓度 Mch 激发的 Penh 值均明显高于正常对照组。

3. 模型小鼠 BALF 嗜酸性粒细胞数和白细胞总数均明显增多。

4. 肺组织病理切片显示, 模型组小鼠小支气管和伴行血管周围有较多的炎症细胞浸润及大量嗜酸性粒细胞集聚, 平滑肌增厚, 杯状细胞增生, 部分肺泡间隔融合并形成肺气肿。

【注意事项】

1. 实验中注意观察雾化过程中模型小鼠出现的腹肌抽搐、呼吸急促、大小便失禁等阳性反应的程度与时间。

2. 小鼠的鼻腔相对细小, 进行滴鼻激发时, 应缓慢逐滴滴入, 尽量避免激发液随动物的呼气而溢出。

【模型评价】

1. 小鼠作为实验动物用于哮喘模型的复制有着独特的优点: ①基因图谱与人类类似[13]。②哮喘的发生、发展特点与人类相似[14-15]。③生长周期短、繁殖力强、遗传背景明确。④伦理问题少、便于操作[16-17]。

2. 在哮喘的小鼠模型中, BALB/c 小鼠使用最多, 雌性小鼠比雄性小鼠过敏性气道炎症的效果更显著[18]。BALB/c 小鼠较易产生针对 OVA 的气道高反应性, 但容易对长期单一致敏原的雾化攻击产生耐受, 从而降低气道炎症和气道高反应性表现[19-20]。同等条件下 BALB/c 小鼠也往往表现出比 C57BL/6 小鼠更为明显的炎症浸润[21]。

3. OVA 作为经典的抗原, 具有免疫原性强、易于获得、价格便宜等优点, 是目前研究最多、应用最广、技术方法最为成熟的诱喘剂, 并常与非免疫原性佐剂联合使用。但在不同的研究和实验中, OVA 的致敏与激发剂量、次数及途径均存在较大的差异。

4. Al(OH)$_3$ 作为最常用的免疫佐剂, 不仅可以增强免疫反应, 还可以增加 Th2 型细胞因子的产生[22], 甚至影响激发前后宿主免疫反应类型。研究显示, 使用 Al(OH)$_3$ 佐剂联合 OVA 制作的哮喘模型, 表现出非 IgE 和非肥大细胞依赖的过敏性炎症和气道高反应性;相反,不使用 Al(OH)$_3$佐剂,仅用 OVA 制作的哮喘模型则出现明显的肥大细胞依赖性过敏性炎症表现[23]。

5.目前建立哮喘模型的常见激发方式有雾化吸入或经鼻滴入两种,致敏小鼠无论是雾化激发还是滴鼻激发,在激发后均出现较明显的哮喘急性发作的症状、BALF 白细胞及细胞因子升高及肺组织以嗜酸性粒细胞和淋巴细胞为主的炎症细胞浸润,但滴鼻激发组的反应明显高于雾化激发组[24-25]。

【参考文献】

[1]CHI L,FU Z,DAI J H,et al. Establishment of rat model of allergic asthma[J]. Chongqing Med,2003,32(4):429-431.

[2]NIALS A T,UDDIN S. Mouse models of allergic asthma:acute and chronic allergen challenge[J]. Dis Model Mech,2008,1(4-5):213-220.

[3]张丹参,张楠.诱发支气管哮喘动物模型方法及评价[J].神经药理学报,2019,9(4): 1-8.

[4]李美容,王敏.哮喘小鼠模型的建立与评价[J].临床肺科杂志,2011,16(5): 664-665.

[5]张亚娟,王亚楠,丁亚骏,等.卵清蛋白诱导小鼠建立支气管哮喘模型[J].河南医学研究,2012,21(3):268-270.

[6]高琴琴,丁子桐,李友林,等.不同剂量卵蛋白诱发 BALB/c 小鼠支气管哮喘模型的比较[J].中国比较医学杂志,2019,29(4):52-57.

[7]OH S W,PAE C I,LEE D K,et al. Tryptase inhibition blocks airway inflammation in a mouse asthma model[J]. J Immunol,2002,168(4):1992-2000.

[8]田代印,符州,张燕,等.一种改良型小鼠哮喘模型方法的建立及评价[J].重庆医科大学学报,2005,30(4):601-603.

[9]乐晶晶.支气管哮喘模型的建立与评价[A].中国中西医结合呼吸病专业委员会.第十次全国中西医结合防治呼吸系统疾病学术研讨会论文集[C].中国中西医结合呼吸病专业委员会,2009:7.

[10]李斌恺,赖克方,洪燕华,等.支气管哮喘小鼠气道反应性无创检测方法的建立[J]. 中华哮喘杂志(电子版),2009,3(4):243-247.

[11]CHEN Z G,ZHANG T T,LI H T,et al. Neutralization of TSLP inhibits airway remodeling in a murine model of allergic asthma induced by chronic exposure to house dust mite[J]. PLoS One,2013,8(1):e51268.

[12]邓学泉,姚银,郭洁波,等.Balb/c 与 DO11.10 小鼠哮喘模型的建立[J].中国组织工程研究,2015,19(49):7914-7919.

[13]KIPS J C,ANDERSON G P,FREDBERG J J,et al. Murine models of asthma[J]. Eur Respir J,2003,22(2):374-382.

[14]BOVERHOF D R,BILLINGTON R,GOLLAPUDI B B,et al. Respiratory sensitization and allergy:current research approaches and needs[J]. Toxicol Appl Pharmacol,2008,226 (1):1-13.

[15]FINKELMAN F D,WILLS-KARP M. Usefulness and optimization of mouse models of allergic airway disease[J]. J Allergy Clin Immunol,2008,121(3):603-606.

[16]BULLONE M,LAVOIE J P. Asthma "of horses and men"——how can equine heaves help us better understand human asthma immunopathology and its functional consequences? [J]. Mol Immunol,2015,66(1):97-105.

[17]MULLANE K,WILLIAMS M. Animal models of asthma:reprise or reboot[J]. Biochem Pharmacol,2014,87(1):131-139.

[18]高文娟,任远,吴国泰. 哮喘动物模型研究现状分析[J]. 中药药理与临床,2012,28 (5):231-233.

[19]沈华浩,王苹莉. 支气管哮喘小鼠模型应用评价[J]. 中华结核和呼吸杂志,2005,28 (4):284-286.

[20]BATES J H,COJOCARU A,HAVERKAMP H C,et al. The synergistic interactions of allergic lung inflammation and intratracheal cationic protein[J]. Am J Respir Crit Care Med,2008,177(3):261-268.

[21]GUEDERS M M,PAULISSEN G,CRAHAY C,et al. Mouse models of asthma:a comparison between C57BL/6 and BALB/c strains regarding bronchial responsiveness,inflammation,and cytokine production[J]. Inflamm Res,2009,58(12):845-854.

[22]BARENDS M,BOEIENAA,DE ROND L,et al. Respiratory syncytial virus enhances respiratory allergy in mice despite the inhibitory effect of virus-induced interferon-gamma[J]. J Med Virol,2003,69(1):156-162.

[23]GABRIELE L,SCHIAVONI G,MATTEI F,et al. Novel allergic asthma model demonstrates ST2-dependent dendritic cell targeting by cypress pollen[J]. J Allergy Clin Immunol,2013,132(3):686-695.

[24]程胜,陈辉龙,王正云,等. 滴鼻和雾化两种不同激发方式对小鼠支气管哮喘模型气道炎症的影响[J]. 华中科技大学学报(医学版),2014,43(2):121-124.

[25]沈璐,赖克方,姜华,等. 不同激发方式对小鼠过敏性支气管哮喘模型的影响[J]. 中华哮喘杂志,2009,3(6):404-408.

二、小鼠尘螨诱导法支气管哮喘模型

【基本原理】

尘螨是哮喘患者常见的过敏原之一,80%以上过敏患者对尘螨过敏原过敏[1]。采用屋尘螨(house dust mite,HDM)提取液或主要成分(Derp1、Derp2)注射致敏和滴鼻激发的方法,建立小鼠尘螨诱导法支气管哮喘模型。

【实验材料】

1. 药品试剂　①致敏剂:纯化 HDM 提取液,主要成分为 Derp1(48%)、Derp2(49%)。②佐剂:氢氧化铝[Al(OH)₃]。③麻醉药品:戊巴比妥钠,水合氯醛,乌拉坦,盐酸氯胺酮注射液等。④组织固定液:10% 甲醛溶液或 4% 多聚甲醛溶液等。⑤其他:乙酰甲胆碱(methacholine,Mch),IL-4、IL-13、IgE、IFN-γ ELISA 试剂盒,磷酸盐缓冲液(phosphate buffer saline,PBS),HE 染色液等。

2. 仪器设备　小鼠无创肺功能仪,超声雾化器,酶标仪,血细胞计数仪,生物信号采集分析系统,生物显微镜,电镜,病理图像分析系统等。

3. 实验动物　BALB/c、C57BL/6 小鼠,雌性,6~8 周龄,体重 18~22 g。

【方法步骤】

1. 方法 1[2-5]

(1)致敏　第 1 天,腹腔注射 2% HDM 提取液/Al(OH)₃,50 μL/只;第 8 天,皮下注射 2% HDM 提取液/Al(OH)₃,50 μL/只。

(2)激发　第 14~16 天,将小鼠用 0.3% 戊巴比妥腹腔注射麻醉(0.3 mL/只),经鼻腔缓慢滴注 HDM 提取液,50 μL/(次·只),1 次/d,共 7 d。

2. 方法 2[6]

(1)致敏　第 1、11 天,腹腔注射 HDM 提取液/Al(OH)₃(20 μg/2 mg),50 μL/(次·只)。

(2)激发　第 17 天开始,动物麻醉后经鼻腔缓慢滴注 HDM 提取液(4 mg/mL),50 μL/(次·只),1 次/2 d,共 14 d。

3. 方法 3[7]

(1)致敏　第 1、8、15 天,腹腔注射 HDM/PBS 混悬液(0.5 mg/mL),0.1 mL/(次·只)。

(2)激发　第 22~24 天,动物麻醉后经鼻腔缓慢滴注 HDM/PBS 混悬液(0.25 mg/mL),10 μL/(次·只),1 次/d,共 3 d。

4. 方法 4[8]

(1)致敏　第 1、8、15 天,将小鼠用戊巴比妥钠腹腔注射麻醉,经鼻腔缓慢滴注 HDM(0.5 mg/kg),1 次/d。

(2)激发　第 20~25 天,将小鼠麻醉后,经鼻腔缓慢滴注 HDM(0.25 mg/kg),1 次/d,连续 6 d。

5. 方法 5[9-10]

(1)致敏　第 1 天,小鼠皮下注射 2% HDM 提取液/Al(OH)₃(2000 U/mL),50 μL/只;第 8、15 天,小鼠腹腔注射 2% HDM 提取液/Al(OH)₃(2000 U/mL),50 μL/(次·只)。

（2）激发 第 17 天开始，动物麻醉后经鼻腔缓慢滴注 HDM 提取液（2000 U/mL），50 μL/（次·只），3 次/周；最后 3 d，1 次/d；总计致敏和激发时间分别达到 3、6 和 9 周。

6. 方法 6[11]

（1）致敏 第 1 天，皮下注射 2% HDM 提取液/Al(OH)$_3$（2000 U/mL），100 μL/只；第 3、5、7 天，腹腔注射 2% HDM 提取液/Al(OH)$_3$（2000 U/mL），100 μL/（次·只）；第 9、11、13 天，腹腔注射 2% HDM 提取液/Al(OH)$_3$（2000 U/mL），50 μL/（次·只）。

（2）激发 第 15、16、17 天，动物麻醉后经鼻腔缓慢滴注 HDM 提取液（4000 U/mL），50 μL/（次·只），1 次/d。

【观察指标】

1. 一般情况 观察模型动物在致敏及激发后出现呼吸急促、弓背直立、躁动、瘙痒、二便失禁等症状的时间与程度。

2. 气道阻力与高反应性检测

（1）无创法[8] 末次激发后 24 h，使用小鼠无创肺功能仪测量小鼠气道阻力，通过雾化吸入不同质量浓度的 Mch（0、3.125、6.25、12.5、25、50 mg/mL），测量相应剂量下的增强呼吸间歇（enhanced pause，Penh）值。Penh 越高，表示气道阻力越大，气道反应性越强。

（2）有创法[6] 采用生物信号采集分析系统，小鼠末次激发后 24 h，25% 乌拉坦腹腔注射麻醉（5 mL/kg），行气管插管并固定，分离一侧颈外静脉行静脉插管并固定，另外在小鼠右前胸 4~5 肋间行胸膜腔插管。然后将小鼠放入体积描记器里，记录潮气量、跨肺压、气道流速值。将不同质量浓度的 Mch（0.5、1、2、4、8 μg/mL）静脉给药（0.5 mL/kg），观察潮气量、跨肺压和气道流速的变化情况。计算气道阻力（Raw）和肺动态顺应性（Cdyn）。将给药后 Raw、Cdyn 与给药前的基础 Raw、Cdyn 相比较，计算不同浓度的 Mch 下气道阻力与肺顺应性的变化，比较 Raw 增加 25%（PC$_{25}$Raw）、Cdyn 下降 15%（PC$_{15}$Cdyn）时所需的 Mch 浓度。

3. 支气管肺泡灌洗液检查 支气管肺泡灌洗液（bronchoalveolar lavage fluid，BALF）检查参见本节"小鼠卵清蛋白诱导法哮喘模型"。

4. 血清 IgE、IL-4、IFN-γ 的含量测定 小鼠眼球取血，3000 r/min 离心 10 min，ELISA 法检测血清 IgE、IL-4、IFN-γ 含量。

5. 肺组织病理学观察

（1）光镜 取肺组织，10% 甲醛或 4% 多聚甲醛固定，梯度乙醇脱水，常规石蜡包埋、切片。HE 染色，光镜结合病理图像分析系统进行组织病理形态学观察。AB-PAS 染色，观察杯状细胞增生及黏液分泌情况，红色表示中性黏液，蓝色表示酸性黏液，紫红色表示中性和酸性的混合物。甲苯胺蓝染色观察肥大细胞及其颗粒情况。

1）肺组织病理学评分[12]：根据支气管及血管周围的嗜酸性粒细胞浸润、组织水肿及上皮损伤等情况，进行肺组织病理学评分（表 1-1）。

表 1-1 肺组织病理学评分系统

评分	血管和细支气管周围 嗜酸性粒细胞浸润	水肿	上皮损伤
0	正常	正常	正常
1	低度细胞浸润,无组织损伤	低度弥漫性水肿	低度细胞丢失
2	低至中度细胞浸润,低度组织损伤	中度肺泡和细支气管水肿	低度细胞丢失
3	中度细胞浸润,低度组织损伤	局部和局灶性水肿	中度细胞丢失
4	中至高度细胞浸润,明显组织损伤	明显水肿	中度细胞丢失
5	高度细胞浸润,明显组织损伤	肺水肿	上皮化生 黏液细胞增生

2)支气管形态学测量[10,13]:在 HE 染色切片 200 倍光镜下,取 5 个完整的支气管横断面(气管最小直径/最大直径 ≥ 0.5),通过病理图像分析系统测量支气管内周长(internal perimeter,Pi)、血管壁厚度(wall thickness,d)、外腔面积(outer way area,Ao)、内腔面积(inner way area,Ai)、气道壁面积(wall area,WA),其中 WA = Ao-Ai。测量结果用内周长进行标准化,支气管壁厚度表示为 d/Pi,气道壁面积表示为 WA/Pi。

(2)电镜　取近肺门肺组织(约 1 mm×1 mm×1 mm),2.5% 戊二醛作前固定,1% 的锇酸后固定,半薄切片定位,EPON 812 包埋,超薄切片机切片,透射电镜观察:肺泡Ⅱ型上皮细胞、肥大细胞、杯状细胞及纤毛结构,板层体空泡化和排空现象,嗜酸性粒细胞和中性粒细胞等炎症细胞浸润,肺泡隔增厚和基底膜增厚情况等。

【模型特点】

1. 模型小鼠不同程度上表现出毛色欠光泽、食欲下降、反应迟钝、大小便失禁、烦躁不安、喘息、呼吸急促、呼吸节律不整、呼吸困难甚至死亡等表现。

2. 气道反应性升高,静脉注射不同浓度 Mch 后,小鼠的 Raw 逐渐增大,Cdyn 逐渐缩小,与对照组比较均有显著性差异;$PC_{25}Raw$ 和 $PC_{15}Cdyn$ 明显低于对照组。

3. BALF 嗜酸性粒细胞数、白细胞总数及 IL-4、IL-6、IL-17F、TNF-α 含量明显升高,血清 IgE 含量显著高于对照组。

4. 病理学检查　①肉眼可见模型小鼠肺脏呈轻度均匀性膨大,色白、浑浊,多处不规则的暗红色充血区,切面有白色黏稠的分泌物渗出。②光镜下可见支气管及血管周围、肺间质及肺泡腔内以嗜酸性粒细胞、淋巴细胞和中性粒细胞为主的炎症细胞浸润,气道上皮断裂或脱落,纤毛细胞消失,基底膜轻度增厚且形态不规则,细支气管平滑肌轻度肥大,支气管管壁轻度增厚。杯状细胞增多,大量黏液分泌,肺组织内可见大量的肥大细胞颗粒。病理学评分显著高于对照组。③电镜可见支气管纤毛排列稀疏,正常结构缺失,部分有融合现象。巨噬细胞内可见次级溶酶体;毛细血管内可见嗜酸性粒细胞附壁现象,支气管壁、肺间质和肺泡腔中可见多个嗜酸性粒细胞,胞浆可见丰富的嗜酸性颗粒;

可见脱落的肺泡Ⅱ型上皮细胞,表面微绒毛减少,胞质水肿,内含空泡的线粒体。肺泡隔内胶原纤维增多,肺泡隔增厚。可见肥大细胞及其颗粒;支气管壁可见胞浆内有大量黏液颗粒的杯状细胞。

【注意事项】

参见本节"小鼠卵清蛋白诱导法哮喘模型"。

【模型评价】

1. 与致敏剂 OVA 相比,屋尘螨提取物诱导的小鼠慢性哮喘模型表现出更持久的气道高反应性[14-16]。近年来,应用屋尘螨提取物复制哮喘模型明显增多。但由于屋尘螨提取物不易提纯,增加剂量掌握的难度,成本相对较高,其应用仍不及 OVA 广泛[1]。

2. 与 BALB/c 相比,在屋尘螨致敏小鼠哮喘模型的复制中,C57BL/6 更易取得成功,且使用皮下注射加强致敏 C57BL/6 小鼠所复制屋尘螨致敏哮喘模型更为典型[11]。

3. 分别采用 HDM 提取物、OVA 和甲苯二异氰酸酯(toluene diisocyanate,TDI)构建小鼠哮喘模型,检测小鼠肺病理改变、BALF 中炎症细胞和上皮细胞数量、气道高反应性、炎症因子表达情况。结果显示:不同造模方式建立的哮喘小鼠动物模型在气道反应性、气道炎症和病理特点各有不同,HDM 哮喘小鼠和 OVA 哮喘小鼠具有典型的嗜酸性粒细胞哮喘表现,而 TDI 哮喘小鼠表现为混合细胞性哮喘动物模型[17]。

4. 其他参见本节"小鼠卵清蛋白诱导法哮喘模型"。

【参考文献】

[1]马子风,尹磊淼,冉君,等. 小鼠过敏性哮喘模型制备的特点分析[J]. 东南大学学报(医学版),2014,33(5):650-655.

[2]WARD M D,CHUNG Y J,COPELAND L B,et al. Allergic responses induced by a fungal biopesticide metarhizium anisopliae and house dust mite are compared in a mouse model[J]. J Toxicol,2011,2011:360805.

[3]郝敏麒,徐军,钟南山. 尘螨致敏小鼠肺部变应性炎症模型的建立[J]. 中国病理生理杂志,2003,19(1):139-141.

[4]FREDRIKSSON K,FIELHABER J A,LAM J K,et al. Paradoxical effects of rapamycin on experimental house dust mite - induced asthma[J]. PLoS One,2012,7(5):e33984.

[5]CLARKE A H,THOMAS W R,ROLLAND J M,et al. Murine allergic respiratory responses to the major house dust mite allergen Derp1[J]. Int Arch Allergy Immunol,1999,120(2):126-134.

[6]郭伟,李孟荣,肖建军,等. 尘螨过敏性哮喘小鼠模型的建立与评估[J]. 中国当代儿科杂志,2008,10(5):647-650.

[7]王思齐,包凯帆,王晓钰,等. 抗生素呼吸道给药加重小鼠过敏性哮喘模型的建立[J]. 中国比较医学杂志,2019,29(8):37-43.

[8]李毅,袁青,黄国平,等. 中性粒细胞为主型尘螨过敏哮喘小鼠模型的建立[J]. 细胞与

分子免疫学杂志,2020,36(8):687-692.

[9]AHN J H,KIM C H,KIM Y H,et al. Inflammatory and remodeling events in asthma with chronic exposure to house dust mites:a murine model[J]. J Korean Med Sci,2007,22(6):1026-1033.

[10]朱艳芬,宋泽庆,林璘.支气管哮喘小鼠气道重构模型的构建及评价[J].吉林大学学报(医学版),2010,36(1):99-104.

[11]吴奎,毕玉田,孙鲲,等.屋尘螨提取液致敏 BALB/c 与 C57BL/6 小鼠肺部变应性炎症模型的比较[J].第三军医大学学报,2005,27(17):1756-1759.

[12]UNDERWOOD S,FOSTER M,RAEBURM D,et al. Time-course of antigen-induced airway inflammation in the guinea-pig and its relationship to airway hyperresponsiveness[J]. Eur Respir J,1995,8(12):2104-2113.

[13]BAI A,EIDELMAN D H,HOGG J C,et al. Proposed nomenclature for quantifying subdivisions of the bronchial wall[J]. J Appl Physiol,1994,77(2):1011-1014.

[14]JOHNSON J R,WILEY R E,FATTOUH R,et al. Continuous exposure to house dust mite elicits chronic airway inflammation and structural remodeling[J]. Am J Respir Crit Care Med,2004,169(3):378-385.

[15]KLEIN WOLTERINK R G,KLEINJAN A,VAN NIMWEGEN M,et al. Pulmonary innate lymphoid cells are major producers of IL-5 and IL-13 in murine models of allergic asthma[J]. Eur J Immunol,2012,42(5):1106-1116.

[16]LE CRAS T D,ACCIANI T H,MUSHABEN E M,et al. Epithelial EGF receptor signaling mediates airway hyperreactivity and remodeling in a mouse model of chronic asthma[J]. Am J Physiol Lung Cell Mol Physiol,2011,300(3):L414-L421.

[17]黄超文,赵强,钟莲娣,等.三种哮喘小鼠动物模型的对比研究[J].齐齐哈尔医学院学报,2019,40(11):1321-1323.

三、小鼠复合诱导法重症哮喘模型

【基本原理】

在经典过敏原卵清蛋白(ovalbumin,OVA)和佐剂氢氧化铝[Al(OH)$_3$]腹腔注射致敏、OVA 雾化激发的基础上,叠加呼吸道合胞病毒(RSV)鼻腔滴注,建立小鼠重症哮喘模型。

【实验材料】

1. 药品试剂　①致敏剂和佐剂:OVA,Al(OH)$_3$,硫酸铝钾等。②麻醉药品:戊巴比妥钠,水合氯醛,乌拉坦,盐酸氯胺酮注射液等。③组织固定液:10% 甲醛溶液或 4% 多聚甲醛溶液等。④其他:乙酰甲胆碱(methacholine,Mch),IL-4、IL-13、IgE、IFN-γ ELISA 试剂盒,HE 染色液。

2.仪器设备　超声雾化器,小鼠无创肺功能仪,酶标仪,血细胞计数仪,生物显微镜,病理图像分析系统等。

3.实验动物　雌性 BALB/c 小鼠,6～8 周龄,体重 18～22 g。

4.病毒和细胞　呼吸道合胞病毒(RSV)Long 株 A 型,人喉癌上皮细胞 Hep2。Hep2 细胞在含体积分数为 10% 灭活胎牛血清培养基(DMEM)中,于 37 ℃、体积分数为 5% 的 CO_2 孵箱中培养,待细胞长满单层后,RSV 接种于 Hep2 细胞,继续在含 2% 灭活胎牛血清的 DMEM 维持液中培养,3～5 d 细胞可出现病变,待病变达 100% 时收获病毒,采用空斑形成试验测定病毒滴度,病毒含量以空斑形成单位(plaque forming unit,PFU)表示。

【方法步骤】[1-3]

1.致敏　分别于第 1、14 天,小鼠腹腔注射 OVA 与 Al(OH)$_3$ 混合致敏液 0.2 mL[OVA 20 μg,Al(OH)$_3$ 25 mg]致敏。

2.激发　于第 15～35 天,将小鼠置于透明密闭容器中,使用超声雾化仪超声雾化 1% OVA 气雾剂,隔日 1 次,20 min/次。

3.鼻腔滴注 RSV　分别于第 21、35、49 天,鼻腔滴注 RSV($1.0×10^6$～$1.0×10^9$ PFU/L),25～50 μL/只,1 次/d。

【观察指标】

1.一般情况　观察模型动物在致敏及激发后出现呼吸急促、弓背直立、躁动挠鼻、二便失禁等表现的时间与程度。

2.肺功能测定　采用全体积描记系统(whole body plethysmography,WBP)检测小鼠呼吸功能,采用梯度质量浓度 Mch 检测液(依次为 PBS、3.125、6.25、12.5、25、50 mg/mL)依次雾化攻击并检测气道反应性,测定相应质量浓度下的增强呼吸间歇(enhanced pause,Penh),于雾化激发后 24 h 内无创检测呼吸功能。

3.支气管肺泡灌洗液检查　小鼠取仰卧位,剪开颈部和胸部皮肤,分离颈部肌肉,充分暴露气管。打开胸腔,暴露肺组织,结扎左肺主支气管。颈前气管处用 22G 留置针行气管插管;用 PBS 缓冲液行右肺支气管肺泡灌洗,每次 0.5 mL,重复 3 次,回收率在 80% 以上。收集支气管肺泡灌洗液于 1.5 mL Eppendof 管中,离心(2000 r/min,4 ℃)10 min,弃去上清液,离心后的沉淀用 0.5 mL PBS 重悬,用于细胞分类计数。

4.肺组织病理形态观察　取肺组织,10% 甲醛或 4% 多聚甲醛固定,梯度乙醇脱水,常规石蜡包埋、切片,分别行 HE、过碘酸雪夫(periodic acid-Schiff,PAS)和 Masson 染色,光镜结合病理图像分析系统进行组织病理形态学观察。①HE 染色观察肺组织大体变化和炎症细胞浸润情况,采用计算机图像分析系统测定气道壁内、外径及平滑肌层和网状基底膜层厚度。②PAS 染色观察气道黏膜杯状细胞增生及气道黏液分泌情况。③Masson 染色观察气道黏膜下胶原沉积情况。

5.其他　参见本节"小鼠卵清蛋白诱导法哮喘模型"。

【模型特点】

1. 模型小鼠在雾化过程中出现较明显的竖毛、烦躁不安、呼吸急促、点头呼吸、腹肌抽搐、尿便失禁、喘鸣、动作迟缓或俯伏不动、四肢瘫软、反应迟钝等症状。

2. 模型小鼠气道反应性明显增强,Mch 各个质量浓度的 Penh 值均明显高于正常对照组。

3. 模型小鼠 BALF 中白细胞总数、中性粒细胞、淋巴细胞、单核细胞及嗜酸性粒细胞均明显增多。

4. 模型小鼠气道壁明显增厚,气道黏膜皱襞增多,管腔狭窄及支气管痉挛,气道平滑肌层和网状基底膜层增厚,黏膜下及管壁周围大量嗜酸性粒细胞、淋巴细胞及中性粒细胞浸润。

【注意事项】

参见本节"小鼠卵清蛋白诱导法哮喘模型"。

【模型评价】

1. 应用腹腔注射 OVA 致敏结合 OVA 持续雾化吸入和低滴度 RSV 多次滴鼻激发的方法制备小鼠哮喘模型,喘息症状重,符合重度哮喘的病理生理特征。

2. 与经典 OVA 诱导哮喘模型相比,OVA/RSV 小鼠模型具有以下优点:①发病病理过程与人类更为相似;②哮喘症状及肺部病理表现出的气道炎症及气道反应性变化更明显;③造模方法稳定,重复性好,模型成功率高。

3. 相比于经典 OVA 诱导哮喘模型,叠加 RSV 滴鼻激发小鼠重症哮喘模型病死率相对较高。

【参考文献】

[1]袁丽粉,乔建瓯,王健.建立小鼠哮喘模型两种不同方法的比较[J].医学研究杂志,2017,46(8):132-135.

[2]蒋雄斌,朱毅,殷凯生.用呼吸道合胞病毒诱导致敏小鼠建立重度支气管哮喘动物模型[J].中华结核和呼吸杂志,2006,29(5):344-345.

[3]蒋雄斌,朱毅,殷凯生.重度哮喘小鼠模型的建立[J].中国危重病急救医学,2006,18(12):733-737.

第三节　大鼠支气管哮喘模型

【基本原理】

采用过敏原卵清蛋白(ovalbumin,OVA)腹腔注射、皮下注射和皮下注射联合腹腔注射等方法致敏,氢氧化铝、灭活百日咳杆菌、硫酸铝钾或弗氏完全佐剂等佐剂加强致敏,OVA雾化吸入或鼻腔滴注等方法激发,建立大鼠OVA诱导法哮喘模型。

【实验材料】

1. 药品试剂　①致敏剂和佐剂:OVA,氢氧化铝[Al(OH)$_3$],灭活百日咳杆菌(Bordetella pertussis),硫酸铝钾,弗氏完全佐剂(Freund's complete adjuvant,FCA)等。②麻醉药品:戊巴比妥钠,水合氯醛,乌拉坦,盐酸氯胺酮注射液等。③组织固定液:10%甲醛溶液或4%多聚甲醛溶液等。④其他:乙酰甲胆碱(methacholine,Mch),乙酰胆碱(acetylcholine,Ach),腺苷(adenosine,Ad),IL-4、IL-13、IgE、IFN-γ ELISA试剂盒,伊文思蓝(Evans blue,EB)等。

2. 仪器设备　超声雾化器,动物无创肺功能仪,酶标仪,血细胞计数仪,动物呼吸器,血气分析仪,生物显微镜,病理图像分析系统等。

3. 实验动物　雄性SD、Wistar或Brown Norway(BN)大鼠,体重180~220 g。

【方法步骤】

1. 方法1[1]

(1)致敏　分别于第1、8天,腹腔注射OVA/Al(OH)$_3$生理盐水混悬液1 mL[OVA 1 mg,Al(OH)$_3$ 200 μg]。

(2)激发　第15天起,将大鼠置于密闭玻璃容器内,超声雾化吸入1% OVA,30 min/次,1次/2 d,共雾化2周。

2. 方法2[2]　分别于第1、8、15天,腹腔注射10% OVA/Al(OH)$_3$溶液1 mL[OVA 100 mg,Al(OH)$_3$ 100 mg]。第16天,雾化吸入1% OVA生理盐水溶液1 mL,30 min/次,1次/d,共7 d。

3. 方法3[3]

(1)致敏　分别于第1、8天,OVA/Al(OH)$_3$生理盐水混悬液1 mL[OVA 1 mg,Al(OH)$_3$ 200 mg]在大鼠两腹股沟、腹、前足跖皮下注射,每点0.2 mL,腹腔注射0.2 mL。

(2)激发　第17天,将大鼠置于密闭容器中(20 cm×20 cm×17 cm),10% OVA高频雾化器雾化吸入,30 min/次,1次/d,共6 d。

4. 方法 4[4-6]

(1)致敏　第 1 天,腹腔注射 10% OVA/Al(OH)₃/灭活百日咳杆菌菌苗生理盐水混悬液 1 mL[OVA 100 mg,Al(OH)₃ 100 mg,灭活百日咳杆菌菌苗 6×10⁹ 个]。

(2)激发　第 15 天,将大鼠置于玻璃容器中,1% OVA 生理盐水溶液超声雾化吸入,30 min/次,1 次/d,共 7 d。

5. 方法 5[7]

(1)致敏　分别于第 1、8 天,胸部 3 点皮下注射 0.1% OVA/Al(OH)₃ 生理盐水混悬液 1 mL[OVA 1 mg,Al(OH)₃ 160 mg],同时腹腔内注射灭活百日咳杆菌菌苗 1 mL(6×10⁹ 个)。

(2)激发　第 8 天,将大鼠放入自制的不完全封闭的有机玻璃箱(20 cm×30 cm×40 cm)内,每次 4 只,接超声雾化器的呼出管,雾化吸入 1% OVA 生理盐水溶液,20 min/次,1 次/d,共 7 d。

6. 方法 6[8-9]

(1)致敏　分别于第 1、8 天,背部皮下、腹腔注射 OVA/Al(OH)₃ 生理盐水混悬液 0.2 mL[1.0 g/L OVA 0.1 mL 和 0.2 g/L Al(OH)₃ 凝胶 0.1 mL 混合]。

(2)激发　第 14～27 天,将小鼠置于透明密闭容器中,以 50 g/L OVA 溶液 20 mL 雾化吸入激发,20 min/次,1 次/d;第 28、31、34 天,大鼠用戊巴比妥腹腔注射麻醉,鼻腔滴入呼吸道合胞病毒(RSV)悬液(1.0×10⁶·⁵ TCID₅₀/mL)50 μL;第 29、30、32、33 天继续以 50 g/L OVA 溶液 20 mL 雾化吸入激发,20 min/次,1 次/d。

【观察指标】

1. 一般情况　观察记录大鼠是否出现烦躁、呼吸加快、口唇发绀、腹肌痉挛、点头呼吸及四肢瘫软等表现。

2. 被动皮肤过敏反应(passive cutaneous anaphylaxis,PCA)[10]　大鼠最后一次激发后 5 h,背部皮内注射含 OVA 20 μg 的生理盐水溶液 0.1 mL,每只大鼠注射 4 个点。4 h 后静脉注射 0.5% EB 生理盐水溶液 0.5 mL,30 min 后处死大鼠,剥离皮肤,将蓝斑皮片剪下,浸泡于丙酮–盐水(7:3)中过夜,离心后取上清液,测定 610 nm 处的吸收度值。

3. 气道反应性测定

(1)有创测定法[9]　大鼠麻醉后,用剪刀 V 形剪开气管,将深静脉穿刺针进行气管插管,插入 3～4 cm 后固定。找到颈静脉,穿入留置针并固定;接小动物呼吸机,设置呼吸频率 75 次/min,吸呼比为 1:1,潮气量为 8 mL/kg,连接肺功能测量仪;推入生理盐水 0.5 mL,记录气道阻力(Re 值);再由低浓度至高浓度依次注入 Ach 各 0.5 mL,并分别记录测定的 Re 值,间隔 3～4 min/次。

(2)无创测定法[11]　使用动物无创肺功能仪,将大鼠置于检测容器箱中,通过雾化吸入不同剂量的 Ach(0.025、0.05、0.1、0.2 mg/kg)1 mL,测量相应剂量下的增强呼吸间歇(enhanced pause,Penh)值。

4. 气道内压测定[12-13]　大鼠用戊巴比妥腹腔注射麻醉(40 mg/kg),气管切开插管,连接定容型呼吸机、气体流量计、压力传感器及记录仪。机械呼吸频率 90 次/min,潮气量 10 mL/kg。记录激发前气道内压(intratracheal pressure, IP),激发后持续记录 IP 30 min,此后每 5 min 记录 1 次,共记录 1 h,以观察速发反应。记录速发反应后,每 30 min 记录 IP 1 次,共记录 8 h,以观察迟发反应。在记录过程中,调整呼吸机使大鼠的潮气量始终保持一致。以激发后不同时间 IP 增加百分数作为 IP 变化的指标。

$$IP 增加百分数 = (激发后 IP - 激发前 IP)/激发前 IP \times 100\%$$

5. 支气管肺泡灌洗液检查　将大鼠麻醉,钝性分离颈部组织,暴露气管,气管插管,结扎左侧肺,用 PBS 液(pH 7.4)经气管套管灌注右肺组织,反复 3 次灌洗,回收 BALF,离心取上清液,-80 ℃保存用于细胞因子检测。沉淀用生理盐水 0.5 mL 混匀,取细胞混悬液 100 μL 用白细胞稀释液 100 μL 稀释,计数 BALF 中细胞总数。采用细胞离心涂片装置将 BALF 细胞直接平铺于载玻片上,玻片用冷风吹干,固定后进行瑞士或 HE 染色,在油镜下计数 200 个细胞,根据细胞形态学特征分类计数嗜酸性粒细胞、巨噬细胞、中性粒细胞和淋巴细胞。

6. 肺组织病理学观察　取肺组织,10% 甲醛或 4% 多聚甲醛固定,梯度乙醇脱水,常规石蜡包埋、切片,HE 染色,光镜结合病理图像分析系统进行组织病理形态学观察。

(1)气管-肺灌注量测定[13-14]　分离气管-肺组织,在 25 cm 高压氧(HBO)恒压状态下用甲醛灌注。待灌注时的液面不再下移时记录灌入气管及肺的液体量。然后用动物体重校正灌注量的数值,结果以每 100 g 体重灌入量表示。灌入量减少表明支气管收缩,反之表明扩张。

(2)支气管形态学测量[15-16]　在显微镜下选取完整的气管横断面,最大内径与最小内径之比≥2(被认为是斜切的气道)除外。通过病理图像分析系统分别测定支气管内周长(Pi)、血管壁厚度(d)、外腔面积(Ao)、内腔面积(Ai)、气道壁面积(WA),其中 WA = Ao-Ai。气道根据内周长度被分为大(Pi 为 2000 ~ 3000 μm)、中(Pi 为 1 000 ~ 990 μm)、小(Pi 为 0 ~ 990 μm)3 个等级。测量结果用内周长进行标准化,支气管壁厚度表示为 d/Pi(%),气道壁面积表示为 WA/Pi²(%)。

(3)气管张开角与残余应变检测[17-19]　分离喉口环状软骨下缘至气管分叉之间的主气管,测量气管的在体长度(L_b)。将气管取出,置于室温下的生理盐水中,小心剔除气管外壁的结缔组织,然后垂直于气管纵轴方向,将两相邻软骨间的韧带剪断,使之成为一系列无载荷状态的气管环,按顺序放入相应的培养皿中,培养皿编号。将培养皿放在扫描仪上直接扫描,将无载荷状态气管环的几何信息存储在计算机中。每次扫描条件一致。扫描后,将编号为奇数的气管环于软骨部分中点剪开(简称软骨剪开),将偶数气管环于肌肉部分中点剪开(简称肌肉剪开),20 min 后置于扫描仪上扫描,读取相应的数字几何信息。利用专用图像分析软件处理扫描所得图像,测得无载荷状态内壁周长(l_i)、外壁周长(l_o)和零应力状态气管扇形体的内、外壁弧长(L_i,L_o)以及张开角等几何尺寸。张开角为扇形体内壁中点与内壁两端点连线的夹角。通过测得的无载荷状态内、外壁周长

l_i和l_o以及零应力状态的内、外壁弧长 L_i 和 L_o 计算出气管内、外壁周向伸长比（λ）。

$$\lambda_i = l_i/L_i, \lambda_o = l_o/L_o$$

利用所得的气管内、外壁周向伸长比 λ_i 和 λ_o 进一步求得内、外壁周向残余应变（Green 应变）。

$$E_i = 1/2(\lambda_i^2 - 1), E_o = 1/2(\lambda_o^2 - 1)$$

（4）细支气管管壁嗜酸性粒细胞数测定[20]　　在显微镜下随机选取内径 0.8 ~ 1.8 mm、形态较接近的细支气管,采用病理图像分析系统测量细支气管外腔面积（Ao）、内腔面积（Ai）,计算管壁面积;在管壁随机选取一定面积（1000 μm^2）,计算其中的嗜酸性粒细胞数。

【模型特点】

1. 模型组大鼠出现烦躁不安,呼吸加深、加快,点头呼吸,咳嗽,闻及哮鸣音,哮喘样发作、口周发绀、反应迟钝等表现,提示符合哮喘大鼠动物模型特征表现。

2. 模型组血清中总 IgE 和 OVA 特异性 IgE 含量均显著高于正常对照组,激发 1 周时模型组值即显著高于正常对照组;IgE 随激发次数增加而升高,急、慢性模型组之间差异较大。

3. 模型组 BALF 中嗜酸性粒细胞所占白细胞百分比明显增加,巨噬细胞显著降低;慢性模型组中嗜酸性粒细胞及巨噬细胞所占比例显著低于急性模型组,中性粒细胞比例显著高于急性模型组。

4. 反复、长期、较低浓度的抗原刺激可以复制慢性哮喘大鼠气道重塑模型。气道重塑首先发生在中、小膜型气道,在激发第 2 周即已出现,小气道增厚的幅度最大;其结构改变随时间呈增长趋势,至第 8 周时未见消减。

5. 慢性哮喘模型组气道平滑肌及基底膜厚度、杯状细胞增生及胶原沉积情况、皮肤蓝斑溶出物光吸收度值、血清总 IgE 和 OVA 特异性 IgE 含量等指标均显著高于急性模型组,但气道炎症细胞浸润程度及 BALF 中嗜酸性粒细胞比例低于急性模型组。

【模型评价】

1. 大鼠来源广、品系纯、繁殖快、易饲养、价格低廉;生物学试剂容易获得,标本采集量相对充足。

2. 大鼠哮喘模型具有许多与人类哮喘相类似的特点,包括过敏反应由 IgE 介导、激发后易发生速发相与迟发相双相反应、迟发反应出现时间与哮喘患者出现迟发反应时间更接近等。进行皮质激素作用原理的研究以及非皮质激素类抗哮喘免疫抑制剂的研究首选大鼠哮喘模型。

3. OVA 结合灭活百日咳杆菌共同致敏、OVA 单独致敏和灭活百日咳杆菌单独致敏都可引起一定的大鼠肺功能下降、炎症细胞浸润增加以及肺组织病理改变,OVA 结合灭活百日咳杆菌共同致敏效果优于 OVA 单独致敏和灭活百日咳杆菌单独致敏[21-22]。多点皮下注射联合腹腔注射的造模成功率高于单纯腹腔注射,同时适当提高雾化激发液的浓度可以加重模型大鼠的肺病理损伤程度[22]。

4.大鼠和小鼠的过敏性哮喘动物模型具有许多人类过敏性哮喘的特征。然而,过敏性哮喘的主要症状,如气道高反应性和炎症,在大鼠中比在小鼠中更容易再现。此外,与小鼠相比,大鼠体型更大、更加容易处理,且能收集到更多的样本。因此,过敏性哮喘大鼠模型的重要性日益增加[23-25]。

5.其他参见本章第二节"小鼠卵清蛋白诱导法哮喘模型"。

【参考文献】

[1]王勇生,桂淑玉,李永怀.过敏性哮喘大鼠模型的建立及地塞米松对其的影响[J].中国医药导报,2007,4(22):39-41.

[2]杨美莹,沈泉,符艳,等.加味二仙丸对支气管哮喘大鼠钙离子通道的影响[J].中医药导报,2022,28(8):1-5,11.

[3]迟磊,符州,戴继宏,等.过敏性哮喘大鼠模型的建立[J].重庆医学,2003,32(4):429-431.

[4]KRUSCHINSKI C,SKRIPULETZ T,BEDOUI S,et al. CD26(dipeptidyl-peptidase Ⅳ)-dependent recruitment of T cells in a rat asthma model[J]. Clin Exp Immunol,2005,139(1):17-24.

[5]王妍,金先桥.支气管哮喘实验模型的研究进展[J].国际呼吸杂志,2006,26(1):70-72.

[6]陈莹,戴晋.多种细胞因子在哮喘大鼠发病中的作用[J].中国组织工程研究与临床康复,2007,11(27):5324-5327.

[7]朱敏敏,傅诚章,周钦海.大鼠过敏性哮喘模型的建立[J].实用临床医药杂志,2003,7(1):71-72.

[8]童黄锦,范欣生,许惠琴,等.一种病毒性哮喘模型制作方法的建立及评价[J].西安交通大学学报(医学版),2008,39(3):349-352.

[9]李海霞,张勇华,任晓丹,等.建立RSV联合OVA诱发幼年大鼠哮喘模型的方法[J].湖南中医药大学学报,2018,38(12):1371-1373.

[10]刘中成,张艳芬.一种大鼠慢性哮喘模型的建立与评价[J].药学学报,2010,45(6):718-723.

[11]劳文艳,阮研硕,周艳丽,等.两种大鼠哮喘模型建立方法的比较[J].北京联合大学学报,2017,31(3):54-58.

[12]STOTLAND L M,SHARE N N. Active bronchial anaphylaxis in the rat[J]. Can Physiol Pharmacol[J].1974,52(6):1114-1118.

[13]苗会,薛全福,庄逢源,等.哮喘大鼠动物模型的制备[J].基础医学与临床,1998,18(1):72-78.

[14]陈祥银,王志勤,严仪昭,等.气管平滑肌反应性的研究-Ⅰ、益气活血药及山莨菪碱对支气管平滑肌的作用[J].中国医学科学院学报,1982:4(1):57-59.

［15］BAI A，EIDELMAN D H，HOGG J C，et al. Proposed nomenclalure for quantifying subdivisions of the bronchial wall［J］. J Appl Physiol，1994，77（2）：1011-1014.

［16］王丽新，吴银根. 实验性哮喘大鼠气道重塑的形态学变化［J］. 中西医结合学报，2003，1（1）：62-65.

［17］王忆勤，汤伟昌，李福凤，等. 大鼠气管的零应力状态［J］. 医用生物力学，2001，16（1）：6-9.

［18］柳兆荣，王忆勤，滕忠照，等. 正常大鼠气管的张开角与残余应变［J］. 中国科学（C辑），2001，31（6）：557-564.

［19］王忆勤，李福凤，郭丽，等. 哮喘模型大鼠气管的张开角及残余应变［J］. 中国生物医学工程学报，2006，25（1）：88-91.

［20］赵孟辉，张丽芬，张纬萍，等. 大鼠哮喘模型中气道炎症的定量研究［J］. 浙江医科大学学报，1997，26（3）：100-103.

［21］王雅娟，赵一婷，戴斌，等. 两种大鼠哮喘模型的比较［J］. 中国药理学通报，2014，30（8）：1175-1178.

［22］史琦，李春雷，孔艳华，等. SD 大鼠哮喘模型建立方法及评价的比较研究［J］. 世界中医药，2019，14（11）：2887-2892.

［23］ZOSKY G R，SLY P D. Animal models of asthma［J］. Clin Exp Allergy，2007，37（7）：973-988.

［24］KUCHAREWICZ I，BODZENTA-ŁUKASZYK A，BUCZKO W. Experimental asthma in rats［J］. Pharmacol Rep，2008，60（6）：783-788.

［25］楼金成，苗镡允，苏嘉琪，等. 过敏性哮喘大鼠模型的建立方法与评价［J］. 中国比较医学杂志，2023，33（1）：130-137.

第四节　豚鼠支气管哮喘模型

一、豚鼠卵清蛋白诱导法哮喘模型

【基本原理】

当致敏源（常用卵清蛋白）注入豚鼠体内，其可溶性抗原成分刺激机体产生 IgE，使机体处于致敏状态。当动物再次接触到此抗原时，由 IgE 介导发生抗原抗体反应，使细胞脱颗粒，释放出活性化学物质如组胺、嗜酸性粒细胞趋化因子等，作用于支气管引起气道高反应，导致哮喘。

【实验材料】

1. 药品试剂 ①致敏剂和佐剂:卵清蛋白(ovalbumin,OVA),氢氧化铝[Al(OH)₃],硫酸铝钾,弗氏完全佐剂(Freund's complete adjuvant,FCA)等。②麻醉药品:戊巴比妥钠,水合氯醛,乌拉坦,盐酸氯胺酮注射液等。③组织固定液:10% 甲醛溶液或 4% 多聚甲醛溶液,2.5% 戊二醛,1% 锇酸等。④其他:乙酰甲胆碱(methacholine,Mch),乙酰胆碱(acetylcholine,Ach),腺苷(Adenosine,Ad),IL-4、IL-13、IgE、IFN-γ ELISA 试剂盒,HE 染色液等。

2. 仪器设备 超声雾化器,小鼠无创肺功能仪,酶标仪,血细胞计数仪,动物呼吸器,血气分析仪,生物显微镜,病理图像分析系统等。

3. 实验动物 雄性豚鼠,6~8 周龄,体重 200~250 g。

【方法步骤】

1. 方法 1[1-8]

(1)致敏 第 1 天,豚鼠腹腔注射 10% OVA 1.0 mL。

(2)激发 第 14 天,将豚鼠置于一密闭容器中,超声雾化器喷入 1% OVA 生理盐水溶液,雾化至出现哮喘症状(前肢抓鼻、打喷嚏、呼吸急促、腹肌抽搐、点头呼吸、二便失禁等,重者出现抽搐甚至死亡),每次数秒至数分钟不等。①1 次/d,连续 5~7 d;②1 次/2 d,共 10 次;③1 次/周,共 8 次;④1 次/d,连续 42~70 d。

2. 方法 2[9]

(1)致敏 第 1 天,豚鼠腹腔注射 5% OVA 1.0 mL。

(2)激发 第 10 天,将豚鼠置于雾化缸中(14 cm³),1% OVA 生理盐水溶液喷雾(2~3 mL/min),雾化至 6 min 内出现喘息性抽搐为止。1 次/d,连续 8 d。

3. 方法 3[10]

(1)致敏 第 1、8 天,豚鼠用医用超声雾化器面罩吸入 1% OVA 生理盐水溶液 5 min(0.8 mL/min)。

(2)激发 第 14 天,超声雾化器面罩吸入 1% OVA 生理盐水溶液(0.8 mL/min),雾化至出现哮喘症状为止。

4. 方法 4[11-12]

(1)致敏 第 1 天,豚鼠腹腔注射乳化于 0.5 mL FCA 的 10% OVA 生理盐水溶液。

(2)激发 第 15 天,超声雾化器雾化吸入 1% OVA 生理盐水溶液,雾化至出现哮喘症状为止。0.5~5 min/次,1 次/d,连续 14 d。

5. 方法 5[13]

(1)致敏 第 1 天,豚鼠腹腔注射 5% OVA 溶液[含 5% Al(OH)₃]。

(2)激发 第 10 天,超声雾化器雾化吸入 1% OVA 气溶胶至呼吸困难、发绀和痉挛性咳嗽。1 次/d,连续 10 d。

【观察指标】

1. 一般情况　观察豚鼠在致敏及激发后出现呼吸急促、弓背直立、躁动、二便失禁、抽搐等哮喘症状的时间与程度。

2. 气道阻力和气道反应性测定

（1）气道阻力测定法[12]　末次激发后 18 ~ 24 h,豚鼠用水合氯醛麻醉,气管插管后采用双室体描仪测定系统分别在基础状态和吸入不同浓度 Mch(0、0.39、0.78、1.56 及 3.12 mg/mL)激发下测量各组豚鼠气道阻力。

（2）气管内压力测定法[10,14-16]　豚鼠用 2% 戊巴比妥钠腹腔注射麻醉(60 mg/kg),仰卧位固定,于颈部正中做一长约 3 cm 纵行切口,以 Y 形管作为气管插管,一端连接动物微型呼吸机(潮气量 10 mL/kg、呼吸频率 60 次/min),一端通过压力传感器与多道生理记录仪相连,记录气管内压力(intratracheal pressure,IP)。将盐酸组胺用 pH 7.4 的磷酸缓冲液配成 1.28 mg/mL,然后双倍稀释至 0.01 mg/mL。在气管插管的侧壁接超声雾化器,待呼吸平稳后,首先将 PBS 经雾化罐喷入气管插管内记录 IP 作对照。然后将组胺从低浓度开始喷入。每种浓度雾化、喷入 1 min,随后立即测压。若 IP 升高不到 PBS 对照的 20%,间隔 5 min 后喷入下一浓度,直到 IP 升高 20% 为止,即为 PC_{20} 值。

（3）气道平滑肌收缩程度测定法[17-18]　豚鼠腹腔注射 3% 戊巴比妥麻醉后,迅速取出肺,注入平衡液使其膨胀后,取肺组织剪成 1 cm×1 cm×1 cm 小块,两组对应部位分别置于 5 个平皿中,分别含:①Hank's 液;②Hank's 液+腺苷(Ad,200 μmol/L);③Hank's 液+氨茶碱(1 μmol/L) + Ad(200 μmol/L);④Hank's 液 + 乙酰胆碱(Ach,100 μmol/L);⑤Hank's液+肝素(1 mg/mL)+Ach(100 μmol/L)。在 37 ℃、95% O_2 与 5% CO_2 混合气中平衡 30 min 后,将肺组织置入液氮中速冻,取出放于 Carnoy 固定液中(乙醇:氯仿:醋酸=7:2:1),分别在液氮中固定 18 h,-20 ℃固定 6 h,4 ℃固定 4 h,然后置于 4 ℃纯酒精中固定 24 h,在矢状面取材按常规方法做病理切片及 HE 染色。气道平滑肌的收缩程度通过测量支气管外周长(Pe)、内周长(Pi)及气道壁面积(WA)进行计算,以平滑肌收缩百分比(PMS)表示。计算公式为:Per=$[Pi^2+(4 πWA)]^{1/2}$,PMS=(Per−Pe)/Per×100%(Per 为"舒张"状态的 Pe)。

3. 支气管肺泡灌洗液(BALF)检查　将豚鼠用 2% 戊巴比妥钠腹腔注射麻醉(2 mL/kg),钝性分离颈部组织,暴露气管,气管插管,结扎左侧肺,用 5 mL 生理盐水经气管套管灌注右肺组织,反复 3 次灌洗,回收 BALF,1000 r/min 离心 10 min。收集上清液,-80 ℃保存用于细胞因子检测。①沉淀用生理盐水 0.5 mL 混匀,取细胞混悬液 100 μL 用白细胞稀释液 100 μL 稀释,计数 BALF 中细胞总数。②采用细胞离心涂片装置将 BALF 的细胞直接平铺于载玻片上,玻片用冷风吹干,固定后进行瑞士或 HE 染色,在油镜下计数 200 个细胞,根据细胞形态学特征分类计数嗜酸性粒细胞、巨噬细胞、中性粒细胞和淋巴细胞。③考马斯亮蓝法检测 BALF 蛋白含量,ELISA 法检测 BALF 上清液中细胞因子水平。

4.肺组织病理学观察

（1）光镜　取肺组织，10%甲醛或4%多聚甲醛固定，梯度乙醇脱水，常规石蜡包埋、切片。HE染色，光镜结合病理图像分析系统进行组织病理形态学观察。AB-PAS染色，观察杯状细胞增生及黏液分泌情况，红色表示中性黏液，蓝色表示酸性黏液，紫红色表示中性和酸性的混合物。甲苯胺蓝染色观察肥大细胞及其颗粒情况。

1）支气管形态学测量[18-20]　HE染色切片，200倍光镜下找到5个完整的支气管横断面（含软骨和平滑肌层的段支气管和管径为100～200 μm的细支气管），且气管最小直径/最大直径≥0.5，通过病理图像分析系统测量支气管内周长（Pi）、血管壁厚度（WT）、外腔面积（Ao）、内腔面积（Ai）、气道壁面积（WA）及支气管壁平滑肌细胞核数量，其中WA=Ao-Ai。测量结果用内周长进行标准化，支气管壁厚度表示为WT/Pi，气道壁面积表示为WA/Pi。

2）肺组织病理学评分[21]　根据支气管及血管周围的嗜酸性粒细胞浸润、组织水肿及上皮损伤等情况，进行肺组织病理学评分同前（表1-1）。

（2）电镜　取近肺门肺组织约1 mm×1 mm×1 mm大小，2.5%戊二醛做前固定，1%锇酸后固定，半薄切片定位，EPON 812包埋，超薄切片机切片，透射电镜观察肺泡Ⅱ型上皮细胞结构的改变、板层体空泡化和排空现象，肥大细胞、杯状细胞及纤毛结构的改变，嗜酸性粒细胞和中性粒细胞等炎症细胞的浸润，肺泡隔增厚和基底膜增厚等。

【模型特点】

1.哮喘模型豚鼠激发后，出现明显的哮喘症状：呼吸加快（110～150次/min），点头呼吸，口唇发绀，烦躁不安，打喷嚏，腹式呼吸，甚至抽搐、倒地等。

2.模型豚鼠对Mch的气道反应性随着吸入浓度的升高而增加，气道阻力与对照组比较有显著性差异；气管内压力随着组胺吸入浓度的增加而逐渐升高，与对照组相比有显著意义；气道平滑肌对腺苷和乙酰胆碱的敏感性明显增强。

3.BALF细胞总数、嗜酸性粒细胞和中性粒细胞明显增加，早期以中性粒细胞为主，晚期则以嗜酸性粒细胞和淋巴细胞为主。

4.支气管黏膜上皮、基底膜、平滑肌增厚，肺泡隔较对照组显著增宽，肺泡腔变小；大、小气道及肺泡区有大量嗜酸性粒细胞及淋巴细胞浸润；支气管壁厚度、支气管壁平滑肌厚度、支气管壁平滑肌细胞核数量显著增加；肺泡Ⅱ型上皮细胞肿胀、板层体排空及部分脱落。

【注意事项】

豚鼠的个体差异很大，在相同处理因素下，同一批豚鼠多数可形成哮喘模型，部分可能不出现反应，另一小部分可能发生过度反应而致过敏性休克。因此，需要在建模时预留淘汰数量，以便剔除不合格的豚鼠。

【模型评价】

1.豚鼠哮喘模型的主要优点：①豚鼠易被致敏，接受致敏物质后反应程度强于其他动物,能产生Ⅰ型变态反应,雾化激发后能产生速发相与迟发相哮喘反应。②变应原诱发的支气管收缩和人类支气管哮喘中的收缩特点相同,包括接触抗原后的支气管收缩反应、气道对介质的高反应性及过敏性支气管炎的嗜酸性粒细胞浸润特征等。③致敏豚鼠的过敏性支气管收缩(早发相,速发型)在研究抗过敏药物、支气管扩展药物方面是最常用的动物模型。

2.主要缺点:①由于近交系豚鼠罕见,不利于用来研究遗传影响。②皮质激素对豚鼠哮喘模型的支气管痉挛的影响不显著。③豚鼠的变态反应更多的是由 IgG 而非 IgE 介导,与人类哮喘有所不同,从而限制了豚鼠在哮喘动物实验中的应用。④豚鼠个体差异较大,需要预留淘汰数量,造成实验资源的浪费。

3.其他参见本章第二节"小鼠卵清蛋白诱导法哮喘模型"。

【参考文献】

[1]KAROL M H. Animal models of occupational asthma[J]. Eur Respir J,1994,7(3):555-568.

[2]郭鹞.人类疾病的动物模型[M].北京:人民卫生出版社,1982.

[3]石昭泉,张美琪,修清玉,等.钾通道激动剂对抗原诱发哮喘豚鼠气道阻力及气道炎症的作用[J].第二军医大学学报,1999,20(3):184-186.

[4]陈湘琦,林挺岩.选择卵蛋白致敏豚鼠建立哮喘模型实验研究[J].福建医药杂志,2005,27(1):101-103.

[5]蒋东波,李华强,史源,等.过敏性哮喘豚鼠肺泡灌洗液一氧化氮的变化[J].基础医学与临床,1999,19(4):67-69.

[6]季伟,夏春林,袁燕惠.豚鼠哮喘模型脑内 P 物质表达[J].江苏医药,2005,31(6):457-460.

[7]陈宝生,莫耀南,范光耀,等.豚鼠支气管哮喘气道重塑动物模型复制的研究[J].河南科技大学学报(农学版),2004,24(4):34-36.

[8]KAROL M H,HILLEBRAND J A,THORNE P S. Characteristics of weekly pulmonary hypersensitivityresponses elicited in the guinea pig by inhalation of ovalbumin aerosols[J]. Toxicol Appl Pharmacol,1989,100(2):234-246.

[9]李正信,金元玖,李永淳.实验性过敏性哮喘豚鼠末梢肺组织 β 受体的数量及功能的变化[J].延边医学院学报,1993,16(2):87-89.

[10]王长征,郭先健,王顺朝.豚鼠哮喘模型的气道反应性测定[J].第三军医大学学报,1994,16(4):277-278.

[11]BOGAERT P,NAESSENS T,DE KOKER S,et al. Inflammatory signatures for eosinophilic vs neutrophilic allergic pulmonary inflammation reveal critical regulatory checkpoints[J]. Am J Physiol Lung Cell Mol Physiol,2011,300(5):L679-L690.

[12]李海银,朱黎明,戴爱国,等.豚鼠中性粒细胞性哮喘模型的建立[J].中华哮喘杂志(电子版),2012,6(4):245-249.

［13］吴昌归,张珊红,孙滨. 哮喘豚鼠肺内 NOS 活性变化［J］. 陕西医学杂志,1997,26
　　（7）:437-440.

［14］TAKEHANA Y,HAMANO S,KIKUUCHI S,et al. Inhibitory action of OKY-O46. HCl,a
　　specific TXA2 synthetase inhibitor,on platelet activating factor（PAF）-induced airway
　　hyperresponsiveness of guinea pigs:role of TXA2 in development of PAF - induced
　　nonspecific airway hyperresponsiveness［J］. Jpn J Pharmacol,1990,52（4）:621-630.

［15］FUJIMURA M,AMEMIYA M,MYOU S,et al. A guinea-pig model of ultrasonically
　　nebulized distilled water-induced bronchoconstriction［J］. Eur Respir J,1997,10（10）:
　　2237-2242.

［16］宫兆华,董竞成,倪健. 豚鼠支气管哮喘模型建立［J］. 上海实验动物科学,2004,24
　　（4）:204-207.

［17］JAMES A L,HOGG J C,DUNN L A,et al. The use of the internal perimeter to compare
　　air way size and to calculates smooth muscle shortening［J］. Am Rev Respir Dis,1988,
　　138（1）:136-139.

［18］章晓初,姚婉贞,何其华. 哮喘豚鼠气道重塑与气道反应性的图像分析［J］. 中华结核
　　和呼吸杂志,2001,24（2）:87-89.

［19］OPAZO SAEZ A,DU T,WANG N S,et al. Methacholine-induced bronchoconstriction and
　　airway smooth muscle in the guinea pig［J］. J Appl Physiol,1996,80（2）:437-444.

［20］曾泽戎,崔德健,梁延杰,等. 哮喘豚鼠模型细支气管和肺组织的病理学研究［J］. 中
　　华内科杂志,2001,40（3）:158-162.

［21］UNDERWOOD S,FOSTER M,RAEBURN D,et al. Time-course of antigen-induced
　　airway inflammation in the guinea - pig and its relationship to airway
　　hyperresponsiveness［J］. Eur Respir J,1995,8（12）:2104-2113.

二、豚鼠咳嗽变异性哮喘模型

【基本原理】

咳嗽变异性哮喘（cough variant asthma,CVA）是一种类型比较特殊的哮喘,主要以咳嗽为临床表现,是慢性咳嗽的主要病因之一,是典型哮喘的前体疾病或是典型哮喘在气道炎症比较轻微状态下的一种过渡性表现,30% 的 CVA 可能会演变成典型哮喘。CVA的基本特征是对支气管扩张药治疗延长了非生产性咳嗽,无喘息或呼吸困难史,听诊无喘息音,正常咳嗽反射敏感性和支气管反应性略有增加[1-2]。在经典哮喘模型（参见本章第二节"豚鼠卵清蛋白诱导法哮喘模型"）基础上,通过调整卵清蛋白致敏剂量或次数、给予环磷酰胺减轻致敏状态、延长雾化激发时间及叠加烟熏等方法,建立豚鼠咳嗽变异性哮喘模型。

【实验材料】

1.药品试剂　①致敏剂和佐剂:卵清蛋白（ovalbumin,OVA）,氢氧化铝［Al（OH）$_3$］,

硫酸铝钾,弗氏完全佐剂(Freund's complete adjuvant,FCA)等。②麻醉药品:戊巴比妥钠,水合氯醛,乌拉坦,盐酸氯胺酮注射液等。③组织固定液:10%甲醛溶液或4%多聚甲醛溶液等。④其他:乙酰甲胆碱(methacholine,Mch),乙酰胆碱(acetylcholine,Ach),辣椒素,柠檬酸,环磷酰胺等。

2. 仪器设备　超声雾化器,小鼠无创肺功能仪,酶标仪,血细胞计数仪,动物呼吸机,血气分析仪,生物显微镜,病理图像分析系统等。

3. 实验动物　雄性豚鼠,6~8周龄,体重200~250 g。

【方法步骤】

1. 方法1[3-5]　第1天,肌内注射4%OVA溶液0.5 mL,同时腹腔注射2% 氢氧化铝凝胶0.2 mL;第14天开始,1% OVA溶液超声雾化吸入,1次/2 d,共7次。第29天,辣椒素溶液或柠檬酸雾化吸入引咳,记录2~5 min内豚鼠的咳嗽次数和咳嗽潜伏期。

2. 方法2[1,6-8]　第1天,在豚鼠腹腔内注射环磷酰胺溶液(30 mg/kg)。2 d后腹腔注射OVA 2 mg与Al(OH)₃100 mg,3周后再次腹腔注射OVA 0.01 mg与Al(OH)₃凝胶100 mg。3周后,腹腔内注射苯海拉明溶液(20 mg/kg),30 min后雾化吸入1% OVA溶液90 s。

3. 方法3[9]　第1~29天,将豚鼠放入熏烟箱内(100 cm×60 cm×60 cm),每次在熏烟箱中点燃10根香烟,将香烟点燃后,通过300 mL注射器和三通管的人工操作将烟雾排入熏烟箱,豚鼠每天熏烟0.5 h。第15天,每只豚鼠注射2% OVA 1 mL和200 mg氢氧化铝;第22天,每只豚鼠注射2% OVA 1 mL和Al(OH)₃200 mg强致敏。第29天,用1% OVA雾化攻击,1次/d,共7次。

4. 方法4[10]　分别于第1、11天,豚鼠腹腔注射0.2%OVA溶液,1 mL/(次·只)。第18~24天,以1.0%OVA雾化攻击,60 s/(次·d)。第4~24天,将豚鼠放入烟熏箱内(70 cm×45 cm×50 cm),每次放入4个烟熏盒,每个烟熏盒中放入2只豚鼠,共8只豚鼠,在烟熏盘中点燃3只香烟,1次/d,每次烟熏30 min。

5. 方法5[11-12]　第1天,腹腔内注射免疫抑制剂环磷酰胺(30 mg/kg)。第3天,每只豚鼠注射2 mg OVA和Al(OH)₃200 mg的混悬液1 mL;第22天,腹腔注射0.1 mg OVA和100 mg Al(OH)₃混合液加强免疫反应;第23天,1% OVA溶液雾化(雾化率3 mL/min,持续时间20 s并逐渐延长雾化时间至90 s攻击),隔日1次,共7次。

【观察指标】

1.咳嗽反应测定

(1)辣椒素引咳法　豚鼠上腹部和膈肌位置处绑好腹带,连接生物信号处理系统的生理信号记录仪。豚鼠放入玻璃罩内,1.0×10⁻⁴mol/L辣椒素溶液雾化吸入60 s,然后关掉雾化器,再在钟罩内停留60 s,揭开盖子启动生理记录仪,记录2 min内豚鼠的咳嗽次数。

(2)柠檬酸引咳法　将豚鼠置入带有声传感器的密封容器(25.6 cm×17.3 cm×

7.3 cm)中,用雾化器(输出流量为 37 mL/min)将 9×10^{-5} mol/L 柠檬酸雾化注入容器中,激发豚鼠 15 s,经数据处理系统记录 5 min 内的咳嗽次数和咳嗽潜伏期。

2. 气道高反应(airway hyper-responsiveness, AHR)测定

(1)有创 RC 系统测定法　观察豚鼠气道阻力(RI)的变化。测定基值后,激发试剂和顺序分别为:30 μL 生理盐水及质量浓度为 0.2、0.4、0.8 mg/mL 的乙酰甲胆碱进行雾化激发,每次雾化 1.5 min 观察 5 min 并自动记录下每个浓度级别下的 RI 值。

(2)有创 PFT 系统测定法　观察豚鼠气道阻力(RI)的变化。将豚鼠用 20% 乌拉坦溶液腹腔注射麻醉(1 g/kg),分离气管及颈外静脉,行气管插管并固定;分离两侧颈静脉,穿线备用。将豚鼠仰卧位平放于体描箱内(必要时可将豚鼠颈部垫起抬高),将气管插管与呼吸机连接,颈外静脉穿刺并固定,连接外接注射装置,关闭体描箱。设定小动物呼吸机参数:呼吸频率 65 次/min,潮气量 6 mL/kg。呼吸稳定后,测定激发前基础值。然后进行激发,激发试剂和顺序:生理盐水及浓度为 0.02、0.04、0.08 mg/mL 的 Mch,0.5 mL/次。每次注射后记录每个浓度级别下的 RI 值及对应的时间,当气道总阻力降至正常后开始下一个剂量的注射。

(3)无创肺功能仪测定法[13]　使用动物无创肺功能仪,通过雾化吸入不同浓度的Mch(0、3.125、6.25、12.5、25、50 mg/mL),测量相应剂量下的增强呼吸间歇(enhanced pause,Penh)值。Penh 越高,表示气道阻力越大,气道反应性越强。

3. 支气管肺泡灌洗液(BALF)检查　参见本节"豚鼠卵清蛋白诱导法哮喘模型"。

4. 肺组织病理学观察　取肺组织,10% 甲醛或 4% 多聚甲醛固定,梯度乙醇脱水,常规石蜡包埋、切片。HE 染色,光镜结合病理图像分析系统进行组织病理形态学观察。

(1)根据支气管及血管周围的嗜酸性粒细胞浸润、组织水肿及上皮损伤等情况,进行肺组织病理学评分[14]同前(表 1-1)。

(2)根据肺组织(肺泡与间隔)结构完整性及纤维化程度,进行 Ashcroft 评分[15](表 1-2)。

表 1-2　肺纤维化分级

评分	肺泡间隔	肺结构
0	正常	正常
1	孤立的轻度纤维化改变(间隔≤3 倍于正常厚度)	肺泡部分增大稀薄,但无纤维化肿块
2	明显的纤维化改变(间隔>3 倍于正常厚度),形成结状,但彼此不相连	肺泡部分增大稀薄,但无纤维化肿块
3	连续的纤维化壁在整个显微镜视野中占主导地位(间隔>3 倍于正常厚度)	单个纤维化肿块(≤显微镜视野的 10%)

续表1-2

评分	肺泡间隔	肺结构
4	可变	融合的纤维化肿块（显微镜视野的10%~50%）
5	可变	严重受损，但结构仍保存
6	可变，大多不存在	大部分肺结构破坏
7	不存在	肺泡几乎被纤维团充填
8	不存在	镜下视野充满纤维化肿块

【模型特点】

模型豚鼠咳嗽次数明显增加，咳嗽潜伏期显著缩短；气道阻力显著升高，肺顺应性显著降低；BALF白细胞总数和嗜酸性粒细胞百分率显著升高；支气管壁局部黏膜上皮损伤脱落，管壁各层充血、水肿，周围大量炎症细胞浸润，可见嗜酸性粒细胞，Ashcroft评分明显上升。

【注意事项】

参见本节"豚鼠卵清蛋白诱导法哮喘模型"。

【模型评价】

1. 在经典卵清蛋白诱导法哮喘模型基础上，通过调整卵清蛋白致敏剂量或次数、给予环磷酰胺减轻致敏状态、延长雾化激发时间或叠加烟熏等方法，建立豚鼠咳嗽变异性哮喘模型。模型豚鼠出现咳嗽次数明显增加、咳嗽潜伏期显著缩短、气道阻力显著升高和肺顺应性显降低等咳嗽变异性哮喘的基本病理特征。

2. 其他参见本节"豚鼠卵清蛋白诱导法哮喘模型"。

【参考文献】

[1]陈婷婷，易桂生.咳嗽变异性哮喘病理机制及造模方法的研究进展[J].实验动物科学，2021，38(2):74-78.

[2]高明.咳嗽变异性哮喘动物模型的研究进展[J].国际医药卫生导报，2015，21(10):1341-1343.

[3]NISHITSUJI M, FUJIMURA M, ORIBE Y, et al. A guinea pig model for cough variant asthma and role of tachykinins[J]. Exp Lung Res, 2004, 30(8):723-737.

[4]黎蔡，毕小利，王忆勤，等.咳嗽变异性哮喘豚鼠模型的构建[J].山西医科大学学报，2007，38(12):1070-1073.

[5]彭细娟，姚立农，黎璞，等.中枢BDNF对咳嗽变异性哮喘豚鼠模型的调控作用[J].神经解剖学杂志，2017，33(4):416-422.

[6]NISHITSUJI M, FUJIMURA M, ORIBE Y, et al. Effect of montelukast in a guinea

pig model of cough variant asthma[J]. Pulm Pharmacol Ther,2008,21(1):142-145.

[7]MURAKI M,TOHDA Y,SUGIHARA R,et al. The effect of TYB-2285 on dual phase bron-choconstriction and airway hypersensitivity in guinea - pigs actively sensitized with ovalbumin[J]. J Pharm Pharmacol,1994,46(11):883-886.

[8]JIAO H,SU W,LI P,et al. Therapeutic effects of naringin in a guinea pig model of ovalbumin-induced cough-variant asthma[J]. Pulm Pharmacol Ther,2015,33:59-65.

[9]高明,张忠德,李际强,等. 豚鼠咳嗽变异性哮喘模型的建立[J]. 广东医学,2016,37(9):1290-1292.

[10]吕天宜,李得民,杨道文,等. 卵清蛋白(OVA)致敏联合烟熏法建立咳嗽变异型哮喘豚鼠模型[J]. 中国比较医学杂志,2020,30(10):1-7.

[11]徐方蔚,陈海鹏,霍婧伟,等. 咳嗽变异性哮喘豚鼠模型的比较和评价研究[J]. 河北医学,2021,27(3):353-358.

[12]王谦,史利卿,马建岭,等. 咳嗽敏感性增高豚鼠模型两种造模方法比较研究[J]. 辽宁中医药大学学报,2017,19(5):92-95.

[13]JIAO H Y,SU W W,LI P B,et al. Therapeutic effects of naringin in a guinea pig model of ovalbumin-induced cough-variant asthma[J]. Pulm Pharmacol Ther,2015,33:59-65.

[14]UNDERWOOD S,FOSTER M,RAEBURM D,et al. Time-course of antigen-induced air-way inflammation in the guinea - pig and its relationship to airway hyperresponsiveness[J]. Eur Respir J,1995,8(12):2104-2113.

[15]WANG Y,ZHU P,TAN J,et al. Therapeutic effects of Kangzhi syrup in a guinea pig model of ovalbumin-induced cough variant asthma[J]. Evid Based Complement Alternat Med,2018,54(5):1-11.

第五节　支气管哮喘中医证候模型

一、小鼠肺肾气虚证哮喘模型

【基本原理】

采用卵清蛋白(ovalbumin,OVA)致敏及反复激发的方法复制肺气虚证哮喘模型,在此基础上,结合啮齿类动物之间的社交应激模拟"恐伤肾",建立小鼠肺肾气虚证哮喘模型。

【实验材料】

1.药品试剂　①致敏剂和佐剂:OVA,氢氧化铝[Al(OH)₃],硫酸铝钾等。②麻醉药品:戊巴比妥钠,水合氯醛,乌拉坦,盐酸氯胺酮注射液等。③组织固定液:10% 甲醛溶液或 4% 多聚甲醛溶液等。④其他:乙酰甲胆碱(methacholine,Mch)、IL-4、IL-5、IL-6、IL-13、TNF-α、皮质酮(corticosteroid,CORT) ELISA 试剂盒、HE 染色液等。

2. 仪器设备　雾化给药系统,气道阻力和肺顺应性有创检测系统,小鼠旷场试验设备,石蜡切片机,生物显微镜,病理图像分析系统,视频图像分析系统等。

3. 实验动物　①白色雄性 BALB/c 小鼠,6~8 周龄,体重 16~18 g。②黑色雄性 C57BL/6J 小鼠,8~9 周龄,体重 18~20 g。

【方法步骤】[1-3]

1. 致敏　第 1、8 天,小鼠腹腔注射 OVA/Al(OH)₃ 混合致敏液 [OVA 100 μg + Al(OH)₃ 4 mg],0.5 mL/只。

2. 激发　第 15~28 天,将小鼠置于雾化给药系统中,1% OVA 生理盐水溶液雾化(5 L/min),30 min/次,1 次/d。

3. 攻击　第 22~23 天,将 1 只 C57BL/6J 小鼠放入有 3 只 BALB/c 小鼠的笼子里,每天 16:30~18:30 使双方在同一饲养笼里相处 2 h,相对于定居者 BALB/c 小鼠,C57BL/6J 小鼠作为入侵者具有较强的攻击性,攻击期间 C57BL/6J 小鼠会出现摆尾、追逐、撕咬等攻击行为,BALB/c 小鼠会出现逃跑、双上肢抬起直立、不活动等类似服从行为(图 1-1)。

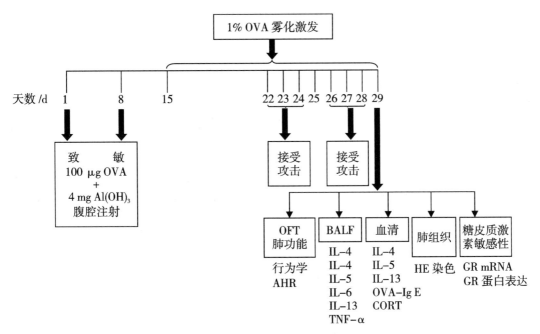

图 1-1　肺肾气虚哮喘造模示意

【观察指标】

1. 一般情况　观察模型动物在致敏及激发后出现呼吸急促、弓背直立、躁动、二便失禁等表现的时间与程度,反应迟钝、自主活动减少、蜷缩等类似"肾气虚"的表现,肺肾气虚哮喘组小鼠在与 C57BL/6J 小鼠同笼期间出现的逃跑、双上肢抬起直立、蜷缩不动等类似服从的行为学改变等。

2. 旷场试验(OFT)[1,3]　造模结束后第 1 天进行旷场试验,观测小鼠进入敞箱后的各种行为。采用 Activity Monitor 视频分析软件可获得:小鼠在中央区域活动时间、穿越次数(三爪以上跨入邻格的次数)、双上肢抬起或理毛的次数、排便粒数等,中央区域停留时间越短,说明检测小鼠存在焦虑情绪。

3. 气道高反应性(AHR)测定[4-5]　末次激发 24 h 后,Buxco 有创肺阻抗法测定小鼠气道反应性。通过记录不同 Mch 浓度激发过程中的肺阻力(lung resistance,R_L),计算 R_L(% 基线)= Mch 各激发浓度过程中 R_L 最高值/PBS 雾化过程中 RL 最高值,PBS 激发时 R_L(% 基线)为 0,R_L 上升的比值越高代表大鼠的 AHR 越明显。

4. 血清皮质酮、OVA-IgE 和细胞因子水平检测　摘眼球取血,收集血清 1 mL,2500 r/min,4 ℃离心 10 min,上清液-80 ℃保存,ELISA 法检测血清 CORT、OVA-IgE、IL-4、IL-5、IL-13 含量。

5. 支气管肺泡灌洗液(BALF)检查　动物麻醉后,钝性分离颈部组织,暴露气管,在气管上剪一个 T 形小口,插入静脉留置针软管,用注射器注入 0.5 mL PBS,反复 3 次灌洗,回收 BALF,2500 r/min 离心 10 min。收集上清液,-80 ℃保存,ELISA 法检测细胞因子水平。沉淀用生理盐水 0.5 mL 混匀,取细胞混悬液 100 μL 用白细胞稀释液 100 μL 稀释,计数 BALF 中细胞总数。取 200 个细胞采用瑞氏染色,计数嗜酸性粒细胞、中性粒细胞、巨噬细胞和淋巴细胞数量。

6. 肺组织病理学观察　取肺组织,10% 甲醛或 4% 多聚甲醛固定,梯度乙醇脱水,常规石蜡包埋、切片。HE 染色,光镜结合病理图像分析系统进行组织病理形态学观察。根据支气管及血管周围的嗜酸性粒细胞浸润、组织水肿及上皮损伤等情况,进行肺组织病理学评分[6]。评分标准参见本章第四节"豚鼠卵清蛋白诱导法哮喘模型"。

【模型特点】

1. 与正常组比较,肺肾气虚哮喘组小鼠在与 C57BL/6J 小鼠同笼期间,出现逃跑、双上肢抬起直立、蜷缩不动等类似服从的行为学改变,应激结束后,表现出反应迟钝、自主活动减少、蜷缩等类似"肾气虚"的表现。

2. 肺肾气虚哮喘组在旷场试验中央格停留时间明显缩短、水平活动增加、垂直活动减少、排便增多。

3. 肺肾气虚哮喘组在 Mch 各激发浓度时 R_L 与 PBS 激发时 R_L 的比值明显增高。

4. BALF 中 IL-4、IL-5、IL-6、IL-13、TNF-α 水平和血清 CORT、OVA-IgE 与 Th2 细胞因子 IL-4、IL-5、IL-13 水平明显升高。

5. 肺组织周围气管炎症细胞浸润、水肿及上皮损伤程度明显增加,组织病理学评分显著高于对照组。

【注意事项】

1. 攻击期间,研究者全程监控应激过程,如出现定居者攻击入侵者或者定居者出现严重的创伤,则需要更换新的入侵者。

2.需保证每天的入侵者不同,避免实验小鼠适应同一攻击者的攻击,而使应激减弱,影响实验结果。

3.每天攻击实验从 16:30 开始,至 18:30 结束,由于这段时间小鼠刚开始夜间活动,处于兴奋状态,C57BL/6J 小鼠攻击性强,BALB/c 小鼠亦不容易产生耐受。

【模型评价】

1.根据中医"恐伤肾"理论,利用啮齿类动物之间的社交应激过程模拟人类"恐伤肾"所建立的肾气虚模型,为中医肾气虚证动物模型的研究提供了一个新的思路;采用经典OVA 诱导结合"恐伤肾"过程建立的肺肾气虚哮喘小鼠模型,既具有类似人类肺肾气虚证的生物学表征改变,亦有 AHR、气道炎症等类似哮喘的病理生理改变。

2.利用啮齿类动物之间的领地占领意识,即挑选鼠龄偏大、单笼饲养、攻击性强的C57BL/6J 小鼠作为入侵者,同时将鼠龄偏小且群居的 BALB/c 小鼠作为定居者,实验开始后,将入侵者放入 BALB/c 小鼠所在的饲养笼,C57BL/6J 小鼠会因饲养笼气味改变随即产生驱逐、追赶定居者的攻击行为,由于鼠龄及体质量上的差异,加上单笼饲养 4 周后C57BL/6J 攻击性增强,因此,同笼期间,C57BL/6J 会对 BALB/c 小鼠产生生理上、心理上的双重应激。

3.BALB/c 是制备过敏性哮喘动物模型的最常用动物,易产生针对 OVA 高滴度 IgE、AHR 等类似人类哮喘的病理特征[7];入侵者为黑色的 C57BL/6J 小鼠,选择白色的BALB/c 小鼠,以防止在实验过程中混淆,所建立的动物模型被称为社交应激小鼠模型[8]。社交应激性"恐伤肾"致肾气虚模型具有以下特点:①造模过程中小鼠出现精神萎靡、蜷缩、自主活动减少、小便增多等类似肾气虚的表现,造模结束后,在旷场试验中表现出焦虑、对新环境适应力下降等行为学改变;②肾气虚小鼠 HPA 轴功能处于激活状态,内源性 CORT 分泌增多,表明"恐伤肾"造模使小鼠出现 HPA 轴功能紊乱。

【参考文献】

[1]厉蓓,高越,孙婧,等.肺肾气虚哮喘病证结合模型的建立与评价[J].中华中医药杂志,2019,34(4):1695-1699.

[2]BAILEY M T,KIERSTEIN S,SHARMA S,et al. Social stress enhances allergen-induced airway inflammation in mice and inhibits corticosteroid responsiveness of cytokine production[J]. J Immunol,2009,182(12):7888-7896.

[3]KINSEY S G,BAILEY M T,SHERIDAN J F,et al. Repeated social defeat causes increased anxiety-like behavior and alters splenocyte function in C57BL/6 and CD-1 mice[J]. Brain Behavior and Immunity,2007,21(4):458-466.

[4]LI B,DUAN X,XU C,et al. Icariin attenuates glucocorticoid insensitivity mediated by repeated psychosocial stress on an ovalbumin-induced murine model of asthma[J]. Int Immunopharmacol,2014,19(2):381-390.

［5］JIN H L,WANG L M,LI B,et al. Astragaloside Ⅳ ameliorates airway inflammation in an established murine model of asthma by inhibiting the mTORC$_1$ signaling pathway［J］. Evid Based Complement Alternat Med,2017,2017:4037086.

［6］UNDERWOOD S,FOSTER M,RAEBURM D,et al. Time-course of antigen-induced airway inflammation in the guinea-pig and its relationship to airway hyperresponsiveness［J］. Eur Respir J,1995,8(12):2104-2113.

［7］PABST R. Animal models for asthma:controversial aspects and unsolved problems［J］. Pathobiology,2002,70(5):252-254.

［8］STARK J L,AVITSUR R,PADGETT D A,et al. Social stress induces glucocorticoid resistance in macrophages［J］. Am J Physiol Regul Integr Comp Physiol,2001,280(6):R1799-R1805.

二、小鼠阴虚证哮喘模型

【基本原理】

采用腹腔注射与皮下注射卵清蛋白(OVA)致敏、雾化吸入 OVA 激发的方法复制经典哮喘模型,在此基础上于激发后期合并灌胃甲状腺素,建立小鼠阴虚证哮喘模型。

【方法步骤】[1-4]

实验用雌性 BALB/c 小鼠,6~8 周龄,体重 16~20 g。随机分为正常组、阴虚模型组、哮喘模型组和阴虚哮喘模型组。

1. 致敏　第 1、8 天,哮喘模型组和阴虚哮喘模型组小鼠腹腔注射配制的新鲜致敏液(OVA 100 μg+氢氧化铝 3 mg 生理盐水混悬液),0.2 mL/只,同时背部皮下注射等量致敏液,正常组与阴虚模型组以生理盐水代替致敏液。

2. 激发　第 15 天开始,将哮喘模型组和阴虚哮喘模型组小鼠置于暴露系统中,加入激发液(1% OVA),调节雾化速度 2 mL/min,使小鼠均匀吸入激发液 20 min,隔日 1 次,连续 28 d,正常组与阴虚模型组以生理盐水代替激发液。

3. 甲状腺片灌胃给药　第 29 天开始,阴虚模型组和阴虚哮喘模型组小鼠甲状腺片灌胃给药(120 mg/kg),1 次/d,连续 14 d。

【模型特点】

1. 与正常组比较,阴虚哮喘模型组小鼠激发后哮喘行为学综合评分显著升高,进食量、饮水量明显增加,但体质量增长缓慢,显示出多饮多食、代谢水平升高等阴虚证的症状。

2. 阴虚哮喘模型组小鼠血清 cAMP 及 cAMP/cGMP 显著升高,cGMP 明显下降。

3. 与正常组比较,阴虚哮喘模型组小鼠吸气流量峰值(PIF)、呼气流量峰值(PEF)、潮气量(TV)显著下降,而呼吸频率(F)显著升高。

4. 肺组织湿重/干重比值显著下降,支气管上皮细胞肿胀、部分脱落,基底膜增生、变厚,支气管壁充血、肿胀并伴有大量炎症细胞浸润。

【参考文献】

[1]王志旺,妥海燕,任远,等.BALB/c 小鼠阴虚型过敏性哮喘模型的建立与评价[J].中国中医药信息杂志,2016,23(9):61-64.

[2]杜军,郭宏伟,邓家刚.哮喘小鼠模型研究现状分析[J].中国免疫学杂志,2011,27(1):1209-1211.

[3]BOSNJAK B,TILP C,TOMSIC C,et al. Tiotropium bromide inhibits relapsing allergic asthma in BALB/c mice[J].Pulm Pharmacol Ther,2014,27(1):44-51.

[4]贺玉伟,柴程芝,寇俊萍,等.甲状腺素诱导小鼠模型表观指征变化与阴虚火旺证的相关性研究[J].实验动物科学,2013,30(2):1-6,10.

三、大鼠寒饮蕴肺证哮喘模型

【基本原理】

采用腹腔注射与皮下注射卵清蛋白(OVA)+氢氧化铝[Al(OH)$_3$]+灭活百日咳杆菌疫苗致敏、雾化吸入 OVA 激发的方法复制哮喘模型;在此基础上,依据"形寒饮冷则伤肺""劳则气耗""气分阴阳"等理论,施加"形寒""饮冷"和冰水游泳等刺激,使其外感于寒、内伤于阳,内外合邪,从而使肺阳虚衰,宣降失常,寒饮内停于肺,建立大鼠寒饮蕴肺证哮喘模型。

【方法步骤】[1-3]

实验用雄性 Wister 大鼠,体重 180~220 g。随机分为正常组和模型组。

1. 致敏　第 1、8 天,模型组小鼠腹腔注射新鲜配制的致敏液[OVA 100 mg+Al(OH)$_3$ 100 mg+灭活百日咳杆菌疫苗 5×10^9 个],1 mL/只,正常组小鼠腹腔注射等容积生理盐水。

2. 激发　第 15 天开始,模型组小鼠置于超声雾化系统中,1% OVA 雾化吸入,1 次/d,30 min/次,连续 8 d。正常组小鼠超声雾化等容积生理盐水。

3. "形寒""饮冷"和冰水游泳　①激发期间,将大鼠置于气温为(0±4)℃的室外环境(12 h/d),施加"形寒"刺激;②给大鼠日常饮用冰水及寒性食物,施加"饮冷"刺激;③大鼠在(0±2)℃的冰水中游泳,1 次/d,30 min/次。

【模型特点】

1. 模型组大鼠在不同程度上出现了形体消瘦,皮毛凌乱、无光泽、脱落严重,耳朵、口唇、尾巴颜色欠红润,由粉色逐渐变为淡粉色,甚则为白色,四肢不温,遗尿,大便偏稀、偏软、不成形,精神萎靡,蜷卧不动、喜扎堆,呼吸急促,喘息,哮鸣音,甚则搔鼻、打喷嚏,大多数大鼠口、鼻处有白色黏性分泌物等病理现象,肛温降低,与支气管哮喘寒饮蕴肺证的临床表现基本一致。

2. 模型组大鼠吸气气道阻力(Ri)、呼气气道阻力(Re)及支气管肺泡灌洗液(BALF)

白细胞总数和嗜酸性粒细胞百分比明显升高,肺动态顺应性(Cdyn)显著降低。

3.与正常组比较,模型组大鼠肺组织支气管黏膜上皮细胞可见肿胀、坏死、增生、脱落和纤毛粘连等病理表现,支气管周围大量炎症细胞浸润,支气管平滑肌明显增厚,肺泡数量明显减少,肺泡腔体积不规则扩大,部分破裂融合,周围组织充血、水肿。

【参考文献】

[1]张庆祥,于少泓,孙广仁,等.哮喘病寒饮蕴肺证大鼠病理模型的建立与评价[J].山东中医杂志,2006,25(2):120-122.

[2]刘燕,张庆祥,常兴,等.哮喘病寒饮蕴肺证病证结合大鼠病理模型的建立与思考[J].中华中医药学刊,2019,37(3):586-589.

[3]吕国平,崔德健,郭英江,等.介绍一种建立大鼠哮喘模型的实验方法[J].中华结核和呼吸杂志,1995,8(6):377-379.

四、肾阳虚证哮喘模型

【基本原理】

采用经典卵清蛋白(OVA)+氢氧化铝[Al(OH)₃]腹腔或皮下注射致敏、雾化吸入OVA激发的方法复制哮喘模型;在此基础上,腹腔或皮下注射氢化可的松,建立大鼠、小鼠肾阳虚证哮喘模型。

【方法步骤】

1.小鼠肾阳虚证哮喘模型[1]　实验用昆明种小鼠,雌雄各半,体重18~22 g,随机分为对照组和模型组。

(1)氢化可的松腹腔注射　小鼠腹腔注射氢化可的松(33 mg/kg)复制肾阳虚证模型,第1~10天,1次/d;第11~20天,1次/2 d;第17~21天,1次/3 d。对照组小鼠腹腔注射等容积生理盐水。

(2)致敏　无菌条件下取卵清白蛋白20 mg置乳钵中,加30 mL生理盐水,再加入200 mg氢氧化铝及4 mL百日咳疫苗,充分研磨,最后用生理盐水定容40 mL,制备成均匀的混悬致敏液。第15~19天,腹腔注射致敏液(20 mL/kg),1次/2 d,共3次。对照组小鼠腹腔注射等容积生理盐水。

(3)激发　取卵清白蛋白4 g加96 mL生理盐水,制备成混悬致敏液。第31~40天,将小鼠放入密闭塑料盆中,超声雾化致敏液10 mL,雾化率3 mL/min,30 min/次,1次/d,共10次。对照组小鼠超声雾化等容积生理盐水。

2.大鼠肾阳虚证哮喘模型[2]　实验用雄性Wister大鼠,10~12周龄,体重237~286 g。随机分为正常组和模型组。

(1)氢化可的松腹腔注射　第1~20天,模型组大鼠皮下注射氢化可的松(15 mg/kg),1次/d。对照组大鼠皮下注射等容积生理盐水。

（2）致敏 将 2 mg 的 OVA 与氢氧化铝 200 mg、生理盐水 1 mL 混悬液乳化后,在大鼠两侧腹股沟、背部、后足跖皮下注射,每点 0.1 mL,腹腔注射 0.4 mL,7 d 后同法注射 1 次加强免疫。对照组大鼠皮下和腹腔注射等容积生理盐水。

（3）激发 首次致敏 14 d 后,大鼠雾化吸入 OVA 溶液(10 g/L),30 min/d,连续 7 d。对照组大鼠雾化吸入等容积生理盐水。

【模型特点】

1. 肾阳虚证哮喘模型小鼠出现毛发晦暗疏松,弓背,活动减少,反应迟钝,饮食减少,体重下降;模型小鼠出现耳廓发红,呼吸急促,体温、体重明显下降;由脂多糖(LPS)刺激的脾淋巴细胞增殖功能明显抑制。

2. 肾阳虚证哮喘模型大鼠出现脱毛、拱背、蜷缩、爪甲颜色变浅、饮食饮水量下降、大便清稀、多尿等症状,诱发哮喘时逐渐出现喷嚏增多、呼吸急促、呼吸节律不规则、喘息、烦躁,且随 OVA 激发次数的增加而加重。BALF 中白细胞、嗜酸性细胞数明显上升,血清促肾上腺皮质激素释放激素(CRH)、促肾上腺皮质激素(ACTH)、皮质醇(CORT)含量显著降低,血清总免疫球蛋白 E(IgE)和 OVA 特异性 IgE 含量升高。肺组织 γ 干扰素(INF-γ)含量降低,白细胞介素-4(IL-4)水平升高,支气管平滑肌增厚,黏膜下层、肌层可见大量炎症细胞浸润,支气管纤毛上皮部分脱落,纤毛粘连、变性、坏死。

【参考文献】

[1]陈月圆,孙丽平.益气固本胶囊对肾阳虚哮喘模型小鼠脾淋巴细胞增殖功能及相关脏器指数影响的实验研究[J].中国中西医结合儿科学,2013,5(1):12-16.
[2]嵇冰,寿旗扬,崔凯恒,等.两种肾阳虚证支气管哮喘病证结合动物模型的建立与评价[J].中医杂志,2016,57(23):2032-2036.

五、大鼠肺肠合病模型

【基本原理】

根据中医脏腑相关理论"肺与大肠相表里",采用腹腔注射与皮下注射卵清蛋白(OVA)+氢氧化铝[Al(OH)₃]致敏、雾化吸入 OVA 激发的方法复制哮喘(肺病)模型;在此基础上,给予复方地芬诺酯灌胃诱导便秘(肠病),建立大鼠肺肠合病模型。

【方法步骤】[1]

实验用雄性 Wister 大鼠,体重 160～200 g。随机分为空白对照组、肺病组(过敏性哮喘)、肠病组(便秘)和肺肠合病组(过敏性哮喘合便秘)。

1. 致敏 将 OVA 1 mg 和 Al(OH)₃ 200 mg 溶于生理盐水 1 mL 中配制成凝胶致敏剂,第 1、8 天,模型组大鼠在双侧胸部、双侧腹股沟 4 点皮下注射,每点 0.15 mL,同时腹腔注射 0.4 mL 共计 1 mL。对照组大鼠注射等容积生理盐水。

2. 激发 第 15 天开始,将大鼠置于 10 cm×10 cm×20 cm 有机玻璃盒内,超声雾化吸入 1% OVA 诱发哮喘(以大鼠出现烦躁、打喷嚏、咳嗽、腹肌强烈收缩、呼吸急促等典型哮喘样发作为标准),1 次/d,30 min/次,连续 7 d。

3. 复方地芬诺酯灌胃　大鼠给予复方地芬诺酯灌胃(10 mg/kg),隔日 1 次。造模后根据大鼠粪便的情况判断模型是否成功,以粪便干燥、粒形缩短、排出费力、日排出量低于正常参考值范围(4.28~11.18 g)为诊断大鼠便秘的标准。

【模型特点】

1. 肺肠合病模型大鼠出现烦躁、打喷嚏、咳嗽、腹肌强烈收缩、呼吸急促等典型哮喘症状和便秘。与肺病组和肠病组比较,哮喘程度加重,粪便重量减轻。

2. 与肺病组和肠病组比较,肺肠合病组肺组织血管壁周围及肺间质炎症细胞浸润程度、结肠组织肌层及浆膜层炎症细胞浸润程度明显加重。

【参考文献】

[1]郑旭锐,杨宇,叶建红,等.肺肠合病大鼠动物模型建立初探[J].辽宁中医杂志,2011,38(2):368-369.

第二章 肺炎模型

第一节 概 述

肺炎是指终末气道、肺泡和肺间质的炎症,可由疾病微生物、理化因素、免疫损伤、过敏及药物所致。细菌性肺炎是常见的肺炎,也是常见的感染性疾病之一。日常所讲的肺炎主要是指由细菌性感染引起的肺炎,此肺炎也是常见的一种。肺炎可按解剖、病因或患病环境加以分类[1-2]。

【解剖分类】

1. 大叶性(肺泡性)肺炎 主要由肺炎链球菌引起,以肺泡内弥漫性纤维素渗出为主的急性炎症。病原体首先在局部肺泡引起炎症病变,经肺泡间孔(Cohn 孔)扩散至其他肺泡,并迅速蔓延至整个肺段或肺叶(一般不累及支气管)。X 射线影像显示肺段或肺叶的实变阴影。

2. 小叶性(支气管性)肺炎 病原体由支气管入侵,引起细支气管、终末细支气管及肺泡的炎症。常继发于其他疾病(如支气管炎、支气管扩张、上呼吸道感染及长期卧床的危重患者)。由于病灶多以细支气管为中心,故又称支气管肺炎。病原体包括肺炎链球菌、葡萄球菌、病毒、肺炎支原体及军团菌等。X 射线影像显示为沿肺纹理分布的不规则斑片状阴影,边缘模糊,无实变征象,肺下叶常受累。

3. 间质性肺炎 是以肺间质为主的炎症,主要侵犯支气管壁及其周围组织,特别是支气管周围血管,有肺泡壁增生和间质水肿。可由细菌、支原体、衣原体、病毒或肺孢子菌等引起。X 射线影像显示一侧或双侧肺下部不规则阴影,可呈磨玻璃状、网格状,其间可有小片肺不张阴影。

【病因分类】

1. 细菌性肺炎 如肺炎链球菌、金黄色葡萄球菌、甲型溶血性链球菌、肺炎克雷伯菌、流感嗜血杆菌、铜绿假单胞菌、鲍曼不动杆菌等。

2. 非典型病原体所致肺炎 如军团菌、支原体和衣原体等。

3.病毒性肺炎　常见病毒有甲型流感病毒、乙型流感病毒、腺病毒、副流感病毒、呼吸道合胞病毒、巨细胞病毒、单纯疱疹病毒、冠状病毒及高致病性禽流感病毒等。病毒性肺炎是由上呼吸道病毒吸入性感染、向下蔓延所致的肺部炎症。临床主要表现为发热、头痛、全身酸痛、干咳及肺浸润等。病毒性肺炎的发生与病毒的毒力、感染途径以及宿主的年龄、免疫功能状态等有关。

4.肺真菌病　如念珠菌、曲霉、隐球菌、肺孢子菌、毛霉等。

5.其他病原体所致肺炎　如立克次体、弓形虫、寄生虫(如肺包虫、肺吸虫、肺血吸虫)等。

6.理化因素所致肺炎　包括放射性损伤引起的放射性肺炎,胃酸吸入引起的化学性肺炎,对吸入或内源性脂类物质产生炎症反应的类脂质肺炎等。

【环境分类】

由于病原学检查阳性率低,培养结果滞后,病因分类在临床上应用较为困难,目前多按肺炎的获得环境分成两类,主要基于病原体流行病学调查的资料,有利于指导经验性治疗。

1.社区获得性肺炎　社区获得性肺炎(community acquired pneumonia, CAP)是指在医院外罹患的感染性肺实质炎症,包括具有明确潜伏期的病原体感染而在入院后平均潜伏期内发病的肺炎。CAP常见病原体为肺炎链球菌、支原体、衣原体、流感嗜血杆菌和呼吸道病毒(甲、乙型流感病毒,腺病毒,副流感病毒,呼吸道合胞病毒)等。

2.医院获得性肺炎　医院获得性肺炎(hospital acquired pneumonia, HAP)亦称医院内肺炎(nosocomial pneumonia, NP),是指患者入院时不存在、也不处于感染潜伏期,而于入院(包括老年护理院、康复院等)48 h后发生的肺炎。此外,亦包括呼吸机相关性肺炎(ventilator associated pneumonia, VAP)和卫生保健相关性肺炎(healthcare associated pneumonia, HCAP)。无感染高危因素患者的常见病原体依次为肺炎链球菌、流感嗜血杆菌、金黄色葡萄球菌、大肠杆菌、肺炎克雷伯菌等;有感染高危因素患者的常见病原体为金黄色葡萄球菌、铜绿假单胞菌、肠杆菌属、肺炎克雷伯菌等。目前,多药耐药性(multidrug-resistant, MDR)病原体所致的HAP有升高的趋势,如耐甲氧西林金黄色葡萄球菌(methicillin resistant Staphylococcus aureus, MRSA)、铜绿假单胞菌和鲍曼不动杆菌等。

【参考文献】

[1]王吉耀,葛均波,邹和建.实用内科学(上册)[M].16版.北京:人民卫生出版社,2022.

[2]葛均波,徐永健.内科学[M].8版.北京:人民卫生出版社,2018.

第二节 细菌性肺炎模型

一、肺炎链球菌肺炎模型

(一)大鼠肺炎链球菌肺炎模型

【基本原理】

肺炎链球菌肺炎是由肺炎链球菌(streptococcus pneumonia,SP)或称肺炎球菌所引起的肺炎,约占社区获得性肺炎的 50%。肺炎链球菌为革兰氏染色阳性球菌,多成双排列或短链排列。机体免疫功能正常时,肺炎链球菌是寄居在口腔及鼻咽部的一种正常菌群,带菌率随着年龄、季节及免疫状态的变化而有差异。机体免疫功能受损时,有毒力的肺炎链球菌侵入人体而致病。通过不同途径将 SP 菌液导入大鼠呼吸道,建立大鼠肺炎链球菌肺炎模型。

【实验材料】

1. 菌株 肺炎链球菌标准菌株 ATCC 6303、ATCC 49619、CMCC(B)31693 或临床患者痰液经分离纯化培养所得。用前将细菌浓度调整为 6×10^8 CFU/mL。

2. 药品试剂 ①试剂盒:大鼠肿瘤坏死因子(tumor necrosis factor,TNF)-α,白细胞介素(interleukin,IL)-6、IL-10 酶联免疫吸附法(enzyme-linked immunosorbent assay,ELISA)试剂盒,大鼠中性粒细胞分离液试剂盒,活性氧(reactive oxygen species,ROS)检测试剂盒等。②麻醉药品:戊巴比妥钠,水合氯醛,乌拉坦,盐酸氯胺酮注射液,甲苯噻嗪等。③组织固定液:10% 甲醛溶液或 4% 多聚甲醛溶液等。

3. 仪器设备 多导生理记录仪或生物信号采集处理系统,7F 标准三腔漂浮导管,微量注射器,自制开口器,生物显微镜,病理图像分析系统,常规手术器械等。

4. 实验动物 SD 或 Wistar 大鼠,体重 250~300 g。雄性或雌雄兼用。

【方法步骤】

1. 经口气管内注入法[1-3]

(1)方法 实验用雄性 Wistar 大鼠,体重(270±20)g。2% 戊巴比妥钠按腹腔注射麻醉(60 mg/kg),麻醉后将大鼠仰卧固定于实验台,并使其实验台(大鼠头部)与水平面保持 30°,用自制开口器将大鼠口腔撑开,充分暴露咽喉部,采用自制直径约 1 mm 的金属钝针管经口缓慢插入气管后,用微量注射器缓缓注入菌液 0.4 mL,此时大鼠有呼吸急促,立即将实验台垂直竖立保持 1 min,使气管内菌液由于重力作用流入大鼠的支气管和肺泡内。正常对照组在同一时间用同样方法注入等量的无菌生理盐水。

（2）特点 模型大鼠镜下可见肺泡大小不一致，肺泡间隔增宽增厚，间质内大量中性粒细胞、淋巴细胞浸润，肺泡腔内可见大量泡沫细胞。动脉血中性粒细胞 ROS、IL-10 和 IL-6 含量明显升高。

2. 经皮气管穿刺法

（1）方法

1）单次注入法[1,4] 实验用雄性 SD 大鼠，体重 250 ~ 300 g。将大鼠用氯胺酮（100 mg/kg）和甲苯噻嗪（10 mg/kg）混合物肌内注射麻醉，无菌条件下颈正中切口，钝性分离暴露气管，用细针沿气管环间刺入，经针孔用 20 号导管（内径 0.5 mm，外径 0.8 mm）插入主支气管，经导管滴注 0.3 mL 悬浮于 PBS 液中的菌液（$3×10^7$ CFU）。滴注后立即取走导管和针，轻轻按压气管 5 s，动物保持直立位 15 s，在重力作用下使菌液向远侧肺泡推进，最后缝合颈部。

2）多次注入法[5] 实验用雄性 SD 大鼠，体重 220 ~ 250 g。将大鼠用 3% 戊巴比妥钠腹腔注射麻醉，仰卧位固定于 37 ℃保温垫上，挤压足垫反射消失可确认麻醉。颈部备皮消毒，纵向切开颈部皮肤，暴露气管，经气管软骨环间穿刺，注入肺炎链球菌混悬液 0.2 mL（约 $2.4×10^8$ CFU/只），使大鼠保持直立位约 20 s，保证菌液在两肺均匀分布。第 5 天以同样方式重复注射 1 次。

（2）特点 ①肺组织大体及病理切片呈肺炎表现；②肺组织匀浆培养 24 h 后生长肺炎链球菌，菌落计数≥10^4 CFU/g 肺组织。

3. 雾化吸入法[6]

（1）方法 实验用 Wistar 大鼠，体重 115 ~ 125 g，雌雄兼用。将浓度为 $5×10^9$ CFU/mL 肺炎链球菌混悬液制加入超声雾化器中，以 1 mL/min 的速度雾化送入雾化箱，将肺炎球菌悬液雾化成直径以 0.1 ~ 0.3 μm 的雾化颗粒，动物置于雾化箱中自主呼吸吸入肺炎链球菌 30 min。

（2）特点 模型大鼠精神差，活动少，呼吸急促。肺组织呈典型肺炎链球菌肺炎病变过程，肺泡中有纤维素性渗出，中性粒细胞浸润，红细胞数量少。

4. 鼻腔滴入法[7-8]

（1）方法 实验用 SD 雄性大鼠，3 周龄，体重（50±5）g。将大鼠用 3% 戊巴比妥钠腹腔注射麻醉（30 mg/kg），用无菌针头刺破鼻黏膜后，从鼻腔缓慢滴入 0.5 麦氏浓度（$1.5×10^8$ CFU/mL）链球菌菌液 50 μL，待其自动吸入。正常组幼鼠刺破鼻黏膜后，从鼻腔滴入 50 μL 生理盐水。

（2）特点 模型大鼠体重减轻、精神倦怠、活动减少；与正常对照组比较，模型组大鼠血清 TNF-α、IL-6、IL-β 水平显著升高，IL-10 水平显著降低；肺湿重/干重比值显著升高；镜下可见肺泡壁和肺间质增厚、水肿，肺泡腔内有大量渗出物，有明显的中性粒细胞浸润和气道出血，肺组织病理损伤评分较正常对照组显著升高。

【观察指标】

1. 一般情况 每日观察记录动物自主活动、精神状态、饮水进食、毛发色泽,鼻腔、眼眶分泌物、肢端皮肤颜色等,定期测量呼吸频率、心率、体重。

2. 血常规检查 眼眶、尾静脉、股动脉或腹主动脉采血,血细胞分析仪检测血液白细胞总数、白细胞分类计数与百分比、血小板数、红细胞数及血红蛋白含量等指标。

3. 血清 TNF-α、IL-6、IL-β、IL-10 含量测定 将大鼠用 10% 水合氯醛(3 mL/kg)腹腔注射麻醉。腹主动脉采血 5 mL,血样以 3000 r/min 离心 10 min,分离血清,ELISA 法测定血清 TNF-α、IL-6、IL-β、IL-10 水平。

4. 支气管肺泡灌洗液(bronchoalveolar lavage fluid, BALF)检查[7] 暴露颈部及胸腹腔,分离结扎右主支气管,经左主支气管行左肺支气管肺泡灌洗。用 4 mL 生理盐水反复 3 次灌洗,回收 BALF,低温离心 10 min,收集上清液,ELISA 法检测 IL-6、IL-1β、TNF-α 等炎症因子水平。沉淀用生理盐水 0.5 mL 混匀,取细胞混悬液 100 μL 用白细胞稀释液 100 μL 稀释,计数 BALF 中白细胞总数。采用细胞离心涂片装置将 BALF 的细胞直接平铺于载玻片上。玻片用冷风吹干,固定后进行 HE 染色。在油镜下计数 200 个细胞,根据细胞形态学特征分类计数巨噬细胞、中性粒细胞和淋巴细胞。

5. 肺湿重/干重比值 麻醉并处死大鼠,取出肺组织,取右肺下叶样品,用滤纸吸干后称重(湿重,W),然后在 80 ℃ 烘箱中连续干燥 48 h 后称重(干重,D),计算肺湿重/干重(W/D)比值,评估肺组织水肿程度。

6. 肺组织病理形态学观察 取肺组织,10% 甲醛或 4% 多聚甲醛固定,梯度乙醇脱水,常规石蜡包埋、切片,分别采用 HE、Masson 和 AB-PAS 染色,光镜结合病理图像分析系统进行组织病理形态学观察,进行肺组织病理损伤评分。

(1)肺组织炎症细胞浸润范围 0 分,无;1 分,25%;2 分,25%~50%;3 分,50%~75%;4 分,>75%。

(2)肺泡腔内炎症细胞数量 0 分,无;1 分,偶见;2 分,大量;3 分,几乎充满;4 分,充满并扩张。

(3)肺泡腔渗出物 0 分,无;1 分,偶见;2 分,清晰可见;3 分,几乎充满;4 分,充满并扩张。

【注意事项】

1. 采用鼻腔滴注菌液后,应保持大鼠 30°~40° 角的仰卧位,以便菌液更易流入支气管和肺泡内。

2. 经口气管插管时,应操作熟练、准确无误,尽量减少气管刺激,避免误入食管。

3. 气管切开或穿刺应严格执行无菌操作,减少手术创伤和继发感染。

【模型评价】[1]

1. 采用肺炎链球菌经鼻腔滴注、经口气管注入、经皮气管穿刺及雾化吸入等方法建立大鼠急性肺炎模型,模型动物出现肺充血、水肿、肺泡结构破坏、肺泡腔及肺间质大量炎症细胞浸润等肺组织急性炎症损伤的病理改变,符合人类肺炎链球菌肺炎的基本病理学特征。

2. 经口气管插管注入法创伤相对较小,但对器械和操作技术要求较高,否则易造成气管痉挛而导致动物死亡。此外,如操作不慎,有将菌液注入食管的可能。

3. 鼻腔滴注法简单易行,应用广泛。但菌液不易完全进入呼吸道,部分菌液流入胃肠道,被胃酸灭活;或在呼气时菌液溢出,难以准确定量。

4. 气管切开和穿刺法定量准确,模型可靠。但要求外科手术操作和无菌操作熟练,易造成动物的创伤而继发感染。

5. 经皮肺穿刺易造成动物气胸,死亡率高。

6. 超声雾化法能使动物在自主呼吸过程中吸入细菌,模拟肺炎链球菌正常侵入方式,但易造成病菌在空气中传播。

【参考文献】

[1] 宋秀杰,彭娅,王睿.肺炎链球菌肺炎动物模型研究进展[J].军医进修学院学报,2009,30(2):234-235.

[2] 李月越,王萍,王小辉,等.N-乙酰半胱氨酸对大鼠肺炎链球菌肺炎的保护性研究[J].临床肺科杂志,2015,20(5):808-811

[3] 尹梅,刘振国,孟静茹,等.口服头孢菌素类药物对肺炎链球菌肺炎大鼠肠道菌群的影响[J].中国医药导报,2015,12(28):9-13.

[4] ELLBOGEN M H, OLSEN K M, GENTRY-NIELSEN M J, et al. Efficacy of liposome- encapsulated ciprofloxacin compared with ciprofloxacin and ceftriaxone in a rat model of pneumococcal pneumonia[J]. J Antimicrob Chemother,2003,51(1):83-91.

[5] 李奕,华翔,肖和平,等.微透析法研究左氧氟沙星静脉注射在肺炎链球菌肺炎大鼠肺部的药动学[J].中国感染与化疗杂志,2013,13(2):109-114.

[6] 冷建军,陈维佩.脾切除后肺炎球菌雾化吸入感染动物模型的建立[J].第三军医大学学报,1996(5):16,46.

[7] 张鹏,张宇晨,王润智.秦皮甙对幼鼠肺炎链球菌肺炎的改善作用及机制[J].广州中医药大学学报,2022,39(4):892-898.

[8] 赵文锦,朱珊,田新磊,等.五味子乙素调节 VIP/cAMP/PKA 信号通路对肺炎链球菌肺炎大鼠肺组织损伤的影响[J].中药材,2022,45(10):2475-2480.

(二)小鼠肺炎链球菌肺炎模型

【基本原理】

采用肺炎链球菌(streptococcus pneumonia,SP)鼻腔滴注法,分别建立成年小鼠、新生期小鼠和免疫力低下小鼠肺炎链球菌肺炎模型。

【实验材料】

1.菌株 ①肺炎链球菌标准株 D39:取 1 mL 标准株接种至 THY 培养基中,在 5%

CO_2、37 ℃恒温孵箱中培养,待生长至对数期(6~8 h),与50%甘油按7:3混匀后,以 1 mL/支分装储存于-80 ℃冰箱备用。②其他:Ⅲ型肺炎链球菌 ATCC 49619,肺炎链球菌标准菌株 CMCC 31203 等。

2. 药品试剂　①麻醉药品:戊巴比妥钠,水合氯醛,乌拉坦,盐酸氯胺酮注射液等。②组织固定液:10% 甲醛溶液或 4% 多聚甲醛溶液等。③其他:乙酰甲胆碱,降钙素原(procalcitonin,PCT)、γ 干扰素(interferon-γ,IFN-γ)、TNF-α、IL-1、IL-6、IL-17、TGF-β 和 IL-10 ELISA 试剂盒等。

3. 仪器设备　侵入性体腔体积描记法肺功能,生物显微镜,病理图像分析系统,常规手术器械等。

4. 实验动物　BALB/c 或 C57BL/6 小鼠。

【方法步骤】

1. 成年小鼠[1-3]

(1)方法　实验用 BALB/c 小鼠,5~6 周龄,体重 18~20 g,雌雄各半。随机分为正常对照组、鼻黏膜完好组和鼻黏膜破损组。①鼻黏膜完好组:动物麻醉后,将肺炎链球菌菌液 50 μL(菌量 $3×10^7$ CFU/mL)直接滴入小鼠鼻腔,待其自然吸入。②鼻黏膜破损组:用无菌卡介苗接种针头刺破鼻黏膜,鼻腔滴入将肺炎链球菌菌液 50 μL(菌量 $3×10^7$ CFU/mL)。③正常对照组:鼻腔滴入 50 μL 无菌生理盐水。

(2)特点　①鼻黏膜破损组小鼠 3 d 时肺泡间隔内毛细血管扩张,肺泡腔内以红细胞和纤维素渗出为主;7 d 时病变以纤维素和中性粒细胞浸润为主;14 d 时肺泡腔内渗出减少,炎症开始减轻;21 d 时肺外观趋于正常,肺泡腔内渗出物质基本溶解吸收。肺组织在感染后 6 h 出现炎症细胞浸润,48 h 达高峰,随后炎症逐渐减轻,肺组织结构开始恢复。②BALF 中细菌数量在感染 2 h 后逐渐下降,72 h 基本清除。中性粒细胞百分比在感染后 2 h 开始增加,12 h 达高峰,48 h 降至正常水平;淋巴细胞百分比在感染后 2 h 开始增加,6 h 达高峰,24 h 逐渐降至正常水平。③肺匀浆细菌量于感染后 6 h 达高峰,6~24 h 明显下降,72 h 大部分细菌已清除。促炎因子 IFN-γ、TNF-α、IL-6、IL-1 及 IL-17 于感染后 2 h 明显增高,其中 IFN-γ、TNF-α、IL-6 及 IL-1 在 6 h 后逐渐降至正常,IL-17 处于较高水平,感染 12 h 后仍高于正常水平,之后逐渐降至正常;抗炎因子 TGF-β 与 IL-10 于感染后 2 h 明显增高,其中 TGF-β 于感染后 6 h 达高峰后逐渐降至正常水平;IL-10 一直持续在较高水平,感染后 48 h 才开始下降。

2. 新生期小鼠[4-6]

(1)方法　取 1 mL 标准株接种至 THY 培养基中,在 5% CO_2、37 ℃恒温孵箱中培养,待生长至对数期(6~8 h),与 50% 甘油按 7:3 混匀后,以 1 mL/支分装储存于-80 ℃冰箱备用。实验用出生后第 7 天的 BALB/c 小鼠,随机分为模型组与对照组,模型组鼻腔滴注肺炎链球菌液 5 μL($2×10^7$ CFU/mL),对照组鼻腔滴注等量 PBS。

(2)特点　①与对照组比较,模型组小鼠发育至幼年期、成年期时辐射状肺泡计数

(radial alveolar count,RAC)均明显减少,肺泡平均内衬间隔(mean linear intercept,MLI)明显增加,肺泡间隔厚度明显增厚。②模型组小鼠发育至幼年期平均肺泡直径(mean alveolar diameter,MAD)明显增加,但成年期两组 MAD 差异无统计学意义。③模型组小鼠发育至幼年期、成年期肺泡周围炎症细胞浸润较对照组明显增多。④与对照组比较,模型组小鼠发育至成年期时 BALF 中 IL-25、IL-33 及 TSLP 水平均明显升高,肺泡周围胶原纤维沉积明显增多,当雾化吸入乙酰甲胆碱浓度达到 12.5～50.0 mg/mL 时气道阻力较对照组明显升高。

3. 免疫力低下小鼠[7-9]

(1)方法 肺炎链球菌复苏后采用血琼脂培养基(50 mL/L CO$_2$ 环境,37.0 ℃恒温)培育 18 h,从琼脂平板表面刮下肺炎链球菌,悬浮于无菌的生理盐水中,用麦氏比浊法配制 0.5 号麦氏浊度的细菌悬液(细菌浓度约为 1.5×10^8 CFU/mL)备用。实验用雌性 BALB/c 小鼠,4～6 周龄,体重(18±1)g。将配置好的 10% 脾 Friend 鼠白血病病毒(FLV)悬液用生理盐水稀释 125 倍,小鼠腹腔注射。21 d 后,将模型组小鼠用 10% 水合氯醛腹腔注射麻醉,采用滴鼻法对小鼠进行Ⅲ型肺炎链球菌接种,接种后每天观察小鼠的体征表现,连续观察 7 d。

(2)特点 与正常对照组比较,模型组小鼠毛发光泽度欠佳,竖毛现象严重,活动度逐渐减少,饮食明显减少,体重减轻,各脏器指数增加,血清 IL-6、PCT 含量明显升高。

【观察指标】

1. 一般情况 每天观察记录小鼠动物活动、精神状态、呼吸、毛色、大小便、进食及死亡率等情况。

2. 气道高反应性(airway hyperresponsiveness,AHR)测定 采用侵入性体腔体积描记法肺功能仪检测小鼠 AHR。腹腔注射 2% 戊巴比妥麻醉小鼠,待自主呼吸消失后进行气管插管;插管后,将小鼠平放于连接压力振荡器的全身体积描记室中,测量小鼠气道反应性,生理盐水雾化吸入测量气道反应性基线,以逐渐递增的乙酰甲胆碱浓度(3.125、6.25、12.5、25、50 mg/mL)雾化吸入测定小鼠 AHR。

3. 支气管肺泡灌洗液(BAIF)检查 ①根据实验需要,于不同时间处死小鼠,用 3 mL 无菌 PBS 液进行支气管肺泡灌洗,将 BALF 用 4 ℃低温离心机 2500 r/min 离心 5 min,收集上清液储存于-80 ℃冰箱。②将 BALF 进行对比稀释,每一浓度取 10 μL 均匀接种于血平板上,在 37 ℃,5% CO$_2$ 恒温环境中生长 18 h 后进行菌落计数。③取 1 mL 无菌 PBS 液加入肺泡灌洗液离心后下层细胞中混匀,用 4 ℃低温离心机 2500 r/min 离心 5 min,弃上清液,将剩余细胞进行细胞涂片及瑞氏染色,在光学显微镜下进行细胞分类计数。

4. 肺组织匀浆液检查 ①取右肺组织,加入 3 mL 无菌 PBS 液,用电动匀浆器匀浆,取部分肺匀浆进行对比稀释,每一浓度取 10 μL 均匀接种于血平板上,在 37 ℃,5% CO$_2$ 恒温环境中生长 18 h 后进行菌落计数。②将肺匀浆用 4 ℃低温离心机 12000 r/min 离心 10 min,收集上清液,ELISA 法检测 IFN-γ、TNF-α、IL-1、IL-6、IL-17、TGF-β 和 IL-10 水平。

5.肺组织病理形态学观察　取左肺组织,10% 甲醛固定,梯度乙醇脱水,常规石蜡包埋、切片,分别采用 HE、Masson 和 AB-PAS 染色,光镜结合病理图像分析系统进行组织病理形态学观察。

(1)炎症评分[10]　0 分,正常;1 分,少数炎症细胞;2 分,炎症细胞成环,厚度为 1 个细胞层;3 分,炎症细胞成环,厚度为 2~4 个细胞层;4 分,炎症细胞环成环,厚度>4 个细胞层。

(2)辐射状肺泡计数　辐射状肺泡计数(radial alveolar count,RAC)指从细支气管到其最近胸膜所连接直线穿过的肺泡数。

(3)平均肺泡直径　平均肺泡直径(mean alveolar diameter,MAD)指在每个视野下随机取 6 个肺泡,测量每个肺泡直径,取平均值。

(4)平均内衬间隔(mean linear intercept,MLI)[11]　以视野正中为中心画“+”交叉线,计数经此交叉线的肺泡隔数(NS),测出“+”字线总长度(L),以公式 MLI=L/NS 计算平均肺泡截距,用于估计单个肺泡大小的平均直径。

(5)平均肺泡间隔厚度　在每个视野下随机选取 6 个肺泡,测量每个肺泡四周 4 个点的肺泡间隔厚度,取平均值。

(6)肺泡周围胶原纤维沉积[12]　取 Masson 染色切片,在 200 倍镜下随机选取 5 个视野,采用病理图像分析系统测定蓝染色区域(胶原纤维沉积),取 5 个视野平均值。

(7)气道杯状细胞评分[13]　取 AB-PAS 染色切片,根据 AB-PAS 阳性细胞比例进行计分:0 分,≤5%;1 分,5%~25%;2 分,25%~50%;3 分,50%~75%;4 分,>75%。

【注意事项】

1.小鼠的鼻腔相对细小,进行菌液注入时,并缓慢逐滴滴入,尽量避免动物菌液因呼气溢出。

2.肺炎链球菌有 90 多个血清型,不同的血清型致病能力有所差别,而且很多菌株致病具有一定的组织特异性[14],因此在制备不同的病理模型时应考虑细菌型别的差异。

【模型评价】

1.目前建立肺炎链球菌性肺炎模型主要采用的动物是小鼠,其中近交系 BALB/c 小鼠抵抗力相对于远交系低,对肺炎链球菌更为敏感,是制备感染模型的首选动物。

2.经鼻滴入法简单易行,但菌液不易完全进入呼吸道,部分菌液流入胃肠道被胃酸灭活。

3.目前,不同实验所采用的滴鼻菌液剂量(2×10^5 ~ 1.5×10^9 CFU/mL)和容积(5~10 μL)、小鼠周龄(7 d 新生期或成年)、鼻黏膜完整性(正常或破损)及小鼠免疫状态(正常或免疫低下)等均不相同,实验者可根据其实验目的及预实验情况进行选择与调整。

【参考文献】

[1]孟一鸣,孙文平,杨光,等.自然感染途径建立肺炎链球菌感染性肺炎小鼠模型[J].中国微生态学杂志,2011,23(11):966-968.

［2］谢璟,王荣丽.大黄素对肺炎链球菌肺炎小鼠肺组织炎症反应及 p38 MAPK 表达的影响［J］.山东医药,2018,58(30):44-47.

［3］姜小丽,杨宝辉,杨婷,等.肺炎链球菌感染小鼠早期肺组织细胞因子变化研究［J］.免疫学杂志,2013,29(6):484-489.

［4］孔潇,彭欣,李媛媛,等.新生期肺炎链球菌肺炎对小鼠肺组织结构和功能的影响［J］.解放军医学杂志,2021,46(6):574-579.

［5］杨婷,罗征秀,符州,等.新生期小鼠非致死性肺炎链球菌感染模型的建立［J］.中国生物制品学杂志,2012,25(7):905-908.

［6］吴毅,孔潇,李沁原,等.新生期小鼠肺炎链球菌肺炎对气道上皮损伤的影响［J］.解放军医学杂志,2019,44(11):919-924.

［7］岳静宇,唐引引,徐立然.免疫低下小鼠肺部肺炎链球菌感染模型的制备［J］.免疫学杂志,2014,12:1118-1120.

［8］YERSHOV A L,JORDAN B S,GUYMON C H,et al. Relationship between the inoculum dose of Streptococcus pneumonia and pneumonia onset in a rabbit model ［J］. Eur Respir J,2005,25(4):693-700.

［9］宋夕元,徐立然,王哲.免疫低下肺部感染动物模型造模方法的探讨［J］.中医学报,2012,27(3):325-327.

［10］MYOU S,LEFF A R,MYO S,et al. Blockade of inflammation and air way hyperrespons-iveness in immune-sensitized mice by dominant-negative phosphoinositide 3-kinase-TAT［J］. J Exp Med,2003,198(10):1573-1582.

［11］DUNNILL M S. Quantitative methods in the study of pulmonary pathology［J］. Thorax,1962,17(4):320-328.

［12］FORMIGLI L,PERNA A M,MEACCI E,et al. Paracrine effects of transplanted myoblasts and relaxin on post-infarction heart remodelling［J］. J Cell Mol Med,2007,11(5):1087-1100.

［13］PENG X,WU Y,KONG X,et al. Neonatal Streptococcus pneumonia pneumonia induces an aberrant airway smooth muscle phenotype and AHR in mice model［J］. Biomed Res Int,2019,2019:1948519.

［14］SWIATLO E,WARE D. Novel vaccine strategies with protein antigens of Streptococcus pneumoniae［J］. FEMS Immunol Med Microbiol,2003,38(1):1-7.

（三）兔肺炎链球菌肺炎模型

【基本原理】

采用肺炎链球菌(Streptococcus pneumonia,SP)气管内注入法,建立家兔肺炎链球菌肺炎模型。

【实验材料】

1. 菌株　肺炎链球菌标准株 31001。

2. 药品试剂　①麻醉药品:戊巴比妥钠,水合氯醛,乌拉坦,盐酸氯胺酮注射液等。②组织固定液:10% 甲醛溶液或4% 多聚甲醛溶液等。③其他:乙醇,HE 染色液等。

3. 仪器设备　生物显微镜,病理图像分析系统,常规手术器械等。

4. 实验动物　雄性新西兰兔,体重 2.2 ~ 2.6 kg。

【方法步骤】[1-2]

1. 动物分组　将雄性新西兰兔经 1 周饲养后按体重随机分为正常对照组和模型组。

2. 细菌培养　将肺炎链球菌标准株 31001 接种到血平板,在10% CO_2、37 ℃的条件下进行复苏传代后,配成 1×10^{10}/mL 浓度的菌液。

3. 肺炎链球菌液静脉注射　将动物用3% 戊巴比妥钠耳缘静脉注射麻醉(1 mL/kg),气管内插入经过严格消毒的硅胶导尿管,用注射器注入 1×10^{10}/mL 浓度的肺炎链球菌液 1 mL,然后垂直提起兔子左右摇晃 15 s,以便菌液在重力的作用下到达支气管末端。

【观察指标】

1. 一般情况　每日观察动物活动、精神状态、呼吸、毛色、大小便、饮食、体重及死亡率等情况。

2. 体温测量和白细胞计数　分别于造模后的 0、4、6、30、54、76 h 测量体温,并抽血测量白细胞数。

3. 肺大体标本观察　将动物用3% 戊巴比妥钠耳缘静脉注射麻醉(1 mL/kg),放血处死,取出肺于无菌纱布上洗干血迹,自然光线下进行大体标本观察。

4. 肺组织病理形态学观察　取肺组织,10% 甲醛固定,梯度乙醇脱水,常规石蜡包埋、切片,HE 染色,光镜下结合病理图像分析系统进行组织病理形态学观察。

5. 肺组织细菌浓度检查　以无菌的方式取部分肺组织,匀浆后镜下微生物学检查,测定肺组织的细菌浓度。

【模型特点】

1. 肺炎链球菌接种后第 2 天,模型动物自主活动减少,饮食下降,鼻部出现黏性分泌物,呼吸时可听到鼻塞和喘鸣声。

2. 模型兔体温、血液白细胞数明显升高,死亡率15.38%,与正常对照组比较有显著性差异。

3. 模型兔肺大体标本可见肺表面明显充血及斑片状实变,部分出现片状出血,少数并发肺脓肿。

4. 模型兔肺组织光镜下主要表现为不同程度的间质性病变,可见肺泡壁充血及中性粒细胞浸润,肺泡腔大量炎症细胞渗出,支气管周围大量中性粒细胞浸润,细支气管和小血管周围出现小灶性淋巴细胞和单核细胞聚集,少数可见细支气管腔积脓,支气管和动脉周围大量淋巴细胞和浆细胞浸润。死亡家兔表现为全肺实变、充血、出血及严重的炎症反应。

5.模型组肺组织匀浆细菌培养肺炎链球菌为阳性,对照组则为阴性。

【注意事项】

硅胶导尿管气管插管时,应操作熟练、迅速,注入菌液后必须垂直提起动物使菌液在重力的作用下达到终末支气管。

【模型评价】

1.采用肺炎链球菌气管内注入的方法制备家兔肺炎模型,模型动物出现明显的间质性肺炎病理改变,与人类肺炎链球菌的病理改变具有一定的相似性。

2.与大鼠、小鼠肺炎链球菌肺炎模型相比,家兔实验成本及死亡率相对较高,从而限制其广泛应用。

【参考文献】

[1]孟一鸣,孙文平,杨光,等.自然感染途径建立肺炎链球菌感染性肺炎小鼠模型[J].中国微生态学杂志,2011,23(11):966-968.

[2]PIROTH L,MARTIN L,COULON A,et al. Development of a new experimental model of penicillin-resistant Streptococcus pneumoniae pneumonia and amoxicillin treatment by re-producing human pharmacokinetics[J]. Antimicrob Agents Chemother,1999,43(10):2484-2492.

二、铜绿假单胞菌肺炎模型

(一)大鼠铜绿假单胞菌肺炎模型

【基本原理】

铜绿假单胞菌(pseudomonas aeruginosa,PA)属于一种广泛存在的机会病菌,常引起各种急、慢性感染,其中以肺部感染多见,常见于慢性阻塞性肺疾病(COPD)、支气管扩张、囊性纤维化(cystic fibrosis,CF)等结构性肺病的患者[1]。PA 可以形成生物膜,进而保护细菌免受宿主免疫和抗菌药物的清除。采用经口气管插管、气管穿刺、琼脂糖或藻酸盐包裹体气管插管、滴鼻等方法,建立大鼠铜绿假单胞菌肺炎模型。

【实验材料】

1.菌株 PA 标准菌株 PAO1,PA 标准菌株 ATCC 27853。

2.药品试剂 ①试剂盒:肿瘤坏死因子(TNF)-α、白细胞介素(IL)-17A ELISA 试剂盒。②麻醉药品:戊巴比妥钠,水合氯醛,乌拉坦,盐酸氯胺酮注射液等。③组织固定液:10% 甲醛溶液或 4% 多聚甲醛溶液等。④其他:磷酸缓冲盐溶液(phosphate buffer saline,PBS),LB 营养琼脂,LB 肉汤,1% 琼脂糖等。

3.仪器设备 全自动生化分析仪,血细胞分析仪,生物安全柜,生化培养箱,生物显微镜,病理图像分析系统等。

4.实验动物 成年 SD 或 Wistar 大鼠,雄性或雌雄兼用。

【方法步骤】

1.经口气管注入法[2-5]

(1)方法 实验用雄性 SD 大鼠,6 周龄,体重 180~220 g。将大鼠用 1% 戊巴比妥钠 (40 mg/kg)或 10% 水合氯醛(4 g/kg)腹腔注射麻醉,将其固定于 45°角倾斜的气管插管 台上。用镊子轻轻拉出大鼠舌头,打开照明灯对准大鼠颈部,调整大鼠头部位置,直到通 过口腔可以看到声门裂。18 G 静脉套管针作为气管插管,将气管插管轻轻插入大鼠气 道,缓慢注入 0.2 mL 菌液(3×10⁸ CFU/mL)。PA 菌液注射完毕后,将大鼠垂直竖立 30 s, 并左右均匀摆动,以确保菌液均匀弥散。对照组大鼠则以上述同样的方式滴入等体积的 无菌生理盐水。

(2)特点 接种 24 h 后,观察组的外周血白细胞(WBC)、中性粒细胞(N)、血清 C 反 应蛋白(CRP)显著高于对照组,也高于接种前。接种第 1、3、7 天后,观察组肺湿重/干重 比显著高于对照组。接种第 1 天后,观察组肺组织内出血,有炎症细胞渗出,间质水肿, 且随着时间延长逐渐加重;而对照组肺组织均为淡白色,弹性良好。接种第 1、3、7 天后, 对肺组织培养 24 h,观察组均有多耐药铜绿假单胞菌生长,菌落扁平湿润,边缘不整齐, 有典型的金属光泽,而对照组无菌落出现。

2.气管穿刺注入法[6-9]

(1)方法 实验用雄性 SD 大鼠,体重 220~260 g。将大鼠用硫喷妥钠溶液腹腔注射 麻醉(30 mg/kg),颈正中切口,分离气管,用结核菌素试验注射器注入 2 个麦氏单位(1 个 麦氏单位=3×10⁸ CFU/mL)PA 标准菌株 ATCC 27853 菌液 0.2 mL。

(2)特点 ①模型大鼠在菌液注入 1~3 h 内均有不同程度的寒战、发绀、口鼻出血、 呼吸困难并伴有杂音和前肢搔鼻,个别大鼠有四肢抽搐、被毛潮湿。②双肺均有体积增 大,重量增加,脏层胸膜粗糙,散在的数量不等的脓点或脓疱,直径 1~3 mm,切面挤压有 粉红色液体渗出。③支气管黏膜上皮部分脱落,黏膜下层充血水肿,见大量炎症细胞浸 润,以中性粒细胞为主,另外可见淋巴细胞和巨噬细胞,肺泡壁增厚,毛细血管扩张充血, 肺泡内充满大量的中性粒细胞及红细胞,可见散在脓腔形成,部分区域肺泡代偿性扩张, 肺间隔断裂。④电镜观察可见肺组织Ⅰ型肺泡上皮细胞内的板层体空泡化,肺泡腔表面 的嗜锇膜层——肺表面活性物质(pulmonary surfactant,PS)层发生断裂或粗糙不平,晶格 状的管髓体脱落于在肺泡腔内。

3.琼脂糖包裹体气管插管注入法[10-12]

(1)方法

1)PA 琼脂糖包裹体制备 将 PAO1 菌株从 -80 ℃超低温冰箱中复苏至 LB 营养琼 脂平板,置于 37 ℃培养箱中生长 24 h,取单个菌落接种于 10 mL 的 LB 营养肉汤,放入恒 温(37 ℃)摇床中培养 18 h。实验组的离心管中加入 2 mL 菌液(对照组为无菌等量 LB

营养肉汤)及无菌 1 mL、50 ℃的琼脂糖,迅速搅拌均匀后转移至无菌 5 mL、50 ℃的石蜡液体中,通过磁力搅拌器于室温下 1500 r/min 搅拌 6 min,置于碎冰上冷却 10 min。将所制得琼脂糖包裹体转移至 1.5 mL 离心管,4 ℃下 9000 r/min 离心 20 min,弃上清液,用 PBS 冲洗 3 次后振荡混匀于 PBS。将琼脂糖包裹体悬液按梯度稀释,接种到 LB 营养琼脂平板,于 37 ℃培养箱中生长 24 h,行菌落计数。将琼脂糖包裹体悬液稀释成 1×10^8 CFU/mL 浓度后,置于 4 ℃冰箱中保存待用。

2)PA 琼脂糖包裹体气管内注入　实验用雄性 SD 大鼠,6~8 周,体重 190~210 g。3%戊巴比妥钠腹腔注射麻醉(30 mg/kg),仰卧固定于手术台上,垫高头端,颈部备皮,用碘酊消毒 3 次,于颈前正中线上切一小口,逐层钝性分离组织暴露气管,用弯镊挑起气管,在软骨环之间开一小口,将 12 G 弯头灌胃针通过切口伸入,用 1 mL 注射器连接灌注 0.15 mL PA 琼脂糖包裹体悬液,然后注入少量空气确保灌胃针管中残留的悬液完全进入肺中,缝合气管和皮肤切口后消毒。对照组按上述方法注入等容积无菌琼脂糖包裹体悬液。

(2)特点　①模型组在接种 PA 琼脂糖包裹体后的第 1 天,出现精神萎靡、食量减少、体重减轻以及眼、口、鼻分泌物增加等现象;第 3 天精神状态差,伴有明显喘鸣音;第 5 天仍有喘鸣,毛发杂乱无光泽。②模型组接种后第 1、3、5 天肺组织均培养出较高浓度 PA。③模型大鼠肺多为Ⅲ~Ⅳ级病变,第 1 天可见肺大体严重充血、水肿、出血,多形核白细胞(polymorphonuclear leukocytes,PMN)浸润,并出现肺泡出血、肺血管扩张和气管腔及肺泡腔内大量脓性分泌物等;第 3 天肺局部实质变和结节形成,PMN 减少,单核细胞(monocyte,MN)逐渐增多,肺泡壁较前增厚,气管腔和肺泡腔脓性分泌物减少。④第 5 天,肺组织大面积实变,有脓肿形成,或伴肺外胸壁粘连;可见大量 MN 浸润,以单核巨噬细胞为主,并伴有淋巴细胞增生,呈慢性炎症反应,并有纤维组织增生、肺泡间隔增粗等。⑤模型组接种后第 1、3、5 天血清和肺组织中 TNF-α、IL-17A 含量均显著高于对照组。

4.藻酸盐包被体气管插管注入法[13-14]

(1)方法

1)PA 藻酸盐包被体制备　将 PA 标准菌株 ATCC 27853 接种至 MHA 培养基,于生化培养箱中 37 ℃孵育 24 h 可见菌落生长。挑取 MHA 平板上单菌落,置于 MHB 培养基中,于恒温振荡培养箱中 37 ℃振荡过夜,获得富集 PA 菌液,12000 r/min,4 ℃离心 5 min。弃去上清液,用生理盐水调节菌液浓度为 1.5×10^8 CFU/mL(麦氏比浊法,相当于 0.5 麦氏单位)。量取 2 mL PA 悬液和 18 mL 藻酸盐溶液(1.1%)于烧杯中,充分搅拌均匀,用 1 mL 注射器缓慢滴入 $CaCl_2$/Tris-HCl(0.1 mol/L)缓冲液中并持续搅拌 1 h,弃去上清。加入生理盐水冲洗 3 次后,重新悬浮于生理盐水中,调节菌液浓度为 0.5 麦氏单位,并采用平皿表面活菌计数法计数菌落,即得到 PA 藻酸盐包被体,于 4 ℃保存备用。对照组无菌小珠同样采用上述方法,内容物以无菌生理盐水替代细菌悬液。

2)PA 藻酸盐包被体气管内注入　实验用雄性 SD 大鼠,体重 180~220 g。10%水合氯醛(4 mL/kg)腹腔注射麻醉,将大鼠固定在无菌手术台上,用带胶管的气管插管针从口腔插入气管,检查见有气体从胶管中喷出则证明气管插管成功,注入 PA 藻酸盐包被体0.1 mL,大鼠头朝上垂直位左右旋转 30 s,使液体均匀分布于两肺。

(2)特点　①接种 PA 藻酸盐包被体 1 d 后,即出现行动迟缓、饮食减少、体重下降、鼻腔分泌物增多等现象;5 d 后,体重呈逐渐恢复的趋势,但鼻部及眼角仍有分泌物;1 周后,出现打喷嚏、毛发杂乱不光滑、弓背等变化。②肺匀浆于琼脂培养基上 37 ℃ 孵育24 h 可见大小不等、扁平湿润、边缘不规则的菌落生长,氧化酶试验阳性,革兰氏染色为革兰氏阴性菌,菌体长短不一。③接种第 3、7 天,肺组织大体观察显示有不同程度的充血、水肿及出血表现;接种第 14、21 天,肺组织出现肺轻度萎缩,质地变硬,肺表面纤维粘连,可见纤维结节、脓肿和突变表现。④接种第 3 天,镜下可见肺泡内有不同程度的水肿、出血,并可见大量中性粒细胞聚集;第 7 天,肺泡内水肿逐渐消退,以肺泡内纤维素渗出、中性粒细胞聚集为主要表现;第 14 天,肺泡内纤维素渗出逐渐减少,以纤维增生为主,部分动物仍有炎症细胞聚集;第 21 天,部分肺泡间隔增厚、纤维增生,部分动物仍有炎症细胞聚集。

5. 滴鼻感染法[15]

(1)方法　以戊巴比妥钠常规实施麻醉,将大鼠鼻孔处于45°向上倾斜,以0.6 mL浊度值为1的新鲜铜绿假单胞菌菌液,用微量加样器滴入鼻腔,随后改变大鼠体位,使其保持直立体位 1 min,以确保菌液进入气道。对照组用 0.6 mL 生理盐水按上述方法滴鼻。

(2)特点　模型大鼠肺指数明显增加,BALF 中白细胞数显著增多,IL-4 和 TNF-α水平明显升高。

【观察指标】

1. 一般情况　每日观察记录动物自主活动、精神状态、饮水进食、毛发色泽,鼻腔、眼眶分泌物,肢端皮肤颜色等,定期测量呼吸频率、心率、体重。

2. 血液学检查　眼眶、尾静脉、股动脉或腹主动脉采血,血细胞分析仪检测血液白细胞总数、白细胞分类计数与百分比、血小板数、红细胞数及血红蛋白含量等指标。ELISA法或高通量抗体芯片技术同步检测大鼠各时间点血清中 IL-1β、IL-6、TNF-α、IFN-γ、IL-10、ICAM-1、TIMP-1、MCP-1、Leptin 和 L-selectin 等炎症因子水平[2]。

3. 肺湿重/干重比值[3]　麻醉并处死大鼠,取右肺下叶样品,用滤纸吸干后称重(湿重,W),然后在 80 ℃烘箱中连续干燥 48 h 后称重(干重,D),计算肺湿重/干重(W/D)比值,评估肺组织水肿程度。

4. 肺组织细菌学检查[2]　取大鼠右肺上叶,无菌生理盐水冲洗肺表面血迹后称重。置于组织匀浆器中,加入 10 倍体积的无菌生理盐水,于冰浴下制成肺组织匀浆。用无菌生理盐水倍比稀释至 $10^{-5} \sim 10^{-2}$。每个稀释浓度取 0.1 mL,用接种环均匀地涂布在琼脂平板表面,每个浓度 3 个平板,37 ℃孵育 24 h,选择菌落数 30 ~ 300 的平板进行菌落计数。根据公式计算肺组织活菌数(CFU/mL)。每克肺组织中 CFU/mL =菌落数×100×稀释倍数。

5.肺组织病理学观察 取肺组织,10% 甲醛或 4% 多聚甲醛固定,梯度乙醇脱水,常规石蜡包埋、切片,HE 染色,光镜结合病理图像分析系统进行组织病理形态学观察,进行肺组织病理损伤评分。

(1)肺大体观察分级[10,16] ①Ⅰ级:正常。②Ⅱ级:充血、肿胀、肺不张。③Ⅲ级:胸膜粘连、实变或肺不张。④Ⅳ级:脓肿、出血、大面积实变或肺不张。

(2)肺组织病理分级[10,17] ①Ⅰ级:正常。②Ⅱ级:轻度炎症。③Ⅲ级:中到重度炎症伴有正常肺组织。④Ⅳ级:重度炎症到坏死或整个肺为重度炎症。

(3)急性与慢性炎症[10] ①急性炎症:病灶内浸润的炎症细胞中,多形核白细胞(PMN)≥90%、单核细胞(MN)≤10%。②慢性炎症:病灶内浸润的炎症细胞中,MN≥90%、PMN≤10% 或伴淋巴细胞、红细胞和肉芽肿出现。

6.其他 参见本节"大鼠肺炎链球菌肺炎模型"。

【注意事项】

参见本节"大鼠肺炎链球菌肺炎模型"。

【模型评价】

1.目前,建立大鼠 PA 肺炎模型的常见方法有气管切开法、雾化吸入法、气管插管法及滴鼻吸入法等,每种方法具有各自的优缺点(参见本节"大鼠肺炎链球菌肺炎模型"),实验者可根据实验目的及实验条件进行选择。

2.使用可塑性好、包裹效果均匀的低熔点琼脂糖或藻酸盐包裹 PA,不仅有效地避免宿主的免疫反应清除,还能够形成持续的感染,更类似于临床 PA 肺部感染状况;由于接种部位固定于左肺下叶深部,大鼠不易发生接种物倒流而窒息死亡,PA 琼脂糖包裹体不易被清除,从而保证接种量的稳定,因此更易造成肺部感染,形成肺的局部感染病灶,有利于实验结果观察[10]。

3.其他参见本节"大鼠肺炎链球菌肺炎模型"。

【参考文献】

[1]中华医学会呼吸病学分会感染学组.铜绿假单胞菌下呼吸道感染诊治专家共识[J].中华结核和呼吸杂志,2014,37(1):9-15.

[2]陈国超,张婉乔,赖晓静,等.大鼠铜绿假单胞菌肺炎模型的评价及其炎性因子的变化[J].中国热带医学,2021,21(7):617-622.

[3]王馨,王赟,杨金霞.大鼠泛耐药铜绿假单胞菌肺炎模型的建立[J].西南国防医药,2019,29(3):301-303.

[4]解岚岚,王惠琴,李天浩.铜绿假单胞菌及肺炎链球菌肺部感染大鼠血清 C 反应蛋白和降钙素原水平变化及意义[J].中华实用诊断与治疗杂志,2018,32(4):331-334.

[5]张迪,晏军,钱莹,等.扶正透邪方对耐药铜绿假单胞菌肺炎大鼠晚期炎症反应的影响[J].环球中医药,2021,14(10):1754-1760.

[6]高习文.外源性肺表面活性物质及盐酸氨溴索对大鼠铜绿假单胞菌肺炎的作用研

究［D］.上海:第二军医大学,2002.

［7］高习文,黄怡,韩一平,等.外源性肺表面活性物质对大鼠铜绿假单胞菌肺炎的作用研究［J］.中国抗感染化疗杂志,2003,3(2):82-85.

［8］高习文,黄怡,韩一平,等.氨溴索对铜绿假单胞菌肺炎大鼠Ⅱ型肺泡上皮细胞超微结构的影响［J］.中国抗感染化疗杂志,2004,4(3):172-174.

［9］黄晓梅,赵子文,魏树全,等.铜绿假单胞菌肺炎模型的建立及体外药敏实验的研究［J］.广州医药,2015,46(6):62-64.

［10］李夏霖,黎俊康,韦丽霜,等.气管切开法铜绿假单胞菌肺部感染动物模型的建立及评价［J］.广西医科大学学报,2021,38(3):501-506.

［11］STARKE J R,EDWARDS M S,LANGSTON C,et al. A mouse model of chronic pulmonary infection with Pseudomonas aeruginosa and Pseudomonas cepacia［J］. Pediatr Res,1987,22(6):698-702.

［12］CASH H A,WOODS D E,MC CULLOUGH B,et al. A rat model of chronic respiratory infection with Pseudomonas aeruginosa［J］. Am Rev Respir Dis,1979,119(3):453-459.

［13］宋方,吕欢,何晓静,等.大鼠铜绿假单胞菌慢性肺部感染模型的建立与评价［J］.中国医院药学杂志,2015,35(9):786-789.

［14］PEDERSEN S S,SHAND U H,HANSEN B I,et al. Induction of experimental chronic Pseudomonas aeruginosa lung infection with P, aeruginosa entrapped in alginate microspheres［J］. AP MIS,1990,98(3):203-211.

［15］丁军颖,桂红,高翔,等.滴鼻感染铜绿假单胞菌致大鼠肺炎模型的评价［J］.中国医学装备,2019,16(6):149-152.

［16］JOHANSEN H K,ESPERSEN F,PEDERSEN S S,et al. Chronic Pseudomonas aeruginosa lung infection in normal and athymic rats［J］. APMIS,1993,101(3):207-225.

［17］JOHANSEN H K,HOUGEN H P,RYGAARD J,et al. Interferon-gamma(IFN-gamma) treatment decreases the inflammatory response in chronic Pseudomonas aeruginosa pneumonia in rats［J］. Clin Exp Immunol,1996,103(2):212-218.

(二)小鼠铜绿假单胞菌肺炎模型

【基本原理】

采用气管切开注入和滴鼻等方法,建立小鼠铜绿假单胞菌(pseudomonas aeruginosa, PA)肺炎模型。

【实验材料】

1.菌株 PA 标准菌株 ATCC 27873、ATCC 27853、PAO1。

2.药品试剂 ①试剂盒:肿瘤坏死因子(TNF)-α、白细胞介素(IL)-17A 酶联免疫吸附试验(ELISA)试剂盒,荧光定量 PCR 试剂盒。②麻醉药品:戊巴比妥钠,水合氯醛,乌拉坦,盐酸氯胺酮注射液等。③组织固定液:10%甲醛溶液或4%多聚甲醛溶液等。④其他:磷酸缓冲盐溶液(PBS),LB 营养琼脂,LB 肉汤,1%琼脂糖等。

3.仪器设备　流式细胞仪,全自动生化分析仪,血细胞分析仪,生物安全柜,生物显微镜,病理图像分析系统,生化培养箱等。

4.实验动物　BABL/c、C57BL/6 或昆明小鼠,雌雄兼用。

【方法步骤】

1.气管切开注入法[1-4]

(1)方法　①菌株配制:将标准菌株 PA 27853 接种到血平板,选取经过对数生长期的标准菌株 27853 单个菌落接种到 2 mL TSB 中,37 ℃扩增 18 h,菌液浓度用 10 倍稀释的 TSB 琼脂培养基评估。用麦氏比浊管比浊,相当于 0.5 个麦氏单位(约 1.3×10^8 CFU/mL)。②PA 琼脂糖珠悬液气管内注入:实验用雄性昆明小鼠,体重 26~32 g。将小鼠麻醉后气管切开,气管内注入 PA 琼脂糖珠悬液 50 μL,立即竖起小鼠,保持 2 min,使菌液流下进入肺内。

(2)特点　①接种 PA 后 3、9、24 h,肺组织匀浆均培养出铜绿假单胞菌。②PA 感染3 h 组肺泡腔内可见浆液性渗出物及红细胞、中性粒细胞浸润,肺间质水肿,肺泡隔增厚,部分肺泡结构破坏;9 h 肺泡腔与间质中性粒细胞浸润较前明显,间质及肺泡内出血明显,肺泡壁结构破坏较前明显;2 h 可见大量炎症细胞浸润,肺泡腔及间质显著充血水肿,肺泡结构破坏明显。

2.鼻腔滴注法[5-10]

(1)方法　实验用 C57BL/6 小鼠,6~8 周龄,雌雄各半。将小鼠用2.5%戊巴比妥钠腹腔注射麻醉,两侧鼻孔各滴入 10 μL 铜绿假单胞菌 PAO1 悬液(1×10^8 CFU/mL)。

(2)特点　①感染后 4 h,IL-17 明显增高,8 h 达到峰值,与 PBS 对照组比较有显著性差异。②Th17 细胞在感染后 8 h 表达升高。抗 IL-17 小鼠 BALF 中 KC、G-CSF、MIP-1α 及 MIP-2 的表达明显下降,BALF 中性粒细胞明显减少。③在感染 16 h 后,抗 IL-17小鼠肺内的细菌负荷量是对照组的 100 倍。

3.免疫抑制+鼻腔滴注法[7-9]

(1)方法　实验用雌性 BABL/c 小鼠,体重 25~35 g。于实验第 1、3、5 天,腹腔注射环磷酰胺(150 mg/kg),建立免疫抑制模型,对照组腹腔注射等量无菌 PBS 液。于实验第6 天,在小鼠每侧鼻孔滴入 PA 悬液(1×10^9 CFU/mL),将小鼠竖立 30 s 左右,保证菌液在肺部均匀分布。对照组给予等量无菌 PBS 液。

(2)特点　①模型肺泡结构严重破坏,肺泡内可见大量中性粒细胞浸润,肺间质水肿,肺泡隔增厚、增宽。肺组织病理学评分、血清 IL-17 含量、肺组织 ROR-γt mRNA 和蛋白表达水平显著升高。

【观察指标】

参见本节"小鼠肺炎链球菌肺炎模型"。

【注意事项】

参见本节"小鼠肺炎链球菌肺炎模型"。

【模型评价】

1. 采用气管切开注入和滴鼻等方法建立的小鼠铜绿假单胞菌肺炎模型,模型动物出现终末气道、肺泡和肺间质炎症表现,符合铜绿假单胞菌肺炎的病理特性。

2. 铜绿假单胞菌是医院内感染的主要病原菌之一。代谢性疾病、血液病、恶性肿瘤及术后或某些治疗导致机体免疫功能低下的患者易感染本菌。因此,建立免疫抑制铜绿假单胞菌肺炎模型有助于该类肺炎的病理生理机制和疗效评价研究。

3. 其他参见本节"小鼠肺炎链球菌肺炎模型"和"大鼠铜绿假单胞菌肺炎模型"。

【参考文献】

[1] 于柏峰,谷海瀛,赵振东,等.铜绿假单胞菌肺炎鼠动物模型中炎性介质浓度分析[J]. 重庆医学,2011,40(2):129-130,132.

[2] STARKE J R,EDWARDS C,LANGSTON C J,et al. A mouse model of chronic pulmonary infection with pseudomonas aeruginosa and pseudomonas cepacia[J]. Pediatr Res,1987, 22(6):698-702.

[3] 鄢洁,湛晓勤.低氧诱导因子-1α 在小鼠铜绿假单胞菌肺炎中的作用研究[J].世界最新医学信息文摘,2015,15(27):8-10.

[4] 胡梦平,刘巧剑.肿瘤坏死因子-α 在铜绿假单胞菌肺炎中的变化及意义[J].海南医学院学报,2009,15(8):864-866.

[5] 潘婷婷,尹建永,万欢英,等.γδT 细胞在急性铜绿假单胞菌肺炎宿主免疫中的作用研究[J].内科理论与实践,2014,9(5):334-338.

[6] 刘嘉琳,瞿洪平,叶亮,等.辅助性 T 细胞 17 和白细胞介素 17 在急性铜绿假单胞菌肺炎早期免疫应答中的变化及作用[J].内科理论与实践,2012,7(3):205-209.

[7] 罗劲松,夏利平,刘宏.基于 SIRT1/ROR-γt 通路探讨白藜芦醇对铜绿假单胞菌诱导的免疫抑制肺炎小鼠的治疗作用[J].西部医学,2021,33(11):1574-1578.

[8] 李鋆璐,邢丽华,陈淳桑,等.免疫抑制并铜绿假单胞菌肺炎小鼠 Th17 细胞功能的变化及人免疫球蛋白治疗对其的影响[J].华中科技大学学报(医学版),2017,46(2): 185-189.

[9] CHEN T S,YUAN C C,XING L H. Animal models of Pseudomonas aeruginosa pneumonia[J]. Int J Respir,2016,36(6):445-447.

[10] 崔煦然,丁军颖,赵京霞,等.左氧氟沙星耐药小鼠模型的建立[J].中国比较医学杂志,2019,29(6):105-111.

（三）兔铜绿假单胞菌肺炎模型

【基本原理】

采用经皮气管穿刺注入和喷雾吸入等方法，建立兔铜绿假单胞菌（pseudomonas aeruginosa，PA）肺炎模型。

【实验材料】

1. 菌株　PA 标准菌株 ATCC 27873、ATCC 27853、PAO1。

2. 药品试剂　①麻醉药品：戊巴比妥钠，水合氯醛，乌拉坦，盐酸氯胺酮注射液等。②组织固定液：10% 甲醛溶液或 4% 多聚甲醛溶液等。③其他：磷酸缓冲盐溶液（PBS），LB 营养琼脂，LB 肉汤，1% 琼脂糖等。

3. 仪器设备　16 排螺旋 CT，喷雾吸入器，细菌培养箱，麦氏比浊仪，自动化微生物分析仪，生物显微镜，病理图像分析系统等。

4. 实验动物　健康新西兰白兔，6～10 个月龄，体重 2.0～2.3 kg，雌雄不拘。

【方法步骤】

1. 经皮气管穿刺法[1]

（1）方法

1）PA 悬液制备　从临床支气管扩张患者痰液中分离 PA，保存于 4 ℃ 冰箱内。转种于琼脂培养基培养，挑取少许菌落放入 MH 肉汤中 37 ℃ 孵育 24 h，麦氏比浊法调制为 1.5×10^8 CFU/mL（相当于 0.5 个麦氏单位）的 PA 悬液。使用当天制备新鲜菌悬液。

2）PA 悬液气管内注入　实验用健康新西兰白兔，6～10 个月龄，体重 2.0～2.3 kg，雌雄不拘。将家兔用 2% 戊巴比妥钠耳缘静脉注射麻醉（1 mL/kg）。实验组用 2 mL 一次性无菌注射器吸取 1.5×10^8 CFU/mL 的菌悬液 1.5 mL，采用经皮气管穿刺法接种。两手指固定气管垂直进针，当回抽为气体并无明显阻力，快速注入菌悬液后立即将动物垂直取头高脚低位。对照组用同样方法注入 1.5 mL 无菌生理盐水。隔日注射 1 次，连续 35 d。

（2）特点　模型组家兔白细胞总数显著升高，肺组织匀浆菌落计数显著高于对照组。CT 表现为双侧多发斑片状模糊影，部分可见实变及脓肿灶。大体标本可见家兔肺部结节、脓肿及出血灶，病理学镜下观察发现模型家兔肺组织内多个脓肿灶形成，大量中性粒细胞浸润，肺泡腔内大量渗出，部分出血，肺泡壁充血及肺水肿。随着注射次数增多及时间推移，逐渐出现如肺泡间隔增厚、肉芽肿形成、实变等慢性肺部炎症的病理表现。

2. 喷雾吸入法[2-3]

（1）方法

1）PA 悬液制备　将 PA 接种于琼脂培养基培养后常规方法保存。挑取 4 ℃ 保存的菌落少许，置于 MH 肉汤中 37 ℃ 孵育过夜。配置为 0.5 个麦氏单位（相当于 1.5×10^8 CFU/mL）的 PA 菌悬液。新鲜菌悬液使用当天制备。

2)PA 喷雾吸入　　实验用健康新西兰白兔,6 ~ 10 个月龄,体重 2.0 ~ 2.3 kg,雌雄不拘。将家兔用 2% 戊巴比妥钠耳缘静脉注射麻醉(1 mL/kg)。采用喷雾吸入器,使每只家兔隔日吸入 1.5×10⁸ CFU/mL 的菌悬液 1.5 mL,隔日喷雾吸入 1 次,连续 35 d。对照组用同样方法使家兔吸入 1.5 mL 无菌生理盐水。

（2）特点　　模型家兔体重下降,白细胞总数显著升高,早期出现寒战、发热、躁动不安,晚期反应迟钝。大体标本早期有明显的充血、水肿及颜色变化等改变,进展期出现脓肿、出血、实变、质地变硬等。镜下观察表现为急性、慢性肺炎和急慢性混杂的病理组织学改变。

【观察指标】

1.一般情况　　每天观察记录小鼠活动、精神状态、呼吸、毛色、大小便、进食、体重、体温及死亡率等情况。

2.血细胞检查　　耳缘静脉取血,血细胞分析仪进行红细胞、白细胞和血小板等检查。

3.胸部 CT 扫描　　采用 16 层螺旋 CT。使用儿童头部扫描 SFOV,螺旋扫描,床进 15 mm/周,动物俯卧位,头先进;扫描条件:120 kV,200 mA;DFOV 选择 100 ~ 120 mm;扫描模式:1.0 mm×16;肺算法(60)和标准算法重建(40);常规层厚:3 mm。

4.支气管肺泡灌洗液细菌培养　　采取心脏抽血法处死动物,颈部剃毛消毒铺巾后,经气管切开,暴露并结扎右主支气管,插入无菌硅胶管,做左侧支气管肺泡灌洗,每次注入生理盐水 10 mL,反复冲洗 3 次,回收灌洗液,回收量大于 24 mL 为合格标本;将上述灌洗液摇匀后各取 1 mL 放入培养皿,倒入 45 ℃普通琼脂培养基,迅速旋动摇匀,凝固后倒置孵育 24 h 后做菌落计数。

5.肺组织匀浆细菌培养鉴定　　取病变肺组织进行匀浆,于普通琼脂培养基 37 ℃上细菌培养 24 h 后,根据培养、形态及生化特性等进行铜绿假单胞菌鉴定。

6.肺组织病理形态学检查　　剖胸取右肺及气管,10% 甲醛溶液中固定 72 h,梯度乙醇脱水,常规石蜡包埋、切片、HE 染色,光镜结合病理图像分析系统进行肺组织病理形态学观察。

【注意事项】

1.经皮气管穿刺注菌的准确定位在一定程度上影响模型的成功率,应熟练掌握。

2.严格控制每只动物雾化吸入的菌液浓度、剂量与雾化时间。

【模型评价】

1.采用经皮气管穿刺法接种铜绿假单胞菌至新西兰兔肺部,可成功建立兔铜绿假单胞菌肺部感染模型。减少了气管切开和气管插管造成伤口感染出血等并发症,避免了雾化吸入对感染菌量的不精确控制的问题。

2.雾化吸入法铜绿假单胞菌肺炎模型,较为真实地模拟铜绿假单胞菌呼吸道感染的自然途径与急慢性病程,与在人体的致病机制有明显的相似性。

3.在病理学和细菌学对肺部感染评价的基础上,以影像学作为病程监测和评价方式,可以动态、可视化、无创地观察铜绿假单胞菌肺部感染不同时期、急慢性的演变过程。

【参考文献】

[1]李斌,朱冬青,刘洪超,等.铜绿假单胞菌家兔肺部感染模型的建立与评价[J].现代生物医学进展,2012,12(12):2231-2235.

[2]李斌,朱冬青,刘洪超,等.绿脓杆菌肺炎动物模型建立与影像学评价方法的初步探索[J].中国 CT 和 MRI 杂志,2012,10(3):1-4.

[3]李鸿雁,夏前明,罗克枢,等.老龄家兔慢性铜绿假单胞菌肺部感染的实验研究[J].西南国防医药,2005,15(2):126-129.

三、肺炎克雷伯菌肺炎模型

(一)大鼠肺炎克雷伯菌肺炎模型

【基本原理】

肺炎克雷伯菌(Klebsiella pneumonia)是一种革兰氏阴性致病菌,其感染导致的急性肺部炎症多见于老年、营养不良、慢性酒精中毒、慢性支气管-肺疾病及全身衰竭的患者。病理变化与肺炎链球菌肺炎相似,导致肺叶或肺段实变(肺泡内充满炎性渗出物)。不同之处为肺炎克雷伯杆菌生长繁殖快,有破坏性,渗出液黏稠,内含大量带荚膜的肺炎杆菌;常引起肺泡壁和肺组织坏死、液化及胸膜受累,故肺脓肿和脓胸的发生率高于肺炎链球菌肺炎。采用气管内注入肺炎克雷伯菌菌液的方法,建立大鼠肺炎克雷伯菌肺炎模型。

【实验材料】

1.菌株　肺炎克雷伯菌标准菌株 ATCC 700603 或临床患者痰液经分离纯化培养所得。

2.药品试剂　①麻醉药品:乙醚,戊巴比妥钠,水合氯醛,乌拉坦,盐酸氯胺酮注射液等。②组织固定液:10% 甲醛溶液或 4% 多聚甲醛溶液。③其他:磷酸缓冲盐溶液(PBS),LB 营养琼脂,LB 肉汤,1% 琼脂糖等,苏木精,伊红等。

3.仪器设备　细菌比浊计,血氧饱和度监测仪,血气分析仪,血细胞分析仪,兽用电子体温计,自动组织脱水机,生物组织包埋机,生物显微镜,病理图像分析系统,微量加样器等。

4.实验动物　成年 SD 或 Wistar 大鼠,雄性或雌雄兼用。

【方法步骤】

1.气管穿刺法[1-4]　肺炎克雷伯菌采用临床慢性支气管炎急性发作患者痰液经分离纯化培养,接种前用生理盐水稀释至适当浓度。实验用雄性 SD 大鼠,体重(200±20)g。将大鼠用氯胺酮腹腔注射麻醉(100 mg/kg),颈部消毒、备皮无菌操作,暴露大鼠上段气管,用 1 mL 注射器经气管滴入肺炎克雷伯菌液 0.15 mL($2.4×10^8$ CFU/mL),对照组滴入等容积无菌生理盐水。接种后立即竖立,使大鼠保持直立位 20 s,以保证接种菌液因重力作用而入肺。

2.经口气管内注入法[5-6] 实验前将肺炎克雷伯菌标准株(KP 03813)接种 Muller-Hinton 于琼脂平皿中,于 37 ℃恒温水浴箱过夜培养,用无菌生理盐水稀释配制成细菌混悬液,用比浊仪调节混悬液的最终浓度为 $1.5×10^9$ CFU/mL 备用。将大鼠用 10% 水合氯醛腹腔注射麻醉。用皮筋和胶布固定牙齿于实验台上,止血钳将舌拉出固定于外,经上中切牙点悬吊。小儿喉镜提供光源,长叶鼻镜暴露声门,用带导丝的导管缓缓插入气管,待插入适当的深度后,缓缓地拔出导丝,用注射器将已准备好的菌液 0.2 mL($1.5×10^9$ CFU/mL)经导管注入模型组大鼠气管,再注入少许空气,使菌液尽可能全部进入气管。立即竖立固定台,使大鼠保持直立位 20 s,并左右摇晃固定台,保证菌液均匀分布于两肺。对照组用同法注入等量的无菌生理盐水。

3.气管切开插管注入法[7] 实验前将菌株接种于羊血琼脂糖平板上,于 CO_2 恒温培养箱中 37 ℃培养 18~24 h 后,收集细菌。根据比浊法,用无菌生理盐水将其稀释成含菌量 400 个麦氏浊度单位(相当于 $1.2×10^{14}$ CFU/L,1 个麦氏浊度单位 = $3×10^{11}$ CFU/L)和 3 个麦氏浊度单位的混悬液备用。

将大鼠用 10% 水合氯醛腹腔注射麻醉(3 mL/kg),麻醉后固定,颈部备皮消毒,无菌操作,切开颈部皮肤,暴露上段气管,用 24G 的 Y 形静脉留置针经气管插管,拔出针芯,使导管完全进入气管。模型组注入含菌量为 400 个麦氏浊度单位的细菌混悬液 0.35 mL,将固定大鼠的手术台竖立起来后缓慢注射,每注射 0.1 mL 后竖立大鼠,左右旋转大鼠固定台 1 min 后再继续。对照组用等量的无菌生理盐水。接种完后继续竖立大鼠固定台,使大鼠先后分别保持直立位和倒立位各 2 min,尽量使菌液均匀分布于双肺各个肺叶。缝合伤口,局部消毒。

【观察指标】

1.一般情况观察 每日观察记录大鼠活动状况、精神状态、饮水进食、毛发色泽,观察鼻腔及眼眶有无分泌物、有无气促、有无喘鸣音,观察肢端皮肤颜色变化,定期测量呼吸频率、心率、体重等。

2.体温测量 让大鼠尽可能处于自然状态,用兽用电子体温计软头部位插入直肠 5~8 cm。连续读数 3 次后,取平均值。

3.肢端血氧饱和度监测 将动脉血氧饱和度(SaO_2)仪传感器包裹在大鼠右后肢膝关节以上腿部(剃去毛发),每次监测 3 min,取读数稳定 ≥30 s 的值记录为实测 SaO_2 值。

4.血常规检查 眼眶、尾静脉、股动脉或腹主动脉采血,血细胞分析仪检测血液白细胞计数、中性粒细胞百分比变化、红细胞计数及血红蛋白等指标变化。

5.血气分析 腹主动脉取血 1.5 mL,肝素抗凝,血气分析仪测定酸碱度、二氧化碳分压、氧分压、血细胞比容、钠浓度、钾浓度、钙浓度、氯浓度、总血红蛋白、血浆碳酸氢盐总浓度、实际碱剩余、标准碱、全血二氧化碳总浓度、血浆二氧化碳总浓度、阴离子间隙、动脉血氧饱和度、总氧浓度。

6. 支气管肺泡灌洗液(bronchoalveolar lavage fluid,BALF)检查[7]　暴露颈部及胸腹腔,分离结扎右主支气管,经左主支气管行左肺支气管肺泡灌洗。用 4 mL 生理盐水反复 3 次灌洗,回收率70% ~ 80%;BALF 于 4 ℃、1000 r/min 离心 10 min,沉淀用生理盐水 0.5 mL 混匀,取细胞混悬液 100 μL 用白细胞稀释液 100 μL 稀释,计数 BALF 中白细胞总数。采用细胞离心涂片装置将 BALF 的细胞直接平铺于载玻片上。玻片用冷风吹干,固定后进行 HE 染色。在油镜下计数 200 个细胞,根据细胞形态学特征分类计数巨噬细胞、中性粒细胞和淋巴细胞。

7. 肺组织病理形态学观察

(1)大体观察　实验结束后,将大鼠麻醉后处死,完整取下双侧肺组织,观察肺组织大体变化情况。沿气管、血管走向,将其切成 5 ~ 10 mm 厚的小块,保证肉眼可辨别支气管、血管和肺实质,进行肺组织大体病理学评分[7-8]。

0 分:正常肺组织,未见炎症病理变化。1 分:支气管出现脓性黏液栓,未出现管壁破坏。2 分:支气管炎,表现为脓性黏液栓并出现支气管破坏。3 分:肺炎,指次级肺段出现实变。4 分:融合性肺炎,表现为相邻几个次级肺段出现实变。5 分:化脓性肺炎,肺实变灶有脓性坏死物溢出。

(2)组织学观察　取肺组织,10% 甲醛或4% 多聚甲醛固定,梯度乙醇脱水,常规石蜡包埋、切片,分别采用 HE、Masson 和 AB-PAS 染色,光镜结合病理图像分析系统进行组织病理学观察。参照肺炎症程度的评判标准,在 200 倍视野下,每张切片随机选取 5 个视野进行炎症评分和病理评分[2]。

0 分:肺泡壁完好无增厚,无炎症细胞浸润,间质无水肿,无充血。1 分:肺泡内少量炎症细胞浸润,肺泡壁未见增厚。2 分:明显的炎症细胞浸润,间质轻微水肿。3 分:明显的炎症细胞浸润,间质轻微水肿。4 分:严重的炎症细胞浸润,间质中度水肿。5 分:严重的炎症细胞浸润,间质重度水肿,纤维化物质沉积,组织局灶性坏死,肺泡壁结构不完整。

8. 大鼠重症肺炎模型成功的无创诊断标准[7,9-11]　①出现反应迟钝、呆滞等意识障碍表现;②呼吸急促(可见双侧胸廓急速运动);③严重的低氧血症,$SaO_2 < 90\%$ 或动脉血氧分压 ≤60 mmHg;④胸部 X 射线检查出现两肺弥漫性渗出影。

【模型特点】

1. 模型组大鼠活动明显减弱,反应迟钝,鼻腔和眼眶周边可见分泌物,呼吸急促,双侧胸廓呼吸动度增强,可闻喘鸣音。体重明显降低,体温显著升高。

2. 血液和 BALF 白细胞总数、中性粒细胞数和中性粒细胞百分数明显增加。

3. 胸部 X 射线可见双肺透亮度减低,肺纹理粗乱,双下肺可见散在斑片状模糊影。

4. 大体观察可见双侧肺组织不同肺叶均出现散在的出血点,肺包膜下充血明显,肺组织呈暗红色,有大片实变灶,甚至可见化脓灶,肺组织弹性差,触摸有实质感。肺组织光镜下可见肺泡结构不一,肺泡间隔增宽、断裂,肺泡间隔内血管充血,可见红细胞和大量中性粒细胞和肺泡巨噬细胞浸润,部分肺泡腔完全实变。大体和组织病理学评分均显著高于正常对照组。

【注意事项】

1.测量大鼠体温时,让大鼠尽可能处于自然状态,避免过于紧张和恐惧。

2.注菌时,通过旋转、交替竖立和倒立大鼠手术固定台的方法,可以使菌液较均匀地分布到各个肺叶。

3.由于大鼠体表毛发和肢端形体较不规则,可能会对血氧饱和度仪传感器的敏感性产生一定的影响。因此在测量时需脱毛处理,并选择敏感性较强的传感器,待血氧饱和度仪器读数稳定后取值记录。

4.采用 1 mL 注射器气管穿刺注菌时,应避免穿透气管而造成菌液外溢。

【模型评价】

1.采用气管内注入适量肺炎克雷伯菌的方法复制细菌性肺炎和重症肺炎模型,模型大鼠行为学表现、体重变化、血常规检查、血气分析和肺组织病理形态等符合临床肺炎克雷伯菌性肺炎的基本病理学特征。

2.不同方法制备的大鼠肺炎克雷伯菌性肺炎模型各有优缺点,实验者可根据不同的研究目的进行选择。

3.气管穿刺法技术操作简单,但有注射针穿透气管而导致菌液进入气管外组织的风险。

4.经口气管内注入法具有创伤较小的优点,但操作较为复杂,具有一定的技术难度,如操作不慎,有将菌液注入食管的可能。

5.气管切开插管法通过用 24G 的 Y 形静脉留置针经气管插管,拔出针芯,使导管完全进入气管后注菌,不仅避免注射器穿透气管造成菌液外露,而且导管更深入地进入气管,菌液可以快速达到肺气管,避免菌液堵塞下段气管造成的大鼠窒息。

【参考文献】

[1]陈业民,黄文杰,李胜利,等.肺炎克雷伯菌致大鼠重症肺炎模型的建立[J].第一军医大学学报,2005,25(12):1498-1552.

[2]夏耀宗,施绍瑞,胡伟,等.β-榄香烯对肺炎克雷伯菌致急性肺炎大鼠的保护作用[J].广东药科大学学报,2021,37(6):19-25.

[3]雷澍,江荣林,朱美飞,等.黄芪对肺炎克雷伯菌肺炎大鼠胸腺细胞凋亡及相关基因表达的影响[J].中国中医药科技,2011,18(4):306-308.

[4]白雪冬,秦永新,毕丽岩.谷氨酰胺对肺部感染肺炎克雷伯菌大鼠的保护作用[J].中华医院感染学杂志,2019,29(18):2721-2726.

[5]童佳兵,李泽庚,季红燕.清肺解毒饮对不同老龄肺炎大鼠模型肺组织细胞因子含量变化的影响[J].中华中医药杂志,2015,30(11):4045-4047.

[6]赵振江,赵瑞斌,姚泽忠.建立幼龄 SD 大鼠肺炎克雷伯菌肺炎模型的一种新方法[J].中国现代医生,2013,47(5):21-23.

[7] 卢伟波,赵子文,钟维农,等.肺炎克雷伯菌致大鼠重症肺炎模型的改良与评估[J].中国病理生理杂志,2013,29(3):571-576.

[8] MARQUETTE C H,COPIN M C,WALLET F,et al. Diagnostic tests for pneumonia in ventilated patients:prospective evaluation of diagnostic accuracy using histology as a diagnostic gold standard[J]. Am J Respir Crit Care Med,1995,151(6):1878-1888.

[9] 中华医学会呼吸病分会.社区获得性肺炎诊断和治疗指南[J].中华结核和呼吸杂志,2006,29(10):651-655.

[10] MANDELL L A,WUNDERINK R G,ANZUETO A,et al. Infectious Diseases Society of America/ American Thoracic Society consensus guidelines on the management of community-acquired pneumonia in adults[J]. Clin Infect Dis,2007,44(Suppl 2):S27-S72.

[11] LUNA C M,BRUNO D A,GARCÍA-MORATO J,et al. Effect of linezolid compared with glycopeptides in methicillin-resistant Staphylococcus aureus severe pneumonia in piglets[J].Chest,2009,135(6):1564-1571.

(二)小鼠肺炎克雷伯菌肺炎模型

【基本原理】

参见本节"大鼠肺炎克雷伯菌肺炎模型"。采用肺炎克雷伯菌菌液经口气管内注入、鼻腔滴注、气管穿刺和尾静脉注射等方法,建立小鼠肺炎克雷伯菌肺炎模型。

【实验材料】

1. 菌株　肺炎克雷伯菌标准菌株 ATCC 700603 或临床患者痰液经分离纯化培养所得。

2. 药品试剂　①试剂盒:小鼠 IL-6、IL-1β 及 TNF-α 等 ELISA 试剂盒。②麻醉药品:乙醚,戊巴比妥钠,水合氯醛,乌拉坦,盐酸氯胺酮注射液等。③组织固定液:10% 甲醛溶液或 4% 多聚甲醛溶液。④其他:丙氨酸氨基转氨酶(alanine transaminase,ALT)、天冬氨酸氨基转氨酶(aspartate aminotransferase,AST)、肌酸激酶同工酶(creatine kinase isoenzymes,CK-MB)、肿瘤坏死因子(tumor necrosis factor,TNF)-α、白介素(interleukin,IL)-6、髓过氧化物酶(myeloperoxidase,MPO)、C 反应蛋白(C-reactive protein,CRP)酶联免疫吸附法(enzyme linked immunosorbent assay,ELISA)试剂盒,HE 染色试剂盒等。

3. 仪器设备　小鼠气管插管工具盒(包括电池手柄、耳镜头、3.5 mm 耳窥镜、门齿环、小鼠气管内导管、喉镜),一次性使用静脉留置针(1.1 mm×30 mm)、细菌比浊计,多功能生物样品组织均质器,血气分析仪,血细胞分析仪,兽用电子体温计,自动组织脱水机,生物组织包埋机,生物显微镜,病理图像分析系统,微量加样器等。

4. 实验动物　C57BL/6、BALB/c、ICR、KM 或 C57 小鼠,雌雄兼用。

【方法步骤】

1.经口气管内注入法[1-4]

（1）方法

1）菌液制备：挑取一次性 LB 平板纯分后生长的肺炎克雷伯菌若干个菌落，置于 15 mL LB 液体培养基内于摇床中 37 ℃、150 r/min 振荡过夜，第二日取 400 μL 过夜培养菌液加入 20 mL LB 液体培养基内（2% 接种），同等条件摇床培养约 1 h 至 OD 值 0.4 左右（630 nm），取 1 mL 细菌悬液 4 ℃、4000 r/min 离心 10 min，弃上清液后用 1 mL 灭菌生理盐水重悬制备细菌原液。细菌原液用生理盐水 50 倍稀释（稀释菌液），取 100 μL 稀释菌液经系列稀释后接种于一次性 LB 平板培养 16 h 后进行菌落计数，确定稀释菌液浓度[稀释菌液浓度为 $(2 \sim 5) \times 10^5$ CFU/mL]。

2）气管插管：采用 12.5% 2,2,2-三溴乙醇腹腔注射麻醉（25 mg/kg），仰卧位固定小鼠于啮齿动物工作台上，采用门齿环一端钩住小鼠门齿，另一端固定于操作台，缓慢倾斜工作台至 45°，操作者右手持直头镊牵拉小鼠舌头，左手持带电池手柄的耳窥镜，耳窥镜尖端深入小鼠舌上，透过耳窥镜的放大镜，可观察到小鼠的声门随呼吸而开启、闭合。在小鼠声门开启的瞬间，迅速将已安装气管插管的气管内导管插入气道，并退出导管。将棉絮置于插管口部，当出现棉絮随呼吸摆动，且与小鼠呼吸节律一致，提示气管插管成功；或将喉镜紧贴气管插管口，若喉镜表面有雾气形成表明插管成功。

3）菌液注射：气管插管成功后，沿气管插管注射 10 μL 肺炎克雷伯菌液，吹打 3 次，确保菌液全部进入小鼠肺部。

（2）特点 ①模型小鼠饮食减少，活动减少，呼吸急促，毛发蓬松无光泽，精神萎靡，尿量减少。②肺泡灌洗液中性粒细胞数和 MPO 活性明显高于对照组。③大体观察肺呈深红色，可见广泛点状、片状出血灶，充血、水肿、体积增大；光镜下可见大部分肺泡破解融合、结构不完整，部分肺泡塌陷，肺泡间隔明显增厚，充血水肿明显，肺泡腔及肺间质大量炎症细胞浸润；肺组织 TNF-α、IL-6 含量明显升高；肺病理评分明显高于对照组。

2.鼻腔滴注法[5]

（1）方法

1）菌液制备：分离来自临床标本经质控菌株严格鉴定的肺炎克雷伯菌，划线接种于血平板，37 ℃过夜培养后挑取典型菌落，以无菌生理盐水调节其浊度。感染肺炎克雷伯菌浓度的确定，利用比浊仪配置 3.5 麦氏浊度菌液确定细菌计数为 3×10^9 CFU/mL 细菌数。

2）菌液滴注：小鼠经 10% 水合氯醛腹腔注射麻醉后，经鼻腔滴注肺炎克雷伯菌液（3×10^9 CFU/mL，100 μL/10 g）。

（2）特点 ①小鼠鼻腔滴注细菌后，24 h 后小鼠逐渐出现流涕、打喷嚏等症状。随着时间延长，36 h 后小鼠症状明显加重，出现精神萎靡活动减少，采食量、饮水量减少，开始立毛，蜷缩成团。50 h 后小鼠出现呼吸急促，闭眼，脸部肿胀，背毛凌乱，立毛更加明显，体重明显下降。②血清 CRP、PCT、IL-1、IL-6 明显升高。③肺泡出现炎症细胞浸润,肺泡结构呈现模糊。

3. 气管穿刺法[6-10]

（1）方法

1）菌液制备:肺炎克雷伯菌复苏后接种在固体肉汤培养基,37 ℃ 条件培养过夜,通过平板划线的方法分离得到单个菌落,接种于营养肉汤培养基中,37 ℃、5% 二氧化碳条件下培养 24 h 后离心,0.01 mol/L PBS 洗涤两遍后检测菌液在 600 nm 处最大吸光度测量细菌密度,稀释至实验所需浓度。

2）菌液滴注:实验用雌性 BALB/c 小鼠,体重(25±1)g。小鼠经无水乙醚麻醉,颈部皮肤备皮,剪开颈部皮肤,钝性分离肌肉,暴露气管;用 1 mL 注射器吸取 40 μL 菌液,沿气管向心插入气管内,快速注入菌液后,将小鼠竖直方向晃动 30 s,使菌液均匀扩散,缝合皮肤后消毒创面。

（2）特点 ①模型组小鼠出现明显的喘息、寒战及竖毛等表现。②肺泡灌洗液中性粒细胞数和 MPO 活性明显高于对照组。③肺组织明显充血、水肿,肺泡壁增厚,可见大量以中性粒细胞为主的炎症细胞浸润,MPO 活性及 TNF-α、IL-1β 表达明显升高。

4. 静脉注射法[5,11]

（1）方法

1）菌液制备:分离来自临床标本经质控菌株严格鉴定的肺炎克雷伯菌,划线接种于血平板,37 ℃过夜培养后挑取典型菌落,以无菌生理盐水调节其浊度。感染肺炎克雷伯菌浓度的确定,利用比浊仪配置 3.5 麦氏浊度菌液确定细菌计数为 $3×10^9$ CFU/mL 细菌数。

2）菌液注射:将小鼠麻醉后固定,经尾静脉注射肺炎克雷伯菌液($3×10^9$ CFU/mL,100 μL/10 g)。

（2）特点 ①小鼠尾静脉接种细菌 6 h 后,活动减少,饮食下降,开始立毛,蜷缩成团。随着时间延长,小鼠进食、活动进一步减少,小鼠出现眼闭,脸部肿胀,脱毛,眼部分泌物较多,体重明显下降。②血白细胞、血清 CRP、PCT、IL-1、IL-6 明显升高。③肺组织结构在感染前 12 h 时无明显病理形态学改变;24 h 出现炎性渗出物,肺泡腔内大量炎症细胞浸润,肺泡结构模糊;48 h 后,肺组织炎症细胞减少,肺泡结构和功能逐渐恢复正常。

【观察指标】

1. 一般情况观察 每日观察记录小鼠活动状况、精神状态、饮水进食、毛发色泽、鼻腔及眼眶分泌物、气促和喘鸣音、肢端皮肤颜色等,定期测量呼吸频率、心率、体重。根据活动度等一般情况进行评分[1]。

0 分:小鼠活动正常、毛发正常,无异常表现。-1 分:毛发凌乱,但活动度尚可,仍较活跃。-2 分:毛发凌乱,活动迟缓。-3 分:毛发凌乱,眼睛基本闭合,身体蜷缩,无法活动,病重。-4 分:无法站立,垂死状态。-5 分:死亡。

2. 体温测量 让小鼠尽可能处于自然状态,将兽用电子体温计软头部位插入直肠,连续读数 3 次后,取平均值。

3.**肺组织细菌定量**[1]　无菌操作取出小鼠全肺,每 0.1 g 肺组织加入 0.9 mL 生理盐水,组织匀浆机研磨后取 100 μL 进行系列稀释,随后接种于 LB 培养基培养 16 h 后进行菌落计数,继而计算出基线水平肺组织的细菌含量(log10 CFU/g 肺组织)。

4.**血常规检查**　眼眶、尾静脉、股动脉或腹主动脉采血,血细胞分析仪检测血液白细胞总数、白细胞分类计数与百分比、血小板数、红细胞数及血红蛋白含量等指标。

5.**支气管肺泡灌洗液检查**[3]　暴露颈部及胸腹腔,分离结扎右主支气管,经左主支气管行左肺支气管肺泡灌洗。用 4 mL 生理盐水反复 3 次灌洗,回收率 70% ~ 80%;BALF 于 4 ℃、1000 r/min 离心 10 min,收集上清液,ELISA 法检测 IL-6、IL-1β、TNF-α水平。沉淀用生理盐水 0.5 mL 混匀,取细胞混悬液 100 μL 用白细胞稀释液 100 μL 稀释,计数 BALF 中白细胞总数。采用细胞离心涂片装置将 BALF 的细胞直接平铺于载玻片上。玻片用冷风吹干,固定后进行 HE 染色。在油镜下计数 200 个细胞,根据细胞形态学特征分类计数巨噬细胞、中性粒细胞和淋巴细胞。

6.**肺组织病理形态学观察**　取左肺组织,10% 甲醛固定,梯度乙醇脱水,常规石蜡包埋、切片,分别采用 HE、Masson 和 AB-PAS 染色,光镜结合病理图像分析系统进行组织病理形态学观察。参见本节"小鼠肺炎链球菌肺炎模型"。

【注意事项】

1.小鼠的鼻腔相对细小,进行菌液注入时,缓慢逐滴滴入,尽量避免动物菌液因呼气溢出。应立即保持小鼠 30° ~ 40°仰卧位,以便菌液更易流入支气管和肺泡内。

2.采用注射器气管穿刺注菌时,应避免穿透气管而造成菌液气管外组织外溢;注射完成后,立即将大鼠直立并旋转,使菌液在肺内均匀分布。

3.经口气管插管时,避免误入食管。可将棉絮置于插管口部,当出现棉絮随呼吸摆动,且与小鼠呼吸节律一致,提示气管插管成功;或将喉镜紧贴气管插管口,若喉镜表面有雾气形成表明插管成功。

【模型评价】

1.采用肺炎克雷伯菌经鼻腔、气管及血液感染的方法建立小鼠肺炎模型,模型动物出现肺充血、水肿、肺泡结构破坏、肺泡腔及肺间质大量炎症细胞浸润等肺组织急性炎性损伤的病理改变,基本符合人类肺炎克雷伯菌性肺炎的病理学特征。

2.通过肺炎克雷伯菌尾静脉感染途径易导致小鼠死亡,此方法主要应用于重症肺炎模型、血流感染模型及多器官功能障碍模型的建立与评价研究。

3.不同实验所采用的菌液剂量和容积、小鼠品系、周龄及免疫状态等均不相同,实验者可根据其实验目的及预实验结果进行选择与调整。

4.其他参见本节"大鼠肺炎克雷伯菌肺炎模型"。

【参考文献】

[1]李鑫,施思,戈梅,等.LYRM03 联合多黏菌素 B 治疗小鼠肺炎克雷伯菌肺炎的药效学

研究[J].中国抗生素杂志,2018,43(6):772-777.

[2]肖舒心,赵旭,郭蓓宁.采用耳窥镜直视下气管插管法构建小鼠鲍曼不动杆菌肺炎模型[J].中国感染与化疗杂志,2015,15(1):51-56.

[3]祁晶晶,刘燕坤,薛冰,等.NLRP3炎症小体对克雷伯杆菌肺炎小鼠肺脏病理损伤的调节作用[J].现代生物医学进展,2022,22(10):1825-1828.

[4]李猛,王志梅,徐红日,等.克雷伯杆菌肺炎致多器官功能障碍小鼠模型的建立与评价研究[J].陕西医学杂志,2018,47(9):1099-1104.

[5]刘洋,李艳菊,陶奕汐,等.肺炎克雷伯菌两种感染方法小鼠模型的研究[J].中华医院感染学杂志,2018,28(19):2881-2884.

[6]胡海兰,顾丰华.肺炎克雷伯菌致小鼠脓毒血症模型的建立[J].世界临床药物,2020,41(5):346-350.

[7]王书伟,黄德海,靳静,等.噬菌体PF23生物学特性及其对小鼠肺炎克雷伯菌全身感染疗效观察[J].中国病原生物学杂志,2016,11(9):808-811.

[8]路荣,顾敬敏,刘晓贺,等.NDM-1肺炎克雷伯菌裂解性噬菌体的分离鉴定及其对小鼠菌血症的治疗研究[J].中国兽医学报,2012,32(12):1747-1751.

[9]柴少卿,于少飞,朱华.麻杏石甘汤对肺炎模型小鼠的疗效观察及对共刺激分子CD137水平的影响[J].世界中医药,2019,14(2):345-349.

[10]魏晶,陈纪飞,李强,等.小鼠克雷白杆菌肺炎模型的建立及检测[J].中国免疫学杂志,2014,30(1):85-88.

[11]杨明,麻雅婷,何赏,等.经小鼠尾静脉注射诱导肺炎克雷伯菌血流感染模型的建立及评价[J].中华医院感染学杂志,2017,27(6):1206-1211.

四、金黄色葡萄球菌肺炎模型

(一)大鼠金黄色葡萄球菌肺炎模型

【基本原理】

金黄色葡萄球菌肺炎是由金黄色葡萄球菌(Staphylococcus aureus,SA)引起的急性肺化脓性炎症。常发生于有基础疾病如糖尿病、血液病、艾滋病、肝病或原有支气管肺疾病及儿童患流感或麻疹时。多表现为急骤起病,高热、寒战、胸痛,脓性痰。X射线表现为坏死性肺炎,如肺脓肿、肺气囊肿和脓胸。采用鼻腔滴注法、经口气管内滴注法或气管切开插管法,建立大鼠金黄色葡萄球菌肺炎模型。

【实验材料】

1.菌株 金黄色葡萄球菌标准菌株 ATCC 25923 或临床患者痰液经分离纯化培养。

2.药品试剂 ①麻醉药品:乙醚,戊巴比妥钠,水合氯醛,乌拉坦,盐酸氯胺酮注射液等。②组织固定液:10%甲醛溶液或4%多聚甲醛溶液等。

3.仪器设备　血细胞分析仪,自动组织脱水机,生物组织包埋机,生物显微镜,病理图像分析系统,微量加样器等。

4.实验动物　成年 SD 或 Wistar 大鼠,雄性或雌雄兼用。

【方法步骤】

1.鼻腔滴注法[1]　实验用雄性 SD 大鼠,体重(200±10)g。将大鼠乙醚轻度麻醉,从左侧鼻腔滴入 200 μL 金黄色葡萄球菌($1×10^8$ CFU/mL)菌液,对照组滴入 200 μL 无菌生理盐水。接种后将大鼠保持直立 1 min,以保证大鼠充分吸收,1 次/d,连续 3 d。

2.经口气管内滴注法[2]　将大鼠用 4% 戊巴比妥腹腔注射麻醉,仰卧位固定于实验台上,显露声门,用钝头针插入气管,缓慢注入 200 μL 金黄色葡萄球菌($1×10^8$ CFU/mL)菌液,对照组滴入 200 μL 无菌生理盐水。保持头高脚低位 20 min,并左右旋转体位,使菌液均匀分布于大鼠的两肺。

3.气管切开插管法[3-5]　将大鼠用乌拉坦腹腔注射麻醉(1 g/kg),颈部剪毛、消毒,切开气管,将内径 2 mm 导管插入气管分叉处,注入 0.1 mL 金黄色葡萄球菌液($6×10^9$ CFU/mL),对照组大鼠注入等量无菌生理盐水,缝合切口。

【观察指标】

1.一般情况观察　每日观察记录大鼠活动状况、精神状态、饮水进食、毛发色泽,定期测量呼吸频率、心率、体重、体温等。

2.外周血象检查　尾静脉、股动脉或腹主动脉采血,血细胞分析仪检测血液白细胞计数、中性粒细胞百分比变化、红细胞计数及血红蛋白等指标变化。

3.肺部载菌量计数　取大鼠肺组织,无菌研磨匀浆并涂于高盐甘露醇培养基上,37 ℃ 培养 24 h 后进行细菌计数。

4.肺组织病理形态学观察　取肺组织,10% 甲醛或 4% 多聚甲醛固定,梯度乙醇脱水,常规石蜡包埋、切片,分别采用 HE、Masson 和 AB-PAS 染色,光镜结合病理图像分析系统进行组织病理学观察。

【模型特点】

1.模型组大鼠的肺组织匀浆中细菌数量大于 $1×10^3$ CFU/μL,符合模型建立标准。

2.模型组大鼠在造模第 2 天,出现食欲下降、弓背蜷缩、呼吸困难、反应迟钝、精神状态萎靡等现象,并随时间的延长而进行性加重。

3.模型组大鼠呼吸、心率、体温、血白细胞及中性粒细胞数显著高于正常对照组。

4.模型组大鼠肺组织结构明显异常,肺间质充血造成肺泡隔增厚,肺泡萎陷缩小,肺巨噬细胞等炎症细胞广泛分布于肺间质及肺泡隔中。

【模型评价】

1.采用金黄色葡萄球菌鼻腔或气管内滴注等方法建立的大鼠肺炎模型,模型动物呼吸心率加快,体温升高,血白细胞及中性粒细胞数增多,肺组织炎症细胞广泛浸润,符合临床金黄色葡萄球菌肺炎的基本病理特征。

2. 其他参见本节"大鼠肺炎链球菌肺炎模型"。

【参考文献】

[1] 谢泳超,谷陟欣,朱丽,等.裸花紫珠联合万古霉素对耐甲氧西林金黄色葡萄球菌致大鼠肺炎模型的协同抗菌作用研究[J].中草药,2016,47(17):3070-3073.

[2] 尚莉莉,刘凯,全爱君,等.不同浓度乙醇雾化治疗大鼠金黄色葡萄球菌肺炎的效果[J].医学综述,2019,25(7):1443-1446.

[3] 黄敏秀,陈新民,肖字思,等.肺炎幼鼠离体灌流心脏功能的实验研究[J].中华儿科杂志,1997,35(1):29-32.

[4] 陈新民,刘道明,黄敏秀,等.幼鼠肺炎合并心衰的分子机制研究[J].福州总医院学报,2003,10(4):195-198.

[5] ESPOSITO A L, PENNINGTON J E. Effect of aging on antibacterial mechanisms in experimental pneumonia[J]. Am Rev Respir Dis,1983,128(4):662-667.

(二)小鼠金黄色葡萄球菌肺炎模型

【基本原理】

参见本节"大鼠金黄色葡萄球菌肺炎模型"。采用鼻腔滴注法和气管注入法,建立小鼠金黄色葡萄球菌肺炎模型。

【实验材料】

1. 菌株　金黄色葡萄球菌标准菌株 ATCC 25923、ATCC 29213、ATCC 4300、ATCC 04018 或耐甲氧西林金黄色葡萄球菌(methicillin-resistant Staphylococcus aureus,MRSA)菌株等。

2. 药品试剂　①试剂盒:小鼠 IL-6、IL-1β 及 TNF-α ELISA 试剂盒。②麻醉药品:乙醚,戊巴比妥钠,水合氯醛,乌拉坦,盐酸氯胺酮注射液等。③组织固定液:10% 甲醛溶液或 4% 多聚甲醛溶液。

3. 仪器设备　立式压力蒸汽灭菌器,恒温培养箱,电子天平,紫外-可见分光光度计,生物显微镜,病理图像分析系统,低温高速离心机,显微 CT(Micro-CT)系统,

4. 实验动物　C57BL/6、BALB/c、CD1、KM 小鼠,雄性,5~6 周龄,体重 18~22 g。

【方法步骤】

1. 鼻腔滴注法[1-6]　将小鼠用 0.5% 戊巴比妥钠腹腔注射麻醉(0.1 mL/10 g),经鼻注入 20 μL 金黄色葡萄球菌悬液($5×10^6$ CFU/mL),接种后将小鼠保持直立 1 min,使菌液因重力作用而进入肺组织。

2. 气管注入法[7]　将小鼠用苯巴比妥钠腹腔注射麻醉(50 mg/kg),经气管注射金黄色葡萄球菌液 0.1 mL($1×10^7$ CFU/mL)。

【观察指标】

1. 一般情况观察　每日观察记录大鼠活动状况、精神状态、饮水进食、毛发色泽,定期测量呼吸频率、心率、体重、体温等。

2. 肺部CT检测　将小鼠用3%戊巴比妥钠腹腔注射麻醉,置入Micro-CT系统中进行肺部扫描。

3. 血常规检查　尾静脉、股动脉或腹主动脉采血,血细胞分析仪检测血液白细胞计数、中性粒细胞百分比变化、红细胞计数及血红蛋白等指标变化。

4. 支气管肺泡灌洗液检查　将小鼠麻醉,铺巾,颈部及胸部备皮,消毒,无菌条件行颈部手术分离气管进行插管,以1 mL无菌PBS分3次灌洗,其回收率可达到60%~80%。摇匀回收的BALF,取100 μ LBALF倍比稀释后,分别涂布于3块TSA平板,至37 ℃培养箱培养24 h后,计菌落数,并革兰氏染色及生化鉴定。剩余BALF离心,取上清液置-70 ℃冻存待测,ELISA法进行IL-1β、IL-6、IL-10以及TNF-α测定。100 μL生理盐水重悬管底细胞后,用血细胞计数板计数白细胞。再次离心,沉渣瑞氏染色进行细胞分类。

5. 菌落计数　无菌操作下取肺组织,称重、组织匀浆、稀释,固定于培养基表层,恒温箱培养24 h后显微镜下进行菌落计数。

6. 肺组织病理形态学观察　取肺组织,10%甲醛或4%多聚甲醛固定,梯度乙醇脱水,常规石蜡包埋、切片,分别采用HE、Masson和AB-PAS染色,光镜结合病理图像分析系统进行组织病理学观察。

肺炎严重程度评分:0=无;1=轻度;2=中度;3=重度;4=极重度。

肺炎范围评分:0=无;1=小范围;2=较大范围;3=广泛。

将严重程度评分与范围评分相加来评价肺炎病理程度。

【模型特点】

1. 与正常组比较,模型组小鼠肺组织和BALF菌落数明显增加。

2. 与对照组比较,模型组小鼠血液白细胞计数中性粒细胞百分比中性粒细胞绝对值、IgG、IgM、TNF-α、IL-6、IL-1β水平升高均明显增加。

3. 模型小鼠BALF中细胞总数、淋巴细胞、单核细胞、中性粒细胞计数显著增多,IFN-γ、IL-6、TNF-α和IL-1β水平明显升高。

4. 模型组小鼠肺组织结构模糊,大量细菌弥漫在整个肺内,无肺泡结构,部分炎症细胞破裂坏死,细支气管上皮细胞部分坏死,其腔内有大量的炎症细胞,血管周围水肿,并有纤维组织渗出。

【注意事项】

参见本节"小鼠肺炎链球菌肺炎模型"。

【模型评价】

1. 采用金黄色葡萄球菌鼻腔或气管内滴注等方法建立的小鼠肺炎模型,模型动物血液和 BALF 白细胞、中性粒细胞数和炎症细胞因子水平显著,肺组织炎症细胞广泛浸润,符合临床金黄色葡萄球菌肺炎的基本病理特征。

2.其他参见本节"小鼠肺炎链球菌肺炎模型"。

【参考文献】

[1] GAUGUET S, D'ORTONA S, AHNGER‑PIER K, et al. Intestinal microbiota of mice influences resistance to staphylococcus aureus pneumonia[J]. Infect Immun, 2015, 83 (10):4003-4014.

[2] 王星,周文江,沈艳,等.耐甲氧西林金黄色葡萄球菌肺炎小鼠感染模型的建立与评估[J].中国抗生素杂志,2011,36(8):617-620.

[3] 徐芳,张海泉,卢春凤,等.醉茄素 A 对金黄色葡萄球菌肺炎小鼠的抗炎作用[J].中国组织化学与细胞化学杂志,2022,31(2):139-145.

[4] LABANDEIRA‑REY M, COUZON F, BOISSET S, et al. Staphylococcus aureus Panton‑Valentine leukocidin causes necrotizing pneumonia[J]. Science,2007,315(5815):1130-1133.

[5] GÓMEZ M I, LEE A, REDDY B, et al. Staphylococcus aureus protein A induces airway epithelial inflammatory responses by activating TNFR1[J]. Nat Med, 2004, 10(8):842-848.

[6] 温顺航,林立,李昌崇,等.抗 TLR2 抗体抑制小鼠金黄色葡萄球菌肺炎炎症反应[J].中国免疫学杂志,2014,30(6):808-813.

[7] 高亚萍,黑研,纪星涉,等.西他沙星对小鼠模型耐甲氧西林金黄色葡萄球菌肺炎保护作用的研究[J].抗感染药学,2015,12(3):339-342.

第三节　脂多糖诱导肺炎模型

一、大鼠脂多糖诱导肺炎模型

【基本原理】

脂多糖(lipopolysaccharide,LPS)是革兰氏阴性细菌细胞壁中的一种成分和主要致病因子之一,由 Q-抗原、核心多糖、类脂 A 构成,其中类脂 A 是 LPS 主要的毒性中心和生物活性部分,高度保守且无种属特异性,故不同菌种感染后产生的 LPS 毒性作用大致相同[1-2]。采用 LPS 经鼻腔滴注、气管注入、雾化吸入和静脉注射等途径,建立大鼠 LPS 诱导肺炎模型。

【实验材料】

1. 药品试剂 ①脂多糖(LPS):实验时用生理盐水或 PBS 配成适宜的浓度。②麻醉药品:戊巴比妥钠,水合氯醛,乌拉坦,异氟烷,盐酸氯胺酮注射液等。③组织固定液:10% 甲醛溶液或 4% 多聚甲醛溶液等。④其他:TNF-α、IL-6、IL-β、IL-10、P-选择素、血管内皮生长因子(vascular endothelial growth factor,VEGF)ELISA 试剂盒。

2. 仪器设备 雾化暴露装置,大鼠气管内微型雾化装置,动物肺功能检测分析系统,小动物麻醉机,血气分析仪,血细胞分析仪,病理图像分析系统,大鼠气管给药插管器,大鼠开口器,一次性动脉血样采集器,耳镜,静脉套管针,白细胞计数池,生物显微镜等。

3. 实验动物 SD 或 Wistar 大鼠,体重 180 ~ 220 g,雄性或雌雄各半。

【方法步骤】

1. 鼻腔滴注法[3]

(1)方法 实验用雄性 Wistar 大鼠,体重 160 ~ 180 g。大鼠用 10% 水合氯醛腹腔注射麻醉(3.5 mL/kg),用移液器吸取 LPS 溶液滴入大鼠 2 个鼻腔中(1 mg/kg),并迅速捏住大鼠鼻孔 30 s,待液体全部吸入鼻腔即可。对照组给予等量生理盐水。

(2)特点 模型组大鼠镜下可见肺泡壁轻微至中度增厚,肺间质见少量嗜中性粒细胞浸润,但病理学评分与正常对照组比较无统计学差异。

2. 经口气管注入法[4-5]

(1)方法 实验用雄性 SD 大鼠,体重 200 ~ 250 g。大鼠用 10% 水合氯醛腹腔注射麻醉(350 mg/kg),固定于操作台,使大鼠头高尾低位 60° 仰卧,用细绳圈套固定大鼠门牙,并用一棉签压住大鼠舌腹,上提张嘴,置入喉镜,辅助放大镜可见大鼠会厌及声门,在声门张大时,小心置入弯曲的 7 号钝头钢针,钢针顶端探至声门下约 3 mm 处,实验组缓慢滴注 LPS 1 mL/kg(用 0.9% NS 配制 LPS 0.5 mg/mL),对照组气管内滴注 1 mL/kg 生理盐水。滴注完毕后立即退出钢针,将动物直立并左右翻转 3 次,使药物尽量均匀分布于两肺。对照组给予等量生理盐水。

(2)特点 ①模型组大鼠持续性低氧血症,动脉血氧分压(PaO_2)及氧合指数显著降低。②与正常对照组比较,模型大鼠肺组织含水量明显增加;LPS 注入 1 h 时,大鼠肺泡腔及肺间质渗出、水肿、红细胞外渗,可见部分肺泡、间隔破坏及肺组织结构的毁损,中性粒细胞浸润;6 h 时,肺组织结构毁损、肺间质大量中性粒细胞浸润及红细胞大量外渗,可见血管内皮细胞增生;12 h 时,肺间质内大量淋巴细胞浸润;24 h 时,红细胞外渗明显减少,肺间质内依然以较多淋巴细胞浸润为主。③模型组各时间点肺组织病理半定量评分明显高于对照组。

3. 气管穿刺注入法[6-7]

(1)方法 实验用雄性 SD 大鼠,体重 220 ~ 250 g。将大鼠用 10% 水合氯醛腹腔注射麻醉(300 mg/kg),固定于无菌操作台,颈部皮肤消毒,沿颈部正中线切开皮肤、剥离皮下组织,暴露气管,用 1 mL 注射器刺入气管,缓慢注射 2 g/L 浓度的 LPS 生理盐水溶液

（2 mg/kg），注射完毕后立即退出注射器，将动物直立 5 s，使药物充分分布于两肺，缝合伤口。对照组同法，气管内注射等量生理盐水。

（2）特点 ①LPS 气管内注入 6 h 后，大鼠血清 IL-6 含量明显升高，与对照组比较有显著性差异。②镜下可见模型大鼠肺组织结构毁损、肺泡隔大小不一，肺泡壁增粗断裂，肺间质大量中性粒细胞浸润及红细胞外渗，血管内皮细胞增生。③模型组肺组织病理半定量评分显著高于对照组。

4. 气管插管注入法[8]

（1）方法 实验用雄性 SD 大鼠，体重 180～220 g。将大鼠用氟烷麻醉，仰卧固定于操作台上，正中切开颈前皮肤，钝性分离皮下组织，暴露气管。以静脉套管代替气管导管，拔出针芯，实验组气管内滴注 LPS 0.5 mL/kg（用生理盐水配制 LPS 200 μg/mL）对照组气管内滴注生理盐水 0.5 mL/kg，滴注后立即将动物直立并旋转，使药物均匀分布于双肺。

（2）特点 ①LPS 气管内注入后 4～24 h，模型大鼠动脉血压明显下降，与对照组比较有显著性差异；48 h 恢复正常水平。呼吸频率无明显变化。②支气管肺泡灌洗液（BALF）多形核中性粒细胞（PMN）及白蛋白明显增加。③光镜下可见肺泡腔内 PMN 浸润和红细胞渗出，肺间质水肿；电镜下可见Ⅰ型和Ⅱ型肺泡上皮细胞破坏。

5. 全身暴露雾化吸入法[3]

（1）方法 实验用雄性 Wistar 大鼠，体重 160～180 g。将大鼠置于动物暴露塔中，静置 10 min，待动物呼吸平静后进行雾化吸入 5 g/L 浓度的 LPS 15 min（雾化速率设定 0.5 mL/min，平衡质量浓度 11.78 μg/L），1 次/d，连续 3 d。

（2）特点 ①雾化吸入 LPS 后，模型大鼠呼吸频率（F）和比气道阻力（specific airway resistance，sRaw）显著增加，潮气量（TV）、每分通气量（MV）、功能残气量（FRC）、吸气流量峰值（PIF）、呼气流量峰值（PEF）、吸气时间（Ti）和呼气时间（Te）均显著降低。②支气管肺泡灌洗液（BALF）白细胞计数（WBC）、嗜中性粒细胞比例和淋巴细胞比例显著升高。③BALF 和肺组织中炎症因子 TNF-α 及 IL-6 的含量明显升高。④肺泡壁中度增厚，肺泡腔减小甚至消失，间质少量嗜中性粒细胞浸润，肺泡腔内偶见少量泡沫细胞，细支气管内见脱落的细支气管上皮细胞及分泌的黏液和少量红细胞。

6. 气管内雾化吸入法[9]

（1）方法 实验用雄性 Wistar 大鼠，体重 180～220 g。随机分为 LPS 高（15 mg/kg）、中（5 mg/kg）、低（0.5 mg/kg）剂量组与阴性对照组。将大鼠用 5% 异氟烷吸入麻醉（3～4 min），仰卧位固定在倾斜 45° 蛙板上（包括四肢和上颌门齿），采用大鼠气管内微型雾化装置，该雾化针头接有 1 mL 注射器，微量药物可以准确定量。雾化针头轻柔迅速地插入气管至雾化针弯曲处，此时针头前端位于支气管末端分叉处，用力迅速推注雾化 LPS 药液 200 μL，给药结束后，雾化针轻柔地从大鼠气管、口腔中拔出，待动物清醒后回笼饲养。

（2）特点 ①LPS 各剂量组 BALF 白细胞、中性粒细胞、巨噬细胞、嗜酸性和嗜碱性粒细胞不同程度增多，LPS 高剂量组碱性磷酸酶活性和总蛋白含量与对照组比较显著升高,TNF-α 含量呈剂量依赖性升高。②对照组肺部出现轻微的血管壁周围水肿,LPS 组肺部有炎症细胞渗出伴有泡沫巨噬细胞聚集和中度血管壁周围水肿。

7. 静脉注射法[10-11]

(1)方法　实验用雄性 SD 或 Wistar 大鼠,体重 180~220 g。模型组大鼠尾静脉注射 LPS 生理盐水溶液 5~10 mg/kg。对照组大鼠腹腔注射同等剂量的生理盐水。

(2)特点　①与正常对照组比较,模型大鼠动脉血氧分压显著降低。②光镜下可见肺泡壁弥漫性增厚、部分肺泡壁破坏,有明显的炎症细胞浸润、肺泡出血和结构破坏,湿重/干重比和肺组织病理学评分明显高于对照组。③肺组织 IL-6 和血管内皮生长因子(vascular endothelial growth factor, VEGF)水平明显高于对照组。

8. 腹腔注射法[12-14]

(1)方法　实验用雄性 SD 或 Wistar 大鼠,体重 180~220 g。模型组大鼠腹腔注射 LPS 生理盐水溶液 5~8 mg/kg。对照组大鼠腹腔注射同等剂量的生理盐水。

(2)特点　①模型大鼠 PaO_2 明显降低,$PaCO_2$ 明显升高。②血浆 IL-18、TNF-α 含量显著升高,SOD 含量明显降低。③BALFP-selectin、IL-1α 及肺通透指数明显升高。④肉眼可见肺弥漫性充血、水肿及片状出血等改变。光镜下可见肺泡壁增厚,部分肺泡腔充血,肺泡间隔内大量中性粒细胞浸润;肺组织 W/D 比值,肺匀浆 NO、MDA 含量均明显升高。

【观察指标】

1. 一般情况　每日观察记录动物自主活动、精神状态、饮水进食、毛发色泽,鼻腔、眼眶分泌物,肢端皮肤颜色等,定期测量呼吸频率、心率、体重。

2. 肺功能测定　采用无创肺功能检测系统,测定大鼠 F、TV、MV、sRaw、FRC、50% 呼气流量(EF50)、PIF 和 PEF、Ti、Te 等。

3. 血液学检查　眼眶、尾静脉、股动脉或腹主动脉采血,血细胞分析仪检测血液白细胞总数、白细胞分类计数与百分比、血小板数、红细胞数及血红蛋白含量等,ELISA 法测定血清 TNF-α、IL-6、IL-β、IL-10 水平。

4. 支气管肺泡灌洗液(BALF)检查[7]　暴露颈部及胸腹腔,分离结扎右主支气管,经左主支气管行左肺支气管肺泡灌洗。用 4 mL 生理盐水反复 3 次灌洗,回收 BALF,低温离心 10 min。收集上清液,ELISA 法检测 IL-6、IL-1β、TNF-α 等炎症因子水平。沉淀用生理盐水 0.5 mL 混匀,取细胞混悬液 100 μL 用白细胞稀释液 100 μL 稀释,计数 BALF 中白细胞总数。采用细胞离心涂片装置将 BALF 的细胞直接平铺于载玻片上,玻片用冷风吹干,固定后进行 HE 染色。在油镜下计数 200 个细胞,根据细胞形态学特征分类计数巨噬细胞、中性粒细胞和淋巴细胞。

5. 肺通透指数测定[12]　考马斯亮蓝比色法测定 BALE 和血浆中蛋白含量,计算肺通透指数。

$$肺通透指数 = BALE 蛋白含量/血浆蛋白含量$$

6. 肺组织含水量测定　麻醉并处死大鼠,取出肺组织,取右肺下叶样品,用滤纸吸干后称湿重(W),然后在 80 ℃烘箱中连续干燥 48 h 后称干重(D),计算肺组织含水量,评估肺组织水肿程度。

$$肺组织含水量=(W-D)/W×100\%$$

7. 肺组织病理形态学观察　取肺组织, 10% 甲醛或 4% 多聚甲醛固定, 梯度乙醇脱水, 常规石蜡包埋、切片, 分别采用 HE、Masson 和 AB-PAS 染色, 光镜结合病理图像分析系统进行组织病理形态学观察, 进行肺组织中性粒细胞(PMN)计数和病理学评分。

（1）肺组织 PMN 计数[12,15]　在高倍镜(×400)下对每视野(避开有气道和肺血管的部位)下肺间质和肺泡中的 PMN 及该视野中的肺泡进行计数, 共计观测 10 个视野, 其结果以 PMN/肺泡来表示。

（2）肺组织病理学评分[6,16]　光镜下观察肺组织病理学改变, 记录以下 4 项指标: ①肺泡充血; ②出血; ③肺泡腔或血管壁中性粒细胞浸润或聚集; ④肺泡壁增厚和(或)透明膜形成。每项指标分别依病变轻重评为 0～4 分。

0 分: 无病变或非常轻微病变; 1 分: 轻度病变; 2 分: 中度病变; 3 分: 重度病变; 4 分: 极重度病变。

总分 16 分, 4 项评定分数总和为肺损伤的总评分。

【注意事项】

1. LPS　一般以动物体重给药, 常见剂量为 1～10 mg/kg, 需用生理盐水或 PBS 配成适宜的浓度, 在建立模型时, 应充分考虑动物体重、给药方式、研究目的, 综合考虑后选择合适的诱导剂量。

2. 其他　参见本章第二节"细菌性肺炎动物模型"。

【模型评价】

1. LPS 在机体内可诱发炎症细胞浸润、炎症因子释放, 引起的炎症损伤与革兰氏阴性菌的真实感染相似, 最初用于构建急性肺损伤的动物模型, 后逐渐用于建立肺炎动物模型。然而, 在不同的实验与研究中, LPS 的诱导剂量和给药途径通常差异较大[1,17-18]。

2. 使用 LPS 建立大鼠肺炎动物模型的给药途径包括全身给药法(静脉注射和腹腔注射)、气管内给药法、鼻腔滴注法及雾化吸入法等, 不同方法均可不同程度造成肺部炎性损伤性病变。

3. LPS 静脉注射和腹腔注射是通过 LPS 作用于免疫系统引起全身免疫反应, 而肺组织易受炎症损伤从而达到建模的目的, 在早期的肺炎模型中较为常用。与肺部局部用药相比, 同样剂量下引起的肺部炎症反应较轻[14], 且容易引起全身炎症反应, 诱发的全身免疫反应较重, 若剂量过大易发生动物死亡。现主要用于建立急性呼吸窘迫综合征(acute respiratory distress syndrome, ARDS)及脓毒症模型。

4. LPS 不同给药途径比较研究发现[3], 滴鼻法大鼠肺组织炎症较轻, 肺部病理变化组内差异较大; 气管滴入法和口咽吸入法肺组织炎症较重; 雾化吸入法大鼠炎症表现为中度, 组内各实验动物肺部炎症损伤程度一致, 病理变化表现稳定, 组内差异小。与气管内滴注相比, 滴鼻法的优点是操作简单, 基本无创; 但进入下呼吸道的 LPS 溶液量不可控,进入肺部的溶液相对较少,溶液同样分布在鼻、气管、食管和胃中,分析可能与动物的吞咽反射有关[19]。

5. 气管内给药法包括经口气管内注入、颈部皮肤切开气管穿刺注入和颈部皮肤切开气管插管注入等。颈部皮肤切开气管内注射法有利于控制给药剂量,但其切口可能会被微生物感染而出现炎症,影响实验结果;经口气管内给药法无伤口,但对操作要求较高,需准确找到声门,否则易将 LPS 灌入食管,使造模失败,同时 LPS 有可能仅作用在某一叶肺叶而不能造成全肺感染[20]。

6. 雾化吸入法是通过自主呼吸给药,最接近肺炎发病的过程,但其对实验室设备要求较高,同时吸入动物肺部的药物量无法估算,也可能会因为不同个体的呼吸深度不同而产生个体差异[1]。

7. LPS 用于建立肺炎模型时,给药途径较多,各方法有各自的优缺点,应根据研究的特点和实验室的条件综合考虑后进行选择。

【参考文献】

[1]唐思璇,肖芳.脂多糖诱导肺炎动物模型的研究进展[J].中国实验动物学报,2020,28(6):864-869.

[2]张晓音,吴旻,李雨萌,等.脂多糖的效应及其机理研究进展[J].动物医学进展,2015,36(12):133-136.

[3]张亚平,张广平,苏萍,等.不同途径吸入脂多糖致大鼠急性肺炎模型的优选[J].中国实验方剂学杂志,2018,24(7):82-88.

[4]严伟民,姜虹,陈万涛.大鼠 LPS 吸入性肺损伤模型制备的研究[J].组织工程与重建外科杂志,2010,6(2):96-100.

[5]侯松萍,董震,潘留兰.卡介苗吸入对 LPS 致肺炎大鼠肺 β-防御素 mRNA 的影响[J].2006,22(5):573-576.

[6]成果,廖瑛,周君,等.脂多糖诱导大鼠吸入性肺炎动物模型的建立[J].中国预防医学杂志,2019,20(5):396-399.

[7]刘力,唐岚,徐德生,等.生地注射液对脂多糖诱导大鼠肺部炎症的影响[J].中国中药杂志,2007,32(6):526-528.

[8]焦光宇,聂志伟,刘春利,等.小剂量脂多糖气管内滴注制备急性肺损伤动物模型的探究[J].中国实验动物学报,2007,15(4):292-295,231.

[9]李微,盛云华,航艾,等.气管内雾化脂多糖致大鼠肺部炎症损伤模型研究[J].中国药学杂志,2017,52(6):457-461.

[10]宣国平,张琳,钟明媚.脂多糖致大鼠急性肺损伤模型取材时间选择[J].中华实用诊断与治疗杂志,2015,29(2):136-138.

[11]黄新莉,周晓红,田凤军,等.CCK-8 对脂多糖性肺损伤大鼠肺组织中硫化氢生成的抑制作用[J].中国病理生理杂志,2010,26(2):309-313.

[12]钟毅,高鸿,陈觅,等.雾化吸入伊洛前列素对脂多糖诱导大鼠不同程度肺损伤的影

响[J]. 临床麻醉学杂志,2013,29(12):1218-1221.

[13]王璐璇,梅艳. 阿托伐他汀对脂多糖致肺损伤的保护作用研究[J]. 临床和实验医学杂志,2018,17(3):244-247.

[14]李洪霞,张进川,刘岩. 气管滴入及腹腔注入内毒素致大鼠急性肺损伤机制的研究[J]. 军医进修学院学报,2003,24(1):4-6.

[15]HASHIMOTO N, TAKEYOSHI I, YOSHINARI D, et al. Effects of a p38 mitogen-activated protein kinase inhibitor as an additive to Euro-Collins solution on reperfusion injury in canine lung transplantation1[J]. Transplantation,2002,74(3):320-326.

[16]MIKAWA K, NISHINA K, TAKAO Y, et al. ONO-1714, a nitric oxide synthase inhibitor, attenuates endotoxin-induced acute lung injury in rabbits[J]. Anesth Analg,2003,97(6):1751-1755.

[17]MENG L, LI L, LU S, et al. The protective effect of dexmedetomidine on LPS-induced acute lung injury through the HMGB1-mediated $TLR_4/NF-\kappa B$ and $PI_3 K/Akt/mTOR$ pathways[J]. Mol Immunol,2018,94:7-17.

[18]FUJITA M, KUWANO K, KUNITAKE R, et al. Endothelial cell apoptosis in lipopolysaccharide-induced lung injury in mice[J]. Int Arch Allergy Immunol,1998,117(3):202-208.

[19]SU X, LOONEY M, ROBRIQUET L, et al. Direct visual instillation as a method for efficient delivery of fluid into the distal airspaces of anesthetized mice[J]. Exp Lung Res,2004,30(6):479-493.

[20]HRAIECH S, PAPAZIAN L, ROLAIN J M, et al. Animal models of polymicrobial pneumonia[J]. Drug Des Devel Ther,2015,9:3279-3292.

二、小鼠脂多糖诱导肺炎模型

【基本原理】

参见本节"大鼠脂多糖诱导法肺炎模型"。采用 LPS 经鼻腔滴注、气管注入、雾化吸入和静脉注射等途径,建立小鼠 LPS 诱导法肺炎模型。

【实验材料】

1. 药品试剂 ①脂多糖(LPS):实验时用生理盐水或 PBS 配成适宜的浓度。②麻醉药品:戊巴比妥钠,水合氯醛,乌拉坦,盐酸氯胺酮注射液等。③组织固定液:10% 甲醛溶液或 4% 多聚甲醛溶液等。④其他:TNF-α、IL-6、IL-β、IL-10、碱性磷酸酶(alkaline phosphatase,ALP)、乳酸脱氢酶(lactate dehydrogenase,LDH)ELISA 试剂盒。

2. 仪器设备 小鼠喉镜,小鼠固定操作台,气管内微型雾化器,动物肺功能检测分析系统,小动物麻醉机,血气分析仪,血细胞分析仪,病理图像分析系统,白细胞计数池,生物显微镜等。

3. 实验动物　BALB/c、C57BL/6 或 ICR 小鼠,雄性或雌雄各半。

【方法步骤】

1. 鼻腔滴入法[1]

(1)方法　实验用雄性 ICR 小鼠,体重 18～22 g。用移液器吸取浓度为 6 mg/L 的 LPS 生理盐水溶液,滴入小鼠鼻腔(10 mg/kg),1 次/d,连续 3 d。对照组给予等量生理盐水。

(2)特点　①模型组小鼠 BALF 中白细胞计数高于正常对照组。②模型组肺内毛细血管扩张充血,部分肺组织内支气管周围、血管周围及肺泡间隔中可见嗜酸性粒细胞、中性粒细胞浸润及少量淋巴细胞和单核细胞。

2. 口咽滴入法[2-5]

(1)方法　实验用雄性 BALB/c 小鼠,体重 20～22 g。小鼠用 10% 水合氯醛腹腔注射麻醉(400 mg/kg),头高尾低 40°仰卧位固定于操作台,用镊子牵拉小鼠的舌,用移液器吸取浓度为 1 g/L 的 LPS 生理盐水溶液 50 μL,滴于小鼠咽后壁,并马上捏住小鼠的鼻子。20 s 后松开,放于笼中自然苏醒。

(2)特点　①BALF 白细胞总数、中性粒细胞、巨噬细胞、淋巴细胞数及 IL-1β 含量明显升高,与正常对照组比较有显著性差异。②光镜下可见肺组织在 2 h 后开始有以中性粒细胞和巨噬细胞为主的炎症细胞浸润,4 h 后开始有少量的淋巴细胞入侵,肺泡间隔增厚;12 h 后,肺泡结构破坏,可见大量以中性粒细胞为主的炎症细胞浸润。

3. 气管穿刺注入法[6-7]

(1)方法　实验用 8 周龄 BALB/c 小鼠,雌雄各半,体重 18～22 g。将小鼠用 10% 水合氯醛腹腔注射麻醉,固定于无菌操作台,沿颈部正中线切开皮肤、剥离皮下组织,暴露气管,用 1 mL 注射器气管内滴入 LPS 溶液(5 mg/kg,100 μL)。对照组同法气管内注射等量生理盐水。

(2)特点　①模型组小鼠血清 TNF-α 含量明显升高,与对照组比较有显著性差异。②BALF 中蛋白和 TNF-α 含量显著升高。③肺 W/D 比值明显增加。④气管内滴入 LPS 2 h,光镜下可见肺泡间隔增厚,炎症细胞浸润,肺泡结构尚完整;6 h 肺泡结构破坏;24 h 无法辨认肺泡结构,肺内可见大量以中性粒细胞为主的炎症细胞浸润,伴出血与水肿形成;肺组织病理学评分显著升高。

4. 腹腔注射法

(1)LPS 一次性注射法[6]　实验用 8 周龄 BALB/c 小鼠,雌雄各半,体重 18～22 g。模型组小鼠腹腔注射 LPS 溶液(5 mg/kg,100 μL)。对照组大鼠腹腔注射同等剂量的生理盐水。结果显示:①模型组小鼠血清 TNF-α 含量明显升高,与对照组比较有显著性差异。②BALF 中蛋白和 TNF-α 含量显著升高。③肺 W/D 比值明显增加。④光镜下可见肺组织 2 h 尚可辨认出肺泡结构,但肺泡间隔增厚,炎症细胞浸润;6 h 肺泡结构已破坏;24 h 无法辨认肺泡结构,肺内见大量以中性粒细胞为主的炎症细胞浸润,伴出血与水肿形成;肺组织病理学评分显著升高。

（2）LPS 多次注射法[8] 实验用雄性 C57BL/6 小鼠,8 周龄,体重 18~22 g。模型组小鼠腹腔注射 LPS 溶液(5 mg/kg),1 次/d,连续 3 d。对照组大鼠腹腔注射同等剂量的生理盐水。结果显示:小鼠在接受 LPS 腹腔注射后 3 d,肺组织出现急性炎症反应;注射后 2 周,肺间质出现胶原沉积,纤维化评分增高;4 周形成明显肺间质纤维化,纤维化评分进一步升高。肺组织胶原及 α-平滑肌肌动蛋白(alpha-smooth muscle actin,α-SMA)的表达量自 LPS 刺激后 3 d 起增高,4 周后达到高峰。

5. 经口气管插管注入法[9-12]

（1）方法 实验用 C57BL/6 小鼠,雌雄各半,6~8 周龄,体重 18~22 g。使用经口可视化气管滴注法,将小鼠用氯胺酮或戊巴比妥钠腹腔注射麻醉,用线将门齿固定在一倾斜 60°的木板上,打开口腔并拉出舌头,将末端连有 1 mL 注射器的无菌塑料管经口插入气管内,滴注 LPS 生理盐水溶液 100 μL(5 mg/kg)。

（2）特点 ①模型成功率86.7%。②与对照组比较,模型组小鼠 BALF 总蛋白浓度、碱性磷酸酶(alkaline phosphatase,ALP)和乳酸脱氢酶(lactate dehydrogenase,LDH)活性、中性粒细胞数量以及肺 W/D 比值显著升高。③肺组织光镜下可见肺间质性水肿,肺泡隔增厚,肺泡结构破坏,间质内有大量炎症细胞浸润。

6. 经口气管插管雾化法[13]

（1）方法 实验用雄性 BLAB/c 小鼠,体重 18~22 g。将小鼠用水合氯醛腹腔注射麻醉,固定于操作台,用动物喉镜压下小鼠舌根暴露声门,将微型雾化器从声门插入气管,雾化喷入 LPS 100 μL(5 mg/kg)。

（2）特点 模型小鼠各肺叶均存在弥漫性的肺泡间隔增厚与肺泡壁破坏,肺间质炎症细胞浸润与出血,血管床不同程度破坏;肺组织 W/D 比值和病理损伤评分均显著高于正常对照组。

【观察指标】

1. 血液学检查 眼眶、尾静脉、股动脉或腹主动脉采血,血细胞分析仪检测血液白细胞总数、白细胞分类计数与百分比、血小板数、红细胞数及血红蛋白含量等,ELISA 法测定血清 TNF-α、IL-6、IL-β、IL-10 水平。

2. 支气管肺泡灌洗液（BALF）检查 将小鼠处死后,固定在操作台上,暴露气管后用一次性静脉留置针进行气管插管,丝线结扎固定,然后取生理盐水用 1 mL 注射器进行支气管肺泡灌洗。灌洗时,每次取 1 mL 生理盐水,经气管套管冲洗双侧支气管、肺泡,生理盐水反复 3 次灌洗,回收 BALF,低温离心 10 min,收集上清液,ELISA 法检测 IL-6、IL-1β、TNF-α 等炎症因子水平,考马斯亮蓝法测定总蛋白含量。沉淀用生理盐水混匀,取细胞混悬液 100 μL 用白细胞稀释液 100 μL 稀释,计数 BALF 中白细胞总数。采用细胞离心涂片装置将 BALF 的细胞直接平铺于载玻片上。玻片用冷风吹干,固定后进行 HE 染色。在油镜下计数 200 个细胞,根据细胞形态学特征分类计数巨噬细胞、中性粒细胞和淋巴细胞。

3.肺湿重/干重(*W/D*)比值　取肺组织,用滤纸吸干后称湿重(*W*),80 ℃烘箱中连续干燥48 h后称干重(*D*),计算肺湿重/干重(*W/D*)比值,评估肺组织水肿程度。

4.肺组织病理形态学观察　取肺组织,10%甲醛或4%多聚甲醛固定,梯度乙醇脱水,常规石蜡包埋、切片,分别采用HE、V-G和AB-PAS染色,光镜结合病理图像分析系统进行组织病理形态学观察,进行肺组织病理学评分。

(1)Szarka肺组织病理学评分[2,14]　光镜下观察肺组织病理学改变,在镜下分别从每只小鼠的5片肺叶中各取2个典型视野拍照。对每片肺叶的两张照片基于肺泡上皮细胞的损伤程度、感染的严重程度,中性粒细胞的浸润程度,以及肺泡壁增厚的程度等病理指标分别进行评分。

0分:肺泡壁完好无增厚,无炎症细胞浸润,无充血。

1分:肺泡壁轻微弥散性炎症细胞浸润(中性粒细胞),肺泡壁未见增厚。

2分:明显和广泛的炎症细胞(中性粒细胞和单核细胞)浸润,肺泡壁轻微增厚(1~2倍)。

3分:严重的炎症细胞浸润,个别区域肺泡壁增厚2~3倍。

4分:严重的炎症细胞浸润,肺泡壁明显增厚,25%~50%肺组织实化。

5分:严重的炎症细胞浸润,肺泡壁明显增厚,>50%肺组织实化。

(2)Mikawa肺组织病理学评分[6,15]　光镜下观察肺组织病理学改变,记录以下4项指标:①肺泡充血;②出血;③肺泡腔或血管壁中性粒细胞浸润或聚集;④肺泡壁增厚和(或)透明膜形成。每项指标分别依病变轻重评为0~4分。

0分:无病变或非常轻微病变;1分:轻度病变;2分:中度病变;3分:重度病变;4分:极重度病变。

总分16分,4项评定分数总和为肺损伤的总评分。

【注意事项】

参见本章第二节"细菌性肺炎动物模型"及本节"大鼠脂多糖诱导肺炎模型"。

【模型评价】

1.小鼠具有成熟早、繁殖力强,来源容易、易饲养管理以及成本低等优点,现已成为生物医学领域中用途最广泛、使用量最大的哺乳类实验动物[16]。小鼠的部分解剖结构和生理特性与人类存在差异,如小鼠和人的一些Toll样受体(为人类及一些低等动物识别微生物产物的一群特异性识别受体)细胞的表达和结构不同[17],导致其可识别的LPS结构亦有不同;人具有肺血管内巨噬细胞(pulmonary intravascular macrophages,PIM),少量的LPS就可引起明显的脓毒症和肺损伤相关症状,但鼠类无PIM,需高剂量LPS才能引起肺损伤等[18]。

2.使用LPS建立小鼠肺炎动物模型的给药途径包括全身给药法(静脉注射和腹腔注射)、气管内给药法、鼻腔滴注法及雾化吸入法等,不同方法均可不同程度造成肺部炎性损伤性病变,实验者可根据其研究目的及实验条件进行选择。

3. 与 LPS 气管内滴入和腹腔注射相比,气管内雾化 LPS 造成的肺组织病理损伤和炎症反应更加广泛和严重。气管内雾化给药是较新颖的肺内给药方式,其优点是无须气管切开或穿刺,手术创伤小,药物在动物喉镜引导下经高压雾化器形成极小雾滴直接喷射入肺组织,能够在肺内较好分布[19]。气管内雾化时高压雾化器可将 LPS 溶液分散为体积更小的液滴,在气流的推动下,分散的液滴能进入各肺叶并到达外周肺组织。由于气管内雾化给药能使 LPS 在肺内广泛分布,因此造成累及各肺叶、范围更弥散的肺组织损伤。气管内滴入时 LPS 溶液呈液滴状进入肺内,其液滴相对较大,药物较集中,故表现为某个肺叶的肺组织损伤严重,而部分肺叶则破坏相对较轻,病变损伤集中在大气道附近。腹腔注射 LPS 引起的肺组织破坏较轻,组织细胞与血管仍保留较好的反应性,但肺间质水肿程度较重,所以在病理损伤评分方面显著低于气管内雾化组和气管内滴入组,而在肺 W/D 比例方面则与气管内雾化组和气管内滴入组无显著性差异[13]。

4. 经口气管插管注入法(非暴露式)与气管穿刺注入法(暴露式)比较研究发现[12],暴露组小鼠造模的成功率(100%)高于非暴露组(86.7%)。暴露组小鼠 BALF 总蛋白浓度、ALP 和 LDH 活性、中性粒细胞数量以及肺 W/D 比值明显高于非暴露组。非暴露组小鼠主要表现为肺间质水肿;暴露组小鼠主要表现为渗出性肺水肿。

5. 小鼠经口气管插管注入法的主要优点是创伤小,主要缺点是操作复杂。随着冷光源内窥镜和电泳点样吸头等新方法的探索与应用,可使非暴露式气管滴注操作快速、简洁、可重复性好,能够广泛用于小鼠呼吸系统的插管和滴注操作[20]。

6. 其他参见本节"大鼠脂多糖诱导肺炎模型"。

【参考文献】

[1] 洪佳璇,汪柏尧,高雅文,等. 鲜鱼腥草提取物对脂多糖所致小鼠肺部炎症的影响[J]. 中国现代应用药学杂志,2008,25(5):376-378.

[2] 杨东,仇玮祎,张畅,等. 地塞米松治疗 LPS 诱导急性肺炎模型小鼠病理学评价方法的建立[J]. 实验动物科学,2013,30(4):9-13.

[3] 郭玲,李文静. 徐明江,等. 吸入脂多糖诱导小鼠急性肺炎模型的建立[J]. 北京大学学报(医学版),2009,41(2):226-229.

[4] 金婉冰. 白藜芦醇对脂多糖诱导的小鼠重症肺炎的保护作用[J]. 中国临床药理学与治疗学,2011,16(12):1352-1356.

[5] MATUTE-BELLO G, WINN R K, MARTIN T R, et al. Sustained lipopolysaccharide-induced lung inflammation in mice is attenuated by functional deficiency of the Fas/Fas ligand system [J]. Clin Diagn Lab Immunol,2004,11(2):358-361.

[6] 袁伟锋,李理,徐虹,等. 气管内滴入与腹膜腔注射脂多糖致肺组织炎症损伤的动态变化比较[J]. 中国呼吸与危重监护杂志,2017,16(3):274-279.

[7] CONTI G, TAMBALO S, VILLETTI G, et al. Evaluation of lung inflammation induced by intratracheal administration of LPS in mice:comparison between MRI and histology[J]. MAGMA,2010,23(2):93-101.

[8]何征宇,朱也森,姜虹.间断腹腔注射脂多糖制作内毒素诱导的小鼠急性肺损伤肺纤维化动物模型[J].中国呼吸与危重监护杂志,2010,9(1):76-80.

[9]SU X,JOHANSEN M,LOONEY M R,et al. CD47 deficiency protects mice from lipopolysaccharide-induced acute lung injury and Escherichia coli pneumonia[J]. J Immunol,2008,180(10):6947-6953.

[10]唐思璇,肖芳.脂多糖诱导肺炎动物模型的研究进展[J].中国实验动物学报,2020,28(6):864-869.

[11]MEI S H,MCCARTER S D,DENG Y,et al. Prevention of LPS-induced acute lung injury in mice by mesenchymal stem cells overexpressin angiopoietin 1[J]. PLoS Med. 2007,4(9):e269.

[12]苗雨丹,董春玲,刘玲,等.暴露式与非暴露式气管滴注方法建立小鼠急性肺损伤模型及其效果比较[J].吉林大学学报(医学版),2012,38(3):414-418.

[13]黄建华,李理,袁伟锋,等.脂多糖经不同给药方式致急性肺损伤小鼠模型的比较研究[J].中国呼吸与危重监护杂志,2013(3):264-268.

[14]SZARKA RJ,WANG N,GORDON L,et al. A murine model of pulmonary damage induced by lipopolysaccharide via intranasal instillation[J]. Journal of Immunological Methods,1997,202(1):49-57.

[15]MIKAWA K,NISHINA K,TAKAO Y,et al. ONO-1714,a nitric oxide synthase inhibitor,attenuates endotoxin-induced acute lung injury in rabbits[J]. Anesth Analg,2003,97(6):1751-1755.

[16]曹志敏,唐明美,文强,等.内毒素所致急性肺损伤动物模型的研究进展[J].实验动物科学,2017,34(1):62-66.

[17]REHLI M. Of mice and men:species variations of Toll-like receptor expression[J]. Trends Immunol,2002,23(8):375-378.

[18]陈勇,周继红,欧阳瑶.急性肺损伤实验动物模型[J].创伤外科杂志,2013,15(5):466-469.

[19]BIVAS-BENITA M,ZWIER R,JUNGINGER H E,et al. Non-invasive pulmonary aerosol delivery in mice by the endotracheal route[J]. Eur J Pharm BioPharm,2005,61(3):214-218.

[20]杨彪,李新鸣,严思远,等.应用冷光源内窥镜和点样吸头完成的新型小鼠气管滴注法[J].中国药理学通报,2016,32(4):585-587.

三、犬脂多糖诱导肺炎模型

【基本原理】

参见本节"大鼠脂多糖诱导法肺炎模型"。采用 LPS 经微量输液泵静脉注射方法,建立犬 LPS 诱导法肺炎模型。

【实验材料】

1. 药品试剂 ①脂多糖(LPS):实验时用生理盐水或 PBS 配成适宜的浓度。②麻醉药品:戊巴比妥钠,水合氯醛,乌拉坦,盐酸氯胺酮注射液等。③组织固定液:10% 甲醛溶液,4% 多聚甲醛溶液,2.5% 戊二醛,1% 锇酸等。④其他:氯化琥珀胆碱(司可林)注射液,乳酸林格液等。

2. 仪器设备 呼吸监护仪,呼吸机,血气分析仪,血细胞分析仪,病理图像分析系统,生物显微镜,电子显微镜等。

3. 实验动物 健康杂种犬,体重(12±0.65)kg,雌雄兼用。

【方法步骤】

将犬用盐酸氯胺酮肌内注射麻醉(100 mg/kg),固定动物,经口插入 7.5 号气管导管,连接呼吸机,采用控制性机械通气(CMV)模式,吸入氧浓度(FiO_2)30%,呼吸频率(f) 18 次/min,潮气量(VT)10 mL/kg,吸呼比(I/E)1∶2。连接呼气末 CO_2 监测仪,调节呼吸机 VT,使呼气末 CO_2 在 40 mmHg 左右。经左侧股动脉插入动脉留置导管,用以采集动脉血标本和行动脉直接测压;经右侧股静脉插入 5 号 Swan-Ganz 导管后,连接血流动力学监护仪及微量输液泵。氯化琥珀胆碱及氯胺酮混合液微量泵入维持肌松及镇静。

动物麻醉及操作完毕稳定 30 min 后,取得各参数基础值,经中心静脉用微量输液泵在 30 min 内注入 LPS(650 μg/kg),同时监测动脉血气,当 $PaO_2/FiO_2 < 300$ 时,可认为模型复制成功。实验过程中呼吸机参数不变,并根据平均动脉压(MAP)、中心静脉压(CVP)、肺动脉压(PAP)、肺动脉楔压(PAWP)及尿量予以输液调整:乳酸林格液通常按 7 mL/(kg·h)予以补充;当 MAP<70 mmHg 时,按 10 mL/(kg·h)补充。但当 PAWP> 10 mmHg 时,补液应回到前一水平。

【观察指标】

1. 呼吸力学监测 连接呼吸监护仪,分别于 LPS 注入前及注入后不同时间,监测记录肺动态顺应性、肺总顺应性、吸气气道阻力、气道峰压、呼吸功等呼吸力学指标。

2. 动脉血气监测 分别于 LPS 注入前及注入后不同时间,血气分析仪监测并记录 PaO_2、$PaCO_2$、pH 和 HCO_3^-。

3. 血清 TNF-α、IL-6、IL-10 含量测定 分别于 LPS 注入前及注入后不同时间,静脉取血,放射免疫法测定血清 TNF-α、IL-6、IL-10 含量。

4. 肺组织病理学检查 取肺组织,10% 甲醛或 4% 多聚甲醛固定,梯度乙醇脱水,常规石蜡包埋、切片,分别采用 HE、V-G 和 AB-PAS 染色,光镜结合病理图像分析系统进行组织病理形态学观察。另取经表面固定的肺组织,2.5% 戊二醛和 1% 锇酸双固定,Epon 812 包埋,超薄切片,醋酸铀、枸橼酸铅染色,透射电子显微镜观察肺组织超微结构变化。

【模型特点】

①模型动物在 16 h 左右出现急性肺损伤。②肺动态顺应性、肺总顺应性下降,吸气

气道阻力、气道峰压、呼吸功上升。③PaO$_2$ 和 PaO$_2$/FiO$_2$ 下降。④血清 TNF-α、IL-6 和 IL-10 浓度明显升高。⑤X 射线胸显示两肺弥漫性浸润阴影。⑥大体观察可见肺外观呈暗红色,蚕豆样大小不等呈瘤栓样出血点及坏死灶,个别可见脓栓状坏死灶,切开肺组织见有大量血性带脓性泡沫样液体流出。肺组织湿重/干重比值较正常值明显升高。⑦光镜、电镜可见毛细血管瘀血,血管内 PMN 聚集,内皮细胞肿胀,空泡变性。肺泡上皮变性、坏死,Ⅱ型肺泡上皮细胞肿胀,空泡状变性,板层小体排空,线粒体及内质网有不同程度肿胀。肺间质及肺泡水肿,内充满大量红细胞及白细胞,透明膜形成。⑧BALF 沉淀涂片见满视野白细胞。

【模型评价】

1. 犬经中心静脉注射 LPS,模型动物出现肺功能、PaO$_2$ 和 PaO$_2$/FiO$_2$ 下降,血清炎症细胞因子水平升高,肺组织明显破坏,与临床急性肺损伤(acute lung injury,ALI)和急性呼吸窘迫综合征(acute respiratory distress syndrome,ARDS)的病理特征基本吻合。

2. 犬为大型动物,与大鼠、小鼠、兔相比,更有利于进行肺部 CT 等影像学检查。

3. 其他参见本节"大鼠脂多糖诱导肺炎模型"。

【参考文献】

[1] 钱克俭,曾振国,刘芬,等.内毒素诱导犬急性肺损伤模型的建立[J].江西医药,2008,43(10):1028-1030.

[2] 刘芬,曾振国,江榕,等.高容量血液滤过对内毒素诱导犬急性肺损伤的治疗作用[J].中华急诊医学杂志,2006,15(10):890-893.

[3] 缪长虹,蒋豪,薛张纲,等.多指标评估犬内毒素性 ARDS 模型[J].中国临床医学,2003,10(2):143-148.

第四节 病毒性肺炎模型

一、流感病毒肺炎模型

(一)小鼠流感病毒肺炎模型

【基本原理】

目前已知人类流感病毒的传播方式主要有 3 种:气溶胶、飞沫及接触[1]。因此,选择与人类传播类似的滴鼻和气溶胶感染方式构建流感动物模型是目前被认为较为合理且广泛应用的感染方式[2-3]。采用滴鼻感染法和气溶胶感染法,建立小鼠流感病毒肺炎模型。

【实验材料】

1. 病毒株　甲型流感病毒 H1N1 病毒株。

2. 药品试剂　①脂多糖(LPS):实验时用生理盐水或 PBS 配成适宜的浓度。②麻醉药品:戊巴比妥钠,水合氯醛,异氟烷,乌拉坦,盐酸氯胺酮注射液等。③组织固定液:10% 甲醛溶液或 4% 多聚甲醛溶液等。④其他:DMEM 培养液,RNA 抽提试剂盒,RT-PCR 试剂盒,CBA 试剂盒,HE 染色液等。

3. 仪器设备　生物安全柜,流式细胞仪,PCR 仪,匀浆机,微量分光光度计,生物显微镜,病理图像分析系统等。

4. 实验动物　BALB/c、C57BL/6、ICR 或 KM 小鼠,雄性或雌雄各半。

【方法步骤】

1. 滴鼻感染法[4]

(1)方法　①H1N1 PR8 病毒株,经无特定病原体(specific pathogen free,SPF)鸡胚增殖后收集病毒尿囊液,病毒浓度为每毫升 $1×10^6$ $TCID_{50}$,-80 ℃ 储存备用。②半数致死量(LD50)测定:H1N1 PR8 分别稀释 1∶1、1∶10、1∶100、1∶1000、1∶10000。实验用雄性 C57BL/6 小鼠,4～6 周龄,体重 18～20 g。随机分为 5 组,各组分别给每只小鼠鼻腔滴入不同浓度 50 μL 病毒,逐日观察小鼠死亡情况,按 Reed-Muench 法计算 LD50。③滴鼻感染:用 0.5 LD50 的病毒浓度进行滴鼻感染(50 μL/只),感染当日记为 0 d,感染后小鼠分笼饲养在独立送风隔离笼具中,观察 14 d。逐日观察小鼠发病情况,并记录每日体重变化及死亡情况。

(2)特点　①感染后的第 3 天出现反应迟钝、厌食、竖毛及体重减轻等症状,第 5、7 天开始出现小鼠死亡,存活的小鼠在感染后第 10 天症状开始减轻。②体重先降低后逐渐恢复,肺指数先增高后降低。③肺组织病毒载量于感染后第 3 天最高,第 7、14 天逐渐降低。④感染第 3 天肺病变范围 10%～30%,主要集中在主支气管肺部,镜下可见肺泡间隔一定量的炎症细胞浸润;第 7 天肺病变范围 70%～90%,镜下可见肺泡间隔及肺泡内大量炎症细胞浸润,部分区域形成间质性肺炎或肺水肿;第 14 天肺病变范围 50%～70%,炎症细胞浸润较第 7 天减少,局部可见肺水肿。

2. 气溶胶感染法[4-5]

(1)方法　①H1N1 PR8 病毒株,经无特定病原体(specific pathogen free,SPF)鸡胚增殖后收集病毒尿囊液,病毒浓度为每毫升 $1×10^6$ $TCID_{50}$,-80 ℃ 储存备用。②半数致死量(LD50)测定:H1N1 PR8 分别稀释 1∶1、1∶10、1∶100、1∶1000、1∶10000。实验用雄性 C57BL/6 小鼠,4～6 周龄,体重 18～20 g。随机分为 5 组,分别将小鼠放入气雾攻击装置,将不同浓度 5 mL 病毒放入吸入的玻璃管中,按照预热 15 min、病毒液雾化 30 min、病毒液沉降 30 min、紫外杀菌 15 min 的程序进行气溶胶感染,病毒流速为 17.8 μL/s。逐日观察小鼠死亡情况,按 Reed-Muench 法计算 LD50。③气溶胶感染:用 0.5 LD50 的病毒浓度,按上述程序进行气溶胶感染,感染当日记为 0 d,感染后小鼠分笼饲养在独立送风隔离笼具中,观察 14 d。逐日观察小鼠发病情况,并记录每日体重变化及死亡情况。

(2)特点 ①感染后的第 3 天均开始出现反应迟钝、厌食、竖毛及体重减轻等症状,分别于第 5、7 天开始出现小鼠死亡,存活的小鼠在感染后第 10 天症状开始减轻。②体重先降低后逐渐恢复,肺指数先增高后降低。③肺组织病毒载量于感染后第 3 天最高,第 7、14 天逐渐降低。④感染第 3 天肺病变范围 20% ~ 50%,从主支气管肺部向末端细支气管肺部扩散,镜下可见肺泡间隔一定量的炎症细胞浸润;第 7 天肺病变范围 70% ~ 90%,镜下可见肺泡间隔及肺泡内大量炎症细胞浸润,部分区域形成间质性肺炎或肺水肿;第 14 天肺病变范围 60% ~ 70%,炎症细胞浸润较第 7 天减少,局部可见肺水肿。

【观察指标】

1. 一般情况观察 每日观察记录动物自主活动、精神状态、饮水进食、毛发色泽、鼻腔、眼眶分泌物,肢端皮肤颜色等。根据每日体重变化,计算体重变化率。

2. 肺指数 将小鼠肺用生理盐水溶液冲洗 2 次,再用吸水纸吸干表面水分,称全肺重量,计算肺指数。

$$肺指数(\%) = (肺重/体重) \times 100$$

3. 肺组织总 RNA 提取及病毒载量检测 抽提组织中的总 RNA,测定核酸浓度(OD 260 nm/OD 280 nm)后,加 RNAase-free DNAse I 37 ℃ 放置 20 min,然后 65 ℃ 放置 10 min。纯化后的样本进行荧光定量 PCR 检测,扩增体系为 25 μL:12.5 μL TaqMan PCR 基础液,上下游引物各 1.5 μL(10 μmol/L),TaqMan 探针 1.2 μL,2.5 μLRNA 模板,水(无 RNA 酶)5.8 μL。扩增程序:42 ℃ 10 min;95 ℃ 1 min;95 ℃ 15 s,60 ℃ 45 s,45 个循环。

4. 肺组织病理形态学观察 取肺组织,10% 甲醛或 4% 多聚甲醛固定,梯度乙醇脱水,常规石蜡包埋、切片,分别采用 HE 染色,光镜结合病理图像分析系统进行组织病理形态学观察,进行肺组织病理学评分[6]。

0 分:全肺野无病变;1 分:全肺野实变<25%;2 分:全肺野实变 25% ~ 49%;3 分:全肺野实变 50% ~ 75%;4 分:全肺野实变>75%。

【注意事项】

小鼠的鼻腔相对细小,进行菌液注入时,并缓慢逐滴滴入,尽量避免动物菌液因呼气溢出。

【模型评价】

1. 小鼠是用于评估流感感染最常用的哺乳动物感染模型,通常在实验室使用的小鼠的呼吸道均表达 SAα2,6 和 SAα2,3 两种唾液酸受体,从而对人和禽流感病毒易感[7]。然而小鼠品系不同,其受体分布也有所差别,BALB/c 小鼠的多数器官都表达 SAα2,6 和 SAα2,3 受体,包括气管、肺、小脑、脾、肝和肾,而 C57BL/6J 小鼠的肺中缺乏 SAα2,6 受体,SAα2,3 则被证明存在于纤毛孔和肺泡上皮Ⅱ型细胞上[8-9]。小鼠作为流感动物感染模型,其优点是价格低、遗传谱系清楚和品系纯等;缺点是小鼠非流感的天然宿主、缺少人流感病毒的临床症状、多数毒株表现体温过低而非发热、不能传播病毒和感染能力依赖鼠的种类等[10]。

2. 人类流感为呼吸系统疾病,因此建立模型最有效的方式就是呼吸道感染,滴鼻和气溶胶是目前最常用的两种呼吸道感染方式[4-5,11]。病毒气溶胶是指病毒以单独悬浮状态、与干燥固体颗粒(尘埃)、液体微粒(液体小滴)相连接在空气 中悬浮,其粒径为 0.001 ~ 100 μm,部分人类流感传染过程中气溶胶传染方式起主要作用[12-13]。滴鼻方式主要模拟人类飞沫感染方式,是目前被广泛采用的建立流感动物模型的方法[7]。

3. 气溶胶和滴鼻两种感染方式建立的小鼠流感病毒肺炎模型比较研究发现,气溶胶感染方式建立的小鼠模型更适用于预防和发病机制研究,滴鼻方式建立的小鼠模型可用于不通过气溶胶传播的流感病毒研究[4]。

4. 选用近交系 C57BL/6、BALB/c 和远交群 ICR 3 个品系小鼠,采用气雾攻击方法进行感染,结果发现 3 个品系小鼠均可成功建立流感气溶胶小鼠模型。3 个模型各有其特点,C57BL/6 小鼠可用于流感急性期和重症流感的发病机制的研究,BALB/c 小鼠可考虑用于流感疫苗和药物的研究,ICR 小鼠可用于一些新流感病毒的初次建立模型或用于研究个体对流感敏感性的研究[5]。

【参考文献】

[1] TELLIER R. Review of aerosol transmission of influenza a virus[J]. Emerg Infect Dis, 2006,12(11):1657-1662.

[2] KUTTER J S, SPRONKEN M I, FRAAIJ P L, et al. Transmission routes of respiratory viruses among humans[J]. Curr Opin Virol,2018,28:142-151.

[3] RICHARD M, FOUCHIER R A. Influenza A virus transmission via respiratory aerosols or droplets as it relates to pandemic potential[J]. FEMS Microbiol Rev, 2016, 40 (1): 68-85.

[4] 杨玉琴,徐春华,周文江,等. 两种呼吸道感染方式建立小鼠流感病毒感染模型的比较[J].中国实验动物学报,2020,28(6):773-778.

[5] 杨玉琴,徐春华,朱召芹,等. 三个品系小鼠流感病毒气溶胶感染模型的比较[J].中国实验动物学报,2016,24(2):145-149.

[6] 董丹,王雪峰,南春红,等. 不同鼠龄昆明种小鼠流感病毒肺炎动物模型的比较研究[J].天津中医药,2017,34(4):250-254.

[7] 于志君,孙伟洋,张醒海,等.流感病毒动物感染模型及其应用[J].传染病信息,2016,29(3):133-138.

[8] IBRICEVIC A, PEKOSZ A, WALTER M J, et al. Influenza virus receptor specificity and cell tropism in mouse and human airway epithelial cells[J]. J Virol,2006,80(15): 7469-7480.

[9] NING Z Y, LUO M Y, QI W B, et al. Detection of expression of influenza virus receptors in

tissues of BALB/c mice by histochemistry[J]. Vet Res Commun,2009,33(8):895-903.

[10]O'DONNELL C D,SUBBARAO K. The contribution of animal models to the understanding of the host range and virulence of influenza A viruses[J]. Microbes Infect,2011,13(5): 502-515.

[11]刘崇海,蒋利萍,魏钰书.流感病毒感染动物模型的研究进展[J].国际病毒学杂志, 2006,13(1):9-12.

[12]江恺骏,钟蕾,王晓泉,等.流感病毒气源性传播研究进展[J].中国家禽,2015,37 (13):43-49.

[13]TELLIER R. Aerosol transmission of influenza virus:a review of new studies[J]. J R Soc inter- face,2009,6(6):783-790.

(二)大鼠流感病毒肺炎模型

【基本原理】

参见本节"小鼠流感病毒肺炎模型"。采用滴鼻感染法,建立大鼠流感病毒肺炎模型。

【实验材料】

1. 病毒株　A/FM1/47(H1N1)甲型流感病毒,-80 ℃冻存,于9 d龄SPF级鸡胚尿囊腔传代后,测血凝滴度为1:640。测定其对小鼠的半数致死量(LD50)为4.5。

2. 药品试剂　①试剂盒:实时荧光定量PCR(Real-time PCR)试剂盒,白细胞介素-1β(IL-1β)、白细胞介素-6(IL-6)、白细胞介素-8(IL-8)、肿瘤坏死因子-α(TNF-α) ELISA试剂盒等。②麻醉药品:乙醚,戊巴比妥钠,水合氯醛,异氟烷,乌拉坦,盐酸氯胺酮注射液等。③组织固定液:10%甲醛溶液或4%多聚甲醛溶液等。

3. 仪器设备　肺功能测定装置,生物安全柜,流式细胞仪,PCR仪,匀浆机,凝胶分析系统,生物显微镜,病理图像分析系统等。

4. 实验动物　SD或Wistar大鼠,4~6周龄,体重(60±10)g,雌雄各半。

【方法步骤】[1-2]

在麻醉罐中放进乙醚浸湿的棉球,将大鼠放入后密闭麻醉罐,大鼠无力后,取出大鼠将其腹部朝上放置在手中,握紧大鼠双耳使大鼠抬头,使用注射器在大鼠左、右鼻孔交替接种LD50流感病毒液0.1 mL,建立病毒肺炎大鼠模型。正常组接种等量的生理盐水。

【观察指标】

1. 一般情况观察　每日观察记录动物自主活动、精神状态、饮水进食、毛发色泽、肢端皮肤颜色等。根据每日体重变化,计算体重变化率。

2. 肺功能评价[3]　末次用药24 h,将大鼠置于肺功能测定装置的体描箱内,异氟烷吸入麻醉。将大鼠头下垂,喉部切开、分离气管并与动物呼吸机管路相连对其行机械通气,到肺扩张达到气体交换目的时,采用负压呼气方式,测量用力肺活量(FVC)、用力呼气流量峰值(PEF)、第一秒用力呼气量(FEV$_1$)、75%肺活量的呼气流量峰值(FEF$_{75}$)。

3.肺指数　将小鼠肺用生理盐水溶液冲洗 2 次,吸水纸吸干表面水分,称全肺重量,计算肺指数。

$$肺指数(\%)=(肺重/体重)\times100\%$$

4.血清炎症因子水平检测　颈动脉血 1 mL,3000 r/min 离心 15 min,ELISA 法测大鼠血清 IL-1β、IL-6、IL-8、TNF-α 水平。

5.肺组织病理形态学观察　取肺组织,10% 甲醛或 4% 多聚甲醛固定,梯度乙醇脱水,常规石蜡包埋、切片,分别采用 HE 染色,光镜结合病理图像分析系统进行组织病理形态学观察。

【模型特点】

1.模型组大鼠精神逐渐萎靡、饮食及饮水减少、皮毛光滑度减少、呼吸频率加快、出现咳嗽、气喘、喷嚏等,体重增加不明显。

2.与正常组比较,模型组大鼠 FVC、PEF、FEV$_1$、FEF$_{75}$ 显著降低,血清 IL-1β、IL-6、IL-8、TNF-α 水平明显升高。

3.模型组大鼠肺指数明显高于正常组,肺泡、肺泡囊、肺泡管、肺泡隔等正常组织结构消失,肺泡壁广泛淋巴细胞及单核细胞浸润,肺泡壁结构破坏,肺泡壁毛细血管扩张,部分肺泡融合,肺泡腔内大量炎症细胞和浆液渗出,肺泡间隔等肺间质增宽,小血管内皮细胞肿胀、间质水肿。

【注意事项】

采用鼻腔滴注流感病毒液后,可保持大鼠 30°~40° 角的仰卧位,以便流感病毒液更易流入支气管和肺泡内。

【模型评价】

1.流感病毒感染大鼠后可破坏其呼吸道上皮细胞并引起肺炎。流感病毒感染后引起大鼠的肺损伤与人类相似,可导致严重甚至致死性肺炎。在大鼠感染鼠适应的流感病毒动物模型中,采用光学显微镜观察病理改变和免疫组织化学的方法发现严重感染导致的病理改变主要在呼吸道的上皮细胞、固有层和鼻部淋巴组织。感染后 1~2 d 出现呼吸道中性粒细胞浸润和上皮细胞坏死,第 4 天主要是淋巴细胞和巨噬细胞浸润,伴有上皮细胞再生[4]。

2.滴鼻法制备肺炎模型操作简单,可以根据实验的病原体选择不同种属、不同状态的实验动物。但其可控性差,病毒液可停留在鼻咽部、进入消化道或者因呼气、打喷嚏而丢失,使剂量难以确定,导致模型不稳定[5]。

【参考文献】

[1]郝欧美,王雪峰,刘双,等.敷胸膏对流感病毒肺炎大鼠肺组织 JNK,MKK4 表达的影响[J].中国实验方剂学杂志,2016,22(23):111-115.

[2]李田超,张世强,卢云.桂枝提取物对流感病毒性肺炎大鼠的治疗作用及其机制研究[J].云南中医学院学报,2018,41(3):27-31.

[3]张阳阳,蒋玮,何华,等.解毒清肺汤对甲型 H1NI 病毒性肺炎模型大鼠肺组织的保护
作用及机制研究[J].四川中医,2022,40(8):47-50.

[4]张春花,朱丹,刘华钢.流感病毒感染实验动物模型建立的研究进展[J].广西医科大
学学报,2011,28(5):808-811.

[5]张丹参,张健美.诱发肺炎动物模型方法及评价[J].神经药理学报,2019,9(5):
17-23.

二、合胞病毒肺炎模型

(一)小鼠合胞病毒肺炎模型

【基本原理】

呼吸道合胞病毒(respiratory syncytial virus,RSV)是全球范围内引起下呼吸道感染的主要病原体之一[1],感染年龄分布广泛[2]。采用滴鼻感染法建立小鼠合胞病毒肺炎模型。

【实验材料】

1. 细胞和病毒　Hep2 细胞,呼吸道合胞病毒 A2 株(RSV A2)。

2. 药品试剂　①MEM 培养基(pH 7.2):含 10% 胎牛血清、50 pg/mL 青霉素、50 pg/mL 链霉素。②麻醉药品:戊巴比妥钠,水合氯醛,异氟烷,乌拉坦,盐酸氯胺酮注射液等。③组织固定液:10% 甲醛溶液或 4% 多聚甲醛溶液等。

3. 仪器设备　生物安全柜,流式细胞仪,PCR 仪,匀浆机,微量分光光度计。

4. 实验动物　BALB/c 小鼠,8～12 周龄,体重 18～20 g,雌性或雌雄各半。

【方法步骤】[3-6]

1. Hep2 细胞培养于 MEM 培养基中,37 ℃,50% CO_2培养箱中培养。将 RSV A2 感染铺有 Hep2 单层细胞的六孔板上,吸附 1 h 后,加入 1% 琼脂的 MEM 培养基培养 1～3 d,至出现单个合胞病变时,枪尖挑取单克隆病毒至 500 μL MEM 培养基中,2000 g 离心 20 min,感染铺有 Hep2 单层细胞的六孔板上,琼脂糖纯化 3 代后挑取病毒感染 T175 方瓶里 Hep2 单层细胞,培养 3～4 d,至出现大约 100% 合胞病变时,用细胞刮收集细胞和上清(50 mL),50% Hz 超声裂解细胞后 2000 g 离心 20 min,上清分装至 2 mL 冻存管,-80 ℃ 保存。向含单层无孔 Hep2 细胞的 12 孔板中加入病毒,吸附 1 h 后覆盖含 0.75% 甲基纤维素的 10% FBS 的 MEM 培养基,培养 4 d,苏木精伊红染色计数空斑,空斑形成试验测定其滴度为 10^8 PFU/mL。

2. 将小鼠用戊巴比妥钠腹腔注射麻醉或异氟烷吸入性麻醉,伸直其颈部,鼻内滴入 10^6 PFU/mL 的病毒液 50～100 μL。连续观察 5～7 d。

【观察指标】

1. 一般情况　每日观察记录动物自主活动、精神状态、饮水进食、毛发色泽,鼻腔、眼

眶分泌物,肢端皮肤颜色等。根据体重变化,计算体重变化率。

2.**肺指数** 将小鼠肺用生理盐水溶液冲洗 2 次,再用吸水纸吸干表面水分,称全肺重量,计算肺指数。

3.**肺组织和鼻组织 RSV 滴度滴定** 右肺组织及鼻组织化冻后,肺组织用研磨器研磨,鼻腔组织用无菌研钵研磨,分别在 4 ℃、2500 g 离心 10 min,取上清接种于 Hep2 细胞,室温吸附 1 h 后覆盖含 0.75% 甲基纤维素的 10% FBS 的 NEN 培养基,培养 4 d,计数空斑,计算空斑形成单位(plaque forming unit,PFU)病毒滴度。

$$PFU = a \cdot b/v$$

式中:a 为空斑均数;b 为病毒稀释度的倒数;v 为病毒量(mL)。

4.**肺组织病理形态学观察** 取肺组织,10% 甲醛或 4% 多聚甲醛固定,梯度乙醇脱水,常规石蜡包埋、切片、HE 染色,光镜结合病理图像分析系统进行组织病理形态学观察。另取肺组织,2.5% 戊二醛和 1% 锇酸双固定,Epon 812 包埋,超薄切片,醋酸铀、枸橼酸铅染色,透射电子显微镜观察肺组织超微结构变化。

【模型特点】

1.RSV 模型组小鼠于感染第 4 天,出现精神沉郁、卷缩、毛无光泽、活动减少、体重下降、呼吸急促、咳嗽等临床表现。

2.病毒感染量为 10^3 PFU 时,肺组织无空斑形成;随着感染病毒量增大,肺组织病毒增多。模型小鼠感染 10^6 PFU 后,随着时间推移,肺内病毒量降低,感染第 6 天的肺组织已无空斑形成。

3.光镜显示,RSV 感染第 3 天肺组织呈明显炎症,肺泡壁充血、水肿、增厚,大量淋巴细胞、单核细胞、中性粒细胞、嗜酸性粒细胞浸润。感染第 7 天肺泡间隔炎症细胞明显减少,呈典型间质性肺炎表现,伴局灶性气肿或萎缩,可见部分肺泡壁断裂融合,肺泡腔扩大。

4.电镜显示,肺泡Ⅰ型上皮细胞肿胀、坏死,Ⅱ型上皮细胞肿胀、融合、崩解。肺泡壁毛细血管内大量红细胞填塞,部分毛细血管内皮细胞肿胀、崩解,基底膜断裂破坏,肺泡腔内可见巨噬细胞、红细胞及渗出液。

5.原位杂交证实 RSV 主要侵袭支气管、细支气管上皮细胞及肺泡上皮细胞。

【注意事项】

参见本节"小鼠流感病毒肺炎模型"。

【模型评价】

1.小鼠感染 RSV 后肺部炎症变化与人类一致,为典型的间质性肺炎表现。

2.小鼠肺部病理改变持续时间较长,感染 7 d 时,虽空斑形成试验已不能测出病毒,但病理改变仍明显存在。RSV 感染与日后发生哮喘关系密切,可能与其肺部持续性病理改变有关[7]。

3.电镜显示Ⅱ型肺泡上皮细胞对 RSV 非常敏感,其在Ⅱ型肺泡上皮细胞复制可引起肺泡表面活性物质减少而导致肺泡萎缩[8]。

4.其他参见本节"小鼠流感病毒肺炎模型"。

【参考文献】

[1]SHI T,BALSELLS E,WASTNEDGC E,et al. Risk factors for respiratory syncytial virus associated with acute lower respiratory infection in children under five years：Systematic review and meta-analysis[J]. J Glob Health,2015,5(2):020416.

[2]COLLINS P L,GRAHAM B S. Viral and host factors in human respiratory syncytial virus pathogenesis[J]. J Virol,2008,82(5):2040-2055.

[3]廉国利,俞海国,赵晓东,等.小鼠呼吸道合胞病毒感染模型的建立[J].西安交通大学学报(医学版),2003,24(4):329-332.

[4]杨光,尹海林,何学令.小鼠感染合胞病毒与鼠流感病毒后肺脏病理学比较研究[J].四川动物,2017,26(3):678-680.

[5]邹毅,黄海鹭,徐军,等.小鼠的原发性呼吸道合胞病毒感染[J].中华结核和呼吸杂志,2001,24(8):484-487.

[6]詹炉停,赵敏,依含,等.呼吸道合胞病毒在不同龄期 BALB/c 小鼠上的感染差异[J].病毒学报,2016,32(4):411-416.

[7]杜平.医用实验病毒学[M].北京:人民军医出版社,1985.

[8]VIUFF B,AASTED B,ALEXANDERSEN S. Role of alveolar type Ⅱ cells and of surfactant-associated protein C mRNA levels in the pathogenesis of respiratory distress in mink kits infected with Aleutian mink disease parvovirus [J]. J Virol,1994,68(4):2720-2725.

(二)豚鼠合胞病毒肺炎模型

【基本原理】

参见本节"小鼠合胞病毒肺炎模型",采用滴鼻感染法建立豚鼠合胞病毒肺炎模型。

【实验材料】

1.细胞和病毒　Hep2 细胞,呼吸道合胞病毒 A2 株(RSV A2)。

2.药品试剂　①MEM(Minimal Essential Media)培养基(pH 值 7.2):含 10% 胎牛血清、50 pg/mL 青霉素、50 pg/mL 链霉素。②麻醉药品:戊巴比妥钠,水合氯醛,异氟烷,乌拉坦,盐酸氯胺酮注射液等。③组织固定液:10% 甲醛溶液或 4% 多聚甲醛溶液,2.5% 戊二醛,1% 锇酸等。

3.仪器设备　生物显微镜,电子显微镜,病理图像分析系统,生物安全柜,CO_2 培养箱,匀浆机等。

4.实验动物　1 个月龄雌性豚鼠,体重 250～300 g。

【方法步骤】[1-4]

1.病毒悬液制备　RSV 毒株接种于 Hep2 细胞上,按常规培养,在细胞融合病变最明显时,用力振荡细胞瓶,使细胞从瓶壁脱落,反复冻融 3 次,4 ℃、800 g 离心 10 min,去除细胞碎片。收集病毒悬液,进行病毒滴定,用于动物接种。

2. 动物接种过程　豚鼠麻醉后,鼻腔内缓慢滴入 100 倍半数细胞培养感染量(TCID$_{50}$)病毒悬液 0.5 mL,对照组动物滴入磷酸盐缓冲液(PBS)0.5 mL。1 次/d,连续3 d。

3. 肺组织标本处理　采用急性失血法处死豚鼠。无菌条件下取出部分肺组织置于灭菌 Hank's 液中备做病毒分离,其余肺组织做光镜与电镜检查。

【观察指标】

1. 一般情况观察　每日观察记录动物自主活动、精神状态、饮水进食、毛发色泽,鼻腔、眼眶分泌物,肢端皮肤颜色等。根据每日体重变化,计算体重变化率。

2. 肺组织病毒分离及免疫荧光鉴定　无菌条件下剪碎新鲜肺组织,研磨后接种到Hep2 细胞瓶中,37 ℃、5% CO$_2$ 培养箱中培养。待 Hep2 细胞瓶中 50% 的细胞出现融合病变时,收取标本。阳性标本制成抗原片,加入 RSV/FITC 抗体试剂,37 ℃孵育 30 min,晾干后用基质液封片,移至荧光显微镜下观察,细胞质内出现发荧光的结构物则为阳性。

3. 肺组织病理形态学观察　取肺组织,10% 甲醛或 4% 多聚甲醛固定,梯度乙醇脱水,常规石蜡包埋、切片、HE 染色,光镜结合病理图像分析系统进行组织病理形态学观察。另取肺组织,2.5% 戊二醛和 1% 锇酸双固定,Epon 812 包埋,超薄切片,醋酸铀、枸橼酸铅染色,透射电子显微镜观察肺组织超微结构变化。

【模型特点】

1. 鼻内滴入 RSV 3 d 后,豚鼠肺组织出现轻度炎症改变,5～7 d 达高峰,光镜下可见黏膜充血水肿,大量淋巴细胞浸润到细支气管黏膜下、固有层及上皮细胞间,肺泡呈典型的间质性肺炎;电镜下可见肺泡Ⅰ型上皮细胞肿胀,胞质中线粒体、粗面内质网减少,线粒体基质变淡,内质网轻度扩张。肺泡Ⅱ型上皮细胞显著增生、融合。14 d 基本恢复正常。

2. 肺组织病毒分离及免疫荧光检查均证实为 RSV 感染。病毒接种后 6 d 的肺组织标本病毒培养后均在第一、二代内出现细胞融合病变,病毒接种后 14 d 有 3 例肺组织分离出 RSV。病毒分离阳性的标本进行免疫荧光检查,荧光显微镜下可观察到细胞质内出现发荧光的结构物,呈颗粒状或弥散状分布,着苹果绿色。

3. RSV 感染后 3 d,模型组大鼠肺组织 M 受体最大结合容量(B$_{max}$)增高,平衡解离常数(Kd)降低;5～7 d,B$_{max}$ 达高峰,Kd 值达最低值;21 d 仍与对照组差异显著。

4. 模型组大鼠肺组织 β 受体 Kd 在 RSV 接种后 3 d 高于对照组,5～7 d 达高峰,接种后 14、21 d 与对照组无显著性差异。β 受体 B$_{max}$ 在 RSV 接种后无明显改变。

【注意事项】

1. 制备病毒悬液时,为保证病毒毒力的稳定性,病毒最好在敏感细胞上连续传代 2～3 次。制备一批病毒悬液后,应于 -70 ℃保存,取出部分病毒,滴定其毒力,以后参照此毒力,稀释所需的病毒浓度。

2. 要掌握麻醉的深浅度。麻醉太深,豚鼠能将病毒悬液直接吸入肺中,引起肺水肿,往往于接种后 1 d 内死亡;麻醉太浅,豚鼠又常企图将接种物咳出。为保证感染成功,可连续接种 3 d。

3. 幼龄豚鼠对 RSV 感染较为敏感。

【模型评价】

1. 豚鼠对 RSV 的敏感性比小鼠高 1000 倍[5],比棉鼠高 10 倍[6],易被抗原性物质致敏,引起变态反应,是研究 RSV 感染与气道高反应性及哮喘发作关系的首选动物。

2. RSV 在豚鼠肺部的清除速度相对较慢,RSV 感染后 6 周仍可以从肺组织内分离出病毒抗原[7],而在棉鼠和小鼠 RSV 感染的动物模型中,所有动物在接种后 14 d 肺部均分离不出病毒[8]。所以豚鼠既可以用来研究 RSV 感染引起的急性作用,也可以研究 RSV 感染后气道的慢性炎症改变及气道反应性的变化。

3. 豚鼠的主要缺点是缺少近交品系及检测、定量豚鼠免疫球蛋白、细胞类型、细胞因子等的试剂。

【参考文献】

[1] 田曼,李桦,赵德育,等. 呼吸道合胞病毒感染豚鼠动物模型的建立[J]. 江苏医药杂志,2002,28(2):103-106.

[2] 赵德育,葛传生,田曼,等. 呼吸道合胞病毒感染对豚鼠肺组织 M 受体变化的影响[J]. 南京医科大学学报(自然科学版),2002,22(5):379-383.

[3] 田曼,葛传生,李桦,等. 呼吸道合胞病毒感染对豚鼠 β 肾上腺素能受体的影响[J]. 中国病理生理杂志,2003,19(8):1111-1112.

[4] 黄祯祥. 医学病毒学及实验技术[M]. 北京:科学出版社,1997.

[5] MATSUSE H,BEHERA A K,KUMAR M,et al. Recurrentrespiratory syncytial virus infections in allergen-sensitized mice lead to persistent airway inflammation and hyperresponsiveness[J]. J Immunol,2000,164(12):6583-6592.

[6] PRINCE G A,PRIEELS J P,SLAOUI M,et al. Pulmonary lesions in primary respiratory syncytial virus infection reinfection and vaccine-enhanced disease in the cotton rat[J]. Lab Invest. 1999,79(11):1385-1392.

[7] RIEDEL F,OBERDIECK B,STRECKERT H J,et al. Persistence of airway hyperresponsiveness and viral antigen following respiratory syncytial virus bronchiolitis in young guinea-pigs[J]. Eur Respir J,1997,10(3),639-615.

[8] TANNOCK G A,HIERHOLZER J C,BRYCE D A,et al. Freeze-drying of respiratory syncytial viruses for transportation and storage[J]. J Clin Microbiol,1987,25(9):1769-1771.

三、小鼠巨细胞病毒肺炎模型

【基本原理】

人巨细胞病毒(human cytomegalovirus,HCMV)也称疱疹病毒 5 型,属疱疹病毒 β 亚科,为线状双链 DNA 病毒。HCMV 感染是人类最常见的感染性疾病,几乎任何年龄的个体均可患病[1]。采用 HCMV 尾静脉注射、腹腔注射和滴鼻感染法,建立小鼠 HCMV 肺炎模型。

【实验材料】

1. 病毒和细胞 HCMV AD₁₆₉毒株,人胚成纤维细胞株(human fibroblast,HF)。

2. 药品试剂 ①DMEM 培养基,小牛血清。②Taq DNA 聚合酶,免疫组化试剂盒,抗 β-actin 抗体,HRP 标记的羊抗鼠 IgG,PCR 引物等。③10% 甲醛溶液或 4% 多聚甲醛溶液等。④麻醉药品:戊巴比妥钠,水合氯醛,异氟烷,乌拉坦,盐酸氯胺酮注射液等。⑤组织固定液:10% 甲醛溶液或 4% 多聚甲醛溶液,2.5% 戊二醛,1% 锇酸等。

3. 仪器设备 荧光倒置显微镜,荧光定量 PCR 仪,凝胶电泳仪,量化成像分析流式细胞仪,超高分辨率激光共聚焦显微镜,生物显微镜,病理图像分析系统,匀浆机等。

4. 实验动物 BALB/c 小鼠,雌性或雌雄各半。

【方法步骤】

1. 尾静脉注射法[2-3]

(1)方法 ①HCMV 病毒感染剂量测定 HF 单层细胞经胰蛋白酶消化后吹打混匀,制成 $1×10^5$/mL 细胞悬液,加入 24 孔板,1 mL/孔,24 h 达 90% 汇合时,用等量含 6% 小牛血清的双倍 DMEM 和 2% 琼脂糖混匀,配制成 1% 琼脂糖 DMEM 液为覆盖层,置于 50 ℃ 水浴锅中保温备用;弃去 24 板孔内的细胞培养液,将病毒悬液进行 10 倍系列递增稀释;每孔加入稀释后的病毒悬液各 0.2 mL,每个稀释度设置 3 个复孔,同时设置不加病毒只加维持液的细胞对照组,将 24 孔板置于 37 ℃ 吸附 1 h,每孔各覆盖 1% 琼脂糖 DMEM 液 1 mL,待琼脂糖层凝固后,置于 37 ℃、5% CO_2 培养箱中培养 7～10 d;每孔分别加入 1% 结晶紫染液 1 mL(含 10% 甲醛)染色 2 min;细水流冲去孔中的琼脂凝块,进行空斑计数,计算病毒滴度:感染病毒剂量(PFU/mL)= 3 孔蚀斑均数×病毒稀释倍数/病毒接种量(mL)。经空斑形成试验测定,HCMV 病毒悬液中感染性病毒为 $1.1×10^6$ PFU/mL。②HCMV尾静脉注射:实验用雌性 BALB/c 小鼠,4～6 周龄,体重 14～20 g。随机分为模型组和对照组,模型组小鼠采用尾静脉注射的方式接种含 HCMV 病毒悬液($5.5×10^5$PFU/mL),0.5 mL/只,对照组小鼠尾静脉注射等容积细胞悬液。

(2)特点 ①感染后 5 d 和 30 d,模型组小鼠肺组织中分离出 HCMV,在 HF 细胞培养物上出现肿胀、变圆、折光性增强等典型特征性 HCMV 细胞病变效应(cytopathic effect,CPE),PCR 检测到 HCMV 特异性早晚期基因 IE 和 UL55DNA,Western 印迹、免疫组化检测到 HCMV 特异性早晚期蛋白 IE 和 gB。②感染后 5 d 肺组织可见明显急性间质性肺炎病理改变,肺泡间隔增宽或被破坏,大量炎症细胞浸润,病变细胞肿胀变圆,胞质内出现嗜酸性包涵体,局部出现出血及淡红色水肿液渗出,肺组织细胞坏死;30 d 肺组织可见纤维结缔组织增生等病理改变。

2. 腹腔注射法[4-6]

(1)方法　HCMV AD_{169} 毒株用 HF 细胞培养增殖。使用前将病毒在 HF 细胞上传代12 次,以增加病毒毒力;以 24 ~ 48 h 内病毒致 CPE 达"+++ ~ ++++"的病毒悬液滴定半数组织培养感染量(50% tissue culture infective dose,$TCID_{50}$)。实验用 BALB/c 小鼠,4 ~ 6 周龄,体重 14 ~ 20 g,雌雄各半。腹腔注射 HCMV AD_{169} 悬液 0.5 mL/只(6.0 log $TCID_{50}$),对照组腹腔注射等容积 DMEM 液。

(2)特点　①HCMV 模型组小鼠呼吸频率增加,体重减轻。②光镜下可见肺组织局灶性间质性肺炎表现,肺泡壁增厚、水肿,有单核细胞浸润,肺泡腔内有蛋白渗出。③电镜下可见肺组织细胞坏死,核膜破裂,核内物质外溢,正常细胞器结构消失,胞质内可见有包膜的类球形病毒颗粒,直径分别为 145.8 nm 和 125.0 nm。

3. 滴鼻感染法[7]

(1)方法　小鼠用乙醚轻度麻醉,以 0.06 mL 生理盐水溶解的 MCMV 病毒液滴鼻。对照组以 0.06 mL 生理盐水滴鼻。

(2)特点　①MCMV 感染 16 d 后,模型组小鼠体重呈现下降趋势,25 d 开始出现死亡,大部分小鼠在 27 d 左右死亡。②MCMV 感染组小鼠肺组织出现典型间质性肺炎特征,肺泡壁增宽,血管充血,有炎症细胞浸润,肺泡腔结构破坏。③模型组大鼠肺组织IL-6 和 TNF-α 含量显著升高,IL-10 含量明显降低。

【观察指标】

1. 一般情况观察　观察记录动物自主活动、精神状态、饮水进食、毛发色泽、肢端皮肤颜色、呼吸频率、体重等。

2. 病毒分离　无菌取小鼠肺组织,研磨匀浆后加 1 mL DMEM 混匀,4 ℃、1000 r/min离心 20 min 取上清液,接种于长满单层的 HF 细胞,7 d 盲传 1 次,盲传 3 代以内出现HCMV 细胞病变效应(cytopathic effect,CPE)则判为病毒分离阳性。在倒置显微镜下观察到的典型 HCMV CPE 为:起初出现局灶性病变,病变细胞折光性增强、肿胀、变圆、变大,形成巨大细胞,随后向周围的正常细胞扩散,最终导致整个细胞单层细胞脱落。

3. 肺组织病理形态学观察　取肺组织,10% 甲醛或 4% 多聚甲醛固定,梯度乙醇脱水,常规石蜡包埋、切片,HE 染色,光镜结合病理图像分析系统进行组织病理形态学观察。另取肺组织,2.5% 戊二醛和 1% 锇酸双固定,Epon 812 包埋,超薄切片,醋酸铀、枸橼酸铅染色,电镜下观察肺组织超微结构变化。

【注意事项】

参见本节"小鼠流感病毒肺炎模型"。

【模型评价】

1. HCMV 具有明显的宿主种属特异性,是疱疹病毒科中最大、结构也最复杂的病毒。

主要传播途径为垂直传播、水平传播、医源性感染及性传播。采用 HCMV 尾静脉注射、腹腔注射和滴鼻感染建立的小鼠 HCMV 肺炎模型具备人类 HCMV 感染间质性肺炎的基本病理特征。

2. 不同动物(小鼠、大鼠、豚鼠和猿猴等)HCMV 感染模型因其特点不同而应用于不同的研究中,大鼠模型主要用于 HCMV 相关血管疾病的研究[8];豚鼠模型多用于 HCMV 先天感染的研究[9-10];猿猴模型虽因代价高、动物获取困难很少采用,但却更接近人类 HCMV 感染,可用于疫苗研制、抗病毒药物研发、免疫及衰老等领域的研究[11]。小鼠 MCMV 感染模型因动物的易得性、易操作性和相关检测试剂的丰富性,其应用最为广泛。BALB/c 小鼠因对 MCMV 天然易感而最常被采用。

【参考文献】

[1] 舒赛男,刘兴楼,ZHANG M,等. 对中国以人巨细胞病毒感染小鼠模型进行相关研究的质疑和剖析[J]. 中国循证儿科杂志,2012,7(6):405-408.

[2] 庄晓亮,木朝宇,俞俊岭,等. HCMV 急性间质性肺炎小鼠模型的建立[J]. 安徽医科大学学报,2014,49(9):1214-1217.

[3] 张俊玲,王明丽. 人巨细胞病毒蚀斑实验条件优化及在抗病毒物质活性测定中的应用[J]. 安徽医科大学学报,2007,42(5):485-489.

[4] 侯舒,王亚亭,徐叔云. 建立人巨细胞病毒小鼠间质性肺炎模型[J]. 中国药理学通报,21(5):632-635.

[5] 侯舒,许晓燕,王亚亭. 双黄连治疗人巨细胞病毒小鼠肺炎的实验研究[J]. 安徽医科大学学报,2008,43(1):62-65.

[6] 李灵芝,常国良. 养阴清肺汤对巨细胞病毒性肺炎模型小鼠的保护作用[J]. 中国药房,2015,36(16):2196-2198.

[7] 王萍,陈盛,黄小桃,等. 青蒿琥酯对小鼠巨细胞病毒性肺炎的治疗作用[J]. 药学学报,2020,55(11):2651-2656.

[8] STREBLOW D N,DUMORTIER J,MOSES A V,et al. Mechanisms of cytomegalovirus-accelerated vascular disease:induction of paracrine factors that promote angiogenesis and wound healing[J]. Curr Top Microbiol Immunol,2008,325:397-415.

[9] MESS A. The guinea pig placenta:model of placental growth dynamics[J]. Placenta,2007,28(8-9):812-815.

[10] BRAVO F J,CARDIN R D,BERNSTEIN D I. Effect of maternal treatment with cyclic HPMPC in the guinea pig model of congenital cytomegalovirus infection[J]. J Infect Dis,2006,193(4):591-597.

[11] POWERS C,FRÜH K. Rhesus CMV:an emerging animal model for human CMV[J]. Med Microbiol Immunol,2008,197(2):109-115.

第五节　其他肺炎模型

一、肺炎支原体肺炎模型

(一)大鼠肺炎支原体肺炎模型

【基本原理】

肺炎支原体(mycoplasma pneumonia,MP)是呼吸道致病菌,主要通过飞沫或气溶胶传播,平时可见散发病例,全年均可发病,以冬季较多。临床表现以呼吸道症状为主,也可伴发肺外组织或多器官损害。世界各地均有发病且有逐年增加的趋势,发病率仅次于肺炎链球菌肺炎,占总肺炎的22%。采用鼻腔内滴注法和雾化吸入法,建立大鼠肺炎支原体肺炎模型。

【实验材料】

1.菌株与培养基 MP 国际标准菌株 FH(ATCC 17731)。液体培养基主要成分为牛脑心浸液基础培养基、无菌胎牛血清、新鲜酵母浸液、葡萄糖、青霉素和酚红等(调整pH 7.6)。

2.药品试剂 ①麻醉药品:乙醚,戊巴比妥钠,水合氯醛,乌拉坦,盐酸氯胺酮注射液等。②组织固定液:10%甲醛溶液或4%多聚甲醛溶液等。③其他:碱性成纤维细胞生长因子(basic fibroblast growth factor,bFGF)IgG 型单克隆抗体,即用型 SABC 试剂盒,Taq DNA 聚合酶等。

3.仪器设备 高频超声雾化器,荧光定量 PCR 仪,自动组织脱水机,生物组织包埋机,生物显微镜,病理图像分析系统,荧光定量 PCR 仪,微量加样器等。

4.实验动物 SD 或 Wistar 大鼠,体重 250~300 g。雄性或雌雄兼用。

【方法步骤】

1.鼻腔滴注法[1-5]

(1)方法 ①MP 培养及菌数测定:利用 10 倍稀释法将待测菌液以培养基稀释成$1×10^{-12}$~$1×10^{-1}$一系列浓度,经 37 ℃恒温培养 7 d 后,以培养基由红色变为黄色时的最高稀释度作为颜色改变单位(color change unit,CCU),则菌液浓度以 CCU/mL 计。②MP鼻腔滴注:动物经乙醚麻醉后,将 10^6 CCU/mL 的肺炎支原体培养液缓慢地滴入鼻孔内,通过呼气道,利用其自然的吸气式动作,将支原体菌液吸入气道至肺。1 次/d,每只剂量为 0.2 mL/d,连续 3 d。接种后立即竖立大鼠,使其保持直立位 20 s,以保证接种菌种因重力作用而入肺,接种后观察其活动及进食情况。

(2)特点 ①多数大鼠在感染肺炎支原体 3 d 后,精神沉郁,活动减少,被毛粗糙,肺部出现明显的湿啰音,体温升高;10 d 时各种症状加重,鼻部出现脓性分泌物,少数带有少量血丝,呼吸时可闻鼻塞声和喘鸣声。②咽拭子 PCR 检测肺炎支原体感染阳性率为 95.24%。③光镜可见支气管及肺血管周围有明显的淋巴细胞浸润,形成斑片状间质性支气管肺炎,细支气管变厚而管腔变窄。④透射电镜观察到肺脏细胞膜破裂,线粒体变性,嵴断裂。

2. 雾化吸入法[6-7]

(1)方法 将肺炎支原体感染组大鼠放入自制的实验箱中,肺炎支原体标准株液 15 mL,放入消毒后的超声雾化机湿化瓶中,置入无菌生理盐水 15 mL。雾化 20 min。24 周内间隔不同时间共感染 9 次(最短间隔 7 d,最长间隔 39 d)。

(2)特点 ①模型组大鼠支气管肺泡灌洗液肺炎支原体-PCR 检测均为阳性。②肺泡间隔增宽,其中有较多胶原纤维堆积。③支气管上皮细胞胞浆内、支气管和肺小动脉肌层以及肺泡巨噬细胞胞浆内可见较多棕黄色细颗粒状 bFGF 阳性表达产物,其积分光密度显著高于对照组。④肺泡灌洗液中巨噬细胞计数、中性粒细胞计数及 TDF-β、KL-6 和 SP-D 浓度明显高于正常对照组。

【观察指标】

1. 一般情况 每日观察记录大鼠活动状况、精神状态、饮水进食、毛发色泽,定期测量呼吸频率、心率、体重、体温等。

2. 咽拭子 PCR 检测[8] 用无菌咽拭子采集咽部分泌物,放入加有 1 mL 生理盐水的灭菌试管中,高速离心,弃上清后加入裂解液,提取肺炎支原体 DNA,PCR 扩增,用 0.8% 琼脂糖凝胶电泳检查扩增产物,紫外灯下观察结果。

3. 支气管肺泡灌洗液(BALF)检测 将动物用 3% 戊巴比妥钠腹腔注射麻醉 (1.5 mL/kg),无菌操作游离气管,注入无菌生理盐水约 2 mL 灌洗,反复 3 次。收集 BALF,分别进行细胞计数、细胞因子和肺炎支原体 PCR 检测等。

4. 支气管和肺组织细菌培养 大鼠经颈动脉放血处死,立即在无菌操作下行开胸术,取左主支气管和左下肺组织各 2 块(2 mm×2 mm×2 mm),分别进行常规细菌培养。

5. 肺组织病理形态学观察 取左肺组织,10% 甲醛或 4% 多聚甲醛固定,梯度乙醇脱水,常规石蜡包埋、切片,分别采用 HE、Masson 和 AB-PAS 染色,光镜结合病理图像分析系统进行组织病理学观察。

6. 肺组织病理学评分[9-10] 该评价系统由 0~26 分范围的可数评分组成,每张切片有 5 个分类评价系统组成,得分越高代表肺组织的炎症浸润程度越高。得分组成由切片各部分分析,管腔周围浸润的支气管和细支气管数目、管腔内渗出程度、管腔周围浸润程度、血管周围浸润程度和实质性肺炎程度进行评分,再累计总分。对每侧肺分别评分,随后两侧肺组织分数相加除以 2,得出平均数为肺组织病理学评分。

(1)细支气管和支气管周围浸润数目百分比 0 分:无;1 分:< 25%;2 分:25% ~

75%;3 分>75%。

(2)细支气管和支气管渗出　0 分:无;1 分:轻度腔闭合<25%;2 分:重度腔闭合(25%~50%);3 分:大多数腔闭合(>50%)。

(3)血管周围浸润部分百分比　0 分:无;1 分:<10%;2 分:10%~50%;3 分:>50%。

(4)支气管和细支气管浸润定性　0 分:无,见于正常动物,偶尔可见轻微浸润或者支气管周围淋巴样细胞团块;1 分:轻度,伴有间断的环;2 分:中度,新月形的环或者完整的环;3 分:严重,完全的环,有>5~10 个细胞厚度。

(5)实质性肺炎　0 分:无;1 分:轻度,斑块实质性浸润;2 分:重度,斑块出现融合的浸润。

【注意事项】

1. 采用鼻腔滴注法复制大鼠肺炎支原体肺炎模型时,保持动物 30°仰卧,以便菌液更易流入支气管和肺泡内。

2. 采用雾化吸入法复制大鼠肺炎支原体肺炎模型,动物雾化吸入时应防止雾化液外溢,避免造成环境污染。

【模型评价】

1. 采用鼻腔滴注法和雾化吸入法,通过对支原体感染大鼠症状体征观察、体温测量、病原体 PCR 检测、细菌培养和肺组织病理组织学检查,证明两种方法均可成功复制大鼠肺炎支原体肺炎模型。

2. 经鼻滴入法简单易行,模型可靠。但菌液不易完全进入呼吸道,部分菌液流入胃肠道被胃酸灭活,或在呼气时溢出,难以准确定量。

3. 超声雾化能使动物在自主呼吸过程中吸入细菌,模拟人类肺炎支原体感染途径。但易造成病菌在空气中传播。

【参考文献】

[1]黄晓虹,龚铭,李桃,等.肺炎支原体感染大鼠模型的建立及治疗研究[J].南方医科大学学报,2009,29(11):2219-2221.

[2]李继昌,董龙,杨阳.肺炎支原体感染大鼠实验模型的建立[J].畜牧与兽医,2004,36(8):16-18.

[3]严春霞,何国产,闻人庆,等.解毒清肺合剂对肺炎支原体感染大鼠肺组织 NF-κB 和 p38 MAPK 通路的影响[J].中国病理生理杂志,2019,35(5):926-932.

[4]陈慧,程燕.肺炎支原体感染大鼠不同时期气道反应性的实验研究[J].现代中西医结合杂志,2013,22(1):22-24.

[5]鲁艳芳,刘红艳,向希雄,等.肺炎支原体肺炎大鼠血清 IgE 的变化及理肺通络方的干预作用[J].湖北中医杂志,2007,29(8):4-5.

[6]刘建,彭东信,刘晓晴,等.肺炎支原体肺部感染大鼠肺组织中碱性成纤维细胞生长因子表达的免疫组化研究[J].中国人兽共患病杂志,2004,20(6):507-510.

[7]潘云虎,季志宇,刘国生,等.苏黄止咳胶囊对减轻肺炎支原体肺部感染大鼠炎症反应的作用及机制探讨[J].福建医药杂志,2021,43(1):124-127.

[8]李继昌,王伟明,董龙,等.肺炎支原体感染对大鼠免疫功能和一些生化指标的影响[J].畜牧与兽医,2004,36(5):4-6

[9]刘晓红,辛德莉,侯安存,等.小鼠肺炎支原体肺炎模型的建立及组织病理学评分方法的应用[J].重庆医学,2004,33(9):1338-1340.

[10]MARTIN R J,CHU H W,HONOUR J M,et al. Airway inflammation and bronchial hyper-responsiveness af er mycoplasma pneumonia infection in a murine model[J]. Am J Respir Cell Mol Biol,2001,24(5):777-782.

(二)小鼠肺炎支原体肺炎模型

【基本原理】

采用鼻腔内滴注法,建立小鼠肺炎支原体肺炎模型;在烟雾暴露的基础上,叠加鼻腔内滴注肺炎支原体,建立小鼠慢性肺部炎症合并肺炎支原体肺炎模型。

【实验材料】

1.菌株　肺炎支原体国际标准菌株 FH(ATCC 15531),在胎牛血清中培养 24 h 后,置于 PPLO 培养基中生长,每隔 7 d 传代 1 次。

2.药品试剂　①麻醉药品:乙醚,戊巴比妥钠,水合氯醛,乌拉坦,盐酸氯胺酮注射液等。②组织固定液:10%甲醛溶液,4%多聚甲醛溶液等。③其他:HE 染液,Masson 三色染色试剂盒等。

3.仪器设备　荧光定量 PCR 仪,自动组织脱水机,生物组织包埋机,生物显微镜,病理图像分析系统,荧光定量 PCR 仪,多功能酶标仪,微量加样器,啮齿类动物呼吸系统暴露染毒装置。

4.实验动物　BALB/c 小鼠,体重 18~22 g,雌雄各半。

【方法步骤】

1.鼻腔滴注法[1-3]

(1)方法　实验用 BALB/c 小鼠,雌雄各半,体重 18~22 g。将小鼠乙醚吸入麻醉,用加样器吸入肺炎支原体菌液 100 μL(1×10^7 CCU/mL),缓慢滴入鼻腔,后将小鼠头后仰 40°左右,使菌液随小鼠自主呼吸到达下呼吸道。1 次/d,连续 3 d。对照组以同等量的培养基滴鼻接种。

(2)特点　①模型组感染后第 1 天,所有小鼠肺部均出现支气管肺炎的炎症反应,平均组织病理学评分为 6.32 分;第 3、4 天最重,分别为 11.60 和 9.58 分;以后逐渐减轻,于第 21 天炎症基本消失。②肺部炎症反应感染后第 1、2、3、4 天,肺组织培养和 PCR 检测均有肺炎支原体生长,检出率为 100%;在第 6、8、14、21 天,检出率分别有 2/12、2/12、0/12、0/12。

2. 烟雾暴露+鼻腔滴注法[4]

（1）方法　实验用 BALB/c 小鼠,雌雄各半,体重 18～22 g。①烟雾暴露:将小鼠放入动物呼吸系统暴露染毒装置内烟熏,每次 30 min/次,2 次/d,连续 10 d。②鼻腔滴注肺炎支原体菌液:将模型小鼠乙醚麻醉,微量加样器吸取 20 μL 肺炎支原体液（1×110⁶CCU/mL）,缓慢滴入鼻腔使其吸气时进入气管、支气管,1 次/d,连续 3 d。

（2）特点　①烟熏并感染组小鼠肺炎支原体感染率达到 93%,高于单纯感染组（77%）肺泡腔塌陷。②肺组织呈片状致密结构,内充斥大量红细胞,胶原纤维增多呈片状蓝染。

【观察指标】

1. 一般情况　观察记录大鼠动物活动、精神状态、呼吸、毛色、大小便、进食、体重、体温及死亡率等情况。

2. 肺 CT 检查　以异氟烷麻醉小鼠,行胸部 CT 断层平扫,参数条件:电压 90 kV,电流 80 μA,每 72 μm 进行 1 次断层平扫,采集并处理数据。

3. 病原学诊断[5-6]　取肺组织块（5 mm×5 mm×5 mm）,无菌操作下以研磨器研磨成肺匀浆,置于支原体培养基中 37 ℃培养 1 周,再吸 50 μL 接种到新的培养基中 37 ℃再培养 3 周,PCR 检测肺炎支原体。

4. 肺组织病理形态学观察　取左肺组织,10% 甲醛或 4% 多聚甲醛固定,梯度乙醇脱水,常规石蜡包埋、切片,分别采用 HE、Masson 和 AB-PAS 染色,光镜结合病理图像分析系统进行组织病理学观察。

5. 肺组织病理学评分[1,5]　该评价系统由 0～26 分范围的可数评分组成,每张切片由 5 个分类评价系统组成,得分越高代表肺组织的炎症浸润程度越高。得分组成由切片各部分分析,管腔周围浸润的支气管和细支气管数目、管腔内渗出程度、管腔周围浸润程度、血管周围浸润程度和实质性肺炎程度进行评分,再累计总分。对每侧肺分别评分,两侧肺组织评分相加除以 2,得出平均数为肺组织病理学评分。

（1）细支气管和支气管周围浸润数目百分比　0 分:无;1 分:<25%;2 分:25%～75%;3 分>75%。

（2）细支气管和支气管渗出　0 分:无;1 分:轻度腔闭合<25%;2 分:重度腔闭合（25%～50%）;3 分:大多数腔闭合（>50%）。

（3）血管周围浸润部分百分比　0 分:无;1 分:<10%;2 分:10%～50%;3 分:>50%;

（4）支气管和细支气管浸润定性　0 分:无,见于正常动物,偶尔可见轻微浸润或者支气管周围淋巴样细胞团块;1 分:轻度,伴有间断的环;2 分:中度,新月形的环或者完整的环;3 分:严重,完全的环,有>5～10 个细胞厚度。

（5）实质性肺炎　0 分:无;1 分:轻度,斑块实质性浸润;2 分:重度,斑块出现融合的浸润。

【注意事项】

采用鼻腔滴注肺炎支原体菌液后,应立即保持小鼠 40°仰卧位,以便菌液更易流入支气管和肺泡内。

【模型评价】

1. 采用鼻腔滴注法和雾化吸入法，通过对支原体感染大鼠症状体征观察、体温测量、病原体 PCR 检测、细菌培养和肺组织病理组织学检查，证明两种方法均可成功复制大鼠肺炎支原体肺炎模型。

2. 经鼻滴入法简单易行，模型可靠。但菌液不易完全进入呼吸道，部分菌液流入胃肠道被胃酸灭活，或在呼气时溢出，难以准确定量。

3. 超声雾化能使动物在自主呼吸过程中吸入细菌，模拟人类肺炎支原体感染途径。但易造成病菌在空气中传播。

【参考文献】

[1]刘晓红,辛德莉,侯安存,等.小鼠肺炎支原体肺炎模型的建立及组织病理学评分方法的应用[J].重庆医学,2004,33(9):1338-1340.

[2]刘晓红,辛德莉,侯安存,等.小鼠肺炎支原体肺炎模型的建立及干扰素-γ的变化[J].中国人兽共患病杂志,2004,20(4):284-287.

[3]吴振起,齐兆东,张天宇,等.高载量肺炎支原体感染小鼠重症肺炎模型的建立和评价[J].中华中医药学刊,2023,41(1):9-13.

[4]蒙艳丽,徐慧星,王晓溪,等.慢性肺部炎症合并肺炎支原体肺炎小鼠模型的建立[J].实验动物科学,2020,37(1):22-26.

[5]MARTIN R J,CHU H W,HONOUR J M. Airway Inflammation and bronchial hyperrespons-iveness after Mycoplasma pneumoniae infection in a murine model[J]. American J of Respir cell Mo Biol,2001,24(5):577-582.

[6]辛德莉,李贵,张继红,等.聚合酶链反应在肺炎支原体检测中的临床应用与研究[J].中华儿科杂志,1994,32(5):296-297.

二、小鼠肺炎衣原体肺炎模型

【基本原理】

肺炎衣原体(chlamydia pneumonia,CP)是专性细胞内细菌样寄生物,由肺炎衣原体引起的急性肺部炎症称为肺炎衣原体肺炎。肺炎衣原体主要是通过呼吸道飞沫传染,也可能通过污染物传染。在病原体数量多、毒力强,同时宿主呼吸道局部或者全身免疫防御系统损坏,从而导致肺炎衣原体肺炎的发生。采用鼻腔内滴注法,建立小鼠肺炎衣原体肺炎模型。

【实验材料】

1. 毒株　肺炎衣原体 CWL-029 株,在喉癌细胞(Hep2 细胞)培养基中繁殖。感染的细胞用无菌玻璃珠采集,并用超声破坏。对细胞培养生长的病原体以低速和高速离心

1 个循环进行纯化,再悬浮于二磷酸蔗糖(2SP)无菌缓冲液中。按每份 0.5 mL 分为若干份置于–70 ℃下冰冻保存,浓度为 $1.12×10^8$ 包涵体形成单位(IFU/mL)。

2. 药品试剂　①麻醉药品:戊巴比妥钠,水合氯醛,乌拉坦,盐酸氯胺酮注射液等。②组织固定液:10% 甲醛溶液或 4% 多聚甲醛溶液等。③其他:HE、Masson 和 AB-PAS 染色试剂盒等。

3. 仪器设备　多导生理记录仪或生物信号采集处理系统,7F 标准三腔漂浮导管,生物显微镜,病理图像分析系统,常规手术器械等。

4. 实验动物　雄性 ICR 小鼠,体重 18~22 g。

【方法步骤】[1-3]

1. 鼻腔内滴注法　将小鼠乙醚吸入轻度麻醉,诱导小鼠过度通气以便于鼻内接种。每只小鼠用带有 4 号半针头的注射器于吸气相时向鼻孔内滴入接种物 0.05 mL,每只小鼠给予约 $7.0×10^6$ IFU/mL 的肺炎衣原体。

2. 静脉注射法　将小鼠固定于简易小盒内,常规消毒后,通过尾静脉注射接种物 0.05 mL。每只小鼠给予约 $9.7×10^6$ IFU/mL 的肺炎衣原体。

【观察指标】

1. 一般情况　每天观察记录小鼠动物活动、精神状态、呼吸、毛色、大小便、进食及死亡率等情况。

2. 血清 IgG 抗体检测　采用微量免疫荧光法(microimmunofluorescence,MIF)检测血清 IgG 抗体水平。

3. 肺组织肺炎衣原体 DNA 检查　取右肺组织匀浆,蛋白酶裂解,PCR 扩增,凝胶电泳分析,测定肺组织肺炎衣原体 DNA 水平。

4. 肺组织病理形态学观察　取左肺组织,10% 甲醛固定,梯度乙醇脱水,常规石蜡包埋、切片,分别采用 HE、Masson 和 AB-PAS 染色,光镜结合病理图像分析系统进行组织病理形态学观察。

【模型特点】

1. 鼻内接种肺炎衣原体后 3 d 内可见其活力下降,进食和饮水减少。

2. 小鼠肺部感染特征性病理改变为斑片状间质性肺炎,早期(7 d 以内)病变较重,以中性粒细胞浸润为主,并伴有泡沫细胞堆积;后期(14 d 以后)病变开始减轻,以中性粒细胞和淋巴细胞混合浸润为主,并逐渐转为以淋巴细胞浸润为主。

3. 以聚合酶链反应(PCR)法在接种后的肺组织中间歇性检测到肺炎衣原体 DNA。被接种的小鼠可以产生血清 IgG 抗体。

4. 静脉接种肺炎衣原体后的肺部改变与鼻内接种类似,但病变程度、范围相对减轻,恢复时间相对较短,其差异在发病早期更为明显。

【注意事项】

小鼠的鼻腔相对细小,进行菌液注入时,并缓慢逐滴滴入,尽量避免动物菌液因呼气溢出。

【模型评价】

1. ICR 小鼠鼻腔内滴注法肺炎衣原体肺炎模型,表现为较长期的自限性间质性肺炎改变,与人类的疾病相似。

2. 与其他种系小鼠模型[3-4]相比,ICR 小鼠鼻腔内滴注法肺炎衣原体肺炎模型动物死亡率相对较高(25%)。

【参考文献】

[1]施毅,印洁,詹化文,等.肺炎衣原体肺炎小鼠模型的建立与实验研究[J].中华结核和呼吸杂志,2001,24(10):592-595.

[2]施毅,印洁,詹化文,等.肺炎衣原体肺炎的实验鼠模型[J].医学研究生学报,2001,14(1):6-8.

[3]YANG Z P,KUO C C,GRAYSTON J T. Systemic dissemination of Chlamydia pneumoniae following intranasal inoculation in mice[J]. J Infect Dis,1995,171(3):736-738.

[4]YANG Z P,KUO C C,GRAYSTON J T. A mouse model of chlamydia pneumonia strain TWAR pneumonitis[J]. Infect Immun,1993,61(5):2037-2040.

三、白念珠菌肺炎模型

(一)小鼠白念珠菌肺炎模型

【基本原理】

侵袭性真菌感染主要原因是临床上长期使用广谱抗生素、免疫抑制剂,放化疗的综合应用及艾滋病的流行,致使人体正常菌群失调,机体免疫功能降低,外源性真菌乘虚侵入或内源性真菌在体内生长繁殖而引发感染,以白念珠菌的肺部感染最多见[1-3]。采用气管内注入法,建立小鼠白念珠菌肺炎模型。

【方法步骤】[4]

1. 菌液制备　在超净工作台上从血平板上挑取单个菌落,用灭菌生理盐水在无菌管中制备成 2.0×10^9 CFU/mL 的菌液,置于 4 ℃冰箱保存备用。

2. 免疫抑制　分别于实验第 1、3、5、7、9 天,小鼠背部皮下注射环磷酰胺(100 mg/kg)。

3. 接种　实验第 12 天,将麻醉后的动物固定于手术操作台上,气管内注入白念珠菌菌液(0.01 mL/只),立即将小鼠取头高脚低位,使菌液易进入下气道。对照组气管内注入等容积生理盐水。

【模型特点】

1. 白念珠菌感染后,模型小鼠出现活动减少,行走减慢直至行动困难、精神萎靡不振、嗜睡、饮水及饮食不佳、呼吸困难、气喘。口腔、鼻腔黏膜及鼻外周部可见块状白色炎性假膜。

2. 肉眼观察可见肺体积增大、肺切缘呈钝角、颜色苍白、表面多个粟粒状灰白色斑点,其他内脏无异常。

3. 肺组织镜下显示肺泡壁毛细血管高度扩张充血,肺泡间隔增宽,间质水肿;肺泡腔扩张,肺泡上皮增生和空泡变性,肺泡腔内充满淡红色水肿液。在肺泡壁毛细血管内及肺泡腔内可发现颜色发黑的菌丝、厚膜孢子团状物。肺组织可见灶状坏死及淋巴细胞浸润,并有单核吞噬细胞吞噬现象。

【参考文献】

[1]蒋超群.住院患者感染部位病原菌分布临床分析[J].中华医院感染学杂志,2010,20
　　(8):1159.

[2]CONDE-ROSA A, AMADOR R, PÉREZ-TORRES D, et al. Candidemia distribution,
　　associated risk factors,and attributed mortality at a university-based medical center[J]. P
　　R Health Sci J,2010,29(1):26-29.

[3]许群,眭建.白念珠菌肺部感染动物模型[J].中国老年学杂志,2013,33(16):
　　4088-4090.

[4]王革新,王馥香,刘安丽.免疫抑制小鼠肺白色念珠菌病病理研究[J].包头医学院学
　　报,2010,26(1):8-9.

(二)兔白念珠菌肺炎模型

【基本原理】

采用经皮气管内穿刺法,建立家兔白念珠菌肺炎模型。

【方法步骤】[1]

1. 免疫抑制　实验第 1~5 天,每日耳缘静脉注射阿糖胞苷 440 mg/m²,6 d 后隔日 1 次维持低免疫状态。

2. 预防细菌感染　第 4 天起,静脉注射万古霉素 15 mg/kg、头孢他啶 150 mg/kg,1 次/d;庆大霉素 5 mg/kg 静脉注射,隔日 1 次。

3. 菌液制备　采用分区划线法将复活后的白念珠菌接种于科玛嘉显色培养基上。37 ℃温箱孵育 24 h,平皿上可见密度不等、表面光滑、圆形翠绿色菌落。将分离培养的白念珠菌接种于 50 mL 沙保罗液体培养基中,置于 37 ℃振荡培养箱中振荡培养 18 h。3000 r/min 离心 5 min,弃上清,反复加入无菌生理盐水 10 mL 冲洗 2 次。将离心后的沉淀物加入生理盐水 5 mL 混匀制成菌液,显微镜下用计数器计数菌液的浓度。调整原菌液浓度为 5×10⁸个/mL,置于 4 ℃冰箱保存备用。

4. 接种　实验第 6 天,将麻醉后的动物固定于手术操作台上,以左手拇指、示指固定气管,向气管内注入白念珠菌菌液 0.2 mL(含白念珠菌 1×10⁸个),立即将家兔取头高脚

低位,使菌液易进入下气道。对照组气管内注入等容积生理盐水。

【模型特点】

第 3 天肺组织表面可见大小不一的灰白色病灶,柔软,无硬节。支气管内见少许分泌物,气道周有淋巴、单核细胞浸润,肺组织充血、瘀血,部分肺泡内有蛋白样物及炎症细胞渗出,部分肺泡代偿性扩张,肺泡间质有少许陈旧性出血(含铁血黄素)。肺组织内有片状坏死灶,界限较清晰,肺组织呈干酪样坏死,肺泡结构尚存,腔内为坏死物及少量孢子。第 5 天肺组织表面可见大小不一的圆形、灰黑色病灶,触之呈结节状,质硬。部分支气管内为脱落的上皮细胞,黏膜下见淋巴细胞聚集,部分小支气管内含孢子及菌丝的坏死物,部分气管黏膜及气道壁软组织破坏,小气管周围大量淋巴细胞增生、包绕,巨噬细胞增生,肺组织内有大量灰白结节病灶,镜下病灶界限清晰,中心为干酪样坏死,内含大量孢子、菌丝,肺泡结构消失,周围大量淋巴细胞包绕,周围组织之间多个小灶状病灶,肺泡上皮部分脱落,肺泡腔内见多数巨噬细胞,部分肺泡代偿性扩张,部分肺泡破裂融合成肺大疱。

【参考文献】

[1]李军,庞龙滨,李哲,等.经皮气管穿刺法建立家兔白色念珠菌肺炎动物模型[J].山东医药,2005,45(4):23-24.

第三章 慢性阻塞性肺疾病模型

第一节 概 述

慢性阻塞性肺疾病(chronic obstructive pulmonary disease,COPD)简称慢阻肺,是一种由环境因素(吸烟、空气污染、呼吸道感染等)与个体易患因素(遗传、气道高敏反应等)相互作用而导致的、以持续呼吸道气流受限和呼吸道症状为特征及气流受限不完全可逆的一类常见慢性呼吸系统疾病。主要危险因素为吸烟、室内污染、环境与职业暴露等。COPD可因呼吸道重塑和肺实质破坏,肺功能持续降低,反复发作病情恶化导致劳动力丧失,生活质量降低,最终发展为呼吸衰竭和肺源性心脏病[1]。COPD患病率和病死率呈上升趋势。我国40岁以上人群患病率为13.7%,20岁以上成人COPD患病率也达到8.6%。COPD是我国城市居民第4位、农村首位的死亡原因,是中国造成生命年损失第3位的疾病[2]。

【病因】

1.吸烟 吸烟是引起COPD最重要的病因和最常见的环境危险因素,烟草中的焦油、尼古丁和氢氰酸等化学物质具有多种损伤效应,如损伤气道上皮细胞和纤毛运动,使气道净化能力下降;促使支气管黏液腺和杯状细胞增生肥大,黏液分泌增多;刺激副交感神经而使支气管平滑肌收缩,气道阻力增加;使氧自由基产生增多,诱导中性粒细胞释放蛋白酶,破坏肺弹力纤维,诱发肺气肿形成等。

2.职业粉尘 接触职业粉尘及化学物质,如烟雾、变应原、工业废气及室内空气污染等,浓度过高或时间过长时,均可能促进慢性支气管炎及COPD发病。

3.空气污染 大气中的有害气体如二氧化硫、二氧化氮、氯气等可损伤气道黏膜上皮,使纤毛清除功能下降,黏液分泌增加,为细菌感染增加条件。

4.感染因素 病毒、支原体、细菌等感染是COPD发生发展的重要原因之一。病毒感染以流感病毒、鼻病毒、腺病毒和呼吸道合胞病毒为常见。细菌感染常继发于病毒感染,常见病原体为肺炎链球菌、流感嗜血杆菌、卡他莫拉菌和葡萄球菌等。

5.其他因素 免疫功能紊乱、气道高反应性、年龄增大等机体因素和气候等环境因素均与COPD的发生和发展有关。如老年人肾上腺皮质功能减退,细胞免疫功能下降,溶菌酶活性降低,从而容易造成呼吸道的反复感染。寒冷空气可以刺激腺体增加黏液分泌,纤毛运动减弱,黏膜血管收缩,局部血液循环障碍,有利于继发感染。

【发病机制】

1.慢性炎症反应机制 COPD与呼吸道和肺对有害气体或颗粒的异常炎症反应有关,气道、肺实质及肺血管的慢性炎症是慢阻肺的特征性改变。中性粒细胞、巨噬细胞、T淋巴细胞等炎症细胞均参与了COPD的发病过程。中性粒细胞的活化和聚集是COPD炎症过程的一个重要环节,通过释放中性粒细胞弹性蛋白酶等多种生物活性物质引起慢性黏液高分泌状态并破坏肺实质。被激活的巨噬细胞、上皮细胞或$CD8^+$ T淋巴细胞释放的化学趋化因子如IL-6、IL-8、白三烯B_4(leukotriene B_4,LTB_4)和肿瘤坏死因子-α(tumor necrosis factor-α,TN-α)与炎症细胞之间存在复杂的相互作用,促进上皮的化生、黏液高分泌及呼吸道重塑。

2.蛋白酶和抗蛋白酶失衡机制 COPD患者体内存在蛋白酶和抗蛋白酶失衡。①COPD患者呼吸道和肺实质蛋白酶如中性粒细胞弹性蛋白酶(NE)、基质金属蛋白酶(MMP)等增加、活性增强,引起肺实质细胞外基质(ECM)代谢异常,肺弹力纤维破坏,刺激黏液分泌,增加基底膜通透性,刺激内皮细胞释放IL-8和巨噬细胞释放LTB_4,加重炎症反应。②抗蛋白酶如α_1-抗胰蛋白酶(α_1-AT)、分泌型白细胞蛋白酶抑制剂(SLPI)和组织金属蛋白酶抑制剂(TIMP)缺乏、不足或部分失活,炎症细胞产生蛋白酶增加、活性增强,超过抗蛋白酶的数量和活性时,引起弹力纤维破坏,促使肺气肿形成。

3.氧化与抗氧化失衡机制 COPD患者肺部外源性氧自由基主要来源于烟草烟雾和空气污染,内源性主要由炎症细胞释放。①自由基与细胞膜或脂蛋白上的多价不饱和脂肪酸侧链发生反应形成脂质过氧化,同时产生新的自由基,形成链式反应,导致对细胞膜的持续损害。②氧化应激引起抗蛋白酶的失活、黏液的过度分泌、移行至肺部的中性粒细胞数量增加和变形能力降低、促炎介质(IL-6、IL-8和NO)的基因表达增多、组蛋白去乙酰化酶活性降低导致糖皮质激素抗炎作用下降等。③当氧化作用超过抗氧化作用时,导致组织损伤。

4.呼吸道重塑及其机制 呼吸道和肺实质的慢性炎症引起组织破坏,对损伤的修复使其结构改变最终导致呼吸道壁与基底膜增厚,上皮细胞纤毛倒伏,鳞形化生,黏膜下腺体肥厚、增生,纤维蛋白沉积,出现管腔狭窄、弹性减弱和气流受限,这一过程称为呼吸道重塑。ECM和成纤维细胞在呼吸道重塑中起关键作用,弹力纤维合成和修复的异常在肺气肿发病机制中起一定作用。

5.遗传 COPD患者的子代和同卵双胞胎中发病率高于一般人群,提示COPD与遗传有关。参与COPD发病的多种炎症因子、基质金属蛋白酶、抗蛋白酶、氧化还原酶和解毒酶等的遗传表型和基因多态性决定COPD的易感性。已知与COPD可能有关的基因除

a_1-AT 的 ZZ 型与肺气肿及肺功能的下降肯定有关外,还包括与氧化损伤、炎症与免疫失衡、呼吸道高反应性、抗微生物多肽、凋亡等相关基因的基因多态性有关。

6.衰老　COPD 被认为是"加速的肺老化疾病",衰老本身可加剧小气道功能的异常,氧化应激与还原失衡,端粒长度减少,抗衰老基因 *Sirtuin* 1/6 表达下降,免疫与炎症失衡等交织在一起,促进了 COPD 的进展。

【病理】

1.大气道(气管、支气管和呼气相内径大于 2 mm 的细支气管)　主要表现为呼吸道黏液高分泌和黏液纤毛功能障碍,常见病理改变有黏液腺增生、浆液腺管的黏液腺化生、腺管扩张、杯状细胞增生、灶状鳞状细胞化生和呼吸道平滑肌肥大,支气管黏膜上皮细胞的纤毛发生粘连、倒伏、脱失,纤毛细胞数减少,异常纤毛的百分率明显增加,纤毛结构异常(纤毛细胞空泡变性、细胞膜凸出、形状改变等)。

2.小气道(呼气相内径小于 2 mm 的细支气管)　主要表现为管壁单核巨噬细胞和 CD8$^+$T 淋巴细胞浸润、杯状细胞化生、平滑肌增生及纤维化,管腔扭曲狭窄、腔内不同程度黏液栓形成。小气道周围炎症引起的肺组织的破坏,减少了肺组织对呼吸道的牵拉作用,加重了小气道的阻塞程度。

3.肺气肿　肺气肿是指终末支气管远端部分(包括呼吸性细支气管、肺泡管、肺泡囊和肺泡)膨胀,并伴有气腔壁的破坏。外观灰白或苍白,表面可见多个大小不一的大疱。镜检见肺泡壁变薄,肺泡腔扩大、破裂或形成大疱,血液供应减少,弹力纤维网破坏。按累及肺小叶的部位,可将阻塞性肺气肿分为小叶中央型、全小叶型及介于两者之间的混合型 3 类,其中以小叶中央型为多见。小叶中央型是由于终末细支气管或一级呼吸性细支气管炎症导致管腔狭窄,其远端的二级呼吸性细支气管呈囊状扩张,其特点是囊状扩张的呼吸性细支气管位于二级小叶的中央区。全小叶型是呼吸性细支气管狭窄,引起所属终末肺组织(肺泡管、肺泡囊、肺泡)扩张,其特点为气肿囊腔较小并遍布肺小叶内。混合型肺气肿多在小叶中央型基础上并发小叶周边区域肺组织膨胀。

【病理生理】

1.黏液分泌亢进和黏液纤毛清除功能障碍　COPD 患者黏液高分泌,同时纤毛结构、功能和黏液流变学特征的改变引起呼吸道黏液纤毛清除功能障碍,黏痰易阻塞呼吸道,加重气流受限。

2.呼吸功能异常

(1)肺容量增加　又称肺过度充气(气体陷闭),是慢阻肺的特征之一,分为静态过度充气和动态过度充气(dynamic hyperinflation,DH)。静态肺过度充气主要与肺弹性回缩力降低有关。COPD 肺脏由于肺泡壁弹性纤维组织的破坏,使肺脏的弹性回缩力减小,外周呼吸道远端气腔扩张,结果肺脏的压力-容积(P-V)曲线左移,使得一定肺容积改变引起的弹性回缩力变化低于正常肺脏,表现为功能残气量[functional residual capacity,FRC,也称呼气末肺容积(EELV)]增加,临床表现为肺气肿。静态肺过度充气主要见于 COPD

后期及 a_1 – AT 缺乏患者。

DH 可发生在所有 COPD 患者,是引起肺容量增加的最常见原因,也是慢阻肺病理生理的核心部分。DH 形成机制主要与呼气受限和呼吸频率有关。气流受限越严重,呼吸频率越快,DH 越明显。DH 在 COPD 急性加重期或运动后加剧,休息减慢呼吸频率后减轻,具有可逆性,是药物治疗 COPD 的靶点。

肺过度充气显著增加了呼吸肌尤其是吸气肌的负荷,使呼吸功增加,对 COPD 患者的呼吸动力机制产生不利影响。DH 和肺容积增加还使膈肌低平及曲率半径变大、吸气肌纤维初长度缩短,导致 COPD 患者的吸气肌力量和耐力均降低。呼吸肌负荷加重,肌力和耐力减退致肌肉收缩力下降、疲劳甚至衰竭。上述情况在 COPD 患者运动时或急性加重期尤为明显,与患者气急加重密切相关。

(2)阻塞性通气功能障碍　①小气道纤维化与狭窄、肺泡弹性回缩力降低和维持小气道开放肺泡支持结构破坏引起不可逆阻塞。②支气管黏膜充血水肿、黏液和浆液渗出、平滑肌痉挛等引起可逆阻塞。③通气功能失代偿导致缺氧和二氧化碳潴留。

(3)肺换气功能受损　①肺泡壁膨胀、破裂,肺泡面积减少及肺泡周围毛细血管广泛损害,可使弥散功能减退。②肺组织病变的不均匀性使通气/血流比例降低,甚至形成动-静脉分流。弥散功能减退和通气/血流比例失调是除通气功能障碍外导致 COPD 低氧血症的重要原因,在 COPD 急性加重期更为明显。

3.肺动脉高压和肺心病　低氧血症引起的肺小动脉痉挛是肺动脉高压最主要的病因。长期慢性缺氧引起肺小动脉平滑肌肥厚、内膜灶性坏死、纤维组织增生和血管狭窄。肺血管重构使肺动脉高压不可逆,而慢性缺氧导致红细胞增多,血容量和血黏度增高,多发性肺微小动脉原位血栓形成,也增加肺循环阻力,加重肺动脉高压,最终发展成肺心病和右心衰竭。

4.慢性阻塞性肺疾病急性加重　慢性阻塞性肺疾病急性加重(acute exacerbation of chronic obstructive pulmonary disease,AECOPD)是一种急性事件,慢阻肺患者呼吸困难和(或)咳嗽、咳痰症状加重,症状恶化发生在 14 d 内,可能伴有呼吸急促和(或)心动过速,通常是因为呼吸道感染、空气污染造成局部或全身炎症反应加重,或者因损伤气道的其他原因所致。AECOPD 最常见的病因是呼吸道感染。78% 的 AECOPD 患者有明确的病毒或细菌感染依据,其他诱发因素包括吸烟、空气污染、吸入过敏原、外科手术、应用镇静药物等。目前研究发现病毒感染、空气污染等因素加重气道炎症,进而诱发细菌感染,是 AECOPD 主要发病机制。

【参考文献】

[1]王吉耀,葛均波,邹和建.实用内科学(上册)[M].16 版.北京:人民卫生出版社,2022.

[2]慢性阻塞性肺疾病急性加重诊治专家组.慢性阻塞性肺疾病急性加重诊治中国专家共识(2023 年修订版)[J].国际呼吸杂志,2023,43(2):132-149.

第二节 单因素诱导法慢性阻塞性肺疾病模型

一、香烟烟雾暴露法慢性阻塞性肺疾病模型

(一)小鼠香烟烟雾暴露法慢性阻塞性肺疾病模型

【基本原理】

吸烟是慢性阻塞性肺疾病(chronic obstructive pulmonary disease,COPD)最重要并且已经明确的环境发病因素,由于烟草中含有大量焦油、尼古丁及大量粉尘颗粒等有害化学物质,长期吸烟可导致支气管痉挛,直接损伤肺泡上皮导致肺血管内皮细胞及肺泡巨噬细胞聚集、活化及肺部炎症性疾病(如慢性支气管炎),最终发展为 COPD[1-3]。分别采用香烟烟雾全身暴露、香烟烟雾颗粒滴鼻和香烟烟雾提取物腹腔注射等方法,建立小鼠COPD 模型。

【实验材料】

1. 药品试剂 ①乙酰甲胆碱(methacholine,Mch)。②麻醉药品:戊巴比妥钠,水合氯醛,乌拉坦,盐酸氯胺酮注射液等。③组织固定液:10% 甲醛或 4% 多聚甲醛溶液等。④其他:TNF-α、IL-1β、IL-6 ELISA 检测试剂盒,HE、PAS 染色试剂盒等。

2. 仪器设备 香烟烟雾发生器或自制染毒箱,烟雾口鼻暴露系统,烟雾过滤器,动物肺功能检测分析系统,血气分析仪,血细胞分析仪,生物显微镜,病理图像分析系统等。

3. 实验动物 雄性 BALB/c 或 C57BL/6 小鼠,8 周龄,体重 18~22 g。

【方法步骤】

1. 烟雾全身暴露法[4-7]

(1)方法 实验将小鼠随机分为 COPD 模型组和对照组,将模型组小鼠放入染毒箱内,箱上端有两个(1.5 cm×1.5 cm)小孔与外界相通,防止动物缺氧,香烟(烤烟型,焦油含量:14 mg/支,尼古丁含量:1.1 mg/支)去掉过滤嘴后插入染毒箱中点燃,关闭染毒箱,1 h 后将小鼠从染毒箱中取出,休息 15 min,重复以上操作。上、下午各 2 h,每天共 4 h,每小时 9 支香烟,上、下午熏烟时间至少间隔 4 h,每周连续熏烟 6 d,共熏烟 24 周。熏烟过程中检测烟雾中颗粒浓度,每次 5 min。持续监测烟雾中 O_2、CO、CO_2 浓度。

(2)特点 与对照组相比,模型组小鼠体重明显降低,吸气气道阻力明显增加,吸气峰流速、呼气峰流速和动态肺顺应性明显降低;肺泡灌洗液中白细胞总数,中性粒细胞、巨噬细胞和淋巴细胞分类计数与对照组相比,均明显增加;模型组小鼠肺组织 HE 染色显

示炎症浸润,PAS 染色显示气道上皮中出现大量黏液分化细胞,BALF 中 MUC5AC 表达水平明显增加。

2. 烟雾颗粒溶液滴鼻法[8-9]

(1)方法 ①香烟烟雾颗粒(cigarette dust particles,DSP)溶液制备:取 3 支香烟,除去滤嘴,用装有 1 mL 的二甲基亚砜或蒸馏水的水烟斗收集烟雾,用真空吸尘器接水烟斗,水烟斗接口用无菌的棉花滤过。最终取得 DSP,无菌条件下吸取上述方法制备的 DSP 3 μL 于 2 mL 离心管中,加 1 mL 无菌生理盐水,涡旋振荡仪混匀,配制成 3 mL/L 溶液,临用时根据实验需要稀释。②小鼠 COPD 模型制备:实验用雄性 BALB/c 小鼠,8 周龄,体重 18～22 g,随机分为模型组和对照组。模型组小鼠用乙醚短时麻醉,鼻腔滴入 DSP 溶液,20 μL/(只·d),连续 30 d。对照组小鼠同法鼻腔滴入等容积生理盐水。

(2)特点 ①DSP 连续滴鼻 30 d 可引起小鼠气道阻力、气道弹性阻力、准静态弹性、主气道阻力增加,呼吸系统动态顺应性、准静态顺应性、组织衰减、组织弹性降低。②DSP 可使 Mch 诱发的小鼠气管收缩量效曲线左移,增加气道对 Mch 的敏感性,且能显著增加 Mch 的最大收缩气道的效应。③DSP 可引起小鼠气道上皮下显著纤维化,胶原蛋白在气道基底膜下网状板沉积,网状板增厚,肺部支气管管腔严重变形,肺部可见大量炎症细胞浸润,肺泡壁肌纤维和胶原纤维显著增加。

3. 烟雾口鼻吸入法[10-14]

(1)方法 将小鼠置于烟雾口鼻暴露系统内,70 min/次,2 次/d,5 d/周,连续 8 周。

(2)特点 ①COPD 模型小鼠体重减轻。②BALF 中巨噬细胞和中性粒细胞数量增加。③第 6 周气道内肥大细胞(mast cell,MC)数量增加。④第 8 周气道上皮增厚,出现气道重塑现象。⑤8 周后可见肺泡增大、肺组织破坏和肺气肿,至第 12 周时严重程度增加。⑥烟雾暴露 8 周显著降低模型小鼠经肺和气道特异性阻力、组织阻尼和第 100 毫秒用力呼气量(forced expiratory volume in 100 ms FEV_{100})与用力肺活量(forced vital capacity,FVC)比值(FEV_{100}/FVC),显著增加肺动态顺应性(dynamic compliance,Cdyn)、呼吸功、功能残气量(functional residual capacity,FRC)和总肺活量(total lung capacity,TLC)。

4. 香烟烟雾提取物腹腔注射法[15-19]

(1)方法 ①香烟烟雾提取物(cigarette smoke extract,CSE):依次点燃 2 支香烟,负压下通过气泡吸收瓶缓慢匀速反复抽吸,使主流烟和侧流烟充分溶于 1 mL 磷酸盐缓冲液(phosphate-buffered saline,PBS)中,过滤除菌及烟雾颗粒,分光光度计 320 nm 处测量 PBS-CSE 混合溶液吸光度值平均为 10,于每次实验前新鲜制备。②小鼠 COPD 模型制备:小鼠适应性饲养 2 周,随机分为 CSE 组和 PBS 对照组,CSE 组小鼠于第 1、11、21、31、41、51 天腹腔注射 CSE[100 μL/(次·只)]。PBS 对照组小鼠于同时间段腹腔注射等容积 PBS。

(2)特点 ①CSE 腹腔注射 COPD 模型小鼠气道阻力(airway resistance,Raw)增加,肺动态顺应性(dynamic compliance,Cdyn)、呼气流量峰值(peak expiratory flow,PEF)和吸

气时间/呼气时间（inspiratory time/expiratory time,Ti/Te）降低。②COPD 模型小鼠 BALF 中白细胞总数、中性粒细胞数和百分比、巨噬细胞数显著高于对照组。③血清 SOD 浓度显著降低,IL-6 浓度显著升高。④肺泡间隙增大,肺泡间隔变薄,肺泡壁破坏,肺组织平均内衬间隔（mean linear intercept,MLI）、破坏指数（destructive index,DI）及肺泡隔细胞凋亡数量显著增加。⑤肺组织 TNF-α、IL-1β、IL-6 水平升高,MMP-2、MMP-9 mRNA 表达及蛋白活性增加。

【观察指标】

1. 一般情况　观察动物饮食、呼吸、咳嗽、毛发、精神、活动、体重等。

2. 气道高反应性（airway hyper-responsiveness,AHR）检测　在烟雾暴露实验结束 24 h 后,小鼠用 10% 水合氯醛麻醉,气管切开、插管,首先检测肺阻力基线值（相当于给子 5 g/L Mch）3 min,然后给予不同浓度（1.5、2.5 和 5.0 g/L）Mch 10 μL 刺激气道,再次记录肺阻力值。分析各组小鼠不同刺激浓度的平均值,计算并绘制小鼠气道反应曲线,观察各组小鼠的 AHR。

3. 肺功能测定

（1）无创清醒法　将小鼠置于动物肺功能检测系统的体描箱内,清醒状态下进行肺功能指标测定。①肺容积与通气参数:呼吸频率（frequency,f）、潮气量（tidal volume,TV）、每分通气量（minute ventilation,MV）。②传导性参数:吸气流量峰值（peak inspiratory flow,PIF）、呼气流量峰值（peak expiratory flow,PEF）。③气道阻塞参数:50%呼气流量（expiratory flow 50,EF50）、呼吸暂停（pause,PAU）、松弛时间（relaxation time,Tr）、收缩时间（contraction time,Tc）、气道狭窄指数（enhanced pause,Penh）。④一般参数:吸气时间（inspiration time,Ti）、呼气时间（expiration time,Te）、吸气末端暂停（end-inspiratory pause,EIP）、呼气末端暂停（end-expiratory pause,EEP）。

（2）无创麻醉法　将小鼠用 1% 戊巴比妥钠腹腔注射麻醉（100 mg/kg）,使用动物肺功能分析系统检测第 0.1 秒用力呼气量与用力肺活量之比（$FEV_{0.1}/FVC$）、最大呼气中期流量（maximal mid-expiratory flow curve,MMF）、呼气流量峰值（peck expiration flow,PEF）、呼气气道阻力（resistance of expiration,Re）、肺动态顺应性（dynamic compliance,Cdyn）。

（3）有创麻醉法　将小鼠用 1% 戊巴比妥钠腹腔注射麻醉（100 mg/kg）,于颈部甲状腺处切开气管,气管插管,连接小动物通气机进行机械通气,设定潮气量 10 mL/kg,吸气压力为 8 ~ 12 cmH₂O,呼吸 120 次/min,吸呼比 10∶15,待图形稳定后,进行肺功能测量,包括吸气气道阻力（R_i）、肺静态顺应性（Cst）及功能残气量（FRC）等。

4. 支气管肺泡灌洗液检查　有创肺功能测定后,分离并暴露支气管,剖开胸腔,结扎右主支气管并摘取右肺后,采用缝合线将注射器针头结扎固定于左主支气管上,采用 0.5 mL、4 ℃预冷的无菌生理盐水灌洗左主支气管和肺泡,反复抽吸 3 次后,抽出液体,800 g 离心 5 min,收集上清液,-80 ℃保存用于细胞因子检测。①取离心后的细胞沉淀,重悬于 200 μL PBS 溶液中,采用细胞计数板在显微镜下计数细胞总数。②取 200 个细胞采用瑞氏–吉姆萨试剂染色,计数中性粒细胞、巨噬细胞和淋巴细胞数量。③考马斯亮蓝法检测支气管肺泡灌洗液(bronchoalveolar lavage fluid,BALF)蛋白含量,ELISA法检测BALF上清液中细胞因子水平。

5. **肺组织病理形态观察** 取小鼠右肺组织,4%多聚甲醛溶液或10%甲醛溶液固定,梯度乙醇脱水,常规石蜡包埋、切片,苏木精–伊红(hematoxylin and eosin,HE)和(或)过碘酸雪夫(periodic acid-Schiff stain,PAS)染色,光镜下观察支气管、肺泡及间隔、肺小动脉等组织病理形态学变化。

【注意事项】

COPD模型所需的香烟烟雾暴露时间的长短与香烟种类、暴露方式、暴露时间、暴露频率、烟雾浓度、动物种类和年龄等因素有关,需在实验过程中进行验证。

【模型评价】[20-22]

1. 作为研究COPD发病机制和临床防治的重要工具,小鼠不仅价格低廉、易饲养、繁殖周期短,其肺部一般性结构和生理学机制及路径与人类相似,基因序列与人类高度同源,且近交系小鼠的应用又消除了遗传变异的问题。

2. 香烟烟雾诱导的COPD模型由于其不仅模拟了呼吸系统中的慢性阻塞性肺部病变,同时香烟烟雾又是导致人类COPD的主要有害物质之一。因此,该模型是目前最受欢迎且应用最多的模型之一。但香烟烟雾暴露法COPD模型耗时较长,实验人员劳动强度较高,从而限制了其在新药筛选中的应用。

3. 小鼠烟雾暴露诱发的COPD模型可以显示COPD患者的部分重要特征,如烟雾与人类COPD的常见诱因——吸烟基本一致,模型小鼠表现出明显的气流受限、小气道阻塞、肺动态顺应性下降、慢性炎症、气道重塑和肺气肿等。但小鼠和人类之间也存在明显的生理学差异,如小鼠气道几乎没有黏膜下腺,导致其不能引起黏液高分泌,其支气管分支数量与人类相比也大大减少。

4. 全身暴露法具有成本低、操作简单、成功率高、能在客观的环境中消除实验差异等优点,因而受到广泛的应用。然而,该模型稳定性相对较差,不易准确地调控烟雾的剂量,且造模时间会受到所用香烟种类、暴露频率以及模型动物的选择等影响。目前国际上没有统一的吸入时间、吸入量以及动物选择的标准。动物模型暴露于香烟烟雾中只表现出轻度肺气肿,一旦停止暴露,COPD并无进行性加重的表现,肺功能和肺部病理改变不会继续恶化,与临床戒烟之后COPD患者病情仍会进行性加重并非完全一致。此外,全身暴露法气道炎症轻微,气道黏液不明显,同时造模时间相对较长。

5. 与全身暴露相比,口鼻吸入法更具可控性和可重复性,成功模拟了人类吸烟时烟草烟雾只经过口鼻直接吸入肺部,从而避免了尼古丁等烟草物质通过动物的皮毛进入动物体内,更符合人类的吸烟行为习惯。

6. 烟雾颗粒溶液滴鼻法和香烟提取物腹腔注射法具有诱发因素量化、可控及造模时间相对较短等优点,但与人类吸烟导致COPD的诱发途径、病理生理过程等均有较大的差异。

【参考文献】

[1] 刘雪,王军.慢性阻塞性肺疾病动物模型研究进展[J].中药研究,2017,30(7):76-80.

[2] 李竹英,田春燕,高凤丽.单因素诱导的慢性阻塞性肺疾病动物模型研究进展[J].中国中医急症,2018,27(3):552-554.

[3] 闫力铭,梁超楠,尹燕,等.慢性阻塞性肺疾病动物模型的研究进展[J].国际呼吸杂志,2022,42(4):285-290.

[4] 张兰英,张婧,欧阳瑶.烟熏诱导慢性阻塞性肺疾病小鼠模型的建立及验证[J].山东医药,2016,56(32):35-37.

[5] 张科东,马冉,李征途,等.一种熏烟小鼠慢性阻塞性肺疾病模型的建立及鉴定[J].国际呼吸杂志,2012,32(21):1607-1611.

[6] 江宇航,梅晓峰,贾利丹,等.香烟烟雾诱导慢性阻塞性肺疾病模型小鼠气道上皮屏障损伤的机制[J].中国病理生理杂志,2022,38(7):1297-1303.

[7] 张知远,姚一楠,曹婕,等.一种新的香烟烟雾暴露装置的建立[J].中国药理学通报,2011,27(1):138-139.

[8] XU C B,ZHENG J P,ZHANG W,et al.Lipid-soluble smoke particles upregulate vascular smooth muscle ETB receptors via activation of mitogen-activating protein kinases and NF-κB pathways[J].Toxicol Sci,2008,106(2):546-555.

[9] 贾敏,樊文花,秦巧红,等.香烟尘雾颗粒经鼻腔滴入建立小鼠COPD肺功能损伤模型[J].中国病理生理杂志,2019,35(10):1915-1920.

[10] BECKETT E L,STEVENS R L,JARNICKI A G,et al.A new short-term mouse model of chronic obstructive pulmonary disease identifies a role for mast cell tryptase in pathogenesis[J].J Allergy Clin Immunol,2013,131(3):752-762.

[11] HSU A C,STARKEY M R,HANISH I,et al.Targeting PI3K-p110a suppresses influenza virus infection in chronic obstructive pulmonary disease[J].Am J Respir Crit Care Med,2015,191(9):1012-1023.

[12] FRANKLIN B S,BOSSALLER L,DE NARDO D,et al.The adaptor ASC has extracellular and 'prionoid' activities that propagate inflammation[J].Nat Immunol,2014,15(8):727-737.

[13] HUSARI A,HASHEM Y,BITAR H,et al.Antioxidant activity pomegranate juice reduces emphysematous changes an injury secondary to cigarette smoke in an animal model an human alveolar cells[J].Int J Chron Obstruct Pulmon Dis,2016,11:227-237.

[14] VAN DER STRATE B W,POSTMA D S,BRANDSMA C A,et al.Cigarette smoke-induced emphysema:a role for the B cell?[J].Am J Respir Crit Care Med,2006,173(7):751-758.

[15] 张倩,黄萍,李艳,等.腹腔注射烟草烟雾提取物制备小鼠慢性阻塞性肺疾病模型的

评价[J].中华结核和呼吸杂志,2015,38(4):279-285.

[16] HE Z H, CHEN P, CHEN Y, et al. Comparison between cigarette smoke-induced emphysema and cigarette smoke extract-induced emphysema[J]. Tob Induc Dis,2015,13 (1):6.

[17] ZHANG Y,CAO J,CHEN Y,et al. Intraperitoneal injection of cigarette smoke extract induced emphysema,and injury of cardiac and skeletal muscles in BALB/C mice[J]. Exp Lung Res,2013,39(1):18-31.

[18] CHEN Y,HANAOKA M,DROMA Y,et al. Endothelin-1 receptor antagonists prevent the development of pulmonary emphysema in rats[J]. Eur Respir J,2010,35(4):904-912.

[19] HE Z H, CHEN P, CHEN Y, et al. Comparison between cigarette smoke-induced emphysema and cigarette smoke extract induced emphysema[J]. Tob Induc Dis,2015,13 (1):6.

[20] XIA H,XUE J,XU H,et al. Andrographolide antagonizes the cigarette smoke-induced epithelial-mesenchymal transition and pulmonary dysfunction through anti-inflammatory inhibiting HOTAIR[J]. Toxicology,2019,422:84-94.

[21] VIJ N, CHANDRAMANI-SHIVALINGAPPA P, VAN WESTPHAL C, et al. Cigarette smoke-induced autophagy impairment accelerates lung aging COPD-emphysema exacerbations and pathogenesis [J]. Am J Physiol Cell Physiol,2018,314(1):C73-C87.

[22] 徐蒙蒙,张妍蓓,李锋. COPD 小鼠模型的研究进展[J]. 国际呼吸杂志,2017,37 (21):1654-1658.

(二)大鼠香烟烟雾暴露法慢性阻塞性肺疾病模型

【基本原理】

吸烟是 COPD 主要病因之一和最重要的环境危险因素,长期吸烟可因烟草中的焦油、尼古丁及大量粉尘颗粒等有害化学物质引起支气管痉挛,直接损伤肺泡上皮,导致肺血管内皮细胞及肺泡巨噬细胞聚集、活化及肺部炎症性疾病(如慢性支气管炎),最终发展为 COPD[1-2]。采用将动物放入染毒箱内反复、长期被动吸烟的方法建立大鼠 COPD模型。

【实验材料】

1.药品试剂　①麻醉药品:戊巴比妥钠,水合氯醛,乌拉坦,盐酸氯胺酮注射液等。②组织固定液:10%甲醛或4%多聚甲醛溶液等。③其他:HE、PAS 染色试剂盒等。

2.仪器设备

(1)染毒箱　大小 80 cm×70 cm×60 cm,玻璃箱 1/2 处有一玻璃隔层,隔层上有16 个孔均匀分布,顶端有一直径 5 cm 的圆孔,前面是一可推拉的玻璃门,玻璃箱下 1/2处放置一电风扇。见图 3-1。

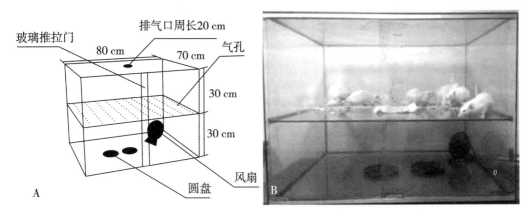

注：A为示意图，B为实图。

图3-1　自制玻璃染毒箱[3]

（2）动物肺功能检测分析系统，血气分析仪，血细胞分析仪，生物显微镜，病理图像分析系统等。

3. 实验动物　SD 或 Wistar 大鼠，体重 180～220 g，雄性或雌雄各半。

【方法步骤】[1-6]

将大鼠随机分为对照组、烟熏 8 周组、烟熏 10 周组、烟熏 12 周组。将烟熏组大鼠放在自制玻璃染毒箱的隔层上，可自由活动、进食、饮水，在玻璃箱下 1/2 处点燃香烟，1 h/次，2 次/d，每次间隔 5 h 以上，5 d/周。香烟量随着周数增加而增多，第 1 周为 9 支/次，第 2 周为 12 支/次，第 3 周为 15 支/次，第 4～12 周为 20 支/次。对照组大鼠同时放在另一自制玻璃染毒箱中，自由呼吸空气。

【观察指标】

1. 一般情况与体重　在造模及给药期间，观察动物的一般状态（包括饮食饮水、呼吸、咳嗽、毛发色泽、精神状态、自主活动、体重变化等）。

2. 肺功能测定

（1）有创麻醉法[3]　末次给药后 1 h，将大鼠用 3% 戊巴比妥钠腹腔麻醉（110 mg/kg），分离气管，在第 3、4 气管环中间做一倒 "T" 形切口，将自制气管插管插入气管中，用手术缝合线系紧，放入体描箱，将气管与体描箱气路相连，并以相当于潮气量 3 倍的气量充气造成深吸气，然后立即放开，连接负压（10 cm H_2O）抽气造成深呼气。计算机通过容积变化计算第 0.3 秒用力呼气量与用力肺活量比值（$FEV_{0.3}$/FVC）、吸气气道阻力（Ri）、呼气气道阻力（Re）及肺动态顺应性（Cdyn）。

（2）无创清醒法[7]　将大鼠置于动物肺功能检测系统的体描箱内，清醒状态下进行肺功能指标测定。①肺容积与通气参数：呼吸频率（frequency，f）、潮气量（tidal volume，

TV)、每分通气量(minute volume,MV)。②传导性参数:吸气流量峰值(peak inspiratory flow,PIF)、呼气流量峰值(peak expiratory flow,PEF)。③气道阻塞参数:50% 呼气流量(expiratory flow 50,EF50)、呼吸暂停(pause,PAU)、松弛时间(relaxation time,Tr)、收缩时间(contraction time,Tc)、气道狭窄指数(enhanced pause,Penh)。④一般参数:吸气时间(inspiration time,Ti)、呼气时间(expiration time,Te)、吸气末端暂停(end-inspiratory pause,EIP)、呼气末端暂停(end-expiratory pause,EEP)。

3. 支气管肺泡灌洗液(BALF)检查[3]　肺功能指标测定后,腹主动脉放血处死大鼠,采用小鼠灌胃针气管插管至右主支气管,并结扎左主支气管,向右肺灌注无血清的 RPMI 1640 培养基 5 mL,同时按摩肺脏 30 s 后回收,重复 8 次,回收率为 90%。将回收的支气管肺泡灌洗液置于尖底离心管中,1000 r/min 离心 10 min,吸弃上清液。加入 1 mL RPMI 1640 培养基重悬细胞,充分吹打混匀。取 10 μL 细胞悬液,采用血球计数板进行总细胞计数;另取 100 μL 细胞悬液,采用细胞离心涂片机进行涂片,自然干燥,瑞氏染色后进行炎症细胞分类计数。

4. 血气分析　腹主动脉取血,肝素抗凝,血气分析仪测定酸碱度(pH)、二氧化碳分压(PCO_2)、氧分压(PO_2)、血细胞比容(Hct)、钠浓度(cNa^+)、钾浓度(cK^+)、钙浓度(cCa^{2+})、氯浓度(cCl^-)、总血红蛋白(ctHb)、血浆碳酸氢盐总浓度[$cHCO_3^-(P)$]、实际碱剩余[cBase(B)]、标准碱[cBase(Ecf)]、全血二氧化碳总浓度[$ctCO_2(B)$]、血浆二氧化碳总浓度[$ctCO_2(P)$]、阴离子间隙(anion gap)、动脉血氧饱和度(SaO_2)、总氧浓度(ctO_2)。

5. 肺组织病理学检查　支气管肺泡灌洗后,结扎右主支气管,松开左主支气管,注入 4% 多聚甲醛至左肺膨胀,在左肺大径处取大约 3 mm 厚组织块,置于 4% 多聚甲醛溶液固定 72 h,常规石蜡包埋、切片,HE 染色,光镜结合病理图像分析系统进行肺组织病理形态学观察与分析。

(1)肺组织　每张切片随机选取上、中、下、左和右 5 个视野(避开大血管和支气管),光镜(×100)结合病理图像分析系统观察。在每个视野正中心画十字交叉线,计算与交叉线相交的肺泡间隔数(Ns)和每个视野内肺泡数(Na),同时测量十字线总长(L)和每个视野面积(S)。计算肺组织平均内衬间隔(mean linear intercept,MLI,反映肺泡平均直径)和单位面积平均肺泡数(mean alveolar number,MAN,反映肺泡密度)。

$$MLI(\mu m) = L/Ns$$
$$MAN(个/mm^2) = Na/S$$

(2)支气管

1)支气管重塑测量　光镜下选取与肺小动脉伴行的呼吸性细支气管横断面,采用病理图像分析测量基底膜周长(basement membrane perimeter,Pbm)、血管总面积(Ao)、管腔面积(Ai)、平滑肌外缘内面积(Amo)和平滑肌内缘内面积(Ami)。以 Pbm 进行标准化,以单位长度的管壁面积表示血管壁厚度(WAt),以单位长度的平滑肌面积表示血管平滑肌厚度(WAm)。

$$WAt = (Ao-Ai)/Pbm$$
$$WAm = (Amo-Ami)/Pbm$$

2）支气管炎症评分[8-10] 黏膜上皮纤毛倒伏占气道周径的比值（R）<10%（0分），10%≤R<25%（1分），25%≤R<50%（2分），50%≤R（3分）；上皮无脱落（0分），有脱落（1分）；黏膜细胞鳞状上皮无化生（0分），0~1/4管周鳞状化生（1分），1/4~2/4管周鳞状化生（2分），>2/4管周鳞状化生（3分）；管腔内炎症细胞渗出，无或仅有个别细胞（0分），有明显渗出（1分）。

（3）肺小动脉 测量与呼吸性细支气管伴行的肺小动脉内膜周长（intima perimeter，Pi）、血管总面积（Ao）、管腔面积（Ai）、平滑肌外缘内面积（Amo）和平滑肌内缘内面积（Ami）。以Pi进行标准化，以单位长度的管壁面积表示血血管壁厚度（WAt），以单位长度的平滑肌面积表示血管平滑肌厚度（WAm）。

$$WAt = (Ao-Ai)/Pi$$
$$WAm = (Amo-Ami)/Pi$$

【模型特点】

1. 一般情况 模型大鼠活动减少，倦卧，毛发黄涩无光泽，饮食下降，体重减轻，间歇咳嗽偶有喘息，口唇发绀等。

2. 肺功能指标 烟雾暴露12周组大鼠第0.3秒用力呼气量与用力肺活量比值（FEV0.3/FVC）和肺动态顺应性（Cdyn）低于对照组、烟雾暴露8周组、烟雾暴露10周组，吸气气道阻力（Ri）和呼气气道阻力（Re）高于对照组、烟雾暴露8周组、烟雾暴露10周组；烟雾暴露8周组和烟雾暴露10周组大鼠Cdyn低于对照组。

3. 支气管肺泡灌洗液炎症细胞 烟雾暴露8周组、烟雾暴露10周组、烟雾暴露12周组大鼠炎症细胞计数和中性粒细胞数高于对照组，巨噬细胞数低于对照组。

4. 肺组织病理学 烟雾暴露8周组大鼠肺组织以炎症细胞浸润为主；烟雾暴露10周组大鼠肺组织炎症细胞浸润明显，气管壁平滑肌、纤维结缔组织增生，可见少许肺泡壁破坏；烟雾暴露12周组大鼠气道上皮脱落，气道内黏液和细胞阻塞，肺组织结构破坏明显，肺泡扩张，肺泡间隔断裂，相邻肺泡融合形成肺大疱，小血管壁增厚。

【注意事项】

参见本节"小鼠香烟烟雾暴露法慢性阻塞性肺疾病模型"。

【模型评价】[11]

1. 香烟烟雾暴露建立的COPD大鼠模型能够模拟人类COPD相似的病理改变。

2. COPD的形成与吸烟量及吸烟时间有关，在一定吸烟量条件下，时间越长，气道和肺组织病变越重，气流受限的发生率越高。

3. 单纯香烟烟雾暴露法大鼠模型稳定性较差，不易准确地调控烟雾的剂量，且造模时间会受到所用香烟种类、暴露频率以及模型动物的选择等影响。目前国际上没有统一的吸入时间、吸入量以及动物选择的标准。

4.其他 参见本节"小鼠香烟烟雾暴露法慢性阻塞性肺疾病模型"。

【参考文献】

[1]刘雪,王军.慢性阻塞性肺疾病动物模型研究进展[J].中药研究,2017,30(7):
76-80.

[2]李竹英,田春燕,高风丽.单因素诱导的慢性阻塞性肺疾病动物模型研究进展[J].中国中医急症,2018,27(3):552-554.

[3]陈愉生,陈小燕,陈正伟,等.单纯烟雾暴露建立慢性阻塞性肺疾病大鼠模型的方法学研究[J].实用心脑肺血管病杂志,2016,24(10):58-62.

[4]沈锋,赵鸣武,贺蓓,等.不同时间被动吸烟大鼠肺功能及肺组织病理观察[J].贵阳医学院学报,2006,31(3):4247-4250.

[5]程羽,陶伟利,建立慢性阻塞性肺疾病动物模型的实验研究[J].世界中西医结合杂志,2016,11(4):445-449.

[6]董玉,李满祥,刘志燕.罗氟司特抑制吸烟诱导的慢性阻塞性肺疾病大鼠气道黏液高分泌的分子机制研究[J].昆明医科大学学报,2014,35(4):21-24.

[7]安志远,庞宝森.Wistar大鼠肺功能参考值范围测定[J].中国实验动物学报,2013,21(6):102-104.

[8]曾华东,徐虹,李理,等.慢性阻塞性肺疾病大鼠模型肺泡巨噬细胞炎症及调控机制探讨[J].中国呼吸与危重监护杂志,2012,11(2):133-137.

[9]MIZUTANI N, FUCHIKAMI J, TAKAHASHI M, et al. Pulmonary emphysema induced by cigarette smoke solution and lipopolysaccharide in guinea pigs[J]. Biol Pharm Bull, 2009,32(9):1559-1564.

[10]GRUNIG G, HULLIGER C, WINDER C, et al. Spontaneous and lipopolysaccharide-induced expression of procoagulant activity by equine lung macrophages in comparison with blood monocytes and blood neutrophils[J]. Vet Immunol Immunopathol,1991,29(3-4):295-312.

[11]闫力铭,梁超楠,尹燕,等.慢性阻塞性肺疾病动物模型的研究进展[J].国际呼吸杂志,2022,42(4):285-290.

(三)豚鼠香烟烟雾暴露法慢性阻塞性肺疾病模型

【基本原理】

将豚鼠放入染毒箱,采用反复、长期被动吸烟的方法,建立豚鼠香烟烟雾暴露法慢性阻塞性肺疾病(chronic obstructive pulmonary disease,COPD)模型(参见本节"小鼠烟熏法慢性阻塞性肺疾病模型")。

【实验材料】

1.药品试剂 ①乙酰甲胆碱(methacholine,Mch)。②麻醉药品:戊巴比妥钠,水合氯醛,乌拉坦,盐酸氯胺酮注射液等。③组织固定液:10% 甲醛或 4% 多聚甲醛溶液等。④其他:HE 染色试剂盒,Van Gieson 染色试剂盒,Masson 染色试剂盒,免疫组织化学染色试剂盒等。

2. 仪器设备　①烟熏箱(自制):90 cm×60 cm×90 cm(容积 486 L),箱侧壁留有直径约 2 cm 的通风孔,在通风口处放一小型电扇。②口鼻暴露系统(Nose Only Exposure System)。③其他:动物肺功能检测分析系统,血气分析仪,血细胞分析仪,生物显微镜,病理图像分析系统,离体组织器官浴槽系统等。

3. 实验动物　健康成年豚鼠,体重 180~220 g,雄性或雌雄各半。

【方法步骤】

1. 全身烟雾暴露法[1]

(1)方法　将豚鼠置于烟熏箱内,烟雾中进行被动吸烟,2 次/d,每次 10 支香烟,持续 1~1.5 h,2 次被动吸烟间隔 4 h,5 d/周,连续 12 周。

(2)特点　①COPD 模型豚鼠毛发变黄、呼吸深快、咳嗽、鼻部分泌物增多、饮食及运动情况低于正常对照组;②肺平均内衬间隔(ML)明显增加,单位面积平均肺泡数(MAN)显著减少;③肺组织 MMP-9、TIMP-1 蛋白表达显著增高。

2. 口鼻烟雾吸入法[2-4]

(1)方法　将豚鼠置于动物口鼻暴露系统内,经口鼻被动吸烟,每天吸入 7 支无过滤嘴研究用香烟的烟雾(微粒物质:11 mg/支,焦油:9.4 mg/支,尼古丁:0.73 mg/支,一氧化碳:12 mg/支),5 d/周,连续 12 周。

(2)特点　①模型豚鼠潮气量(tidal volume,TV)、每分通气量(minute ventilation,MV)和呼吸阻力(enhanced pause,Penh)显著升高。②模型豚鼠 MLI 增大及明显肺气肿,肺内平滑肌 α-肌动蛋白免疫反应性阳性的小血管比例增加,肺内小血管重构明显。③模型豚鼠肺动脉压(pulmonary artery pressure,PAP)升高,肺主动脉壁增厚、收缩力增强和内皮功能障碍,右心室(right ventricle,RV)明显肥大。

3. 头部烟雾暴露法[5-8]

(1)方法　实验用雄性豚鼠,体重(525.0±32.8)g,于清醒和自主呼吸的状态下置于头部烟雾暴露装置的香烟烟雾中。头部烟雾暴露装置由两室组成:头部室(31 cm×13 cm×9 cm)和躯体室(31 cm×13 cm×28 cm),可同时放置 3 只动物。香烟烟雾通过两个注射器输送到头部室。用注射器从香烟中吸出 20 mL 的香烟烟雾,然后以每分钟 2 次的速度排入头部室。动物于每支香烟烟雾暴露 8~9 min,2 支香烟间隔 10 min。最初每天接触1 支无过滤嘴香烟,两周内逐渐增加到每天最多 5 支。此后,5 支/d,5~6 d/周,持续 3 个月。

(2)特点　与对照组相比,COPD 组血清 IL-8 和丙二醛(MDA)水平明显升高、血白细胞(WBC)和嗜酸性粒细胞计数增加,体重下降。气管对乙酰胆碱和卵清蛋白的反应性明显高于对照组。

【观察指标】

1. 肺功能测定　将大鼠置于动物肺功能检测系统的体描箱内,清醒状态下进行肺功能指标测定。1 次/周,分别于暴露前 10 min(基线)和暴露后 10 min 记录呼吸频率(breathing frequency)、潮气量(tidal volume,TV)、每分通气量(minute ventilation,MV)和呼吸阻力(enhanced pause,Penh)。参见本节"大鼠香烟烟雾暴露法慢性阻塞性肺疾病模型"。

2. 肺血流动力学测定　在最后一次烟雾暴露 24 h 后,动物麻醉下开胸,使用导管通过右心室置于肺动脉,连接压力传感器,测定肺动脉收缩压、舒张压和平均动脉压。

3. 血气分析　颈动脉取血,血气分析仪测定酸碱度(pH)、二氧化碳分压(PCO_2)、氧分压(PO_2)、血细胞比容(Hct)、钠浓度(cNa^+)、钾浓度(cK^+)、钙浓度(cCa^{2+})、氯浓度(cCl^-)、总血红蛋白(ctHb)、血浆碳酸氢盐总浓度[$cHCO_3^-(P)$]、实际碱剩余[cBase(B)]、标准碱[cBase(Ecf)]、全血二氧化碳总浓度[$ctCO_2(B)$]、血浆二氧化碳总浓度[$ctCO_2(P)$]、阴离子间隙(anion gap)、动脉血氧饱和度(SaO_2)、总氧浓度(ctO_2)。

4. 心、肺指数和右心室肥大指数　动物麻醉取血后,分别取双肺和心脏称重,计算肺脏指数和心指数。解剖分离右心室(RV)、左心室+室间隔(LV+S),分别称重,计算右心室肥大指数(right ventricular hypertrophy index,RVHI)。

$$RVHI = RV/(LV+S) \times 100\%$$

5. 内皮功能检查　分离肺动脉,清除脂肪和结缔组织,切成 3 mm 长的环。左分支放置于离体组织器官浴槽系统、充满 Krebs-Henseleit 缓冲液(118 mmol/L NaCl,24 mmol/L $NaHCO_3$,11.1 mmol/L 葡萄糖,4.7 mmol/L KCl,1.2 mmol/L KH_2PO_4,1.2 mmol/L $MgSO_4$,2.5 mmol/L $CaCl_2$)的器官浴槽中,内充 21% O_2 和 5% CO_2(pH 7.35~7.45)混合气体,用循环加热器加热的外水浴保持在 37 ℃。动脉环连接等距传感器,在 1.75 g 静息张力下平衡 1 h。稳定一段时间后,使用 KCl(60 mmol/L)收缩动脉,以确定其活力和收缩能力。通过测量与计算 ADP 诱导的最大舒张剂量、50% 舒张剂量(EC_{50})和曲线下面积(AUC),评估内皮依赖性血管扩张反应。

6. 肺组织病理学检查　取右下肺及相连的支气管,用生理盐水冲洗肺表面,10% 甲醛中固定 24 h,取右下肺叶最大横径约 3 mm 厚组织及支气管分叉上 0.5 cm 气管横、纵截面标本,70%、80%、90%、100% 乙醇梯度脱水,二甲苯透明,石蜡包埋、切片,分别进行 HE、弹力纤维 Van Gieson 染色、胶原纤维 Masson 染色及免疫组织化学染色等,光镜结合显微图像分析系统进行形态学观察与测定。

(1)肺气肿程度　每张 HE 染色切片随机选取上、中、下、左和右 5 个视野(避开大血管和支气管),光镜(×100)结合病理图像分析系统观察。在每个视野正中心画十字交叉线,计算与交叉线相交的肺泡间隔数(Ns)和每个视野内肺泡数(Na),测量十字线总长(L)、肺泡腔面积(pulmonary alveolar area,PAA)和视野面积(S)。通过计算肺组织平均内衬间隔(mean linear intercept,MLI)、单位面积平均肺泡数(mean alveoli number,MAN)

和肺泡腔面积与总面积比,进行肺气肿程度评估。

（2）肺动脉壁厚度与肺组织血管密度　用弹力纤维 Van Gieson 染色切片测量主肺动脉壁厚,以每平方毫米肺组织的肺血管数评估血管密度。

（3）其他　参见本节"大鼠烟熏法慢性阻塞性肺疾病模型"。

【注意事项】

与大鼠相比,豚鼠具有特殊的咽喉解剖结构,较难进行经口腔气管插管,不适合经口腔气管插管进行通气或肺功能的测量[9]。

【模型评价】[9-19]

1. 优点　长期以来,豚鼠被认为是哮喘模型及其相关研究的理想动物。近年来,豚鼠亦广泛应用于 COPD 动物模型及相关的实验研究。豚鼠作为 COPD 研究中常用的合适动物,具有以下优点:①豚鼠肺大体结构在解剖学与人类相近,左肺 2 个肺叶、右肺 3 个肺叶;②豚鼠呼吸道自主控制和对过敏原的反应与人类有许多相似之处;③与大鼠、小鼠相比,豚鼠的肺组织相对丰富,有利于研究人员将同一动物的肺进行分割,同时进行分子生物学、组织学或灌洗等方面的研究;④豚鼠和大鼠或小鼠一样,没有真正的呼吸细支气管,但具有明确的末端细支气管及其周围的肺泡导管;⑤豚鼠在暴露于与人类大致相同浓度的香烟烟雾（通过羧基血红蛋白水平评估）后,会发生形态学和生理上的改变,且大部分豚鼠出现肺动脉压升高;⑥用于人呼吸道平滑肌收缩和舒张的激动剂和拮抗剂在豚鼠气道平滑肌中具有几乎相同的功效;⑦豚鼠烟雾暴露后可产生与人类 COPD 相似的病理变化,包括杯状细胞化生、小气道重塑、炎症、肺功能改变和肺气肿等,且黏液高分泌和肺气肿比其他模型更突出。

2. 缺点　①缺乏人类分子免疫抗体等工具,基因序列和蛋白质序列数量远远低于小鼠或大鼠,进行分子生物学研究较为困难;②价格相对较贵,饲养成本相对高;③体温调节能力较差,对环境温度的变化较为敏感;④由于其特殊的咽喉解剖结构,不易进行需经口气管插管的肺功能检查。

【参考文献】

[1] 段珊,邓立普. 豚鼠 COPD 模型中 MMP-9 和 TIMP-1 的表达及布地奈德干预后的变化[J]. 实用医药杂志,2012,29(6):545-547.

[2] DOMÍNGUEZ-FANDOS D, VALDÉS C, FERRER E, et al. Sildenafil in a cigarette smoke-induced model of COPD in the guinea-pig[J]. Eur Respir J,2015,46(2):346-354.

[3] FERRER E, PEINADO V I, DÍEZ M, et al. Effects of cigarette smoke on endothelial function of pulmonary arteries in the guinea pig[J]. Respir Res,2009,10(1):76.

[4] WEISSMANN N, LOBO B, PICHL A, et al. Stimulation of soluble guanylate cyclase prevents cigarette smoke-induced pulmonary hypertension and emphysema[J]. Am J Respir Crit Care Med,2014,189(11):1359-1373.

[5] BOSKABADY M H, GHOLAMI MAHTAJ L. Effect of the Zataria multiflora on systemic in-

flammation of experimental animals model of COPD[J]. Biomed Res Int,2014,2014:802189.

[6]BOSKABADY M H,KIANI S. The effect of exposure of guinea pig to cigarette smoke and their sensitization in tracheal responsiveness to histamine and histamine receptor[H(1)] blockade by chlorpheniramine[J]. Pathophysiology,2007,14(2):97-104.

[7]BOSKABADY M H,KIANI S,ASLANI M R. Tracheal responsiveness to both isoprenaline and 2 - adrenoreceptor blockade by propranolol in cigarette smoke exposed and sensitized guinea pigs[J]. Respirology,2006,11(5):572-578.

[8] KEYHANMANESH R, NAZEMIYEH H, MAZOUCHIAN H, et al. Nigella sativa Pretreatment in Guinea Pigs Exposed to Cigarette Smoke Modulates In Vitro Tracheal Responsiveness[J]. Iran Red Crescent Med J,2014,16(7):e10421.

[9]WRIGHT J L,CHURG A. A model of tobacco smoke-induced airflow obstruction in the guinea pig[J]. Chest,2002,121(5 Suppl):188S-191S.

[10]GHORANI V,BOSKABADY M H,KHAZDAIR M R,et al. Experimental animal models for COPD:a methodological review[J]. Tob Induc Dis,2017,15:25.

[11]CANNING B J,CHOU Y. Using guinea pigs in studies relevant to asthma and COPD[J]. Pulm Pharmacol Ther,2008,21(5):702-720.

[12] JONES B, DONOVAN C, LIU G, et al. Animal models of COPD:what do they tell us? [J]. Respirology,2017,22(1):21-32.

[13]WRIGHT J L,CHURG A. Cigarette smoke causes physiologic and morphologic changes of emphysema in the guinea pig[J]. Am Rev Respir Dis,1990,142(6 Pt 1):1422-1428.

[14]丁明静,徐桂华,高笑宇,等. 慢性阻塞性肺疾病动物模型的研究进展[J]. 世界最新医学信息文摘,2017,17(28):34-35.

[15]姜友军,张培蓓,叶贤伟. 慢性阻塞性肺疾病鼠类动物模型研究进展[J]. 医学综述,2021,27(7):1350-1357.

[16]陈美凤,加慧,夏书月. 不同COPD动物模型特点及应用的研究进展[J]. 中国实验动物学报,2020,28(4):563-569.

[17]刘雪,王军. 慢性阻塞性肺疾病动物模型研究进展[J]. 中药研究,2017,30(7):76-80.

[18]李竹英,田春燕,高风丽. 单因素诱导的慢性阻塞性肺疾病动物模型研究进展[J]. 中国中医急症,2018,27(3):552-554.

[19]闫力铭,梁超楠,尹燕,等. 慢性阻塞性肺疾病动物模型的研究进展[J]. 国际呼吸杂志,2022,42(4):285-290.

（四）兔香烟烟雾暴露法慢性阻塞性肺疾病模型

【基本原理】

将动物放入染毒箱，采用反复、长期被动吸烟的方法建立兔COPD模型。

【方法步骤】[1]

实验用日本大耳白兔，雌雄不限，体重2.0~2.5 kg。将家兔置于定做的兔笼中，上、下两层，整体可移动。将兔置于上层，下层放置酒精灯燃烧薄铜板上烟丝，一次燃烧15 g，兔笼四周用自制的布遮挡，上壁接一改装的换气扇。2次/d，30 min/次，连续70 d。

【模型特点】

1. 与正常饲养兔相比，模型兔BALF蛋白含量显著升高，白细胞总数和中性粒细胞比例明显增加。

2. 模型兔动脉氧分压明显降低，二氧化碳分压增高，动脉血氧饱和度明显下降。

3. 光镜下可见支气管周围淋巴小结形成，支气管内炎性渗出。肺泡间隔增宽，可见中性粒细胞、淋巴细胞浸润，毛细血管扩张、充血，可见肺大疱。

【参考文献】

[1]王培培，邢珍，刘全乐，等.构建单纯烟熏至慢性阻塞性肺疾病兔模型[J].科技通报，2013，29（5）：47-50.

二、脂多糖诱导法慢性阻塞性肺疾病模型

（一）小鼠脂多糖诱导法慢性阻塞性肺疾病模型

【基本原理】

脂多糖（lipopolysaccharide，LPS）是革兰氏阴性细菌细胞壁的主要成分，是空气污染和有机粉尘中的重要污染物之一。采用LPS雾化吸入、气管内注射或滴鼻的方法，建立小鼠慢性阻塞性肺疾病（chronic obstructive pulmonary disease，COPD）模型。

【实验材料】

1. 药品试剂　①LPS纯化冻干粉（purified lyophilized powder）。②麻醉药品：戊巴比妥钠，水合氯醛，乌拉坦，盐酸氯胺酮注射液等。③组织固定液：10%甲醛或4%多聚甲醛溶液等。④试剂盒：TUNEL染色试剂盒，丙二醛（malondialdehyde，MDA）试剂盒，总抗氧化能力（total antioxidant capacity，T-AOC）试剂盒，谷胱甘肽（L-glutathione，GSH）试剂盒，超氧化歧化酶（superoxide dismutase，SOD）试剂盒，羟脯氨酸（hydroxyproline，HYP）试剂盒等。

2. 仪器设备　动物肺功能检测分析系统，血气分析仪，血细胞分析仪，荧光定量PCR仪，多功能酶标仪，生物显微镜，病理图像分析系统，实验动物体征采集分析系统等。

3. 实验动物 雄性 BALB/c、C57BL/6、ICR 或昆明种小鼠,6 ~ 8 周龄,体重 18 ~ 22 g。

【方法步骤】

1. LPS 雾化吸入法[1-6]

(1)方法 LPS 纯化冻干粉溶于无菌 Hank's 平衡盐溶液(Hank's balanced salt solution,HBSS)配制成 2.5 mg/mL 的原液,−20 ℃保存。使用前将 LPS 原液用 HBSS 进一步稀释。实验用 C57BL/6 小鼠,置于 20 L 暴露箱,雾化器雾化 LPS 溶液,过滤和除湿的空气以 140 kPa 压力供应到雾化器,暴露箱以 28.0 L/min 的流量进行排气。雾化 LPS 的目标剂量为 5 mg/m³(小鼠在此环境中诱导的反应,类似于谷物升降机操作员或养猪户在轮班时可能经历的反应[2]),小鼠每天在雾化环境暴露 1 次,4 h/次,持续 4 周。

(2)特点 ①采用形态测量学方法,测量 LPS 雾化吸入结束后 3 d 和 4 周模型小鼠肺组织的最小、最大和平均肺泡直径。结果显示:LPS 雾化吸入模型小鼠肺泡最大和平均直径均明显增加,肺实质结构发生与肺气肿一致的变化。②定量 RT-PCR 结果显示:慢性 LPS 暴露结束 3 d 后,小鼠肺中Ⅰ型、Ⅲ型和Ⅳ型前胶原 mRNA 表达显著升高。暴露结束 1 个月后,Ⅳ型前胶原基因表达仍明显高于基线水平。基质金属蛋白酶−9(MMP-9)基因表达明显升高。③TUNEL 染色结果显示:模型小鼠肺组织 TUNEL 阳性细胞(凋亡细胞)显著增加。

2. LPS 气管内注入法[7]

(1)方法 实验用雄性 ICR 小鼠,6 ~ 8 周龄,体重 18 ~ 22 g。分别于实验第 1、4、8、11、15、18、22、25 天,在腹腔注射戊巴比妥(50 mg/kg)麻醉下,气管内注射 LPS(0.2 mg/kg),对照组小鼠气管内注射等容积生理盐水。实验第 28 天,将小鼠过量麻醉处死,取血、支气管肺泡灌洗液(BALF)和肺组织,进行相关指标测定。

(2)特点 COPD 模型小鼠 BALF 中细胞总数、中性粒细胞和巨噬细胞数明显增多,BALF 中 IL-1β、IL-17、TNF-α、TGF-β 及血清 IL-10、TNF-α 水平显著升高,肺组织平均内衬间隔(mean linear intercept,MLI)增加,与对照组比较有显著性差异。气道壁肺胶原纤维沉积、纤维化程度增加;支气管黏液细胞增生和支气管收缩;肺组织细胞凋亡指数升高;肺组织 MDA、MPO 含量升高,SOD、GSH 活性降低;上调促炎因子 IL-1β、IL-17、TNF-α 和 TGF-β、MMP-9、CXCL1 的基因表达水平,下调抗炎因子 IL-10、肺保护因子 *SIRT* 1 基因表达水平。

3. LPS 滴鼻法[8]

(1)方法 实验用雄性昆明种小鼠,体重 18 ~ 22 g。采用 LPS(5 μg/μL)一次性滴鼻 40 μL 的方法,建立 COPD 模型。

(2)特点 与正常组比较,脂多糖组小鼠双目略显呆滞,被毛柔顺稍有光泽,耳郭及四爪颜色淡红,精神倦怠,部分小鼠有扎堆现象;1 d、7 d 时肺组织 GSH、SOD 含量明显降低,1 d、7 d、14 d 时 MDA、T-AOC 含量明显降低。

【观察指标】

1. 肺功能评价[3] 采用全身容积描记法评估清醒无约束小鼠气道对乙酰甲胆碱（methacholine, Mch）刺激的反应性。将单个小鼠置于体积描记器中，通过偏置气流以 1.0 L/（min·室）进行通气，在每个体积描记器中，由包含无约束小鼠的主腔室和参考腔室的压差产生一个压力信号，以消除大气干扰。通过信号分析获得肺功能参数，包括呼吸频率、潮气量、吸气和呼气时间（TI、TE）、吸气和呼气流量峰值（PIF、PEF）和弛豫时间（RT）。应用程序软件计算与肺阻力强相关、反映支气管收缩时肺阻力的变化的增强暂停（enhanced pause, Penh），$Penh = [(TE - RT)/RT] \times PEF/PIF$。雾化吸入 Mch，1 min 后立即开始记录呼吸参数，持续 10 min，测定对 Mch 产生反应的前 3 min（早期阶段）Penh 平均值。

2. 支气管肺泡灌洗液（bronchoalveolar lavage fluid, BALF）检查[3] 小鼠采用 CO_2 吸入法处死，打开胸腔，暴露气管，以 20 cmH_2O 压力，用无菌生理盐水通过 PE-90 气管导管进行肺灌洗，共 6 次，1 mL/次。灌洗液以 200 g 离心 5 min。取上清液储存于 -70 ℃ 以供进一步使用。Hanks' 平衡盐溶液（不含 Ca 或 Mg）重悬细胞，血细胞仪计数每只动物的灌洗细胞总数。用细胞离心机将 100 mL 细胞悬液旋转到载玻片上，HE 染色进行细胞分类计数。

3. 肺组织病理形态观察 灌洗完成后，经肺动脉灌注生理盐水，取出整个右肺，冷冻于液氮中，-70 ℃ 保存备用。将新鲜制备的 4% 多聚甲醛冰溶液（pH 值 7.4）以 20 cmH_2O 的恒压通过气管插管注入小鼠左肺。钳夹气管，将肺固定在 4 ℃ 4% 多聚甲醛中过夜。梯度乙醇脱水，常规石蜡包埋、切片（5~6 μm 厚），分别进行 HE 染色、Masson 三色染色等，光镜结合显微病理图像分析系统观察支气管、肺泡及间隔、肺小动脉等组织病理形态学变化。

4. 其他 参见本节"小鼠香烟烟雾暴露法慢性阻塞性肺疾病模型"。

【模型评价】[9-10]

1. LPS 是革兰氏阴性细菌细胞壁的主要成分，是空气污染和有机粉尘中的重要污染物之一。LPS 不仅在细菌感染诱导的 COPD 中起重要作用，同时亦是诱导 COPD 急性加重的主要诱因。动物绒毛膜暴露于 LPS 可诱导具有与人类 COPD 相似的部分病理特征，如肺部炎症、气道高反应性（AHR）及肺组织结构性改变等。

2. 与香烟烟雾暴露法 COPD 模型相比，LPS 诱导的 COPD 模型的主要优点是造模时间短，省时省力，费用相对低廉。

3. 小鼠价格低廉、容易饲养、繁殖周期短，其肺部一般性结构和生理学机制及路径与人类相似，基因序列与人类高度同源，且近交系小鼠的应用又消除了遗传变异的问题。

4. LPS 诱导的 COPD 模型由于在短期内造成肺部损伤，故仅能显示 COPD 的部分病理特征，无法复制出与人类 COPD 慢性进行性疾病、长期持续性通气功能障碍导致气管、支气管重塑及肺气肿完全吻合的病理性改变。

【参考文献】

[1] BRASS D M, HOLLINGSWORTH J W, CINQUE M, et al. Chronic LPS inhalation causes emphysema-like changes in mouse lung that are associated with apoptosis[J]. Am J Respir Cell Mol Biol,2008,39(5):584-590.

[2] CLAPP W D, THORNE P S, FREES K L, et al. The effects of inhalation of grain dust extract and endotoxin on upper and lower airways[J]. Chest,1993,104:825-830.

[3] Brass D M, Savov J D, Gavett S H, et al. Subchronic endotoxin inhalation causes persistent airway disease[J]. Am J Physiol Lung Cell Mol Physiol,2003,285(3):L755-L761.

[4] BRASS D M, SAVOV J D, WHITEHEAD G S, et al. LPS binding protein is important in the airway response to inhaled endotoxin[J]. J Allergy Clin Immunol, 2004, 114 (3): 586-592.

[5] SAVOV J D, BRASS D M, BERMAN K G, et al. Fibrinolysis in LPS-induced chronic airway disease[J]. Am J Physiol Lung Cell Mol Physiol,2003,285(4):L940-L948.

[6] SAVOV J D, GAVETT S H, BRASS D M, et al. Neutrophils play a critical role in development of LPS-induced airway disease[J]. Am J Physiol Lung Cell Mol Physiol, 2002,283(5):L952-L962.

[7] WANG X, WANG Z, TANG D. Aerobic exercise alleviates inflammation, oxidative stress, and apoptosis in mice with chronic obstructive pulmonary disease[J]. Int J Chron Obstruct Pulmon Dis,2021,16:1369-1379.

[8] 覃文慧,杨柯,邓家刚,等. 不同诱导剂致慢性阻塞性肺疾病模型小鼠氧化应激损伤的实验研究[J].世界科学技术—中医药现代化,2014,16(1):93-98.

[9] GHORANI V, BOSKABADY M H, KHAZDAIR M R, et al. Experimental animal models for COPD: a methodological review[J]. Tob Induc Dis,2017,15:25.

[10] 闫力铭,梁超楠,尹燕,等.慢性阻塞性肺疾病动物模型的研究进展[J].国际呼吸杂志,2022,42(4):285-290.

(二)大鼠脂多糖气管内注入法慢性阻塞性肺疾病模型

【基本原理】

脂多糖(lipopolysaccharide,LPS)是革兰氏阴性杆菌的内毒素,可混杂在香烟烟雾和空气污染颗粒中,参与形成气道及肺组织的炎症反应[1-3]。采用 LPS 气管内反复注入的方法,建立大鼠慢性阻塞性肺疾病(chronic obstructive pulmonary disease,COPD)动物模型。

【实验材料】

1. 药品试剂　①LPS:实验时用生理盐水配制成 1 g/L 溶液。②麻醉药品:戊巴比妥钠,水合氯醛,乌拉坦或盐酸氯胺酮注射液等。③组织固定液:10% 甲醛或 4% 多聚甲醛溶液等。

2.仪器设备 动物肺功能检测分析系统,血气分析仪,血细胞分析仪,病理图像分析系统,大鼠气管给药插管器(自制),大鼠开口器(自制),一次性动脉血样采集器,耳镜,静脉套管针,白细胞计数池,生物显微镜等。

3.实验动物 SD 或 Wistar 大鼠,体重 180～220 g,雄性或雌雄各半。

【方法步骤】

1.气管内 2 次注入法[4-5]

(1)方法 实验动物分别于第 1、14 天,用乌拉坦腹腔注射麻醉(2 g/kg)或乙醚吸入麻醉,暴露气管,用 1 mL 注射器向气管内注入 LPS(200 μg/只)。手术完成后缝合,正常饲养 28 d。

(2)特点 ①模型组大鼠第 0.3 秒用力呼气量占用力肺活量比($FEV_{0.3}/FEV$)、最大呼气中期流量(MMF)、呼气流量峰值(PEF)及肺动态顺应性(Cdyn)明显低于对照组。②大鼠 BALF 中酚红的浓度以及 BALF 中酚红浓度/血浆中酚红浓度值显著降低。

2.气管内 8 次注入法[6]

(1)方法 模型组大鼠乙醚麻醉后用耳镜插入喉口,以静脉套管针向气管内注入 200 μg 脂多糖(用生理盐水配制成 1 g/L 溶液),正常对照组气管内滴入等量生理盐水,每周 1 次,持续 8 周。

(2)特点 模型组大鼠气道阻力(RL)明显升高,肺动态顺应性(Cdyn)显著下降;BALF 中白细胞总数及分类中的中性粒细胞、淋巴细胞和单核巨噬细胞数均明显高于对照组;光镜下可见病变呈慢性支气管炎及肺气肿样改变。

【观察指标】

参见本节"大鼠烟熏法慢性阻塞性肺疾病模型"。

【注意事项】

1.LPS 气管内注射完成后,应立即将大鼠直立并旋转 1 周,使 LPS 在肺内均匀分布。

2.采用气管内多次注射需多次麻醉动物时,应严格掌握麻醉药物剂量,避免动物过量麻醉死亡。

【模型评价】

LPS 诱导的 COPD 模型,其主要优点是造模时间短,省时省力,费用低廉。但临床上 COPD 是一种慢性进行性疾病,长期、持续性通气功能障碍导致气管、支气管重塑及肺泡病理性改变,而 LPS 诱导的 COPD 模型由于在短期内造成肺部损伤,故仅能显示 COPD 的部分病理特征,无法复制出 COPD 进行性病变的病理过程[7]。

【参考文献】

[1]刘雪,王军.慢性阻塞性肺疾病动物模型研究进展[J].中医研究,2017,30(7):76-80.

［2］BIRRELL M A，WONG S，DEKKAK A，et al. Role of matrix Metalloproteinases in the inflammatory response in human airway cell-based assays and in rodent models of airway disease［J］. J Pharmacol Exp Ther,2006,318(2):741-750.

［3］闫力铭,梁超楠,尹燕,等. 慢性阻塞性肺疾病动物模型的研究进展［J］. 国际呼吸杂志,2022,42(4):285-290.

［4］汪珊珊,汪电雷,陶秀华,等.脂多糖诱导的慢性阻塞性肺病模型大鼠肺支气管上皮MRP1 功能分析［J］.中国实验动物学报,2014,22(3):30-35.

［5］马楠,崔德健,梁延杰,等.气管内注入脂多糖法建立大鼠慢性支气管炎模型［J］.中华结核与呼吸杂志,1999,22(6):371-372.

［6］刘君波,黄梦珊,余晨曦,等.气管内反复滴入脂多糖法建立大鼠慢性阻塞性肺疾病模型［J］.中国实验动物学报,2011,19(2):129-134.

［7］闫力铭,梁超楠,尹燕,等. 慢性阻塞性肺疾病动物模型的研究进展［J］. 国际呼吸杂志,2022,42(4):285-290.

（三）豚鼠脂多糖诱导法慢性阻塞性肺疾病模型

【基本原理】

采用脂多糖(lipopolysaccharide,LPS)鼻腔滴注或雾化吸入等方法,建立豚鼠慢性阻塞性肺疾病(chronic obstructive pulmonary disease,COPD)模型。

【实验材料】

1. 药品试剂　①LPS:实验时用生理盐水配制成 5 g/L 溶液。②麻醉药品:戊巴比妥钠,水合氯醛,乌拉坦,盐酸氯胺酮注射液等。③组织固定液:10%甲醛或4%多聚甲醛溶液等。

2. 仪器设备　动物肺功能检测分析系统,血气分析仪,血细胞分析仪,荧光定量 PCR仪,多功能酶标仪,生物显微镜,病理图像分析系统,实验动物体征采集分析系统等。

3. 实验动物　雄性健康豚鼠,体重 350～400 g。

【方法步骤】

1. LPS 鼻腔滴注法[1-5]

(1)方法　实验用雄性豚鼠,体重 350～400 g,清醒状态下保持直立姿势,同时将200 μL LPS(5 mg/mL 无菌盐水)缓慢滴入鼻内。在吸入鼻内注入的溶液后,将动物再持续保持直立姿势 2 min,以使液体充分扩散到气道。对照组动物灌注 200 μL 无菌生理盐水。2 次/周,连续 12 周。

(2)特点　LPS 反复暴露可引起豚鼠气道和实质中性粒细胞、杯状细胞数量增多,肺羟脯氨酸含量与气道壁胶原蛋白升高,平均内衬间隔(mean linear intercept,MLI)增大,软骨气道外膜肌化微血管数量明显增加。

2. LPS 雾化吸入法[6-9]

（1）方法 将 LPS 纯化冻干粉溶于无菌生理盐水,配制成 30 μg/mL 浓度的溶液。将豚鼠置于雾化箱内,超声雾化器雾化 LPS 溶液,1 h/次（60 mL）,1 次/2 d,共 15 次。

（2）特点 ①第 1 次 LPS 雾化吸入 24 h 和 47 h,BALF 中总细胞数和中性粒细胞数显著增加,但重复 LPS 暴露（第 5、10 和 15 次暴露）并没有诱导 BALF 细胞数的进一步增加。嗜酸性粒细胞和淋巴细胞无明显变化。②肺重量和肺组织羟脯氨酸含量随着 LPS 暴露次数的增加而增加,且在 LPS 暴露第 15 次后增加显著。③肺组织 HE 染色可见巨噬细胞、中性粒细胞等大量炎症细胞聚集,肺泡增大、MLI 增加、肺泡壁肿胀。④气道高反应性和气道杯状细胞增生。

【观察指标】

1. 气道高反应性测定[6] 豚鼠用戊巴比妥钠腹腔注射麻醉（30 mg）,将聚乙烯导管插入气管和颈静脉,静脉注射氯化琥珀酰胆碱（5 mg/kg）使豚鼠自主呼吸停止后,使用呼吸器进行呼吸。肺在 5 cm H_2O 压力下以 60 次/min 的速率充气,用压差传感器测量通气溢流,生物放大器放大与记录。经颈静脉导管依次静脉注射乙酰甲胆碱 0、1.875、3.75、7.5、15、30 μg/kg,给药间隔 1 min,计算注射各浓度乙酰甲胆碱后的支气管收缩百分比：支气管收缩百分比（%）=（乙酰甲胆碱注射后溢流−乙酰甲胆碱注射前溢流）/（完全阻塞时溢流−乙酰甲胆碱注射前溢流）×100。通过剂量−反应曲线的对数回归计算引起 50% 支气管收缩的乙酰甲胆碱剂量（PC50）,PC50 用以代表气道高反应性指标。

2. 支气管肺泡灌洗液（bronchoalveolar lavage fluid,BALF）检查[6] 将豚鼠用戊巴比妥钠深度麻醉处死,结扎右侧支气管,2.5 mL 生理盐水通过气管插管注入左肺,并从左肺收集液体,反复 5 次（共 12.5 mL）。BALF 在 500 g、4 ℃ 离心 10 min,低渗溶液短暂溶血处理,将球粒重悬在 5 mL PBS 中,用 5 mL PBS 洗涤细胞 2 次。分别采用台盼蓝和 Diff Quick 染色,光镜下计数总细胞数和分类细胞数。

3. 肺组织羟脯氨酸含量测定[1] 将组织在液氮下粉碎,然后在 PBS 中超声,制备肺匀浆。匀浆用 5% V/V 三氯乙酸在冰上孵育 20 min。样品离心,颗粒重新悬浮在 10 mL 12 N 盐酸中,在 110 ℃ 下加热。样品在 2 mL 水中进行重组,室温下孵育 72 h。5 μL 样品用 100 μL 氯胺 T（chloramine T）在 96 孔板中室温孵育 30 min,加入 100 mL Ehrlich's 溶液,65 uC 下孵育 30 min,冷却至室温。羟脯氨酸含量用比色法定量（550 nm）羟脯氨酸的吡咯衍生物,标准曲线计算浓度。

4. 其他 参见本节"豚鼠香烟烟雾暴露法慢性阻塞性肺疾病模型"。

【注意事项】

与大鼠相比,豚鼠具有特殊的咽喉解剖结构,较难进行经口腔气管插管,不适合经口腔气管插管进行通气或肺功能的测量[10]。

【模型评价】[5,10-11]

1. LPS 是革兰氏阴性细菌细胞壁的主要成分,是空气污染和有机粉尘中的重要污染物之一。LPS 不仅在细菌感染诱导的 COPD 中起重要作用,同时亦是诱导 COPD 急性加重的主要诱因。动物绒毛膜暴露于 LPS 可诱导具有与人类 COPD 相似的部分病理特征,如肺部炎症、气道高反应性(AHR)及肺组织结构性改变等。

2. 与香烟烟雾暴露法 COPD 模型相比,LPS 诱导的 COPD 模型的主要优点是造模时间短,省时省力,费用相对低廉。

3. LPS 诱导的 COPD 模型由于其在短期内造成肺部损伤,故仅能显示 COPD 的部分病理特征,无法复制出与人类 COPD 慢性进行性疾病、长期持续性通气功能障碍导致气管、支气管重塑及肺气肿完全吻合的病理性改变。

4. 豚鼠作为 COPD 研究中常用的合适动物,具有以下优点:①豚鼠肺大体结构在解剖学与人类相近,左肺 2 个肺叶、右肺 3 个肺叶;②豚鼠呼吸道自主控制和对过敏原的反应与人类有许多相似之处;③与大鼠、小鼠相比,豚鼠的肺组织相对丰富,有利于研究人员将同一动物的肺进行分割,同时进行分子生物学、组织学或灌洗等方面的研究;④豚鼠和大鼠或小鼠一样,没有真正的呼吸细支气管,但具有明确的末端细支气管及其周围的肺泡导管;⑤用于人呼吸道平滑肌收缩和舒张的激动剂和拮抗剂在豚鼠气道平滑肌中具有几乎相同的功效。

5. 与大鼠和小鼠相比,豚鼠 COPD 模型的主要缺点:①缺乏人类分子免疫抗体等工具,基因序列和蛋白质序列数量远远低于小鼠或大鼠,进行分子生物学研究较为困难;②价格相对较贵,饲养成本相对高;③体温调节能力较差,对环境温度的变化较为敏感。

【参考文献】

[1]PERA T,ZUIDHOF A,VALADAS J,et al. Tiotropium inhibits pulmonary inflammation and remodelling in a guinea pig model of COPD[J]. Eur Respir J,2011,38(4):789-796.

[2]BAARSMA H A,BOS S,MEURS H,et al. Pharmacological inhibition of GSK-3 in a guinea pig model of LPS-induced pulmonary inflammation:I. Effects on lung remodeling and pathology[J]. Respir Res,2013,14(1):113.

[3]VERHEES K J,PANSTERS N A,BAARSMA H A,et al. Pharmacological inhibition of GSK-3 in a guinea pig model of LPS-induced pulmonary inflammation:II. Effects on skeletal muscle atrophy[J]. Respir Res,2013,14(1):117.

[4]MAARSINGH H,OLDENBURGER A,HAN B,et al. Effects of(a combination of)the Beta$_2$ - adrenoceptor agonist indacaterol and the muscarinic receptor antagonist glycopyrrolate on intrapulmonary airway constriction[J]. Cells,2021,10(5):1237.

[5]GHORANI V,BOSKABADY M H,KHAZDAIR M R,et al. Experimental animal models for COPD:a methodological review[J]. Tob Induc Dis,2017,15:25.

[6]KANEKO Y,TAKASHIMA K,SUZUKI N,et al. Effects of theophylline on chronic inflammatory lung injury induced by LPS exposure in guinea pigs[J]. Allergol Int,2007,56(4):445-456.

[7]SNELLA M C,RYLANDER R. Lung cell reactions after inhalation of bacterial lipopolysac-

charides[J]. Eur J Respir Dis,1982,63(6):550-557.

[8] TOWARD T J, BROADLEY K J. Goblet cell hyperplasia, airway function, and leukocyte infiltration after chronic lipopolysaccharide exposure in conscious Guinea pigs: effects of rolipram and dexamethasone[J]. J Pharmacol Exp Ther,2002,302(2):814-821.

[9] TOWARD T J, BROADLEY K J. Chronic lipopolysaccharide exposure on airway function, cell infiltration, and nitric oxide generation in conscious guinea pigs: effect of rolipram and dexamethasone[J]. J Pharmacol Exp Ther,2001,298(1):298-306.

[10] WRIGHT J L, CHURG A. A model of tobacco smoke-induced airflow obstruction in the guinea pig[J]. Chest,2002,121(5 Suppl):188S-191S.

[11] 闫力铭,梁超楠,尹燕,等. 慢性阻塞性肺疾病动物模型的研究进展[J]. 国际呼吸杂志,2022,42(4):285-290.

三、蛋白酶诱导法慢性阻塞性肺疾病模型

(一)大鼠蛋白酶诱导法慢性阻塞性肺疾病模型

【基本原理】

根据慢性阻塞性肺疾病(chronic obstructive pulmonary disease,COPD)的发病机制之一的蛋白酶-抗蛋白酶失衡学说,采用气管内注入或雾化吸入猪胰蛋白酶或木瓜蛋白酶的方法,建立大鼠 COPD 模型。

【实验材料】

1. 药品试剂 ①猪胰蛋白酶(porcine pancreatic elastase,PPE),木瓜蛋白酶(papain)。②麻醉药品:戊巴比妥钠,水合氯醛,乌拉坦,盐酸氯胺酮注射液等。③组织固定液:10%甲醛或4%多聚甲醛溶液等。

2. 仪器设备 动物肺功能分析系统,血气分析仪,血细胞分析仪,生物显微镜,病理图像分析系统等。

3. 实验动物 SD 或 Wistar 大鼠,体重 200~250 g,雄性或雌雄各半。

【方法步骤】

1. 猪胰蛋白酶气管内注入法[1-4]

(1)方法 实验用雄性 Wistar 大鼠,体重 220~250 g。将大鼠用 10% 水合氯醛(4 mL/kg)腹腔注射麻醉,仰卧固定于实验台上,颈部皮肤备皮、消毒、纵向切开、逐层分离暴露气管,选择 5 号针头刺入气管内,一次性注入 5000 U/mL 浓度的 PPE(2000 U/kg),缝合皮肤并消毒。对照组气管内注入等容积生理盐水。

(2)特点 模型大鼠出现呼吸道分泌物增加,呼吸困难,有明显缺氧等大鼠肺气肿病症。动脉血氧分压(PaO_2)、动脉血氧饱和度(SaO_2)明显降低,动脉血二氧化碳分压

（$PaCO_2$）显著升高。肺组织呈灰白,体积明显增大,肺组织结构紊乱、破坏非常显著,肺泡腔不规则扩大,部分肺泡相互融合形成肺大疱,肺泡数量减少,肺泡总面积减小,肺泡的间隔变薄、断裂和肺的弹性减弱。

2. 木瓜蛋白酶气管内注入法[4-6]

（1）方法　健康 Wistar 大鼠,体重 200～250 g,雌雄不拘。6% 水合氯醛腹腔注射麻醉（3 mL/kg）,仰卧固定于实验台上,颈部备皮,消毒,切开颈部皮肤,钝性分离皮下组织及胸骨舌骨肌,暴露气管,1 mL 注射器抽吸 8% 木瓜蛋白酶液（0.5 mL/kg）注入,并注入少量空气以保证全部药液进入气管,立即将鼠板竖起并适度摇动使药液分布尽可能均匀,缝合皮肤,切口消毒。对照组气管内注入等容积生理盐水。

（2）特点　木瓜蛋白酶气管内注入 28 d,肺组织切片的 HE 染色显示肺气肿征象:肺泡扩张,肺泡间隔断裂,肺泡隔数量明显减少,相邻肺泡互相融合形成较大囊腔,平均内衬间隔和平均肺泡面积显著高于对照组,平均肺泡数显著低于对照组。肺组织凋亡细胞呈局灶性分布,凋亡指数增高。SP-C 阳性细胞明显减少。肺组织Ⅰ、Ⅲ型胶原量从注药后第 3 天开始明显增加,第 7 天达高峰,第 15 天后胶原量逐渐降低。肺组织中 b FGF mRNA 表达上调,从注药后第 1 天阳性颗粒增加,第 7 天达高峰,第 15 天后逐渐降低与肺组织Ⅰ、Ⅲ型胶原量呈平行关系。

3. 木瓜蛋白酶雾化吸入法[7-8]

（1）方法　实验用 SD 大鼠,体重（180±20）g。将大鼠置入一固定装置中,0.5% 木瓜蛋白酶溶液（生理盐水稀释）通过超声雾化器雾化吸入刺激,10 mL/d,隔日 1 次,共 5 次。

（2）特点　BALF 炎症细胞计数增多、肺总量/体重比增加、排除/灌注体积比降低、单位面积肺泡数减少、平均肺泡面积增大。

【观察指标】

1. 一般情况　在造模及给药期间,观察大鼠饮食饮水、大小便、呼吸频率和幅度、咳嗽喘息、毛发色泽、精神状态、自主活动、体重变化等。

2. 肺功能测定　采用有创麻醉法或无创清醒法,进行大鼠肺功能相关指标测定（参见本节"大鼠烟熏法慢性阻塞性肺疾病模型"）。

3. 动脉血气分析　大鼠采用 10% 水合氯醛腹腔注射麻醉（4 mL/kg）,仰卧位固定,腹主动脉取血,肝素抗凝,血气分析仪测定二氧化碳分压（PCO_2）、氧分压（PO_2）、动脉血氧饱和度（SaO_2）、总氧浓度（ctO_2）等指标（参见本节"大鼠烟熏法慢性阻塞性肺疾病模型"）。

4. 肺组织病理学检查　将大鼠深麻醉下处死,取双肺称重,计算肺指数。10% 甲醛或 4% 多聚甲醛溶液固定,梯度乙醇脱水,常规石蜡包埋、切片,分别行 HE 和 Masson 染色,光镜结合病理图像分析系统观察肺组织病理形态学改变,并进行形态计量学测量。

（1）肺指数计算　肺指数=肺湿重（mg）/体重（g）×100%。

（2）肺体积测量[1,3]　游离并完整取出气管和肺组织,在 20～25 cm 水柱的压力下将 10% 甲醛溶液充分灌注肺脏 30 min,结扎气管后浸入 10% 的中性福尔马林液中,测量排液量,获得肺体积(V)。

(3)平均肺泡面积[1,3-4] 计数每个视野内的肺泡数(Na),利用图像分析软件测出每个视野的面积(TA),HE 染色阳性区域(肺实质)的面积(PA),计算每个视野的平均肺泡面积(MAA)。

$$MAA = (TA - PA)/Na$$

(4)平均内衬间隔[1,3-4] 在计算机图像分析系统上,以视野正中为中心画十字交叉线,计数经此交叉线的肺泡间隔数(NS),测出十字线总长(L),计算平均内衬间隔(MLI),其数值反应平均肺泡直径。

$$MLI = L/NS$$

5.其他 参见本节"大鼠烟熏法慢性阻塞性肺疾病模型"。

【注意事项】

1.应用蛋白酶诱导时,应注意在蛋白酶、动物品种、动物年龄及作用剂量上保持一致,不同蛋白酶穿透肺泡上皮细胞发挥降解作用的能力不同,结果也随之改变[9-10]。

2.弹性蛋白酶的给药窗口狭窄,低于推荐剂量浓度不足以引起肺部结构发生变化,而高于阈值水平的浓度会导致动物严重肺出血和死亡[11]。

【模型评价】[10]

1.蛋白酶-抗蛋白酶失衡学说是 COPD 的一种发病机制。蛋白酶的增多或者抗蛋白酶不足均可导致肺部组织结构破坏,产生肺气肿。COPD 动物模型常用的胰弹性蛋白酶来源于猪胰腺,既可作为蛋白酶破坏蛋白酶-抗蛋白酶失衡,又可作为氧化剂诱导氧化应激,对肺气肿进展有双重作用。

2.蛋白酶诱导 COPD 模型的主要优点是模型形成时间相对较短,操作简单,价格低廉,效率高,造模稳定性较好,且可通过改变蛋白酶的剂量来调节病变的严重程度。

3.气道滴注弹性蛋白酶 COPD 模型的优点在于经气管内滴注可免受血液中弹性蛋白酶抑制因子的灭活,单剂量弹性蛋白酶即可导致肺泡壁结构短期丧失,可诱导并维持炎症反应的发生。

4.COPD 的发生、发展是多因素共同作用的结果,并非单一的蛋白酶-抗蛋白酶失衡机制所致,蛋白酶诱导模型不能模拟吸烟所致的复杂病理改变,弹性蛋白酶滴注的急性效应也不同于人类肺气肿的慢性病理过程。

【参考文献】

[1]吴升,沈亚伟,郝建,等.猪胰蛋白酶致大鼠 COPD 氧化应激与动脉血气间的相关性研究[J].东南国防医药,2012,14(3):219-221,252.

[2]刘艳萍,郝建,王素美,等.胰蛋白酶致大鼠 COPD 动物模型中动脉血气与 SOD 及 MDA 变化的相关性研究[J].临床和实验医学杂志,2014,13(5):346-349.

[3]沈亚伟,王波,郝建.全反式维甲酸对肺气肿大鼠氧化应激的影响[J].临床肺科杂志,2011,16(4):506-508.

[4]曾小康,徐建林,汪伟民.木瓜蛋白酶及胰蛋白酶所致大鼠肺气肿模型的差异及对比[J].国际呼吸杂志,2011,31(7):1318-1322.

[5]刘红梅,甄国华,张珍祥,等.肺泡壁细胞凋亡参与木瓜蛋白酶所致大鼠肺气肿的形成[J].中国病理生理杂志,2008,24(5):931-935.

[6]傅娟,徐永健,张珍祥.木瓜蛋白酶致大鼠肺气肿中碱性成纤维细胞生长因子 mRNA 的表达[J].中华结核和呼吸杂志,2001,24(4):241-243.

[7]柴秀娟,骆仙芳,黄卫华,等.SO_2、木瓜蛋白酶致大鼠肺气肿模型的建立及应用[J].中国中医基础医学杂志,2003,9(6):23-26.

[8]王灵聪,柴秀娟,陆仙芳,等.应用序惯性二氧化硫、木瓜蛋白酶吸入法建立大鼠实验性肺气肿模型的研究[J].中华结核和呼吸杂志,2002,25(8):51,73.

[9]GROSS P,PFITZER E A,TOLKER E,et al. Experimental emphysema its production with papain in normal and silicotic rats[J]. J Arch Environ Health,1965,11:50-58.

[10]闫力铭,梁超楠,尹燕,等.慢性阻塞性肺疾病动物模型的研究进展[J].国际呼吸杂志,2022,42(4):285-290.

[11]陈美凤,加慧,夏书月.不同 COPD 动物模型特点及应用的研究进展[J].中国实验动物学报,2020,28(4):563-569.

(二)小鼠蛋白酶诱导法慢性阻塞性肺疾病模型

【基本原理】

采用猪胰蛋白酶气管内注入或喷雾的方法,建立小鼠 COPD 模型。

【实验材料】

1. 药品试剂 ①猪胰蛋白酶(porcine pancreatic elastase,PPE),木瓜蛋白酶(papain),人中性粒细胞弹性蛋白酶(human neutrophil elastase,HNE)。②麻醉药品:戊巴比妥钠,水合氯醛,乌拉坦,氯胺酮,甲苯噻嗪,异氟烷等。③组织固定液:10% 甲醛或 4% 多聚甲醛溶液。④其他:磷酸盐缓冲液(phosphate-buffered saline,PBS),伊文思蓝(EB),荧光素钠(Na-F)等。

2. 仪器设备 动物肺功能分析系统,微喷雾器给药装置,血气分析仪,血细胞分析仪,生物显微镜,病理图像分析系统,气相色谱仪等。

3. 实验动物 雌性 C57BL/6 或 BALB/c 小鼠,体重 18 ~ 20 g,6 ~ 10 周龄。

【方法步骤】

1. PPE 气管内一次性注入法[1-2]

(1)方法 实验用雌性 C57BL/6 和 BALB/c 两种小鼠,腹腔注射氯胺酮(100 mg/kg)和甲苯噻嗪(15 mg/kg)混合麻醉,上牙用丝线悬吊卧于 15° 倾斜平台上。轻轻拔出舌头,经口将尖端手动弯曲的 20 号静脉导管插入气管。将 1.5、3、6、9 酶活性单位(U)的 PPE 分别溶于 50 μL 无菌 1×PBS 中,用移液管尖端通过导管在肺内单次注射。对照组仅接受

50 μL 无菌 PBS。拔除套管后,应用少量氰基丙烯酸酯组织黏合剂闭合切口。

(2)特点　①1.5 U 和 3 U 剂量的 PPE 对两种小鼠均无死亡;6 U 和 9 U 剂量下,C57BL/6 和 BALB/c 小鼠均有死亡,BALB/c 小鼠在每种剂量下的存活率显著低于 C57BL/6 小鼠。所有死亡均发生在注入 PPE 后 3 d 内,表明死亡与 PPE 诱导的急性肺损伤有关。②3U 剂量 PPE 可导致两种小鼠短暂体重下降,1 周后恢复到正常对照组水平;6U 剂量 PPE 下,BALB/c 小鼠体重持续下降,而 C57BL/6 小鼠在第 9 天基本恢复。③两种小鼠均具有相似的一氧化碳扩散系数(diffusion factor for carbon monoxide,DF_{CO})基线,并在 1.5、3 或 6 U 剂量 PPE 注入后,DF_{CO} 呈剂量依赖性下降。与 C57BL/6 小鼠相比,BALB/c 小鼠在相同剂量下,DF_{CO} 的下降更为明显,基线肺容量和依从性更大。④注射 1.5、3、6 U 弹性蛋白酶后第 21 天,两种小鼠的肺泡均明显增大。

2. PPE 气管内多次性注入法[2]

(1)方法　实验用 10 周龄 C57BL/6 野生型小鼠和 IL-17A$^{-/-}$ 小鼠,分别于实验第 0、2、4、21 天,异氟烷吸入麻醉下气管内注入 PPE(3.5 U/30 μL),21 d 后,进行相关指标测定。

(2)特点　C57BL/6 野生型小鼠肺静态顺应性(static lung compliance,Cst)显著升高,肺泡增大,肺泡壁破坏,平均内衬间隔(mean linear intercept,MLI)增加;BALF 中性粒细胞和巨噬细胞数量增加,中性粒细胞相关趋化因子及 IL-1β 升高。IL-17A$^{-/-}$ 小鼠肺功能、肺气肿及炎症反应与 C57BL/6 野生型小鼠比较明显减轻。

3. PPE 气管内喷雾法[3]

(1)方法　实验用 7 周龄 C57BL/6 小鼠,戊巴比妥钠腹腔注射麻醉(50 mg/kg),采用微喷雾器给药装置,将 PPE 进行气管内喷雾给药(3 U/25 μL),21 d 后,进行相关指标测定。

(2)特点　气管内吸入 PPE 后 21 d,模型小鼠肺泡增大,支气管肺泡灌洗液中中性粒细胞数量增加,血氧饱和度降低,血脑屏障对荧光素钠和埃文斯蓝白蛋白的通透性显著增加。

【观察指标】

1. 肺功能检测　参见本节"小鼠香烟烟雾暴露法慢性阻塞性肺疾病模型"。

2. 一氧化碳扩散系数测定[1]　将麻醉动物进行气管切开插管,然后用 0.8 mL 含有 0.5% 一氧化碳(CO)、0.5% 氖(Ne,一种不溶性惰性示踪气体)和 99% 室内空气的混合物对肺进行迅速充气。9 s 屏气后,迅速从肺中抽出 0.8 mL 气体,并用室内空气稀释至 2 mL。稀释后的呼出气体混合 15 s,然后注入气相色谱仪测量 Ne 和 CO 浓度。重复两次测量,取每只小鼠的平均 Ne 和 CO 浓度,按下式计算一氧化碳扩散系数(diffusion factor for carbon monoxide,DF_{CO})。

$$DF_{CO} = 1 - (CO_9/CO_C)/(Ne_9/Ne_C)$$

式中,"9"下标是指被动物保持 9 s 后的气体,"C"下标是指校准气体。

3. 肺力学与准静态压力-体积测定[1]　　DF_{CO} 测量后,肌内注射琥珀胆碱(75 mg/kg),小鼠肌肉松弛后,连接到弹性呼吸机,100% 氧气恒容量通气,潮气量为 10 mL/kg,呼吸速率为 150 次/min,呼气末正压为 3 cm H_2O。通气至少 3 min 后,30 cm H_2O 肺充气 5 s,恢复正常通气 1 min。系统密封 4 min,让动物从肺中吸收所有气体。安装在双注射泵上的 5 mL 充气玻璃注射器将空气输送到肺部,分别用线性位移变压器和差压传感器测量准静态压力-体积(pressure-volume,P-V),P-V 曲线记录在 Power Lab 数字数据采集系统上。肺在 $-10 \sim 35$ cm H_2O 之间以 3 mL/min 的速度充气和放气,在每个压力下,手动切换泵,从而在 $0 \sim 35$ cm H_2O 之间产生 3 个连续的 P-V 循环。每只小鼠的总肺活量(total lung capacity,TLC)和剩余容积(residual volume,RV)分别定义为 35 H_2O 和 -10 cm H_2O 时的容积,呼吸系统准静态顺应性定义为第二放气肢体最线性部分的斜率($3 \sim 8$ cm H_2O)。

4. 支气管肺泡灌洗液检查　　参见本节"小鼠香烟烟雾暴露法慢性阻塞性肺疾病模型"。

5. 血脑屏障通透性测定[3-7]　　动物麻醉下颈静脉注射含荧光素钠(Na-F,2 mg/mL)和伊文思蓝(EB,20 mg/mL)的 PBS(150 mL),30 min 后从右心房收集血液,4 ℃ 离心 10 min。取大脑称重,大脑和血清在 0.5 M 硼酸缓冲液(pH 10)中均质,4 ℃ 下离心 15 min。将上清液与乙醇混合,然后在 4 ℃ 离心 20 min。比色法测定上清液 Na-F 和 EB 浓度,计算示踪剂脑/血清比值,血脑屏障(blood brain barrier,BBB)通透性用每克脑组织含从血液扩散到大脑的示踪剂微升数表示。

6. 肺组织病理学观察　　将小鼠过量麻醉处死,取肺、心脏组织,4% 多聚甲醛溶液或 10% 甲醛溶液固定,梯度乙醇脱水,常规石蜡包埋、切片(4 μm),脱蜡,苏木精-伊红(hematoxylin and eosin,HE)和(或)过碘酸雪夫(periodic acid-Schiff stain,PAS)染色,光镜下观察支气管、肺泡及间隔、肺小动脉、右心室等组织病理形态学变化。

【注意事项】

小鼠气管相对较细,气管内注入蛋白酶时应避免刺穿而损伤气管周围组织。

【模型评价】[5,8-11]

1. 小鼠重要的优势在于小鼠基因组比许多其他动物更类似于人类,并且提供了广泛的基因、蛋白序列、抗体的可获得性,易于遗传修改。此外,小鼠价格低廉,实验成本相对较低。

2. 具有不同遗传背景的小鼠对肺气肿的易感性不同。BALB/c 小鼠对弹性蛋白酶损伤比 C57BL/6 小鼠更敏感,其死亡率、体重下降、肺功能降低及肺泡组织损伤更为明显。

3. 其他参见本节"大鼠蛋白酶诱导法慢性阻塞性肺疾病模型"。

【参考文献】

[1] LIMJUNYAWONG N, CRAIG J M, LAGASSÉ H A, et al. Experimental progressive emphysema in BALB/cJ mice as a model for chronic alveolar destruction in humans[J].

Am J Physiol Lung Cell Mol Physiol,2015,309(7):L662-L676.

[2]VIDAL D,FORTUNATO G,KLEIN W,et al. Alterations in pulmonary structure by elastase administration in a model of emphysema in mice is associated with functional disturbances[J]. Rev Port Pneumol,2012,18(3):128-136.

[3]KURIMOTO E, MIYAHARA N, KANEHIRO A, et al. IL-17A is essential to the development of elastase-induced pulmonary inflammation and emphysema in mice[J]. Respir Res,2013,14(1):5.

[4]TAKATA F,TOMINAGA K,KOGA M,et al. Elevated permeability of the blood-brain barrier in mice intratracheally administered porcine pancreatic elastase [J]. J Pharmacol Sci,2015,129(1):78-81.

[5]NISHIOKU T,YAMAUCHI A,TAKATA F,et al. Disruption of the blood-brain barrier in collagen-induced arthritic mice[J]. Neurosci Lett,2010,482(3):208-211.

[6]DOHGU S, NISHIOKU T, SUMI N, et al. Adverse effect of cyclosporin A on barrier functions of cerebral microvascular endothelial cells after hypoxia-reoxygenation damage in vitro[J]. Cell Mol Neurobiol,2007,27(7):889-899.

[7]ABRAHAM C S, DELI M A, JOO F, et al. Intracarotid tumor necrosis factor-alpha administration increases the blood-brain barrier permeability in cerebral cortex of the newborn pig:quantitative aspects of double-labelling studies and confocal laser scanning analysis[J]. Neurosci Lett,1996,208(2):85-88.

[8]闫力铭,梁超楠,尹燕,等.慢性阻塞性肺疾病动物模型的研究进展[J].国际呼吸杂志,2022,42(4):285-290.

[9]PATEL A R,PATEL A R,SINGH S,et al. Global initiative for chronic obstructive lung disease the changes made [J]. Cureus 2019,11(6):e4985.

[10]陈美凤,加慧,夏书月.不同COPD动物模型特点及应用的研究进展[J].中国实验动物学报,2020,28(4):563-569.

[11]PETRACHE I,FIJALKOWSKA I,MEDLER T R,et al. α-1 antitrypsin inhibits caspase-3 activity,preventing lung endothelial cell apoptosis[J]. Am J Pathol,2006,169(4):1155-1166.

(三)小型猪蛋白酶气管内滴注法慢性阻塞性肺疾病模型

【基本原理】

蛋白酶-抗蛋白酶失衡学说是慢性阻塞性肺疾病(chronic obstructive pulmonary disease,COPD)的发病机制之一,蛋白酶的增多或者抗蛋白酶不足均可导致肺部组织结构破坏,产生肺气肿。采用气管内注入蛋白酶的方法,建立小型猪COPD模型。

【实验材料】

1.药品试剂 ①木瓜蛋白酶(papain),猪胰弹性蛋白酶(porcine pancreatic elastase,

PPE)。②麻醉药品:戊巴比妥钠,水合氯醛,乌拉坦,盐酸氯胺酮注射液等。③组织固定液:10%甲醛溶液或4%多聚甲醛溶液。④其他:阿托品,地西泮等。

2.仪器设备　动物肺功能分析系统,磁共振成像(magnetic resonance imagine,MRI)仪,血气分析仪,血细胞分析仪,生物显微镜,病理图像分析系统等。

3.实验动物　小型猪,体重2.0～3.0 kg,8～9月龄,雌雄兼用。

【方法步骤】

1.木瓜蛋白酶+胰蛋白酶诱导法[1-2]

(1)方法　小型猪麻醉前30 min肌内注射阿托品(0.4 mg/kg),随后于颈部肌内注射地西泮20 mg,待小型猪安静后,于小型猪耳缘静脉建立静脉通道,经通道分3次注入氯胺酮(20 mg/kg)及异戊巴比妥钠(80 mg/kg)进行麻醉,麻醉满意后将其固定于特定的动物支架上,然后对小型猪进行气管内插管,将木瓜蛋白酶6 U/kg稀释成20 mL的生理盐水经气管插管内注入;3 d后重复上述麻醉、固定,将胰蛋白酶300 U/kg稀释成20 mL生理盐水注入气管内。以上造模计划每周1次,并持续造模至第20周。

(2)特点　造模第5周,模型猪出现慢性支气管炎和肺气肿表现,肺总量(TLC)、功能残气量(FRC)、吸气气道阻力(Ri)及呼气气道阻力(Re)明显增加。造模20周,模型猪右心室心肌肥大,右心室舒张末期质量显著增加,右心室舒张末期容积和右心室射血分数(RVEF)明显降低。

2.木瓜蛋白酶诱导法[3]

(1)方法　麻醉动物后,行气管插管,支气管镜下肺叶内注入木瓜蛋白酶5 mL(6 U/kg),对照组支气管内注入生理盐水5 mL作为对照,每周1次,连续5周。

(2)特点　与对照组相比,模型组猪的动脉血气分析PO_2降低,PCO_2升高;TLC、FRC、Ri、Re升高,肺动态顺应性(Cdyn)下降;CT示左肺叶内周边肺组织肺纹理减少,肺野透光度明显增强,呈典型的肺气肿的影像学改变。

【观察指标】

1.肺功能检测　动物麻醉后,采用动物肺功能分析系统测定模型小型猪肺总量(TLC)、功能残气量(FRC)、吸气气道阻力(Ri)、呼气气道阻力(Re)、肺动态顺应性(Cdyn)。

2.心脏MRI(cardiac magnetic resonance imagine,CMRI)检查[2]

(1)设备及相关技术　采用3.0T高场强MRI扫描仪,32通道腹部相控阵线圈,应用呼吸门控、前瞻性心电向量门控,矢量心电图(vector electrocardiogram,VCU)放置方法:3个电极片放置在胸骨左缘第2、4肋间隙和肋弓下缘,另一电极放置在左锁骨中线外第5肋间隙,左锁骨中线第2肋间隙电极与肋弓下缘电极配对成A组,余下两枚电极配对成B组,连线根部相同颜色对应放置A、B组。

(2)CMRI定位像扫描　采用头先进,进行心脏标准定位:①在标准横轴面上,经过心尖平行于室间隔定位单斜左心室长轴面;②在单斜左室长轴面上,于心尖与二尖瓣连线中点获得四腔心层面;③在四腔心层面上,垂直于心尖和二尖瓣的连线定位获得两腔心标准短轴面。

(3)成像序列及参数 采用快速自由稳态平衡进动序列(fast imaging employing steady-state acquisition,FIESTA),呼吸导航回波触发,TR 3.0 ms,TE 1.5 ms,翻转角20°,视野 30 mm×30 mm,矩阵256×256,激励次数1,带宽83.33 kHz,层厚8 mm,层间距0 mm;采集7~8层,每层约20个期相。

(4)测量指标 室间隔厚度,肺动脉主干管径,舒张末期左、右心室肌质量,右心室与左心室肌质量比,右心室舒张末容积,左室射血分数(left ventricular ejection fraction,LVEF)和右心室射血分数(right ventricular ejection fraction,RVEF)。

3. 血气分析 股动脉穿刺抽血2.0 mL,血气分析仪测定 PO_2、PCO_2 等指标。

4. 心肺组织病理学检查 将动物过量麻醉处死,取肺、心脏组织,10%甲醛溶液固定,梯度乙醇脱水,常规石蜡包埋、切片、HE染色,光镜结合病理图像分析系统观察肺及心脏组织病理形态学改变。

【注意事项】

1. 良好麻醉是完成实验的重要保障,动物的麻醉程度,以动物的心电图、心率较平稳,动物口腔肌群张力降低,用力拉开时没有阻力为度。

2. 如果动物麻醉过深,有可能引起动物死亡。用氯胺酮做诱导麻醉,方法简便且容易掌握麻醉深度,一般15 min左右即可开始手术,麻醉效果满意。

3. 术中酌情使用阿托品可减少呼吸道分泌物,保持呼吸道通畅。

【模型评价】[3-8]

1. 相对大鼠、兔等动物而言,小型猪有其独特的优点:①猪的肺组织比大鼠及兔等动物的肺组织更为发达,其肺组织的比例相对较高,可以对其肺组织进行分区的研究;②猪的肺部结构与人的较为相似,其肺部结构为右侧三叶,左侧两叶;③猪与人一样,具有呼吸性细支气管,而在患肺气肿时候,这些小气道阻力的升高是气道阻力升高的最主要原因;④猪呼吸道黏膜下腺体较为发达,相对于其他动物而言,猪更容易感染与呼吸道相关的疾病,因此诱导肺气肿的发病也相对容易;⑤在对动物进行气管内滴注药物、进行呼吸功能评价以及模拟辅助通气时,需要进行气管插管,相对于大鼠和豚鼠,小型猪的气管直径较大,便于插管的操作;⑥小型猪的体形比大鼠、兔及豚鼠大,某些品种如巴马香猪的抗应激能力较强,是研究肺气肿外科治疗如肺减容手术较为理想的模型动物。

2. 气管插管(盲插)避免了气管切开和气管穿刺可能导致的创口感染;使用带气囊的气管插管,与不带气囊的气管插管相比,气囊充气后,避免气管切开从外部结扎气管测定功能的复杂手术,减少对动物的创伤,也有利于动物呼吸机的使用;气管内滴入酶液被直接作用下肺部,较静脉途径直接且避免血液成分的干扰;酶液定量准确,避免了雾化吸入剂量不准、操作复杂的缺点。

3. 主要缺点:①弹性蛋白酶的给药窗口狭窄,低于推荐剂量浓度不足以引起肺部结构发生变化,而高于阈值水平的浓度会导致动物严重肺出血和死亡;②应用蛋白酶诱导时,要在蛋白酶、动物品种、动物年龄及作用剂量上保持一致,并且不同蛋白酶穿透肺泡上皮细胞发挥降解作用的能力不同,结果也随之改变;③COPD 的发生、发展是多因素共同作用的结果,不是由于单一的蛋白酶-抗蛋白酶失衡机制导致的,蛋白酶诱导模型不能模拟吸烟所致的复杂病理改变,弹性蛋白酶滴注的急性效应也不同于人类肺气肿的慢性进展;④小型猪为中型动物,实验成本相对较高。

4.其他参见本节"大鼠蛋白酶诱导法慢性阻塞性肺疾病模型"。

【参考文献】

[1]杨智,付兵,李春平,等.构建小型猪慢性阻塞性肺疾病合并早期肺心病的模型[J].重庆医学,2019,48(1):15-18.

[2]杨智,付兵,李春平,等.3.0T MRI 评价早期 COPD 引起的右心改变的实验研究[J].放射学实践,2016,31(2):145-150.

[3]毛旻,张钰,章乐尧.木瓜蛋白酶诱导猪肺气肿模型的建立[J].临床肺科杂志,2010,17(6):1022-1024.

[4]WEMYSS-HOLDEN S A,PORTER K J,BAXTER P,et al. The laryngeal mask airway in experimental pig anaesthesia[J],Lab Anim,1999,33(1):30-34.

[5]陈美凤,加慧,夏书月.不同 COPD 动物模型特点及应用的研究进展[J].中国实验动物学报,2020,28(4):563-569.

[6]CHEN P,HOU J,DING D,et al. Lipopolysaccharide-induced inflammation of bronchi and emphysematous changes of pulmonary parenchyma in miniature pigs (Sus scrofa domestica)[J]. Lab Animal,2013,42(3):86-91.

[7]GROSS P,PFITZER E A,TOLKER E,et al. Experimental emphysema:its production with papain in normal and silicotic rats [J]. Arch Environ Health,1965,11:50-58.

[8]闫力铭,梁超楠,尹燕,等.慢性阻塞性肺疾病动物模型的研究进展[J].国际呼吸杂志,2022,42(4):285-290.

(四)犬蛋白酶气管内滴注法慢性阻塞性肺疾病模型

【基本原理】

蛋白酶-抗蛋白酶失衡学说是慢性阻塞性肺疾病(chronic obstructive pulmonary disease,COPD)的发病机制之一,蛋白酶的增多或者抗蛋白酶不足均可导致肺部组织结构破坏,产生肺气肿。采用蛋白酶气管内注入或雾化吸入的方法,建立犬 COPD 模型。

【实验材料】

1.药品试剂 ①木瓜蛋白酶,猪胰弹性蛋白酶(porcine pancreatic elastase,PPE)。②麻醉药品:戊巴比妥钠,水合氯醛,乌拉坦,盐酸氯胺酮注射液等。③组织固定液:10%甲醛溶液或4%多聚甲醛溶液。④其他:阿托品,地西泮等。

2.仪器设备 雾化器(最大雾化率≥4 mL/min,颗粒直径 1~5 μm>60%),麻醉呼吸机,动物肺功能分析系统,磁共振成像(magnetic resonance imagine,MRI)扫描,血气分析仪,血细胞分析仪,生物显微镜,病理图像分析系统等。

3.实验动物 健康成年杂种犬,体重 13~20 kg,雌雄兼用。

【方法步骤】

1.气管内注入法[1]

(1)方法 麻醉前 30 min 肌内注射阿托品(0.3 mg/kg),安定 10 mg。氯胺酮(15 mg/kg)及异戊巴比妥钠(80 mg/kg)肌内注射麻醉,仰卧位固定于动物实验台。静脉给以肌松剂后,气管插管连接麻醉呼吸机。气管插管内注入木瓜蛋白酶(4 g/L)10 mL/次,共 3 次,每次间隔 30 min。调整呼吸机参数,潮气量 20~25 mL/kg,呼吸频率14~16 次/min,呼气末正压通气(PEEP)12~16 cmH$_2$O。持续正压通气 2 h 转为正常通气,动物清醒后拔管饲养。7 d 后按上述方法、剂量再进行气管内注入木瓜蛋白酶 1 次。

(2)特点 肺组织表面均可见肺大疱形成,肺体积明显增大,病理学检查可见肺组织结构破坏、肺泡融合成肺大疱,各叶肺组织呈非均质型肺气肿改变。

2.雾化吸入法[1-7]

(1)方法 将木瓜蛋白酶(6 g/L)30 mL 加入雾化器药瓶,三通管连接雾化器排出管与呼吸机吸气管气管插管端,雾化率 2 mL/min,雾化结束后,按上述"气管内注入法"调整呼吸机参数与通气时间。7 d 后按上述方法、剂量再进行木瓜蛋白酶雾化吸入 1 次。

(2)特点 肺组织表面均可见肺大疱形成,肺体积明显增大,病理学检查可见肺组织结构破坏、肺泡融合成肺大疱,各叶肺组织呈均质型肺气肿改变。

【观察指标】

参见本节"小型猪蛋白酶气管内滴注法慢性阻塞性肺疾病模型"。

【注意事项】

参见本节"小型猪蛋白酶气管内滴注法慢性阻塞性肺疾病模型"。

【模型评价】

参见本节"小型猪蛋白酶气管内滴注法慢性阻塞性肺疾病模型"。

【参考文献】

[1]陈传波,张宛玉,马红冰,等.犬肺气肿模型的制作[J].郑州大学学报(医学版),2005,40(1):102-104.

[2]BAKER A B,RESTALL R,CLARK B W. Effects of varying inspiratory flow waveform and time in intermittent positive pressure ventilation:emphysema[J]. Br J Anaesth,1982,54(5):547-554.

[3]MINK S N. Expiratory flow limitation and the response to breathing a helium-oxygen gas mixture in a canine model of pulmonary emphysema[J]. J Clin Invest,1984,73(5):

1321-1334.

[4]ROSENTHAL F S. Aerosol probes of lung injury in a 28-wk longitudinal study of mild experimental emphysema in dogs[J]. J Appl Physiol,1999,86(2):725-731.

[5]GOMEZ A, MINK S. Increased left ventricular stiffness impairs filling in dogs with pulmonary empHysema in respiratory failure[J]. J Clin Invest,1986,78(1):228-240.

[6]STALCUP S A, LEUENBERGER P J, LIPSET J S, et al. Impaired angiotensin conversion and bradykinin clearance in experimental canine pulmonary emphysema[J]. J Clin Invest, 1981,67(1):201-209.

[7]GOTOH M, OKAMOTO T, YAMAMOTO Y, et al. Development of a canine model of pulmonary emphysema and imaging of the emphysematous lung with infrared thoracoscopy[J]. J Thorac Cardiovasc Surg,2003,126(6):1916-1921.

(五)绵羊木瓜蛋白酶气管内滴注法慢性阻塞性肺疾病模型

【基本原理】

根据慢性阻塞性肺疾病(chronic obstructive pulmonary disease,COPD)的发病机制之一的蛋白酶-抗蛋白酶失衡学说,采用气管内滴注木瓜蛋白酶的方法,建立绵羊 COPD 模型。

【实验材料】

1. 药品试剂　①木瓜蛋白酶。②麻醉药品:戊巴比妥钠,水合氯醛,乌拉坦,盐酸氯胺酮注射液等。③组织固定液:10% 甲醛溶液或 4% 多聚甲醛溶液。④其他:安定,阿托品,地西泮等。

2. 仪器设备　X 射线计算机断层成像(CT),心电监护仪,纤维支气管镜,麻醉机,血气分析仪,生物显微镜,病理图像分析系统等。

3. 实验动物　健康雌性绵羊,体重 20.0~30.0 kg,8~9 月龄。

【方法步骤】[1]

将绵羊用 5% 戊巴比妥钠(0.2 mL/kg)、氯胺酮(7.5 mg/kg)和安定(0.25 mg/kg)腹腔注射进行基础麻醉,静脉滴注地西泮和氯胺酮维持麻醉。羊靶侧向下侧卧于手术台上,建立心电监护,监测血氧饱和度,在纤维支气管镜引导下经鼻气管插管(单腔,7.5~8 号),经纤维支气管镜引入 5F 单弯导管至经术前 CT 确立的靶肺段,注入木瓜蛋白酶(75 μg/kg),麻醉机给予正压通气,潮气量 12 mL/kg,呼吸频率 15 次/min,氧流量 6 L/min,连续 15 min/次后圈养观察,1 次/周,连续 4 周。

【观察指标】

1. 影像学检查　初始注入木瓜蛋白酶前及木瓜蛋白酶,连续注入结束圈养 2 周后,将动物麻醉,进行 CT 检查(层厚 1 cm,螺距 1 cm),局部应用 HRCT(层厚 2 mm,螺距 2 mm)。

2.病理组织学检查　木瓜蛋白酶连续注入结束圈养 2 周后,将动物过量麻醉处死,完整取出肺脏,将肺少量充气后肉眼观察肺部改变。将肺脏完全浸泡在 10% 甲醛溶液中固定,梯度乙醇脱水、石蜡包埋、切片,苏木精-伊红(HE)染色,光镜下观察注入木瓜蛋白酶处支气管壁、肺泡、血管壁与正常支气管壁、肺泡、血管壁组织学形态变化。

3.其他　参见“小型猪蛋白酶气管内滴注法慢性阻塞性肺疾病模型”。

【模型特点】

1.模型成功率 84.6% 。

2.CT 示靶肺段肺纹理减少,肺野透过度增加。

3.光镜下可见气肿肺段肺泡胀大,肺泡壁菲薄,肺泡间隔变窄并断裂,相邻肺泡相互融合弹力纤维破坏。细支气管壁黏液腺及杯状细胞增生,纤毛上皮破损,纤毛减少,符合肺气肿的改变。

【注意事项】

参见本节“小型猪蛋白酶气管内滴注法慢性阻塞性肺疾病模型”。

【模型评价】[1-3]

1.优点　①该模型系不均一的肺气肿模型,与人类 COPD 肺气肿病变类型更为接近。②采用局部注入法,方法简便,注药剂量准确。③蛋白酶诱导 COPD 模型的主要优点是模型时间相对较短、操作简单、价格低廉、效率高、造模稳定性较好,且可通过改变蛋白酶的剂量来调节病变的严重程度。④不均一的中度到重度肺气肿模型的制作能够满足气管镜肺减容术实验的需要。⑤在纤维支气管镜引导下经鼻气管插管,避免了气管切开和气管穿刺可能导致的创伤与创口感染。

2.主要缺点　①COPD 的发生、发展是多因素共同作用的结果,木瓜蛋白酶诱导的 COPD 模型不能完全模拟人类 COPD 的复杂病理改变和人类肺气肿的慢性病理进展。②绵羊为中型动物,实验成本相对较高。

3.其他　参见本节“小型猪蛋白酶气管内滴注法慢性阻塞性肺疾病模型”。

【参考文献】

[1]吴琦,华静娜,范勇,等.应用木瓜蛋白酶建立绵羊肺气肿模型[J].天津医学,2006,34(9):638-640.

[2]GROSS P,PFITZER E A,TOLKER E,et al. Experimental emphysema its production with papain in normal and silicotic rats [J]. Arch Environ Health,1965,11:50-58.

[3]闫力铭,梁超楠,尹燕,等.慢性阻塞性肺疾病动物模型的研究进展[J].国际呼吸杂志,2022,42(4):285-290.

四、PM 2.5 暴露法慢性阻塞性肺疾病模型

【基本原理】

大气颗粒物(particulate matter,PM)是大气中存在的各种固态和液态颗粒状物质的

总称,PM 在呼吸道的沉积主要取决于颗粒的大小,较大的颗粒沉积在较大的气道,较小的颗粒则可能渗透到肺泡腔。PM 2.5 是指大气中漂浮的直径≤2.5 μm 可吸入肺颗粒物,与较粗的大气颗粒物相比,PM 2.5 粒径小,面积大,活性强,易附带有毒、有害物质(如重金属、微生物等),且在大气中的停留时间长、输送距离远,因而对人体健康影响更大。长期吸入 PM 2.5 可增加发生慢性阻塞性肺疾病(chronic obstructive pulmonary disease,COPD)等肺部疾病的风险。采用反复雾化吸入、气管内滴注或鼻腔滴注 PM 2.5 等方法,建立大鼠 COPD 模型。

【实验材料】

1. 药品试剂　①麻醉药品:戊巴比妥钠,水合氯醛,乌拉坦,盐酸氯胺酮注射液等。②组织固定液:10% 甲醛或 4% 多聚甲醛溶液等。

2. 仪器设备　PM 2.5 颗粒物采样器,Teflon 采样膜,PM 10 空气过滤器,玻璃纤维滤膜,气溶胶监测仪,动物气体染毒仪,生物显微镜,病理图像分析系统,超声震荡仪,小动物肺功能测量系统等。

3. 实验动物　雄性 Wistar 或 SD 大鼠,体重 180～220 g。

【方法步骤】

1. 雾化吸入法[1-6]

(1)方法　①PM 2.5 颗粒制备:将煤、汽油、木屑的混合物充分燃烧,产生的气体通过 PM 10 空气过滤器,过滤后的气体进入烟熏染毒箱。用气溶胶监测仪实时监测染毒箱内的 PM 2.5 浓度,使其维持在 500 μg/m³。②雾化吸入:将大鼠置入 PM 2.5 颗粒染毒箱内,注入 PM 2.5 颗粒,8 h/d,连续 3 个月。

(2)特点　与正常对照组比较,模型组大鼠体重减轻;潮气量(VT)、呼气流量峰值(PFF)降低;支气管肺泡灌洗液(BALF)中细胞总数、淋巴细胞数、中性粒细胞数增多,淋巴细胞比例、中性粒细胞比例增高;肺泡腔扩大,部分肺泡间隔断裂,肺泡融合,形成肺气肿;气道上皮细胞排列紊乱,部分气道上皮细胞增生,出现炎症细胞浸润并且伴有平滑肌的增生,平均内衬间隔(MLI)增加,平均肺泡数(MAN)减少。

2. 暴露式气管滴注法[2,7-8]

(1)方法　①PM 2.5 混悬液制备:从煤、汽油、木屑混合物燃烧产生的气体中采用 PM 2.5 采样器采集 PM 2.5 于玻璃纤维滤膜,浸入去离子水,然后将滤膜颗粒物超声洗脱,洗脱液在 4 ℃以 12000 r/min 离心,经冷冻真空干燥后,保存于-20 ℃冰箱。使用前用 0.9% 氯化钠液配置成相应浓度的混悬液,并超声震荡混匀灭菌。②PM 2.5 混悬液气管内滴注:将大鼠用 10% 水合氯醛腹腔注射麻醉,仰卧固定于操作台上,剪去颈毛,消毒颈部皮肤,于颈部中线下段切口(长约 1 cm),钝性分离皮下组织和肌肉,暴露气管,灌注针头于气管环状软骨间插入,按 1 mL/kg 剂量注入 PM 2.5 混悬液(8.0 mg/kg),注射后将大鼠直立旋转数次,使 PM 2.5 混悬液均匀分布于大鼠肺部。大鼠呼吸节奏平稳后缝合切口。1 次/d,连续 2～3 个月。

（2）特点　与正常对照组比较,模型组大鼠体重减轻;潮气量(VT)、呼气流量峰值
(PFF)降低;支气管肺泡灌洗液(BALF)中细胞总数、淋巴细胞数、中性粒细胞数增多,淋
巴细胞比例、中性粒细胞比例增高;肺泡腔扩大,部分肺泡间隔断裂,肺泡融合,形成肺气
肿;气道上皮细胞排列紊乱,部分气道上皮细胞增生,出现炎症细胞浸润并且伴有平滑肌
的增生,平均内衬间隔(MLI)增加,平均肺泡数(MAN)减少。与 PM 2.5 吸入法相比,PM
2.5 气管内滴注法 COPD 模型大鼠肺组织病变程度更重,且以急性损伤为主。

3.非暴露式气管滴注法[9]

（1）方法　分别于实验第1、3、5 天,大鼠吸入乙醚麻醉后固定,将耳镜置于大鼠口中
协助打开声门,顺势将气管插管经声门插入大鼠气管内,注射 PM 2.5 混悬液 1 mL
(30 mg/kg)。

（2）特点　模型大鼠肺组织出现充血、水肿,病理切片显示肺内大量炎症细胞浸润,
肺组织凋亡细胞增多;BALF 炎症细胞总数及分类计数均明显升高,谷胱甘肽过氧化物酶
(glutathione peroxidase,GSH-Px)显著下降;肺组织 IL-1β、TNF-α、NF-κB、HO-1 的表达
明显增加。

4.PM 2.5 鼻腔滴注法[10-11]

（1）方法　颗粒物采样器采集大气 PM 2.5,超声震荡收集洗膜液,真空冷冻干燥后
用0.9%氯化钠配制成 10 μg/mL 浓度的混悬液。根据大鼠标准正常肺通气量7.3(5～
10.1)mL/min,计算出每只大鼠每日需滴注 PM 2.5 的总量为 2 μg(大鼠每日肺通气量×
60 min×24×200 μg/m³)。大鼠每日鼻腔滴注 PM 2.5 混悬液 200 μL,连续 8 周。

（2）特点　模型组大鼠体型瘦小,体毛黯淡,精神较差,活动减少,饮食下降,饮水增
加,呼吸时伴有喷嚏,鼻腔变红;BALF 中 TNF-α、IL-6 和 ROS 显著升高;外周血游离
DNA 与髓过氧化物酶-DNA 复合物(MPO-DNA)相对定量显著增加;肺组织中性粒细胞
胞外诱捕网(neutrophil extracellular traps,NET)大量生成,肺泡壁扭曲、断裂,肺泡分布不
均匀,细支气管腔有大量炎症细胞聚集,支气管周围肺间质大量炎症细胞浸润。

【观察指标】

1.肺功能测定　记录30 个呼吸周期,测定潮气量(VT)、呼气流量峰值(PEF)、气道
内压上升坡度(IP)等。

2.支气管肺泡灌洗液(BALE)及血常规检测　大鼠腹腔内注射10% 水合氯醛麻醉,
取仰卧位固定。用聚维酮碘消毒颈部至腹部皮肤,剪开皮肤,分离腹主动脉和静脉,将采
血针朝心脏方向刺入腹主动脉,取血并检测血常规。处死大鼠,分离颈部的皮肤及肌肉,
将气管及双侧肺门充分暴露,结扎右肺,切开气管,将针头插入左主支气管,进行肺泡灌
洗,回收灌洗液,回收率80%。检测 BALE 白细胞总数,选取 100 个白细胞分类计数,分
别计算各类白细胞的绝对值及比例。

3.肺组织的病理学检查　将右肺置于4 ℃磷酸盐缓冲液中清洗血液后,于固定液中
固定48 h。取右中肺进行石蜡包埋、切片,HE 染色。每张切片随机选取 10 个视野,光学
显微镜结合病理图像分析系统进行肺组织病理形态学观察,计数每个视野内肺泡数(Na)

和肺泡间隔数(Ns),测量每个视野面积(S)和十字线总长(L),计算平均内衬间隔(MLI)和平均肺泡数(MAN)。

$$MLI = L/Ns$$
$$MAN = Na/S$$

【注意事项】

1.气管内滴注法由于需要多次麻醉动物,应尽量选择吸入麻醉剂,严格掌握麻醉药物剂量,避免动物过量麻醉死亡。

2.气管内注入 PM 2.5 混悬液时,可将动物头颈部略微垫高,避免药液倒流,注射完成后,立即将大鼠直立并旋转,使 PM 2.5 混悬液在肺内均匀分布。

【模型评价】

1.PM 是空气污染的主要成分,其中 PM 2.5 被认为是 COPD 发病机制中重要影响因素。采用 PM 2.5 诱导 COPD 动物模型,对研究大气污染在 COPD 发生、发展中的作用具有重要意义。目前,PM 2.5 暴露法 COPD 模型的常用方法包括雾化吸入法、鼻腔滴注法、暴露式气管滴注法、非暴露式气管滴注法等[12]。

2.雾化吸入法是指模拟患者暴露于环境中发生感染的自然过程,其基本原理是将经过雾化之后的滴注液传输到密闭空间中,使动物在自然状态下吸入。雾化吸入法可以更好地模拟人类暴露于污染环境中受感染的真实途径,且不须对实验动物进行麻醉、切开等操作,属于无创性方法,可重复性强。雾化吸入法虽然能很好地模拟暴露于环境中的感染途径,但在实验操作中存在设备购置费用高、雾化后的滴注液在暴露舱内分布不均匀、内暴露浓度不能准确定量等缺点。

3.鼻腔滴注法是指将实验动物麻醉后,用移液枪吸取滴注液,逐滴滴入动物鼻腔。该方法操作简单,无须复杂设备即可完成。但操作过程中需逐滴加入,耗时较长,且无明显滴注成功标志。此外,滴注液有经口腔、食管到达胃部的可能,很难准确定量。

4.暴露式气管滴注法是指将动物颈部皮肤、肌肉切开,将气管暴露,再用针头刺入气管进行滴注。暴露式气管滴注法具有稳定、易定量的优点,可通过调整 PM 2.5 剂量和滴注次数控制 COPD 的严重程度。但属于有创性方法,动物呼吸道局部创伤相对较大;由于大多数 COPD 模型的复制需要多次滴注 PM 2.5,反复麻醉和穿刺,不适合反复操作,动物死亡率相对较高。

5.非暴露式气管滴注是采用磨钝的静脉留置针或穿刺针进行插管,包括无创气管插管法、经口吸入式气管滴注法等[12-16]。该方法虽然具有无创性的优点,但由于这些插管针的准确度较低,操作难度相对较大,无法兼顾无创性和定量的准确性。

【参考文献】

[1]王光艳,刘菁,刘学东.烟熏 PM 2.5 颗粒建立 COPD 大鼠模型[J].国际呼吸杂志,2017,31(21):1610-1613.

[2]刘菁,刘学东,赵伟业,等.吸入 PM 2.5 颗粒与气管内滴注 PM 2.5 混悬液建立大鼠慢

性阻塞性肺疾病模型的比较[J].中国临床医学,2015,22(4):482-485.

[3]刘美花,周向东.柠檬苦素抑制PM 2.5吸入诱导的大鼠气道炎性反应及黏液高分泌状态[J].基础医学与临床,2018,38(4):433-438.

[4]李燕萍,苏菁,刘延彬,等.黄芩素对PM 2.5致大鼠气道炎性反应及黏液高分泌状态的影响[J].中国老年学杂志,2022,42(18):4505-4509.

[5]邓元荣,李泳宁,黄晓敏.基于雾化吸入法研究大气细颗粒物(PM 2.5)对大鼠心脏的损伤作用[J].中国地方病防治杂志,2016,31(4):385-388.

[6]邓元荣,李泳宁,黄晓敏,等.大气细颗粒物吸入动物模型建立及适用性评价[J].中国比较医学杂志,2016,26(9):42-49.

[7]李虹,孔志斌,左晟,等.口服N-乙酰半胱氨酸对PM 2.5染毒大鼠肺损伤的作用[J].实用老年医学,2018,32(2):119-122.

[8]许宁,平芬,徐鑫,等.连花清瘟对细颗粒物致大鼠肺部炎性损伤的拮抗作用研究[J].中国全科医学,2015,18(27):3355-3359.

[9]加慧,夏书月,寇新荣,等.PM 2.5单次及多次暴露对大鼠肺组织的急性损伤及可能机制[J].重庆医科大学学报,2020,45(6):742-746.

[10]高俊,钱苏海,丁志山,等.白及对PM 2.5致大鼠肺损伤的治疗作用[J].中华中医药杂志,2019,34(9):4302-4305.

[11]来薛,王彬,李志刚,等.益气化痰方对PM 2.5致大鼠肺损伤的影响[J].中华中医药杂志,2018,33(8):3634-3636.

[12]毛旭,史纯珍.小鼠肺组织PM 2.5染毒方法的研究进展[J].环境与健康杂志,2017,34(8):745-747.

[13]吴月,王硕,王晴,等.在体视镜下施行无创伤性小鼠气管插管方法的建立[J].中国病理生理杂志,2009,25(8):1662-1664.

[14]曹婕,高润娣,李和权,等.在头戴式放大镜直视下小鼠气管插管方法的建立[J].中国药理学通报,2012,28(5):729-731.

[15]MAC DONALD K D,CHANG H Y,MITZNER W. An improved simple method of mouse lung intubation[J]. J Appl Physiol,2009,106(3):984-987.

[16]HAMACHER J,ARRAS M,BOOTZ F, et al. Microscopic wire guide-basedorotracheal mouse intubation:description,evaluation and comparison with transillumination [J]. Lab Anim,2008,42(2):222-230.

五、大鼠二氧化硫暴露法慢性阻塞性肺疾病模型

【基本原理】

二氧化硫(sulfur dioxide,SO_2)是最常见、最简单、有刺激性的硫氧化物,无色气体,大气主要污染物之一。火山爆发、许多工业过程、煤和石油燃烧等会生成SO_2。当SO_2溶于

水中,会形成亚硫酸(sulfurous acid,H_2SO_3),H_2SO_3进一步在 PM 2.5 存在的条件下氧化,迅速高效生成硫酸(酸雨的主要成分)。人与动物气管内吸入 SO_2 后,融化在水中并变成 H_2SO_3,损害呼吸道与肺泡上皮细胞,长期暴露于高浓度 SO_2 可诱发慢性支气管炎和慢性阻塞性肺疾病(chronic obstructive pulmonary disease,COPD)[1-3]。采用 SO_2 全身暴露的方法,建立大鼠 COPD 模型。

【实验材料】

1. 药品试剂 ①SO_2 气体(100%)。②乙酰甲胆碱(methacholine,Mch)。③麻醉药品:戊巴比妥钠,水合氯醛,乌拉坦,盐酸氯胺酮注射液等。④组织固定液:10% 甲醛或 4% 多聚甲醛溶液等。

2. 仪器设备 动物 SO_2 熏吸箱,动物呼吸器,动物肺功能检测分析系统,血气分析仪,血细胞分析仪,生物显微镜,病理图像分析系统等。

3. 实验动物 SD 或 Wistar 大鼠,体重 180~220 g,雄性或雌雄各半。

【方法步骤】[4-9]

1. SO_2 熏吸 将 SO_2 钢瓶内气体经气体流量计,引入动物熏吸箱中,在通气后 15 min 和 30 min 分别测定箱内 SO_2 浓度,待箱内 SO_2 浓度稳定为 $25×10^{-6}$ 后,将大鼠置入动物熏吸箱中。5 h/d,5 d/周,共 7 周。

2. SO_2 浓度测定(化学比色法) 在气体分析采集管内加入 0.01 mol/L 碘溶液 5 mL 和 0.5% 可溶性淀粉 1 mL,用针筒抽取待测气体注入上述混合溶液中,待溶液颜色退去时,记录待测气体总量,据当量换算出待测气体的 SO_2 浓度。

【观察指标】

1. 一般情况 各组动物在造模及给药期间,观察动物的一般状态(包括饮食、呼吸、咳嗽、毛发、精神、活动、体重等)。

2. 肺功能测定 大鼠用 20% 乌拉坦(1 g/kg)麻醉,然后切开气管,插入 Y 形气管插管。Y 形管一端与流速传感器的一端连接,流速传感器的对应端接 Y 形玻璃管接头,其两端分别与动物呼吸器的出气口和进气口相连接。设置潮气量 10 mL/kg,呼吸频率 60 次/min。Y 形气管插管的另一端接压力传感器,将压力传感器、流速传感器分别与数据记录分析系统连接,记录 30 个呼吸周期。

3. 肺组织病理学检查 肺功能测定后,将大鼠仰卧位固定,沿正中线剪开皮肤和腹壁肌肉,暴露腹主动脉采取血液标本并分离出血清置冰箱保存待检,剪断两侧肋骨和胸肌,暴露胸腔,然后从喉头以上剪断气管,将胸腔脏器一并取出,摘除心脏,分离出肺脏。将外径约 1 mm 的塑料管插入气管,向两肺注入 10% 甲醛溶液,待胸膜展开后,结扎气管,置于 10% 甲醛溶液中固定 48 h,而后常规梯度乙醇脱水,二甲苯透明,石蜡包埋,连续组织切片,分别行 HE、VG 染色和弹力纤维染色,光镜结合病理图像分析系统进行肺组织病理形态学观察,测量细支气管内、外管径,计算内外径比值。

4. 其他 参见本节"大鼠烟熏法慢性阻塞性肺疾病模型"。

【模型特点】

1. SO₂ 暴露 3 周后,部分动物出现轻度喘息,活动能力差,停止暴露 1 ~ 2 d 后上述症状逐渐缓解;少数动物逐渐出现严重喘息。SO₂ 暴露 7 周的动物死亡率为 16.67%。

2. SO₂ 吸入法 COPD 模型大鼠呼气流量峰值(peak expiratory flow,PEF)和潮气量(tidal volum,VT)显著降低,气道内压上升坡度(intratracheal pressure slope,IP slope)明显升高,肺阻力(pulmonary resistance,RL)增加,肺动态顺应性(dynamic compliance,Cdyn)降低,对吸入雾化 Mch 气道反应性增加。

3. SO₂ 吸入法 COPD 模型大鼠气管和肺的中性黏液糖蛋白分别增加了 140% 和535%、酸性糖蛋白增加了 33% 和 37%。

4. 光镜下可见 COPD 模型大鼠细支气管狭窄变形,细支气管气道内径、外径和内外径比值显著减少,局灶性的肺泡炎症改变,单位面积内细支气管数量减少,呼吸性支气管管腔狭窄和闭塞相对增多,细支气管上皮损伤较重,固有层充血水肿,杯状细胞增生,管壁淋巴细胞和巨噬细胞浸润明显增多,细支气管邻近区域肺泡隔淋巴细胞和肺泡腔炎症明显,肺泡隔淋巴细胞、浆细胞和巨噬细胞浸润增多,该区域也常见局灶性肺泡隔破坏,多个肺泡相互融合形成肺气肿,少部分细支气管管壁平滑肌和胶原纤维组织增生比较明显,胶原含量增加,瘢痕组织形成,弹力纤维存在增厚和断裂的表现,细支气管旁小动脉管壁增厚,血管内皮细胞和平滑肌细胞增生。

【注意事项】

研究发现[7],由于只有长期暴露在浓度 20×10⁻⁶ 的环境中才会导致高分泌和气道炎症,因此只有这种暴露模式才应该用于模拟人类慢性阻塞性肺病。浓度低于或高于 20×10⁻⁶ 或短期暴露不会引起分泌过多的呼吸道症状。

【模型评价】

相较于香烟烟雾模型,有害气体暴露法造模时间明显缩短,模型的气道炎症足够强烈。但其局限性在于只能模拟 COPD 气道和肺实质的损伤,不能再现 COPD 的慢性病理过程,缺乏标准的吸入时间和吸入剂量,有害气体吸入过多可能直接导致动物死亡,造模稳定性较差,同时也受到实验个体因素的影响。

【参考文献】

[1]刘雪,王军. 慢性阻塞性肺疾病动物模型研究进展[J]. 中药研究,2017,30(7):76-80.

[2]李竹英,田春燕,高风丽. 单因素诱导的慢性阻塞性肺疾病动物模型研究进展[J]. 中国中医急症,2018,27(3):552-554.

[3]闫力铭,梁超楠,尹燕,等. 慢性阻塞性肺疾病动物模型的研究进展[J]. 国际呼吸杂志,2022,42(4):285-290.

[4]许建英,杜永成,赵鸣武,等. 大鼠慢性阻塞性肺疾病模型的建立[J]. 中国病理生理杂

志,2000,16(4):383-384.

[5] 张炜,毕小利.慢性阻塞性肺病复合肾虚证大鼠模型的建立[J].实验动物与比较医学,2005,25(3):157-162.

[6] SHORE S,KOBZIK L,LONG N C,et al. Increased airway responsiveness to inhaled methacholine in a rat model of chronic bronchitis[J]. Am J Respir Crit Care Med,1995,151(6):1931-1938.

[7] WAGNER U,STAATS P,FEHMANN H C,et al. Analysis of airway secretions in a model of sulfur dioxide induced chronic obstructive pulmonary disease COPD[J]. J Occup Med Toxicol,2006,1:12.

[8] KODAVANTI U P,JACKSON M C,LEDBETTER A D,et al. The combination of elastase and sulfur dioxide exposure causes COPD-like lesions in the rat[J]. Chest,2000,117(5Suppl 1):299S-302S.

[9] REID L. An experimental study of hypersecretion of mucus in the bronchial tree[J]. Br J Exp Pathol,1963,44(4):437-445.

六、小鼠臭氧暴露法慢性阻塞性肺疾病模型

【基本原理】

臭氧(O_3)是一种氧化性环境污染物,环境中 O_3 水平增加在哮喘和慢性阻塞性肺疾病(chronic obstructive pulmonary disease,COPD)等慢性呼吸道疾病的发病机制中发挥着重要作用。O_3 导致急性上皮性气道壁损伤、炎症和气道高反应性(AHR)。O_3 刺激气道,引起咳嗽、支气管收缩和炎症细胞浸润,导致呼吸功能丧失。在 COPD 患者中,长期暴露于 O_3 导致气体交换肺泡的逐渐丧失(肺气肿),与慢性炎症、纤维化和终末期呼吸衰竭有关[1-3]。采用 O_3 全身暴露的方法,建立小鼠 COPD 模型。

【实验材料】

1. 药品试剂 ①乙酰甲胆碱(methacholine,Mch)。②麻醉药品:戊巴比妥钠,水合氯醛,乌拉坦,盐酸氯胺酮注射液等。③组织固定液:10%甲醛或4%多聚甲醛溶液等。

2. 仪器设备 O_3 暴露箱,O_3 发生器,臭氧探头,动物肺功能检测分析系统,血气分析仪,血细胞分析仪,生物显微镜,病理图像分析系统等。

3. 实验动物 雄性 BALB/c 或 C57BL/6 小鼠,8~10 周龄,体重 18~22 g。

【方法步骤】[1-5]

将小鼠放入密封 O_3 暴露箱中,由 O_3 发生器产生臭氧,使箱内 O_3 浓度维持在 $2.5×10^{-6}$,用 O_3 探头持续监测箱内臭氧浓度。3 h/次,2 次/周,持续 6~8 周。

【观察指标】

1. 微型计算机断层扫描 将麻醉小鼠置于微型计算机断层扫描(micro-computed

tomography，μCT)室中,按 μCT 使用说明和 SOP 将 X 射线管设置为 50 kV,电流设置为 450 μA。通过获取 515 个投影进行 μCT 分析(有效像素 0.092 mm,每张切片曝光时间 300 ms,切片厚度 0.093 mm)。用软件对采集的图像进行肺重建,自动计算肺实质体积和低密度区(low-attenuation area,LAA)体积,用 LAA 体积除以肺总容积计算 LAA 百分比(LAA%)。

2. 平板试验　将小鼠置于跑步机上,以 10 m/min 的速度适应 10 min;以 10 m/min 的速度热身 5 min;将速度提高到 15 m/min,持续 10 min;增加运动强度,从 20 m/min 开始,每 30 min 增加 5 m/min,直到小鼠不能继续跑动为止。记录总跑步距离和跑步时间,分别作为疲劳距离和疲劳时间。

3. 肺功能测定　参见本节"小鼠烟熏法慢性阻塞性肺疾病模型"。

4. 支气管肺泡灌洗液检查　有创肺功能测定后,分离并暴露支气管,剖开胸腔,结扎右主支气管并摘取右肺后,采用缝合线将注射器针头结扎固定于左主支气管上,采用 0.5 mL,4 ℃预冷的无菌生理盐水灌洗左主支气管和肺泡,反复抽吸 3 次后,抽出液体,800 g 离心 5 min,收集上清,-80 ℃保存用于细胞因子检测。①取离心后的细胞沉淀,重悬于 200 μL PBS 溶液中,采用细胞计数板在显微镜下计数细胞总数。②取约 200 个细胞采用瑞氏-吉姆萨试剂染色,计数中性粒细胞、巨噬细胞和淋巴细胞数量。③考马斯亮蓝法检测 BALF 蛋白含量,ELISA 法检测 BALF 上清液中细胞因子水平。

5. 肺组织病理形态观察　解剖取出小鼠心、肺,将气管内导管通过 PE90 聚乙烯管连接到含有 4% 多聚甲醛的注射器上,通过气管导管注入 4% 多聚甲醛至肺膨胀,将肺置于 15 mL 试管中(含 4% 多聚甲醛 10 mL)≥ 4 h。梯度酒精脱水,石蜡包埋后,切片至 4 μm 厚,脱蜡,分别采用苏木精-伊红(hematoxylin and eosin,HE)、高碘酸希夫(periodic acid-Schiff stain,PAS)、Masson 及 Van Gieson 等染色,光镜下观察支气管、肺泡及间隔、肺小动脉等组织病理形态学变化。

(1)肺泡腔点计数　使用光学显微镜(×10 物镜)和目镜光栅(包含 100 个十字)对右肺的每一张 HE 染色切片进行"点计数"。对右肺三个叶进行连续显微镜视野扫描,计数 40 个视野(视野分布均匀,覆盖整个切片)。分别统计肺泡腔和肺泡间隔上的网格点数量,计算肺泡腔面积百分比。

肺泡腔面积百分比=肺泡腔点数/(肺泡腔点数+肺泡间隔点数)×100%

(2)平均内衬间隔　每张切片随机选取上、中、下、左和右 5 个视野(避开大血管和支气管),光镜(×100)结合病理图像分析系统观察。在每个视野正中心画十字交叉线,计算与交叉线相交的肺泡间隔数(Ns)和每个视野内肺泡数(Na),同时测量十字线总长(L)和每个视野面积(S)。计算肺组织平均内衬间隔(mean linear intercept,MLI,反映肺泡平均直径)和平均肺泡数(mean alveolar number,MAN,反映肺泡密度)。

$$MLI(\mu m) = L/Ns$$
$$MAN(个/mm^2) = Na/S$$

(3)肺部炎症评分(HE 染色)　0 分:无炎症反应;1 分:轻度炎症,支气管、血管壁及肺泡间隔有炎症细胞病灶;2 分:中度炎症,支气管、血管壁及肺泡间隔斑片状炎症或局部性炎症,占总肺面积<1/3;3 分:严重炎症,支气管、血管壁和肺泡间隔有弥漫性炎症细胞,占总肺面积 1/3 ~ 2/3。

【模型特点】

1. O_3暴露组大鼠均在一定程度上出现呼吸急促、喘息、点头呼吸、呼吸加快加深、咳嗽频作、腹肌抽搐等症状,并同时伴有精神萎靡、拱背蜷缩、毛发零乱、无光泽甚至成片脱落、食量减少、体重增长缓慢。

2. μCT 检查可见 O_3暴露组小鼠的肺容积和 LAA% 明显增大;用水置换法测定的肺容积随 O_3暴露时间的延长而增加,暴露 3 周和 6 周后具有统计学意义,暴露 1 周无显著变化。

3. O_3暴露组小鼠疲劳时间和疲劳距离显著下降,FEV_{25}/FVC、FEV_{50}/FVC 和 FEV_{75}/FVC显著降低。

4. O_3暴露组小鼠 BALF 细胞总数及巨噬细胞、中性粒细胞和淋巴细胞数均显著明显升高,气道和肺部的炎症评分显著增加;血清 IL-10 水平明显降低,L-1β、TNF-α 显著升高。

5. 与空气对照组相比,O_3暴露 1 周和 3 周组肺组织切片显示气道表面上皮坏死和脱落,气道壁、血管壁和肺泡间隔内有局部或斑片状炎症细胞浸润,主要是中性粒细胞、单核细胞和部分淋巴细胞,未见杯状细胞增生;O_3暴露 6 周组肺泡腔不规则增大,肺泡壁数量减少,MLI 增加。

【注意事项】

在动物麻醉状态下进行 μCT 检查肺功能等指标检测过程中,监测并保持小鼠稳定的呼吸频率,并确保在手术过程中没有自主活动。

【模型评价】

与香烟烟雾暴露模型,O_3暴露法造模时间明显缩短,模型的气道炎症更为明显。其局限性在于只能模拟 COPD 气道和肺实质的损伤,不能再现 COPD 的慢性病理过程,缺乏标准的吸入时间和吸入剂量,如吸入过多可能直接导致动物死亡,造模稳定性相对较差,同时也受到实验个体因素的影响[6]。

【参考文献】

[1] TRIANTAPHYLLOPOULOS K, HUSSAIN F, PINART M, et al. A model of chronic inflammation and pulmonary emphysema after multiple ozone exposures in mice[J]. Am J Physiol Lung Cell Mol Physiol,2011,300(5):L691-L700.

[2] LI F, WIEGMAN C H, SEIFFERT J M. et al. Effects of N-acetylcysteine in ozone-induced chronic obstructive pulmonary disease model[J]. PLoS ONE, 2013, 8(11): e80782.

[3]WIEGMAN C H,LI F,CLARKE C J,et al. A comprehensive analysis of oxidative stress in the ozone-induced lung inflammation mouse model[J]. Clin Sci,2014,126(6):425-440.

[4]SUN Z,LI F,ZHOU X,et al. Generation of a chronic obstructive pulmonary disease model in mice by repeated ozone exposure[J]. J Vis Exp,2017,(126):56095.

[5]GAO W,YUAN C,ZHANG J,et al. Klotho expression is reduced inCOPDairway epithelial cells:effects on inflammation and oxidant injury[J]. Clin Sci(Lond),2015,129(12):1011-1023.

[6]闫力铭,梁超楠,尹燕,等. 慢性阻塞性肺疾病动物模型的研究进展[J]. 国际呼吸杂志,2022,42(4):285-290.

七、大鼠细菌诱导法慢性阻塞性肺疾病模型

【基本原理】

慢性阻塞性肺疾病(chronic obstructive pulmonary disease,COPD)由慢性支气管炎、小气道重塑、肺气肿和肺动脉高压4种独立解剖损害和一种功能损害(急性加重)组成,细菌感染是COPD发生、发展和急性加重的主要危险因素。采用肺炎克雷伯菌反复鼻腔滴注感染的方法建立大鼠COPD模型。

【实验材料】

1. 药品试剂 ①肺炎克雷伯菌(Klebsiella pneumoniae):自COPD患者痰液中分离、鉴定,用前将细菌浓度调整为6×10^8 CFU/mL。②麻醉药品:戊巴比妥钠,水合氯醛,乌拉坦,盐酸氯胺酮注射液等。③组织固定液:10%甲醛溶液,4%多聚甲醛溶液,2.5%戊二醛,1%锇酸等。

2. 仪器设备 非束缚小动物肺功能测量仪,血气分析仪,血细胞分析仪,病理图像分析系统,一次性动脉血样采集器,静脉套管针,白细胞计数池,生物显微镜,电镜等。

3. 实验动物 健康成年SD或Wistar大鼠,体重180~220 g,雌雄兼用。

【方法步骤】[1-4]

以消毒的1 mL注射器(上连5.5号注射针,针尖紧套塑料胶管)吸取培养液或细菌菌液0.1 mL(6×10^8 CFU/mL),针尖进入大鼠鼻腔内,在大鼠吸气时注入液体。1次/5 d,持续8周。

【观察指标】

1. 支气管肺泡灌洗液细菌培养 将消毒生理盐水3 mL,通过塑料胶管用注射器轻缓注入大鼠肺内,5~10 min后回抽约1.5 mL灌洗液,置无菌试管保存,进行细菌培养检查。

2. 血气分析 取颈动脉血1 mL肝素化,密封在注射器内,血气分析仪检测模型动物

动脉血氧分压(PaO_2)和动脉血二氧化碳分压($PaCO_2$)。

3. 右心室收缩压 用内径 1 mm 的聚乙烯塑料导管经右颈外静脉达到右心室,导管的外侧端连接压力传感器和多道生理记录仪,测量右心室收缩压(RVSP)。

4. 右心室肥厚指数 取出心脏,用 PBS 缓冲液将心脏内血液冲洗干净,沿房室沟剪除心房、主动脉和肺动脉,再沿心室间隔边缘将右心室游离壁分离,剖开左心室和室间隔,用滤纸吸干,电子天平分别称重右心室(right ventricle, RV)和左心室加室间隔(left ventricle plus septum, LV+S),计算右心室肥厚指数(right ventricular hypertrophy index, RVHI)。

$$RVHI = RV/(LV + S) \times 100\%$$

5. 组织病理学检查

(1)光镜观察 肺在 15 mmHg 压力下以 10% 甲醛溶液灌注、固定 72 h,从规定部位(气管、左肺、右肺上叶和下叶)取组织 7 块,常规切片,HE 染色,光镜结合病理图像分析系统进行肺组织病理形态学观察。

(2)电镜观察 取气管和右支气管,经 2.5% 戊二醛固定,再经乙醇系列脱水,CO_2 临界点干燥。离子镀膜仪镀金膜,扫描电镜观察。取右肺下叶组织 3 小块 2.5% 戊二醛前固定,1% 锇酸后固定、脱水,Epon 812 包埋,超薄切片,透射电镜观察。

(3)细支气管管壁厚度检测和等级计数 用显微测微器(×400)在细支气管横切面经中心点的纵轴和横轴上测量 4 个管壁厚度,取其平均值。以正常对照组细支气管管壁平均厚度上限 14.35 μm 为基准,分 6 个等级对细支气管管壁厚度进行计数。0 级:<14.35 μm;1 级:14.36 ~ 25.00 μm;2 级:25.01 ~ 50 μm;3 级:50.01 ~ 75 μm;4 级:75.01 ~ 100 μm;5 级:>100 μm。

(4)细支气管管腔狭窄评估和等级计数 所检查细支气管管腔在正常状态下的管腔面积设为 1,按管腔缺失面积大小分为 4 个等级进行管腔狭窄的等级计数。0 级:0;1 级:<1/4;2 级:1/4 ~ 1/2;3 级:>1/2。

【模型特点】

模型大鼠各级支气管慢性炎症明显,管壁增厚,管腔明显狭窄,有肺气肿形成。RVSP明显升高,细支气管伴行肺小动脉管壁明显增厚。第 16 周,PaO_2 明显降低,$PaCO_2$ 显著升高。

【注意事项】

由于大鼠鼻腔相对较小,采用注射器针头进行菌液注入时,应尽量避免损伤鼻黏膜。可采用移液枪吸取滴注液,逐滴滴入动物鼻腔。

【模型评价】

1. 以适量肺炎克雷伯菌或肺炎链球菌多次经鼻腔注入大鼠肺内所复制的动物模型具有 COPD 的病理学特征。

2. 由于鼻腔滴入肺炎克雷伯菌液时需逐滴加入菌液,耗时较长,且无明显滴注成功标志;滴注液有经口腔、食管到达胃部的可能,很难准确定量。目前,较少应用单纯细菌滴鼻法复制 COPD 模型。

【参考文献】

[1]许浒,熊密,黄庆华,等.细菌感染导致慢性阻塞性肺疾病大鼠模型的探讨[J].中华结核和呼吸杂志,1999,22(12):739-743.

[2]BERENDT R F,LONG G G,ABELES F B,et al. Pathogenesis of respiratory klebsiella pneumoniae infection in rats:bacteriological and histological findings and metabolic alterations[J]. Infect Immun,1977,15(2):586-593.

[3]LI Y,LI S Y,LI J S,et al. A rat model for stable chronic obstructive pulmonary disease induced by cigarette smoke inhalation and repetitive bacterial infection[J]. Biol Pharm Bull,2012,35(10):1752-1760.

[4]李亚. 慢性阻塞性肺疾病大鼠模型的优化与评价及补肺健脾方对膈肌功能的影响[D]. 北京:北京中医药大学,2011.

第三节　多因素诱导法慢性阻塞性肺疾病模型

一、香烟烟雾暴露/脂多糖复合法慢性阻塞性肺疾病模型

(一)大鼠香烟烟雾暴露/脂多糖复合法慢性阻塞性肺疾病模型

【基本原理】

吸烟和感染被认为是环境因素中最主要的慢性阻塞性肺疾病(chronic obstructive pulmonary disease,COPD)致病因子,脂多糖(lipopolysaccharide,LPS)是革兰氏阴性杆菌的内毒素,是有机粉尘和细菌感染导致 COPD 的主要致病物质。采用气道内滴入 LPS 和被动吸烟相结合的方法建立大鼠 COPD 模型。

【实验材料】

1.药品试剂　①脂多糖(LPS):实验时用生理盐水配制成 1 g/L 溶液。②麻醉药品:戊巴比妥钠,水合氯醛,乌拉坦,盐酸氯胺酮注射液等。③组织固定液:10% 甲醛溶液或 4% 多聚甲醛溶液等。

2.仪器设备　香烟烟雾发生器或自制染毒箱,动物肺功能检测分析系统,血气分析仪,血细胞分析仪,病理图像分析系统,大鼠气管给药插管器(自制),大鼠开口器(自制),一次性动脉血样采集器,耳镜,静脉套管针,白细胞计数池,生物显微镜等。

3.实验动物　SD 或 Wistar 大鼠,体重 180~220 g,雄性或雌雄各半。

【方法步骤】[1-6]

1.气管内注入 LPS

(1)经口气管插管法　分别于第 1、14 天,将大鼠用水合氯醛腹腔注射麻醉(300 mg/kg),开口器插入喉口,以气管给药插管向气管内注入 LPS(200 μg/只)。注射完成后,立即将大鼠直立并旋转 1 周,使 LPS 在肺内均匀分布。

(2)气管穿刺注入法　分别于第 1、14 天,将大鼠用 20% 乌拉坦腹腔注射麻醉,仰卧位放置在鼠板上,头高尾低 45°角放置,颈部皮肤纵行切口(2 cm),钝性分离皮下组织,暴露气管,用 1 mL 注射器先抽取空气 0.3 mL,再抽取 1 mg/mL 的 LPS 溶液 0.2 mL,快速注入气管,然后将鼠板直立旋转,左右摇晃 30 次,使 LPS 溶液能够均匀分布于左、右两肺,缝合颈部皮肤。

2.被动吸烟　于第 2~13 天、15~30 天,将动物分别置入染毒箱内,内熏香烟烟雾[浓度(3000±500)×10⁻⁶],30~40 min/次,2 次/d,每周休息 1 d。

【观察指标】

1.一般情况　观察动物饮食、呼吸、咳嗽、毛发、精神、活动、体重等。

2.体温测量　用兽用电子体温计软头部位插入直肠 5~8 cm,测量温度。每次测量连续读数 3 次,取平均值。

3.肺功能测定[7]　将大鼠置于动物肺功能检测系统的体描箱内,清醒状态下进行肺功能指标测定。①肺容积与通气参数:呼吸频率(frequency,f)、潮气量(tidal volume,TV)、每分通气量(minute volume,MV)。②传导性参数:吸气流量峰值(peak inspiratory flow,PIF)、呼气流量峰值(peak expiratory flow,PEF)。③气道阻塞参数:50% 呼气流量(expiratory flow 50,EF50)、呼吸暂停(pause,PAU)、松弛时间(relaxation time,Tr)、收缩时间(contraction time,Tc)、气道狭窄指数(enhanced pause,Penh)。④一般参数:吸气时间(inspiration time,Ti)、呼气时间(expiration time,Te)、吸气末端暂停(end-inspiratory pause,EIP)、呼气末端暂停(end-expiratory pause,EEP)。

4.血气分析　腹主动脉取血 1.5 mL,肝素抗凝,血气分析仪测定酸碱度(pH)、二氧化碳分压(PCO_2)、氧分压(PO_2)、血细胞比容(Hct)、钠浓度(cNa^+)、钾浓度(cK^+)、钙浓度(cCa^{2+})、氯浓度(cCl^-)、总血红蛋白(ctHb)、血浆碳酸氢盐总浓度[$cHCO_3^-(P)$]、实际碱剩余[cBase(B)]、标准碱[cBase(Ecf)]、全血二氧化碳总浓度[$ctCO_2(B)$]、血浆二氧化碳总浓度[$ctCO_2(P)$]、阴离子间隙(anion gap)、动脉血氧饱和度(SaO_2)、总氧浓度(ctO_2)。

5.支气管肺泡灌洗液检查[7]　暴露颈部及胸腹腔,分离结扎右主支气管,经左主支气管行左肺支气管肺泡灌洗。用 4 mL 生理盐水反复 3 次灌洗,回收率 70%~80%;支气管肺泡灌洗液(bronchoalveolar lavage fluid,BALF)于 4 ℃、1000 r/min 离心 10 min,沉淀用生理盐水 0.5 mL 混匀,取细胞混悬液 100 μL 用白细胞稀释液 100 μL 稀释,计数

BALF 中白细胞总数。采用细胞离心涂片装置将 BALF 的细胞直接平铺于载玻片上。玻片用冷风吹干,固定后进行 HE 染色。在油镜下计数 200 个细胞,根据细胞形态学特征分类计数巨噬细胞、中性粒细胞和淋巴细胞。

6.血细胞检查　腹主动脉取血,乙二胺四乙酸二钾(EDTAK$_2$)抗凝,进行血液常规检查(红细胞参数、白细胞参数及血小板参数)。红细胞参数包括红细胞(RBC)计数、血红蛋白(Hb)含量、血细胞比容(Hct)、平均红细胞体积(MCV)、平均红细胞血红蛋白含量(MCH)、平均红细胞血红蛋白浓度(HCHC)、红细胞分布宽度标准差(RDW-SD)、红细胞分布宽度变异系数(RDW-CV);白细胞参数包括白细胞(WBC)计数及淋巴细胞(Ly)、单核细胞(MONO)、中性粒细胞(Neu)、嗜酸性粒细胞(EOS)、嗜碱性粒细胞(BASO);血小板包括血小板(PLT)计数、血小板压积(PCT)、平均血小板体积(MPV)、大血小板比率(P-LCR)和血小板分布宽度(PDW)。

7.血清炎性因子含量测定　腹主动脉取血,3000 r/min 离心 10 min 分离血清,按 ELISA 试剂盒说明书进行血清炎性因子含量测定。

8.脏器指数　动物麻醉取血后,分别取双肺、全心及右心室称重,计算肺指数、全心指数、右心指数。

9.组织病理学检查　取右肺中叶组织,10% 甲醛固定,常规脱水、石蜡包埋、切片、HE 染色,光镜结合病理图像分析系统进行病理形态学观察与分析。

(1)肺组织　每张切片随机选取上、中、下、左和右 5 个视野(避开大血管和支气管),光镜(×100)结合病理图像分析系统观察。在每个视野正中心画十字交叉线,计算与交叉线相交的肺泡间隔数(Ns)和每个视野内肺泡数(Na),同时测量十字线总长(L)和每个视野面积(S)。计算肺组织平均内衬间隔(mean lung interval,MLI,反映肺泡平均直径)和单位面积平均肺泡数(mean alveoli number,MAN,反映肺泡密度)。

$$MLI(\mu m) = L/Ns$$
$$MAN(个/mm^2) = Na/S$$

(2)支气管

1)支气管重塑测量:光镜下选取与肺小动脉伴行的呼吸性细支气管横断面,采用病理图像分析测量基底膜周长(basement membrane perimeter,Pbm)、血管总面积(Ao)、管腔面积(Ai)、平滑肌外缘内面积(Amo)和平滑肌内缘内面积(Ami)。以 Pbm 进行标准化,以单位长度的管壁面积表示血管壁厚度(WAt),以单位长度的平滑肌面积表示血管平滑肌厚度(WAm)。

$$WAt = (Ao-Ai)/Pbm$$
$$WAm = (Amo-Ami)/Pbm$$

2)支气管炎症评分[9-11]:黏膜上皮纤毛倒伏占气道周径的比值(R)<10%(0 分),10% ≤R<25%(1 分),25% ≤R<50%(2 分),50% ≤R(3 分);上皮无脱落(0 分),有脱落(1 分);黏膜细胞鳞状上皮无化生(0 分),0~1/4 管周鳞状化生(1 分),1/4~2/4 管周鳞状化生(2 分),>2/4 管周鳞状化生(3 分);管腔内炎症细胞渗出,无或仅有个别细胞(0

分),有明显渗出(1分)。

(3)肺小动脉　测量与呼吸性细支气管伴行的肺小动脉内膜周长(intima perimeter, Pi)、血管总面积(Ao)、管腔面积(Ai)、平滑肌外缘内面积(Amo)和平滑肌内缘内面积(Ami)。以 Pi 进行标准化,以单位长度的管壁面积表示血血管壁厚度(WAt),以单位长度的平滑肌面积表示血管平滑肌厚度(WAm)。

$$WAt = (Ao-Ai)/Pi$$
$$WAm = (Amo-Ami)/Pi$$

【模型特点】

1. 一般情况　与正常对照组大鼠比较,COPD 模型组大鼠在每次烟熏初始时喜聚集成堆,随着烟熏时间的延长后逐渐出现喘息、流涎、呼吸加深加快等症状。呼吸困难随着实验进程呈进行性加重,并出现精神萎靡,咳嗽、气急、口鼻分泌物增多,皮肤松弛,皮毛无光泽、黄涩,体重明显低于正常大鼠。

2. 肺功能　COPD 模型大鼠 TV、MV、PIFb、PEFb、EF50 均显著降低。

3. 血细胞分析　COPD 模型大鼠血液 RBC、Hb、Hct、MCV、MCH、RDW-SD 及 RDW-CV 均显著升高,白细胞及血小板无明显变化。

4. 血气分析　COPD 模型大鼠 PO_2、阴离子间隙明显降低,Hct、ctHb 及 cK$^+$ 显著升高;pH、cNa$^+$、cCa^{2+}、cCl$^-$、cHCO$_3^-$(P)、cBase(B)、cBase(Ecf)、ctCO$_2$(B)、ctCO$_2$(P)、sO$_2$、ctO$_2$ 无明显变化。

5. BALF 检查　COPD 模型组大鼠 BALF 白细胞显著升高($P<0.01$)。

6. 心、肺指数　COPD 模型大鼠肺体积增大,颜色发白或变黑,部分肺表面可见散在的局灶性坏死,肺弹性减弱,肺指数明显增加($P>0.05$),心脏指数和右心室指数无明显变化。

7. 肺泡结构　与正常对照组比较,光镜下可见 COPD 模型组大鼠肺泡大小不等,肺泡结构紊乱,肺泡管、肺泡囊和肺泡明显扩张,肺泡壁变薄,并有不同程度的撕裂,融合成肺大疱,MAN 明显减少,MLI 明显增大。

8. 肺小动脉　与正常对照组比较,COPD 模型组大鼠肺组织中与细支气管伴行的小动脉管壁明显增厚,管腔相对狭窄,WT 和 WA 显著增加($P<0.01$)。

【注意事项】

1. 由于反复 LPS 气管内注入需要多次麻醉动物,应严格执行消毒操作规程,预防腹腔感染和麻醉死亡。

2. 气管内注入 LPS 时,可将动物头颈部略微垫高,避免药液倒流,注射完成后,立即将大鼠直立并旋转 1 周,使 LPS 在肺内均匀分布。

【模型评价】[1,12-13]

1. 采用气道内滴入 LPS 和被动吸烟多因素方法建立 COPD 大鼠模型,具备气流受限为特征的肺功能改变、肺内炎症反应、气道上皮杯状细胞化生及黏液过度分泌等病理生理改变,比较符合人类 COPD 的发生发展过程。

2. 与单独烟熏相比较,香烟烟雾联合脂多糖诱导的 COPD 大鼠表现出明显的消瘦,并且伴有间歇咳嗽和气促,气道和肺组织的炎症浸润更为明显。

3. 香烟烟雾联合脂多糖诱导的 COPD 模型造模周期短,操作相对简便,重复性好,成功率高;并可模拟 COPD 患者因感染急性加重期的病理特征,优于单独烟熏法及单独气道内注入内毒素法。

4. 动物需要多次麻醉,容易造成腹腔感染。此外,该模型不同于人类肺气肿的慢性进展,无法模拟 COPD 的早期表现。

【参考文献】

[1]刘雪,王军.慢性阻塞性肺疾病动物模型研究进展[J].中医研究,2017,30(7):76-80.

[2]宋小莲,王昌惠,白冲,等.脂多糖结合熏烟法和单纯熏烟法建立慢性阻塞性肺病大鼠模型的比较[J].第二军医大学学报,2010,31(3):246-249.

[3]宋一平,崔德健,茅培英,等.慢性阻塞性肺疾病大鼠模型的建立及药物干预的影响[J].中华内科杂志,2000,39(8):556-557.

[4]高博.慢性阻塞性肺疾病寒饮蕴肺证大鼠模型病理机制的初步研究[D].济南:山东中医药大学,2009.

[5]李红梅,崔德建,佟欣,等.熏香烟加气管注内毒素和单纯熏香烟法建立大鼠 COPD 模型[J].中国病理生理杂志,2002,18(7):808-812.

[6]范英兰,朱竟赫,甘雨,等.慢性阻塞性肺疾病大鼠模型的建立与评价[J].实用中医内科杂志,2022,36(10):27-31.

[7]安志远,庞宝森.Wistar 大鼠肺功能参考值范围测定[J].中国实验动物学报,2013,21(6):102-104.

[8]中华医学会呼吸病学分会.支气管肺泡灌洗液细胞学检测技术规范(草案)[J].现代实用医学,2003,15:256-257.

[9]曾华东,徐虹,李理,等.慢性阻塞性肺疾病大鼠模型肺泡巨噬细胞炎症及调控机制探讨[J].中国呼吸与危重监护杂志,2012,11(2):133-137.

[10] MIZUTANI N, FUCHIKAMI J, TAKAHASHI M, et al. Pulmonary emphysema induced by cigarette smoke solution and lipopolysaccharide in guinea pigs[J]. Biol Pharm Bull, 2009,32(9):1559-1564.

[11] GRÜNIG G, HULLIGER C, WINDER C, et al. Spontaneous and lipopolysaccharide-induced expression of procoagulant activity by equine lung macrophages in comparison with blood monocytes and blood neutrophils[J]. Vet Immunol Immunopathol, 1991, 29(3-4):295-312.

[12]闫力铭,梁超楠,尹燕,等.慢性阻塞性肺疾病动物模型的研究进展[J].国际呼吸杂志,2022,42(4):285-290.

[13]方苏榕,谷伟,谭焰,等.烟熏联合内毒素构建COPD大鼠模型[J].南京医科大学学报(自然科学版),2013,33(9):1226-1230.

(二)小鼠香烟烟雾暴露/脂多糖复合法慢性阻塞性肺疾病模型

【基本原理】

参见本节"大鼠香烟烟雾暴露/脂多糖复合法慢性阻塞性肺疾病模型"。分别采用脂多糖(LPS)滴鼻/香烟烟雾暴露法、LPS气管内滴注/香烟烟雾暴露法、LPS滴鼻/烟雾口鼻吸入法和LPS/烟草提取物滴鼻法,建立小鼠COPD模型。

【实验材料】

1. 药品试剂　①脂多糖(LPS):实验时用生理盐水配制相应浓度的溶液。②烟草提取物(cigarette smoke extract,CSE):依次点燃2支去过滤嘴香烟,负压下通过装有4 mL PBS的香烟烟雾收集瓶,待香烟烟雾完全溶解后,以0.22 μm过滤器除去细菌和大颗粒物质,以1 mmol/L NaOH将pH值调至7.2～7.4。CSE于每次实验前半小时新鲜制备。③乙酰甲胆碱(methacholine,Mch):根据实验需要配制不同浓度。④麻醉药品:戊巴比妥钠,水合氯醛,乌拉坦,盐酸氯胺酮注射液等。⑤组织固定液:10%甲醛溶液或4%多聚甲醛溶液等。

2. 仪器设备　香烟烟雾发生器或自制染毒箱,烟雾口鼻暴露系统,小动物无创肺功能检测分析系统,小动物有创肺功能仪,血气分析仪,血细胞分析仪,病理图像分析系统,白细胞计数池,生物显微镜等。

3. 实验动物　雄性C57BL/6或BALB/C小鼠,8周龄,体重为20～22 g。

【方法步骤】

1. LPS滴鼻/香烟烟雾暴露法[1-2]

(1)方法　分别于实验第1、15天,LPS经鼻滴入,50 μL/只(含LPS 7.5 μg)。于第2～13天、15～30天,将小鼠放置于自制染毒箱(72 cm×39 cm×32 cm)中,每次点燃6支香烟,45 min/次,2次/d,两次间隔>4 h。5 d/周,持续24周。

(2)特点　①与对照组比较,COPD模型组小鼠第0.1秒用力呼气量与用力肺活量比值($FEV_{0.1}/FVC$)、最大呼气中期流量(maximal mid-expiratory flow curve,MMF)、肺动态顺应性(dynamic compliance,Cdyn)、呼气流量峰值(peck expiration flow,PEF)显著降低,呼气气道阻力(resistance of expiration,Re)明显升高。②COPD模型小鼠肺组织可见明显肺泡间隔断裂和肺泡扩大融合形成囊腔,形成肺气肿样改变,小气道上皮细胞排列紊乱、脱落,气道管壁及气道周围组织增厚,细胞外基质增多,伴大量炎症细胞浸润,小气道周围胶原沉着增加,符合COPD典型病理特征。肺组织平均内衬间隔(mean linear intercept,MLI)和气道周围胶原面积占比增加,平均肺泡密度(mean alveolar number,MAN)降低。③与对照组比较,COPD模型组小鼠血清及肺组织中的IL-6、IL-8、TNF-α显著升高。

2. LPS气管内滴注/香烟烟雾暴露法[3]

（1）方法 分别于实验第 1、14 天，气管内注射 LPS（7.5 μg/只）。除第 1 天和第 14 天外，将模型组小鼠分别置入染毒箱内，内熏香烟烟雾，1 h/次（10 支香烟），4 次/d（上、下午各 2 次），6 d/每周，持续 12 周。

（2）特点 ①模型组小鼠精神状态差，行动迟缓，呼吸急促，毛发缺少光泽，局部脱落，进食量减少。②模型组小鼠残气量（FRC）、吸气气道阻力（Ri）和肺静态顺应性明显增高，与对照组比较有显著性差异。③模型组小鼠 BALF 炎症细胞总数模型增加，趋化因子（KC）、肿瘤坏死因子-α（TNF-α）、白细胞介素-6（IL-6）含量明显升高。

3. LPS 滴鼻/烟雾口鼻吸入法[4]

（1）方法 分别于第 1、14 天，LPS 经鼻滴入，50 μL/只（含 LPS 7.5 μg），对照组同期使用生理盐水滴鼻。除第 1 天和第 14 天外，模型组小鼠置于动物口鼻暴露系统中进行烟草烟雾口鼻暴露，2 次/d，2 h/次（间隔换气 10 min），使用自动抽烟机依次点燃香烟 10 支/h，上、下午间隔 4 h，6 d/周，连续 8 周。暴露期间氧浓度控制为（20.5±0.5）%，空气湿度控制为（80±5）%。对照组同期以相同条件置于上述系统中，进行正常空气暴露，氧浓度和空气湿度控制与模型组保持一致。

（2）特点 ①模型组小鼠功能残气量（FRC）、吸气气道阻力（Ri）和肺静态顺应性明显增加，与对照组比较有显著性差异。右心室平均压和右心室肥厚指数（RV/LV+S）升高。②模型组小鼠 BALF 白细胞总数及巨噬细胞、中性粒细胞、淋巴细胞数明显升高，中性粒细胞、淋巴细胞比例升高，巨噬细胞比例下降。③模型组小鼠肺组织病理切片可观察到炎症细胞浸润，杯状细胞增生，气管壁和肺细小血管壁平滑肌增厚等。

4. LPS/烟草提取物滴鼻法[5]

（1）方法 将小鼠用戊巴比妥钠腹腔注射麻醉（60 mg/kg），经鼻滴入 CSE，每次 30 μL，5 次/周，连续 4 周或 6 周；然后给予 1 g/L 浓度的 LPS，每次 10 μL，2 次/周，连续 4 周或 6 周。对照组小鼠同期给予等量 PBS。

（2）特点 实验 4 周和 6 周时，模型组小鼠 BALF 中细胞总数、中性粒细胞数和巨噬细胞数明显高于对照组，肺组织出现典型黏液高分泌和肺气肿改变；肺组织 PAS 阳性细胞数、肺泡平均内衬间隔（mean lining interval，MLI）和肺泡破坏指数（DI）明显高于对照组；与对照组比较，实验 4 周和 6 周时模型组小鼠肺组织中 E-cadherin 蛋白表达水平明显降低，Vimentin 和 α-SMA 蛋白表达水平显著升高。

【观察指标】

1. 一般情况与体重 观察动物包括饮食、呼吸、咳嗽、毛发、精神、活动及体重变化等。

2. 气道高反应性检测[2,6-7] 在烟雾暴露实验结束 24 h 后，小鼠用 10% 水合氯醛麻醉，气管切开、插管，首先检测肺阻力基线值（相当于 5 g/L Mch）3 min，然后给予不同浓度（1.5、2.5 和 5.0 g/L）Mch 10 μL 刺激气道，再次记录肺阻力值。分析各组小鼠不同刺激浓度的平均值，计算并绘制小鼠气道反应曲线，观察各组小鼠的气道高反应性（airway hyper-responsiveness，AHR）。

3. 肺功能测定

（1）无创清醒法　参见本节"大鼠香烟烟雾暴露/脂多糖复合法慢性阻塞性肺疾病模型"。

（2）有创麻醉法[1]　1% 的戊巴比妥（100 mg/kg）腹腔注射麻醉小鼠，使用动物肺功能分析系统检测第 0.1 秒用力呼气量与用力肺活量比值（$FEV_{0.1}/FVC$）、最大呼气中期流量（maximal mid-expiratory flow curve, MMF）、呼气流量峰值（peck expiration flow, PEF）、呼气气道阻力（resistance of expiration, Re）、肺动态顺应性（dynamic compliance, Cdyn）。

（3）有创麻醉法[3]　将小鼠用 1% 戊巴比妥钠腹腔注射麻醉（70 mg/kg），于颈部甲状腺处切开气管，气管插管，连接小动物通气机进行机械通气，设定潮气量 10 mL/kg，吸气压力为 8 ~ 12 cmH_2O（1 cmH_2O = 0.098 kPa），每分钟呼吸 120 次，吸呼比 10∶15，待图形稳定后，进行肺功能测量，包括吸气气道阻力（Ri）、肺静态顺应性及功能残气量（FRC）。

4. 支气管肺泡灌洗液检查　小鼠脱颈处死，分离并暴露支气管，剖开胸腔，结扎右主支气管并摘取右肺后，采用缝合线将注射器针头结扎固定于左主支气管上，采用 0.5 mL、4 ℃预冷的无菌生理盐水灌洗左主支气管和肺泡，反复抽吸 3 次后，抽出液体，800 g 离心 5 min，收集上清液，–80 ℃保存用于细胞因子检测。取离心后的细胞沉淀，重悬于 200 μL PBS 溶液中，采用细胞计数板在显微镜下计数细胞总数。随后取 200 个细胞采用瑞氏-吉姆萨试剂染色，计数中性粒细胞、巨噬细胞和淋巴细胞数量。ELISA 法检测 BALF 上清液中细胞因子水平。

5. 肺组织病理形态观察　取小鼠右肺组织，4% 多聚甲醛溶液进行固定 24 h 后，梯度酒精脱水，石蜡包埋后，切片至 4 μm 厚，脱蜡，苏木精-伊红（hematoxylin and eosin, HE）染色，光镜下观察。参见本节"大鼠香烟烟雾暴露/脂多糖复合法慢性阻塞性肺疾病模型"。

6. 其他　参见本节"大鼠香烟烟雾暴露/脂多糖复合法慢性阻塞性肺疾病模型"。

【注意事项】

1. 采用小鼠香烟烟雾暴露/脂多糖复合法复制 COPD 模型，一般需要多次麻醉动物，应严格执行消毒操作规程，预防腹腔感染及动物麻醉死亡。

2. 气管内注入 LPS 时，可将动物头颈部略微抬高，避免药液倒流；注射完成后，立即将大鼠直立并旋转 1 周，使 LPS 在肺内均匀分布。

3. 由于小鼠的鼻腔相对细小，在进行 LPS 或烟草提取物滴注时，应避免损伤鼻黏膜；亦可采用移液枪吸取滴注液，缓慢、逐滴滴入动物鼻腔。

【模型评价】[8-10]

1. 小鼠 COPD 模型可较为精确地显示人类 COPD 的重要病理特征：①诱发因素应与人类 COPD 的常见诱因基本一致；②在肺功能指标上表现出明显的气流受限、小气道阻塞及动态肺顺应性下降等；③病理学表现为明显的慢性炎症、肺气肿及气道重塑。

2. 小鼠不仅价格低廉、易饲养、繁殖周期短,其肺部一般性结构和生理学机制及路径与人类相似,基因序列与人类高度同源,且近交系小鼠的应用又消除了遗传变异的问题。但小鼠和人类之间也存在明显的生理学差异,如小鼠气道几乎没有黏膜下腺,导致其不能引起黏液高分泌,其支气管分支数量与人类相比也大大减少,并且小鼠并不总是表达与人类相同的蛋白质。

3. 与单纯香烟烟雾暴露 COPD 模型相比,小鼠香烟烟雾暴露/脂多糖复合法 COPD 模型肺功能的损害、肺组织炎症和气道黏液分泌更为明显,比较符合人类 COPD 的发生发展过程,更能模拟人类 COPD 急性加重期的病理特点,同时也更适于研发抑制黏液过度分泌的药物。

4. 与全身暴露相比,口鼻吸入法更具可控性和可重复性,成功模拟了人类吸烟时烟草烟雾只经过口鼻直接吸入肺部,从而避免了尼古丁等烟草物质通过动物的皮毛摄入动物体内,更符合人类的吸烟行为习惯。

5. 其他　参见本章第一节"小鼠香烟烟雾暴露法慢性阻塞性肺疾病模型""小鼠脂多糖暴露法慢性阻塞性肺疾病模型"和本节"大鼠香烟烟雾暴露/脂多糖复合法慢性阻塞性肺疾病模型"。

【参考文献】

[1] 刘雪君,佘晖,郑玲容,等.BRD4 抑制剂 JQ1 对慢性阻塞性肺疾病模型小鼠肺功能的影响[J].福建医药杂志,2022,44(1):107-112.

[2] 李明,王秋婷,陈山,等.p38 MAPK 抑制剂通过抑制 NLRP3 途径介导的细胞焦亡对小鼠慢性阻塞性肺疾病损伤的改善作用[J].吉林大学学报(医学版),2022,48(3):744-754.

[3] 黄莹,万斌,黄振炎.健脾补肺膏对慢性阻塞性肺疾病小鼠模型的疗效[J].中国药物经济学,2017,5:39-42.

[4] 舒家泽,卢文菊,李德富,等.应用烟草烟雾口鼻暴露联合脂多糖方法建造慢性阻塞性肺疾病及相关肺动脉高压小鼠模型[J].中华结核和呼吸杂志,2015,38(12):907-911.

[5] 梁小波,吴德洪,王星,等.鼻内滴注烟草提取物和脂多糖建立慢性阻塞性肺疾病小鼠模型的评价[J].吉林大学学报(医学版),2019,45(6):1454-1458,1486.

[6] JIANG J J,CHEN S M,LI H Y,et al. TLR3 inhibitor and tyrosine kinase inhibitor attenuate cigarette smoke/poly I:C-induced airway inflammation and remodeling by the EGFR/TLR3/MAPK signaling pathway[J]. Eur J Pharmacol,2021,890:173654.

[7] GENG Y,MA Q,LIU Y N,et al. Heatstroke induces liver injury via IL-1 β and HMGB1-induced pyroptosis[J]. J Hepatol,2015,63(3):622-633.

[8] 徐蒙蒙,张妍蓓,李锋.COPD 小鼠模型的研究进展[J].国际呼吸杂志,2017,37(21):1654-1658.

[9] 周凤,李德富,袁良,等.两种不同方法建立的小鼠慢性阻塞性肺疾病模型的比较研

究[J].中华结核和呼吸杂志,2019,42(5):367-371.

[10]闫力铭,梁超楠,尹燕,等.慢性阻塞性肺疾病动物模型的研究进展[J].国际呼吸杂志,2022,42(4):285-290.

(三)豚鼠烟液/脂多糖复合法慢性阻塞性肺疾病模型

【基本原理】

采用反复气管内注入香烟烟气液体(cigarette smoke solution,CSS)和细菌内毒素脂多糖(lipopolysaccharide,LPS)的方法,建立豚鼠慢性阻塞性肺疾病(chronic obstructive pulmonary disease,COPD)模型。

【实验材料】

1. 药品试剂   ①脂多糖:实验时用生理盐水配制成 0.5 g/L 溶液。②香烟烟气液体:简称烟液,通过使用气泵产生吸力,将烟气吸出后置入生理盐水(40 mL/40 支香烟)制备 CSS。将一支香烟的烟气泡入生理盐水中大约需要 3 min。③组织固定液:10% 甲醛溶液或4% 多聚甲醛溶液等。

2. 仪器设备   动物肺功能检测分析系统,病理图像分析系统,气管插管,聚四氟乙烯管,白细胞计数池,生物显微镜等。

3. 实验动物   雄性豚鼠,5 周龄,体重为 300 ~ 350 g。

【方法步骤】[1]

1. CSS 气管内注入   分别于实验第 0 ~ 3、5 ~ 8、10 ~ 17 天,进行豚鼠清醒状态下气管内注射 CSS。①用棉球清除粘在口腔内表面的食物后,用棉絮吸收 1% 利多卡因溶液对口腔和喉部的黏膜表面进行局部麻醉。②将一尖端弯曲 120° 的细不锈钢插管(外径:3.40 mm;内径:2.84 mm;长度:70 mm)插入口腔,口腔插管的尖端正确地连接在喉部的气管开口上,将一 30 mm 的聚四氟乙烯管连接到口腔插管的另一端,并监测管内表面水分,指示豚鼠通过口腔插管呼气。③确认豚鼠通过气管插管呼吸后,用移液管注入 CSS,1 次/d,200 μL/(只·次)。

2. LPS 气管内注入   分别于第 4、9、18 天,采用上述 CSS 气管内给药的方法,气管内注入 LPS 溶液(0.5 g/L),200 μL/(只·次)。

【观察指标】

1. 肺功能检测   分别于第 0、4、9 和 14 天,CSS 或 LPS 气管内注入前,使用双室双流容积计系统测量清醒豚鼠中比气道阻力(specific airway resistance,sRaw)。第 19 天,sRaw 测定后,将动物用盐酸氯胺酮(60 mg/kg)和盐酸甲苯噻嗪(8 mg/kg)腹腔注射麻醉,动物肺功能检测分析系统评估麻醉豚鼠的肺功能、残气量(residual volume,RV)和功能残气量(functional residual capacity,FRC)。

2. 支气管肺泡灌洗液检查   参见本节"大鼠香烟烟雾暴露/脂多糖复合法慢性阻塞性肺疾病模型"。

3. 肺组织病理学检查　参见本节"大鼠香烟烟雾暴露/脂多糖复合法慢性阻塞性肺疾病模型"。

【模型特点】

1. 模型豚鼠 sRaw 逐渐升高,RV、FRC 明显升高。

2. 模型豚鼠 BALF 中白细胞总数、中性粒细胞、巨噬细胞、淋巴细胞和嗜酸性粒细胞均明显增多。

3. 模型豚鼠肺组织病理学检查可见肺气肿相关的肺泡壁破坏和肺泡扩张,上皮明显增生。

【注意事项】

参见本节"大鼠香烟烟雾暴露/脂多糖复合法慢性阻塞性肺疾病模型"。

【模型评价】

通过气管内注入 CSS 和 LPS 建立的豚鼠实验性 COPD 模型,建模时间(19 d)与单纯烟雾暴露、单纯 CSS 气管内注入和烟雾暴露叠加 LPS 等其他报道的模型明显缩短。

【参考文献】

[1] MIZUTANI N, FUCHIKAMI J, TAKAHASHI M, et al. Pulmonary emphysema induced by cigarette smoke solution and lipopolysaccharide in guinea pigs[J]. Biol Pharm Bull, 2009,32(9):1559 –1564.

二、香烟烟雾暴露/细菌感染复合法慢性阻塞性肺疾病模型

(一)大鼠香烟烟雾暴露/细菌感染复合法慢性阻塞性肺疾病模型

【基本原理】

慢性阻塞性肺疾病(chronic obstructive pulmonary disease,COPD)由慢性支气管炎、小气道重塑、肺气肿和肺动脉高压等 4 种独立解剖损害和一种功能损害(急性加重)组成,吸烟和细菌感染是 COPD 发生、发展进程中最重要的两大危险因素,且细菌感染是 COPD 急性加重的主要危险因素。采用香烟烟雾暴露联合肺炎克雷伯菌反复滴鼻感染的方法建立大鼠 COPD 模型。

【实验材料】

1. 药品试剂　①肺炎克雷伯菌(klebsiella pneumonia,KP):自 COPD 患者痰液中分离、鉴定,使用前将细菌浓度调整为 6×10^8 CFU/mL。②麻醉药品:戊巴比妥钠,水合氯醛,乌拉坦,盐酸氯胺酮注射液等。③组织固定液:10% 甲醛溶液或 4% 多聚甲醛溶液等。

2. 仪器设备　香烟烟雾发生器或自制染毒箱,动物肺功能检测系统,血气分析仪,血细胞分析仪,生物机能实验系统,病理图像分析系统,一次性动脉血样采集器,静脉套管针,白细胞计数池,生物显微镜等。

3. 实验动物　SD 或 Wistar 大鼠,体重 180 ~ 220 g,雄性或雌雄各半。

【方法步骤】[1-5]

1. 香烟烟雾暴露　香烟吸入第 1 ~ 2 周,每次使用 8 支,分 2 次燃烧;第 3 ~ 12 周,每次使用 15 支。烟雾通过导管进入 300 L 的烟雾吸入箱内,3 次/d,30 min/次,两次吸烟间隔 3 h,共 12 周。

2. 鼻腔滴入肺炎克雷伯菌液　以消毒的 1 mL 注射器(上连 5.5 号注射针,针尖紧套塑料胶管)吸取细菌菌液 0.1 mL(6×10^8 CFU/mL),针尖进入大鼠鼻腔内,在大鼠吸气时注入液体。1 次/5 d,持续 8 周。

【观察指标】

1. 一般情况　观察动物饮食、呼吸、咳嗽、毛发、精神、活动、体重等。

2. 体温测量　用兽用电子体温计软头部位插入直肠 5 ~ 8 cm,测量温度。每次测量连续读数 3 次,取平均值。

3. 肺功能测定[6]　将大鼠置于动物肺功能检测系统的体描箱内,清醒状态下进行肺功能指标测定。包括呼吸频率(frequency, f)、潮气量(tidal volume, TV)、每分通气量(minute volume, MV)、吸气流量峰值(peak inspiratory flow, PIF)、呼气流量峰值(peak expiratory flow, PEF)、50% 呼气流量(expiratory flow 50, EF50)、呼吸暂停(pause, PAU)、松弛时间(relaxation time, Tr)、收缩时间(contraction time, Tc)、气道狭窄指数(enhanced pause, Penh)、吸气时间(inspiration time, Ti)、呼气时间(expiration time, Te)、吸气末端暂停(end-inspiratory pause, EIP)、呼气末端暂停(end-expiratory pause, EEP)等。

4. 血气分析和血细胞检查　腹主动脉取血,肝素抗凝,血气分析仪测定酸碱度(pH)、二氧化碳分压(PCO_2)、氧分压(PO_2)、血细胞比容(Hct)、钠浓度(cNa^+)、钾浓度(cK^+)、钙浓度(cCa^{2+})、氯浓度(cCl^-)、总血红蛋白(ctHb)、血浆碳酸氢盐总浓度[$cHCO_3^-$(P)]、实际碱剩余[cBase(B)]、标准碱[cBase(Ecf)]、全血二氧化碳总浓度[$ctCO_2$(B)]、血浆二氧化碳总浓度[$ctCO_2$(P)]、阴离子间隙(anion gap)、动脉血氧饱和度(SaO_2)、总氧浓度(ctO_2)。腹主动脉取血,乙二胺四乙酸二钾($EDTAK_2$)抗凝,血细胞分析仪测定红细胞、白细胞及血小板等相关参数。

5. 支气管肺泡灌洗液(BALF)检查[7]　暴露颈部及胸腹腔,分离结扎右主支气管,经左主支气管行左肺支气管肺泡灌洗。用 4 mL 生理盐水反复 3 次灌洗,回收率 70% ~ 80%;BALF 于 4 ℃、1000 r/min 离心 10 min,沉淀用生理盐水 0.5 mL 混匀,取细胞混悬液 100 μL 用白细胞稀释液 100 μL 稀释,计数 BALF 中白细胞总数。采用细胞离心涂片装置将 BALF 的细胞直接平铺于载玻片上。玻片用冷风吹干,固定后进行 HE 染色。在油镜下计数 200 个细胞,根据细胞形态学特征分类计数巨噬细胞、中性粒细胞和淋巴细胞。

6. 膈神经放电与呼吸运动[1-2]　大鼠麻醉后仰卧固定,颈部正中切口,行气管插管,将气管插管垂直无张力连接至呼吸换能器以记录呼吸曲线。分离左侧膈神经,采用生物机能实验系统测量:①膈神经放电时间(diaphragmatic neural discharge time, Td)、放电间期(diaphragmatic neural discharge interval,Tdi)、放电面积(diaphragmatic neural discharge area,Ad)和放电幅度(diaphragmatic neural discharge range,Rd)。②呼吸运动的呼气时间(expiratory time,Tex)、吸气时间(inspiratory time,Tin)、呼吸频率(respiratory rate,RR)、呼吸幅度(respiratory excursion,RE)和呼吸面积(respiratory area,RA)。

7. 组织病理学检查 动物麻醉取血后,分别取双肺、全心及右心室称重,计算肺指数、全心指数、右心指数。取右肺中叶组织,10%甲醛固定,梯度乙醇脱水、石蜡包埋、切片,HE染色,光镜结合病理图像分析系统进行病理形态学观察与分析。

(1)肺组织 每张切片随机选取上、中、下、左和右5个视野(避开大血管和支气管),在每个视野正中心画十字交叉线,计算与交叉线相交的肺泡间隔数(Ns)和每个视野内肺泡数(Na),同时测量十字线总长(L)和每个视野面积(S)。计算肺组织平均内衬间隔(mean lung interval,MLI)和单位面积平均肺泡数(mean alveoli number,MAN)。

$$MLI(\mu m) = L/Ns$$
$$MAN(个/mm^2) = Na/S$$

(2)支气管

1)支气管重塑测量:光镜下选取与肺小动脉伴行的呼吸性细支气管横断面,采用病理图像分析测量基底膜周长(basement membrane perimeter,Pbm)、血管总面积(Ao)、管腔面积(Ai)、平滑肌外缘内面积(Amo)和平滑肌内缘内面积(Ami)。以Pbm进行标准化,以单位长度的管壁面积表示血管壁厚度(WAt),以单位长度的平滑肌面积表示血管平滑肌厚度(WAm)。

$$WAt = (Ao-Ai)/Pbm$$
$$WAm = (Amo-Ami)/Pbm$$

2)支气管炎症评分[8-10]:黏膜上皮纤毛倒伏占气道周径的比值(R)<10%(0分),10%≤R<25%(1分),25%≤R<50%(2分),50%≤R(3分);上皮无脱落(0分),有脱落(1分);黏膜细胞鳞状上皮无化生(0分),0~1/4管周鳞状化生(1分),1/4~2/4管周鳞状化生(2分),>2/4管周鳞状化生(3分);管腔内炎症细胞渗出,无或仅有个别细胞(0分),有明显渗出(1分)。

(3)肺小动脉 测量与呼吸性细支气管伴行的肺小动脉内膜周长(intima perimeter,Pi)、血管总面积(Ao)、管腔面积(Ai)、平滑肌外缘内面积(Amo)和平滑肌内缘内面积(Ami)。以Pi进行标准化,以单位长度的管壁面积表示血血管壁厚度(WAt),以单位长度的平滑肌面积表示血管平滑肌厚度(WAm)。

$$WAt = (Ao-Ai)/Pi$$
$$WAm = (Amo-Ami)/Pi$$

【模型特点】

1. 与正常对照组比较,模型组大鼠潮气量(tidal volume,TV)、呼气流量峰值(peak expiratory flow,PEF)和50%呼气流量(50% tidal volume expiratory flow 50%,EF50)显著降低。

2. 与正常对照组比较,模型组大鼠膈神经放电时间、间期、吸气时间和呼气时间显著延长,膈神经放电幅度、面积、呼吸频率、呼吸幅度、呼吸面积、膈肌张力及耐力明显降低。膈肌Ⅰ、ⅡA型纤维比例显著增加,ⅡB型纤维比例显著减少,ATP酶活性降低,琥珀酸脱氢酶(succinate dehydrogenase,SDH)活性升高。

3. 与正常对照组比较,模型组大鼠支气管壁增厚,支气管管腔狭窄,单位面积肺泡数量减少,肺泡直径增大,肺小血管壁增厚。

【注意事项】

由于大鼠鼻腔相对较小,采用注射器针头进行菌液注入时,应尽量避免损伤鼻黏膜。可采用移液枪吸取滴注液,逐滴滴入动物鼻腔。

【模型评价】

1. 吸烟和细菌感染是COPD发生、发展及急性加重最重要的两大危险因素,采用香烟烟雾暴露联合肺炎克雷伯菌反复感染的方法建立的大鼠COPD模型,可出现明显肺功能降低、慢性支气管炎症、小气道重塑及广泛肺气肿等COPD病理特征。

2. 通过与单纯香烟烟雾暴露、单纯细菌感染法COPD模型进行平行对照研究发现,复合因素香烟烟雾暴露联合肺炎克雷伯菌反复感染制备的COPD模型成模时间相对较短,在暴露因素第8周结束时即可出现肺功能降低、小气道重塑、肺气肿等典型COPD表现,其病变程度与范围明显高于单纯烟雾暴露组和单纯细菌感染组。

3. 由于鼻腔滴入肺炎克雷伯菌液时需逐滴加入菌液,耗时较长,且无明显滴注成功标志;此外,滴注液有经口腔、食管到达胃部的可能,很难准确定量。

【参考文献】

[1]李亚.慢性阻塞性肺疾病大鼠模型的优化与评价及补肺健脾方对膈肌功能的影响[D].北京:北京中医药大学,2011.

[2]李素云,李亚,李建生,等.补肺健脾方对慢性阻塞性肺疾病大鼠膈神经放电和膈肌功能的影响[J].中国中西医结合杂志,2012,32(6):812-816.

[3]LI Y,LI S Y,LI J S,et al. A rat model for stable chronic obstructive pulmonary disease induced by cigarette smoke inhalation and repetitive bacterial infection[J]. Biol Pharm Bull,2012,35(10):1752-1760.

[4]李亚,王元元,李建生,等.调补肺肾三法对COPD大鼠肺组织基质金属蛋白酶的影响及远后效应[J].北京中医药大学学报,2012,35(9):615-619.

[5]李建生,崔红新,田燕歌,等.调补肺肾三法对慢性阻塞性肺疾病稳定期模型大鼠肺胶原和蛋白酶调节作用的R值综合评价[J].中医杂志,2014,55(11):949-954.

[6]安志远,庞宝森.Wistar大鼠肺功能参考值范围测定[J].中国实验动物学报,2013,21(6):102-104.

[7]中华医学会呼吸病学分会.支气管肺泡灌洗液细胞学检测技术规范(草案)[J].现代实用医学,2003,15:256-257.

[8] 曾华东,徐虹,李理,等. 慢性阻塞性肺疾病大鼠模型肺泡巨噬细胞炎症及调控机制探讨[J]. 中国呼吸与危重监护杂志,2012,11(2):133-137.

[9] MIZUTANI N,FUCHIKAMI J,TAKAHASHI M,et al. Pulmonary emphysema induced by cigarette smoke solution and lipopolysaccharide in guinea pigs[J]. Biol Pharm Bull, 2009,32(9):1559-1564.

[10] GRÜNIG G,HULLIGER C,WINDER C,et al. Spontaneous and lipopolysaccharide-induced expression of procoagulant activity by equine lung macrophages in comparison with blood monocytes and blood neutrophils[J]. Vet Immunol Immunopathol,1991,29 (3-4):295-312.

(二)小鼠香烟烟雾暴露/细菌感染复合法慢性阻塞性肺疾病模型

【基本原理】

吸烟和细菌感染是慢性阻塞性肺疾病(chronic obstructive pulmonary disease,COPD)发生、发展和急性加重的两大主要危险因素。采用香烟烟雾暴露联合肺炎克雷伯菌反复滴鼻感染的方法建立小鼠 COPD 模型。

【实验材料】

1. 药品试剂 ①肺炎克雷伯菌(Klebsiella pneumonia,KP):使用前将细菌浓度调整为 $5×10^9$ CFU/mL。②麻醉药品:戊巴比妥钠,水合氯醛,乌拉坦,盐酸氯胺酮注射液等。③组织固定液:10% 甲醛溶液或 4% 多聚甲醛溶液等。④其他:TNF-α、IL-6、MMP-2 ELISSA 试剂盒,HE 染色试剂盒等。

2. 仪器设备 香烟烟雾发生器或自制染毒箱,动物肺功能检测系统,血气分析仪,血细胞分析仪,生物功能实验系统,生物显微镜,病理图像分析系统等。

3. 实验动物 雄性 BALB/c 小鼠,体重 18~22 g。

【方法步骤】[1]

1. 香烟烟雾暴露 将小鼠放入染毒箱,点燃香烟,使烟雾浓度达到(30±5)% 进行烟雾暴露,40 min/次,2 次/d,共 8 周。

2. 鼻腔滴入肺炎克雷伯菌液 以消毒的 1 mL 注射器(上连 5.5 号注射针,针尖紧套塑料胶管)吸取细菌菌液(每只 $1×10^5$ CFU),针尖进入大鼠鼻腔内,于大鼠吸气时注入液体。1 次/周,持续 8 周。

【观察指标】

1. 肺功能测定 将小鼠置于动物肺功能检测系统的体描箱内,清醒状态下进行肺功能指标测定,包括检测小鼠 50% 呼气流量(expiratory flow 50,EF50)和呼气流量峰值(peak expiratory flow,PEF)等指标。

2. 组织病理学检查 动物麻醉取血后,分别取双肺、全心及右心室称重,计算肺指数、全心指数、右心指数。取右肺中叶组织,10% 甲醛固定,梯度乙醇脱水,常规石蜡包埋、切片,HE染色,光镜结合病理图像分析系统进行病理形态学观察与分析。

(1)肺组织　每张切片随机选取上、中、下、左和右5个视野(避开大血管和支气管),在每个视野正中心画十字交叉线,计算与交叉线相交的肺泡间隔数(Ns)和每个视野内肺泡数(Na),同时测量十字线总长(L)和每个视野面积(S)。计算肺组织平均内衬间隔(mean lung interval,MLI)和单位面积平均肺泡数(mean alveoli number,MAN)。

$$MLI(\mu m) = L/Ns$$

$$MAN(个/mm^2) = Na/S$$

(2)支气管　光镜下选取与肺小动脉伴行的呼吸性细支气管横断面,采用病理图像分析测量基底膜周长(basement membrane perimeter,Pbm)、血管总面积(Ao)、管腔面积(Ai)、平滑肌外缘内面积(Amo)和平滑肌内缘内面积(Ami)。以Pbm进行标准化,以单位长度的管壁面积表示血管壁厚度(WAt),以单位长度的平滑肌面积表示血管平滑肌厚度(WAm)。

$$WAt = (Ao-Ai)/Pbm$$

$$WAm = (Amo-Ami)/Pbm$$

(3)肺小动脉　测量与呼吸性细支气管伴行的肺小动脉内膜周长(intima perimeter,Pi)、血管总面积(Ao)、管腔面积(Ai)、平滑肌外缘内面积(Amo)和平滑肌内缘内面积(Ami)。以Pi进行标准化,以单位长度的管壁面积表示血血管壁厚度(WAt),以单位长度的平滑肌面积表示血管平滑肌厚度(WAm)。

$$WAt = (Ao-Ai)/Pi$$

$$WAm = (Amo-Ami)/Pi$$

3. 肺组织中TNF-α、IL-6和MMP-2水平测定　取肺组织50 mg,匀浆、离心后取上清,根据ELISA试剂盒说明书检测小鼠肺组织中TNF-α、IL-6和MMP-2的水平。

4. R值综合评价[1-2]　采用R值综合评价法分别对各时点小鼠肺功能、肺组织病理、炎症和蛋白酶等指标进行R值综合评价($R_{综合}$),比较COPD模型小鼠的病变程度。

【模型特点】

1. 与正常组比较,第4周,模型组小鼠PEF和MAN显著降低,MLI及TNF-α水平和IL-6显著升高。

2. 第8周,模型组小鼠肺组织出现大量炎症细胞浸润、肺泡腔扩张、肺泡壁断裂融合、气管壁增厚等病理变化,MAN显著降低,MLI显著升高,肺功能PEF和EF50显著降低,TNF-α、IL-6和MMP-2水平显著升高。

3. 观察至第24周,模型小鼠仍然表现出COPD的病理特征。

【注意事项】

由于小鼠的鼻腔比大鼠更小,进行菌液注入时,应避免损伤鼻黏膜,并缓慢逐滴滴入。

【模型评价】

参见本节"大鼠香烟烟雾暴露/细菌感染复合法慢性阻塞性肺疾病模型"。

【参考文献】

[1]梅晓峰,赵鹏,卢瑞龙,等.慢性阻塞性肺疾病小鼠模型制备方法的比较研究[J].中国病理生理杂志,2022,38(1):178-185.

[2]李建生,崔红新,田燕歌,等.调补肺肾三法对慢性阻塞性肺疾病稳定期模型大鼠肺胶原和蛋白酶调节作用的 R 值综合评价[J].中医杂志,2014,55(11):949-954.

三、大鼠香烟烟雾暴露/蛋白酶复合法慢性阻塞性肺疾病模型

【基本原理】

吸烟是慢性阻塞性肺疾病(chronic obstructive pulmonary disease,COPD)主要危险因素,在 COPD 发生、发展进程中起重要作用。蛋白酶-抗蛋白酶失衡学说是 COPD 的发病机制之一,蛋白酶的增多或抗蛋白酶不足均可导致肺部组织结构破坏,产生肺气肿。采用香烟烟雾暴露联合木瓜蛋白酶雾化吸入的方法建立大鼠 COPD 模型。

【实验材料】

1.药品试剂　①木瓜蛋白酶:临用前用 0.9% NaCl 稀释为 0.5% 木瓜蛋白酶溶液。②麻醉药品:戊巴比妥钠,水合氯醛,乌拉坦,盐酸氯胺酮注射液等。③组织固定液:10%甲醛溶液或4%多聚甲醛溶液等。④其他:IL-8、TNF-α ELISA 检测试剂盒,HE 染色试剂盒等。

2.仪器设备　香烟烟雾发生器或自制染毒箱,超声雾化器,动物肺功能检测系统,血气分析仪,血细胞分析仪,生物功能实验系统,生物显微镜,病理图像分析系统等。

3.实验动物　雄性 SD 或 Wistar 大鼠,体重 180~220 g。

【方法步骤】[1-2]

1.香烟烟雾暴露　将大鼠置于自制玻璃染毒箱内,箱顶开孔、通风,箱底放钠石灰吸收 CO_2。每次点燃香烟8支,使箱内烟浓度约6%,2次/d,每次30 min,持续8周。

2.木瓜蛋白酶雾化吸入　于造模开始后第30、32、34及36天,每次将5只大鼠放入与超声波雾化器相连的透明雾化箱中,通过雾化管向箱中喷入0.5%木瓜蛋白酶溶液,每次雾化量10 mL。

【观察指标】

1.一般情况　观察动物饮食、呼吸、咳嗽、毛发、精神、活动、体重等。

2.支气管肺泡灌洗液(BALE)检查　用10%乌拉坦腹腔注射麻醉,暴露颈部及胸腹腔,分离结扎右主支气管,经左主支气管行左肺支气管肺泡灌洗。用4 mL生理盐水反复3次灌洗,回收率70%~80%,收集 BALF,计数细胞总数。将灌洗液以1500 r/min 离心5 min,取上清液置于-20 ℃保存,ELISA 法测定 IL-8 和 TNF-α 因子。取少量沉淀物涂片,进行 BALF 细胞分类计数。

3.血清检测 IL-8、TNF-α 含量测定　心脏采血5 mL,3000 r/min 离心5 min,取上

清,ELISA 法检测 IL-8 及 TNF-α 含量。

4.组织病理学检查　分别取双肺、全心及右心室称重,计算肺指数、全心指数、右心指数。取右肺中叶组织,10% 甲醛固定,梯度乙醇脱水、石蜡包埋、切片,HE 染色,光镜结合病理图像分析系统进行病理形态学观察与分析。

5.其他　参见本节"大鼠香烟烟雾暴露/脂多糖复合法慢性阻塞性肺疾病模型"。

【模型特点】

1.模型组大鼠体重增长缓慢,皮毛无光泽、脱落严重,活动能力下降。

2.模型组大鼠 BALF 白细胞总数和中性粒细胞百分比明显升高,单核巨噬细胞百分比显著下降,与正常对照组比较有显著性差异。

3.模型组大鼠病理可见肺泡扩张,间隔变窄,部分肺泡间隔断裂,肺泡融合等。

【注意事项】

参见本章第二节"大鼠香烟烟雾暴露法慢性阻塞性肺疾病模型"和"大鼠蛋白酶诱导法慢性阻塞性肺疾病模型"。

【模型评价】

1.与单因素诱导模型相比,香烟烟雾联合蛋白酶诱导模型可减少蛋白酶的用量,降低模型动物的病死率,缩短造模的时间,更适于快速模拟中、重度 COPD[2]。

2.香烟烟雾联合蛋白酶诱导模型缺少统一的标准,模型动物存在个体差异,对于合适剂量的要求标准仍需进一步研究[3]。

3.除木瓜蛋白酶雾化吸入外,亦有采用猪胰蛋白酶气管内注入法联合香烟烟雾建立大鼠[4]、兔[5]COPD 模型。

【参考文献】

[1]杨蕤,马克,万荣.慢性阻塞性肺疾病大鼠模型的建立及药物干预的研究[J].云南医药,2009,30(1):14-17.

[2]张迪,夏艺,范丽,等.慢性阻塞性肺疾病大鼠模型的建立与评价[J].中国实验动物学报,2020,28(2):230-235.

[3]闫力铭,梁超楠,尹燕,等.慢性阻塞性肺疾病动物模型的研究进展[J].国际呼吸杂志,2022,42(4):285-290.

[4]周兰英,唐文祥,阎青,等.联合运用烟熏和气管内滴注猪胰蛋白酶建立大鼠 COPD 模型的可行性[J].医学临床研究,2010,27(12):2294-2296.

[5]陈建新,赵玉石,成军,等.烟雾加气管内滴入 PPE 诱发非均质性肺气肿模型[J].现代生物医学进展,2012,12(25):4837-4840.

四、大鼠二氧化硫/蛋白酶复合法慢性阻塞性肺疾病模型

【基本原理】

二氧化硫(sulfur dioxide,SO₂)是最常见、最简单、有刺激性的硫氧化物,无色气体,大

气主要污染物之一,在慢性阻塞性肺疾病(chronic obstructive pulmonary disease,COPD)发生、发展进程中起重要作用。蛋白酶-抗蛋白酶失衡学说是 COPD 的发病机制之一,蛋白酶的增多或者抗蛋白酶不足均可导致肺部组织结构破坏,产生肺气肿。采用 SO_2 联合木瓜蛋白酶雾化吸入的方法建立大鼠 COPD 模型。

【实验材料】

1. 药品试剂　①木瓜蛋白酶,SO_2 气体(100%)。②麻醉药品:戊巴比妥钠,水合氯醛,乌拉坦,盐酸氯胺酮注射液等。③组织固定液:10% 甲醛溶液或 4% 多聚甲醛溶液等。

2. 仪器设备　SO_2 熏吸箱,超声雾化器,动物肺功能检测系统,血气分析仪,血细胞分析仪,生物机能实验系统,病理图像分析系统,一次性动脉血样采集器,静脉套管针,白细胞计数池,生物显微镜等。

3. 实验动物　SD 或 Wistar 大鼠,体重 180～220 g,雌雄各半。

【方法步骤】[1-2]

1. SO_2 暴露　将大鼠置入 SO_2 熏吸箱中,每日给予浓度 $200×10^{-6}$ SO_2 气体定量刺激,3 min/d,共 15 d。

2. 木瓜蛋白酶雾化吸入　SO_2 末次刺激后次日,将 0.5% 木瓜蛋白酶溶液(生理盐水稀释)通过超声雾化器雾化吸入刺激,10 mL/d,隔日 1 次,共 5 次。

【观察指标】

1. 一般情况　观察动物饮食、呼吸、咳嗽、毛发、精神、活动、体重等。

2. 支气管肺泡灌洗液检查　用 4% 戊巴比妥钠腹腔注射麻醉(40 mg/kg)后,仰卧位固定,活体下切开颈部皮肤,分离气管,在软骨环处做一小的 V 形切口,插入导管并固定。先用 5 mL 磷酸缓冲液冲洗气道,共 2 次,收集 BALF。将所得 BALF 离心(1500 r/10 min),弃去上清液,离心细胞沉淀,用 Hank's 液冲洗 3 次,最后调整 Hank's 液为 1 mL,在计数板光镜下计数 BALE 中的炎症细胞总数。采用细胞离心涂片装置将BALF 的细胞直接平铺于载玻片上。玻片用冷风吹干,固定后进行 HE 染色。在油镜下计数 200 个细胞,根据细胞形态学特征分类计数巨噬细胞、中性粒细胞和淋巴细胞。

3. 肺总容量/体重比、肺灌注后排除/灌注体积比测定　打开胸腔,取出整个肺脏,通过微泵向肺脏恒压缓慢注入 10% 甲醛溶液,以肺不再增大为止。停止注入,放入标定液体的量筒中,观察记录肺总量(TVL)、排出、灌入量。

4. 组织病理学检查　分别取双肺、全心及右心室称重,计算肺指数、全心指数、右心指数。取右肺中叶组织,10% 甲醛固定,梯度乙醇脱水、石蜡包埋、切片,HE 染色,光镜结合病理图像分析系统进行病理形态学观察与分析。每例标本选 2 个切片,每张切片取5 个视野,以 10 个视野的单位面积肺泡数和平均肺泡面积的均值作为该标本的相应指标。

$$单位面积肺泡数(AN)=肺泡数/视场面积×10^6$$
$$平均肺泡面积(AA,\ \mu m^2)=目标总面积/肺泡数$$

5.其他 参见本节"大鼠香烟烟雾暴露/脂多糖复合法慢性阻塞性肺疾病模型"。

【模型特点】

1.模型组大鼠活动明显减少,体型瘦小,且拱背蜷缩,竖毛,毛发稀疏,无光泽,间或咳嗽、喷嚏、流涕,后期呼吸明显急促,甚则站立不稳,胸廓可见膨出。

2.模型组大鼠 BALF 炎症细胞明显增多,与正常对照组比较有显著性差异。

3.模型组大鼠 TVL/体重比明显增加,肺灌注后排除/灌注体积比降低,与正常对照组比较有显著性差异。

4.模型组大鼠肺泡间隔断裂,泡腔融合,肺泡明显增大,并可见大量炎症细胞浸润,平均肺泡面积明显增加,与正常对照组比较有显著性差异。

【注意事项】

参见本章第二节"大鼠二氧化硫暴露法慢性阻塞性肺疾病模型"和"大鼠蛋白酶诱导法慢性阻塞性肺疾病模型"。

【模型评价】

采用 SO_2 和木瓜蛋白酶双因素联合刺激的方法复制 COPD 和肺气肿模型,模型大鼠肺容积增加,弹性回缩力下降,光镜下可见肺泡壁破坏、泡腔融合,肺泡明显扩张,大量炎症细胞浸润,单位面积肺泡数减少,平均肺泡面积明显增大,符合人类 COPD 全小叶型肺气肿的病理改变。

【参考文献】

[1]王灵聪,柴秀娟,陆仙芳,等.应用序惯性二氧化硫、木瓜蛋白酶吸入法建立大鼠实验性肺气肿模型的研究[J].中华结核和呼吸杂志,2002,25(8):496-497.

[2]柴秀娟,骆仙芳,黄卫华,等.SO_2、木瓜蛋白酶致大鼠肺气肿模型的建立及应用[J].中国中医基础医学杂志,2003,9(6):23-26.

五、大鼠慢性阻塞性肺疾病急性加重模型

【基本原理】

慢性阻塞性肺疾病急性加重(acute exacerbation of chronic obstructive pulmonary disease,AECOPD)是一种 COPD 患者呼吸系统症状出现急性加重[呼吸困难加重、咳嗽加剧、痰量增多和(或)痰液呈脓性]超出日常的变异,并且导致需要改变药物治疗。细菌、病毒感染以及空气污染均可诱发 AECOPD,最常见的原因是上呼吸道病毒感染和气管-支气管感染,气道内细菌负荷增加或气道内出现新菌株[1]。在 COPD 稳定期模型的基础上,叠加鼻腔或气管内滴注细菌、脂多糖等方法,建立大鼠 ACCOPD 模型。

【实验材料】

1.药品试剂 ①肺炎克雷伯菌(Klebsiella pneumonia,KP):自 COPD 患者痰液中分离、鉴定,使用前将细菌浓度调整为 $6×10^8$ CFU/mL。②肺炎链球菌标准菌株:菌株号

ATCC 49619。③弹性蛋白酶。④麻醉药品:戊巴比妥钠,水合氯醛,乌拉坦,盐酸氯胺酮注射液等。④组织固定液:10%甲醛溶液或4%多聚甲醛溶液等。

2.仪器设备　香烟烟雾发生器或自制染毒箱,动物肺功能检测系统,血气分析仪,血细胞分析仪,生物功能实验系统,病理图像分析系统,一次性动脉血样采集器,静脉套管针,白细胞计数池,生物显微镜,内窥镜等。

3.实验动物　SD或Wistar大鼠,体重180~220 g,雄性或雌雄各半。

【方法步骤】

1.香烟烟雾暴露+肺炎克雷伯杆+肺炎克雷伯杆[1-5]

(1)方法　①鼻腔滴入肺炎克雷伯菌液:以消毒的1 mL注射器(上连5.5号注射针,针尖紧套塑料胶管)吸取细菌菌液0.1 mL(6×10⁸ CFU/mL),针尖进入大鼠鼻腔内,于大鼠吸气时注入液体。1次/5 d,持续12周。②香烟烟雾暴露:香烟吸入第1~2周,每次使用8支,分2次燃烧;第3~12周,每次使用15支。烟雾通过导管进入300 L的烟雾吸入箱内,3次/d,30 min/次,两次吸烟间隔3 h,共12周。③鼻腔滴入大剂量肺炎克雷伯菌液:于第13周的第4天,按上述方法经鼻腔注入大剂量肺炎克雷伯菌液(18×10¹² CFU/mL),2次/d,0.3 mL/次,连续滴细菌4 d。

(2)特点　①与正常组比较,模型组大鼠外周血白细胞、中性粒细胞计数显著增加,血清肾上腺素(E)、去甲肾上腺素(NE)、皮质醇(Cor)、肿瘤坏死因子-α(TNF-α)、白介素-8(IL-8)、C反应蛋白(CRP)明显上升。②BALF白细胞数、中性粒细胞数及TNF-α、IL-8、细胞间黏附因子-1(ICAM-1)水平明显升高。③呼吸频率(f)加快,潮气量(VT)、每分通气量(MV)和呼气流量峰值(PEF)显著下降,吸气气道阻力(Ri)明显增加。④稳定期模型组、急性加重期模型组PaO₂明显低于正常组,急性加重期模型组PaO₂明显低于稳定期模型组,稳定期模型组、急性加重期模型组PaCO₂明显高于空白对照组,急性加重期模型组PaCO₂明显高于稳定期模型组。

2.LPS+香烟烟雾暴露+LPS

(1)方法　①气管内注入LPS:分别于第1天、14天,将大鼠用水合氯醛腹腔注射麻醉(300 mg/kg),耳镜插入喉口,以静脉套管针向气管内注入LPS(200 μg/只)。注射完成后,立即将大鼠直立并旋转1周,使LPS在肺内均匀分布。正常对照组注入等体积无菌生理盐水。②香烟烟雾暴露:将动物装入铁丝笼(每笼10~15只),置于动物架2、3、4层,1层点燃香烟80支,拉锁封闭外套PVC罩,30 min/次,2次/d,每次调整不同笼具的摆放位置,持续烟熏90 d(脂多糖注射当天除外),每周休息1 d。烟雾CO浓度为(1500~2000)×10⁻⁶。正常对照组不烟熏。③气管内注入LPS:第91天,将COPD模型大鼠用水合氯醛腹腔注射麻醉(300 mg/kg),气管内加注LPS(200 μg/只),复制AECOPD模型。正常对照组、COPD对照组注入等体积无菌生理盐水。

(2)特点　与正常对照组比较,AECOPD组大鼠体温明显升高(P<0.01),潮气量(TV)、每分通气量(MV)、吸气流量峰值(PIF)、呼气流量峰值(PEF)、50%呼气流量

（EF50）明显降低（$P<0.05$），收缩时间（Tc）、呼气峰值时间比率（Rpef）显著增加（$P<0.05$），外周血白细胞（WBC）、淋巴细胞（Ly）、血清白介素-1β（IL-1β）、白介素-6（IL-6）、C 反应蛋白（CRP）明显升高，肺指数和右心室指数明显增加（$P<0.01 \sim 0.05$），肺组织可见不同程度的慢性支气管炎、肺间质炎、肺气肿及肺小动脉重构等病理形态学改变，平均肺泡数（MAN）明显减少（$P<0.01$），肺组织平均内衬间隔（MLI）、细支气管和伴行的小动脉血管壁厚度（WAt）及血管平滑肌厚度（WAm）明显增加（$P<0.01 \sim 0.05$）。

3. 弹性蛋白酶+肺炎链球菌[6]

（1）方法 ①气管内注入弹性蛋白酶：将大鼠用乙醚吸入麻醉，仰卧位固定，内窥镜下经口气管内迅速推注 6 U（0.15 mL）弹性蛋白酶溶液（7.7 U/mg），随后注入 100 μL 空气。②气管内注入肺炎链球菌：取肺炎链球菌菌株接种于血琼脂培养皿，37 ℃ 培养 18 ~ 24 h，挑取单菌落接种 THB 液体培养基，37 ℃，200 r/min 振荡培养 12 h，离心浓缩后备用，造模使用羟胺调整细菌浓度为 $2\times10^{12} \sim 6\times10^{12}$ CFU/mL，取浓缩菌液与 45 ℃ 溶化的琼脂溶液等量混合，迅速注入 4 ℃ 快速搅拌的脑心浸液培养基中，制成由琼脂包裹细菌的肺炎链球菌琼脂珠悬液；悬浮液包含细菌浓度为 $1\times10^{12} \sim 3\times10^{12}$ CFU/mL 的琼脂珠。在最后一次滴入蛋白酶 1 周后，按上述气管内注入弹性蛋白酶的方法，经口气管内注入肺炎链球菌悬浮液。

（2）特点 ①模型组大鼠于造模开始 1 周出现活动减少，体重下降，皮毛失去光泽、黄涩，爪甲紫黯，2 月后出现咳嗽，时有气喘，活动后加剧，咽部痰量增多，多为白色黏痰，鼻部分泌物明显增加，上述症状随着造模的过程逐渐加重。第 4 周气管内滴入肺炎链球菌后，咳嗽、气喘症状明显加重，动则喘甚，喉间时可闻及痰鸣音，咽部白色分泌物较前明显增多。②模型组大鼠 $FEV_{0.3}$、FVC、$FEV_{0.3}$/FVC 明显下降，与正常对照组比较有显著性差异。③模型组大鼠大体观察肺组织体积明显增大，肺脏表面颜色苍白、肿胀，表面多个小囊泡，呈现典型肺气肿改变；镜下可见气管黏膜上皮部分脱落，管壁有以淋巴细胞、浆细胞为主的炎症细胞浸润，部分黏膜皱襞向官腔里突出，肺泡壁变薄变大，肺泡大小不等，肺泡腔融合增大，部分破裂融合形成肺大疱，肺泡数目明显减少，肺泡周围可见少量炎细胞浸润。

4. 香烟烟雾暴露+LPS+金黄色葡萄球菌[7-8]

（1）方法 ①气管内注入 LPS：分别于第 7、14、28 天，麻醉大鼠气管内注入浓度为 1 mg/mL 的 LPS，0.2 mL/只。②香烟烟雾暴露：第 1 ~ 28 天（第 7、14、28 天除外），将大鼠置入自制密闭的有机玻璃箱（30 cm×45 cm×50 cm）内，注入浓度约 5% 哈德门香烟烟雾，30 min/d。③鼻腔注入金黄色葡萄球菌：第 29 天开始，经鼻腔注入金黄色葡萄球菌液（2.4×10^{9} CFU/mL），2 次/d，0.3 mL/次，连续 3 d。

（2）特点 与正常组比较，AECOPD 模型组大鼠体温、血白细胞及血清中性粒细胞弹性蛋白酶（neutrophil elastase，NE）明显升高；每分通气量（MV）、第 0.3 秒用力呼气量与用力肺活量比值（$FEV_{0.3}$/FVC）、呼气流量峰值（PEF）显著降低，肺功能吸气气道阻力（Ri）明显升高；肺组织镜下可见支气管黏膜充血、水肿，部分可见肺组织实变、纤维增生及炎症细胞浸润等病理改变。

【观察指标】

1. 一般情况与体重 观察动物饮食、呼吸、咳嗽、毛发、精神、活动、体重等。

2. 体温测量 用兽用电子体温计软头部位插入直肠 5~8 cm,测量温度。每次测量连续读数 3 次,取平均值。

3. 肺功能测定[9] 将大鼠置于动物肺功能检测系统的体描箱内,清醒状态下进行肺功能指标测定。包括呼吸频率(frequency,f)、潮气量(tidal volume,TV)、每分通气量(minute volume,MV)、吸气流量峰值(peak inspiratory flow,PIF)、呼气流量峰值(peak expiratory flow,PEF)、50%呼气流量(expiratory flow 50,EF50)、呼吸暂停(pause,PAU)、松弛时间(relaxation time,Tr)、收缩时间(contraction time,Tc)、气道狭窄指数(enhanced pause,Penh)、吸气时间(inspiration time,Ti)、呼气时间(expiration time,Te)、呼气峰值时间比率(Rpef)、吸气末端暂停(end-inspiratory pause,EIP)、呼气末端暂停(end-expiratory pause,EEP)等。

4. 血气分析和血细胞检查 腹主动脉取血,肝素抗凝,血气分析仪测定酸碱度(pH)、二氧化碳分压(PCO_2)、氧分压(PO_2)、血细胞比容(Hct)、钠浓度(cNa^+)、钾浓度(cK^+)、钙浓度(cCa^{2+})、氯浓度(cCl^-)、总血红蛋白(ctHb)、血浆碳酸氢盐总浓度[$cHCO_3^-$(P)]、实际碱剩余[cBase(B)]、标准碱[cBase(Ecf)]、全血二氧化碳总浓度[$ctCO_2$(B)]、血浆二氧化碳总浓度[$ctCO_2$(P)]、阴离子间隙(anion gap)、动脉血氧饱和度(SaO_2)、总氧浓度(ctO_2)。腹主动脉取血,乙二胺四乙酸二钾($EDTAK_2$)抗凝,血细胞分析仪测定红细胞、白细胞及血小板等相关参数。

5. 支气管肺泡灌洗液(BALF)检查[7] 暴露颈部及胸腹腔,分离结扎右主支气管,经左主支气管行左肺支气管肺泡灌洗。用 4 mL 生理盐水反复 3 次灌洗,回收率70%~80%;BALF 于 4 ℃、1000 r/min 离心 10 min,沉淀用生理盐水 0.5 mL 混匀,取细胞混悬液 100 μL 用白细胞稀释液 100 μL 稀释,计数 BALF 中白细胞总数。采用细胞离心涂片装置将 BALF 的细胞直接平铺于载玻片上。玻片用冷风吹干,固定后进行 HE 染色。在油镜下计数 200 个细胞,根据细胞形态学特征分类计数巨噬细胞、中性粒细胞和淋巴细胞。

6. 组织病理学检查 动物麻醉取血后,分别取双肺、全心及右心室称重,计算肺指数、全心指数、右心指数。取右肺中叶组织,10% 甲醛固定,梯度乙醇脱水、石蜡包埋、切片、HE 染色,光镜结合病理图像分析系统进行病理形态学观察与分析。测量计算肺组织平均内衬间隔(mean lung interval,MLI)、单位面积平均肺泡数(mean alveoli number,MAN)、支气管单位长度血管壁厚度(WAt)、单位长度血管平滑肌厚度(WAm)等。

【注意事项】

1. 由于大鼠鼻腔相对较小,采用注射器针头进行菌液注入时,应尽量避免损伤鼻黏膜。可采用移液枪吸取滴注液,逐滴滴入动物鼻腔。

2. 由于反复 LPS 气管内注入需要多次麻醉动物,应严格执行消毒操作规程,预防腹腔感染和麻醉死亡。

3. 气管内注入 LPS、弹性蛋白酶或菌液时,可将动物头颈部略微垫高,避免药液倒流,注射完成后,立即将大鼠直立并旋转 1 周,使经气管内滴注液在肺内均匀分布。

【模型评价】[10-12]

1. 在 COPD 发展过程中,反复的急性加重是引起 COPD 发展的重要因素,细菌、病毒感染是发生 COPD 急性加重最重要的诱因,可导致病情进展及病死率增加。目前,AECOPD 动物模型的制备方法基本采用在单因素或多因素建立稳定期 COPD 模型的基础上,通过鼻腔滴注或气管内注入细菌、病毒或 LPS,诱导 COPD 急性加重。与稳定期 COPD 模型相比,AECOPD 动物出现肺功能下降、气道阻塞加重、炎症反应加剧、肺组织病理性改变更加明显,与 AECOPD 患者的临床表现与病理生理机制基本吻合。

2. 目前常用的细菌/病毒有肺炎克雷伯菌、铜绿假单胞菌、肺炎链球菌、金黄色葡萄球菌、流感嗜血杆菌、大肠杆菌、流感病毒、鼻病毒、人类免疫缺陷病毒(HIV)等,感染途径有鼻腔内滴注和或气管内注入,不同细菌、病毒及感染途径具有不同的优缺点,可根据不同的实验目的进行选择。

【参考文献】

[1] 慢性阻塞性肺疾病急性加重(AECOPD)诊治专家组. 慢性阻塞性肺疾病急性加重(AECOPD)诊治中国专家共识(2017 年更新版)[J]. 国际呼吸杂志,2017,37(14):1041-1057.

[2] 李素云,任伟宏,王明航,等. 细菌感染诱导的 COPD 急性加重期大鼠模型炎症细胞的变化与意义[J]. 中国中医基础医学杂志,2009,15(6):445-446.

[3] 李建生,李素云,王又红. 慢性阻塞性肺疾病急性加重期模型大鼠肺组织基质金属蛋白酶的变化及通塞颗粒的治疗作用[J]. 中国老年学杂志,2005,25(2):174-175.

[4] 李素云,任伟宏,余海滨,等. 通塞颗粒对大鼠 COPD 急性加重期模型炎症细胞和肺功能的影响[J]. 北京中医药大学学报,2009,32(10):665-669.

[5] 李素云,李建生,孔令非,等. 通塞颗粒对慢性阻塞性肺疾病急性加重期大鼠模型肺组织细胞外基质的影响[J]. 中医杂志,2012,32(6):453-456.

[6] 封继宏,祁海燕,郑兆晔,等. 经硬式鼻腔镜气管内滴注化学制剂建立 AECOPD 动物模型[J]. 辽宁中医药大学学报,2009,50(5):68-70.

[7] 李杰,王琦,程涓,等. AECOPD 大鼠模型气道黏液高分泌与肺功能的相关性研究[J]. 世界中西医结合杂志,2013,8(4):397-399.

[8] 李杰,邱泽计,吴珺,等. 慢性阻塞性肺疾病急性加重期大鼠模型的建立[J]. 辽宁中医药大学学报,2013,15(8):106-109.

[9] 安志远,庞宝森. Wistar 大鼠肺功能参考值范围测定[J]. 中国实验动物学报,2013,21(6):102-104.

[10] 丁明静,徐桂华,高笑宇,等.慢性阻塞性肺疾病动物模型的研究进展[J].世界最新医学信息文摘,2017,17(28):34-35.

[11] 曾德优,张六一,肖创,等.慢性阻塞性肺疾病动物模型研究进展[J].陕西医学杂志,2022,51(4):507-510.

[12] 陈美凤,加慧,夏书月.不同 COPD 动物模型特点及应用的研究进展[J].中国实验动物学报,2020,28(4):563-569.

第四节　慢性阻塞性肺疾病中医症候模型

一、金黄地鼠慢性阻塞性肺疾病肺气虚证模型

【基本原理】

肺气虚证是慢性阻塞性肺疾病(chronic obstructive pulmonary disease,COPD)及其合并症中最常见的中医证型,直接影响 COPD 的发生发展,并贯穿于 COPD 的整个病程。采用香烟烟雾暴露联合气管内注入弹性蛋白酶的方法复制 COPD 模型;在此基础上,气管内注入平阳霉素,建立金黄地鼠 COPD 肺气虚模型[1-3]。

【方法步骤】

1. 香烟烟雾暴露　实验用雄性金黄地鼠,鼠龄 12 周,体重(80±19)g。将金黄地鼠置于自制染毒箱(55 cm×53 cm×62 cm)内,每 9 支香烟相接,一端固定于箱顶,点燃下端,香烟自然燃毕换另 9 支,18 支/d,6 d/周,连续 4 周。

2. 气管内注入弹性蛋白酶　实验第 29 天,将动物用 10% 水合氯醛腹腔注射麻醉,直视下气管内注入弹性蛋白酶(20 U/g)。

3. 气管内注入盐酸平阳霉素　实验第 37 天,将动物用 10% 水合氯醛腹腔注射麻醉,直视下气管内注入盐酸平阳霉素(4.4 mg/kg)。继续饲养 4 周。

【模型特点】

1. 模型金黄地鼠活动减少,体重减轻,呼吸急促,咳嗽频繁,食量减少,温水游泳时间缩短,呼吸频率加快。

2. 与正常对照组比较,模型组金黄地鼠呼气流量峰值(PEF)、第 0.3 秒用力呼气量与用力肺活量比值($FEV_{0.3}$/FVC)等肺通气功能显著降低。

3. 模型组金黄地鼠支气管黏膜下及支气管周围炎症细胞浸润和成纤维细胞增生,管壁增厚,管腔狭窄;肺泡壁不连续,肺泡腔扩大,肺泡间隔增厚。

【参考文献】

[1] 田正鉴,徐幼明,李亚清.慢性阻塞性肺疾病中医病机探微[J].湖北中医学院学报,2001,3(1):29-30.

[2] 武维屏,张立山.慢性肺源性心脏病因理证治探析[J].北京中医药大学学报,1997,20(6):57-58.

[3] 赵平才,武维屏,纪雅文.肺气虚证慢阻肺合并肺纤维化金黄地鼠模型的建立[J].中国中医基础医学杂志,2002,8(7):55-58.

二、大鼠慢性阻塞性肺疾病肾虚证模型

【基本原理】

临床上 COPD 患者常合并肾虚证,出现气短喘促、劳则喘甚之肺不主气、肾不纳气的临床表现。在采用长期高浓度 SO_2 熏吸法复制 COPD 动物模型基础上,饲以 5% 腺嘌呤混合饲料,建立大鼠 COPD 肾虚证模型[1-2]。

【方法步骤】

实验用雄性 SD 大鼠,体重(200±5)g。将 SO_2 钢瓶内气体经气体流量计,引入动物熏吸箱中,在通气后 15 min 和 30 min 分别测定箱内 SO_2 浓度,待箱内 SO_2 浓度稳定为 $250×10^{-6}$ 后,将大鼠置入动物熏吸箱中。1 次/d,5 h/次,5 d/周,连续 7 周。动物每日给予 5% 腺嘌呤混合饲料喂饲。

【模型特点】

模型动物细支气管内径减少、外径增加,肺泡隔淋巴细胞、浆细胞和巨噬细胞浸润增多,局灶性肺泡隔破坏,多个肺泡相互融合形成肺气肿。此外,血浆雌二醇和睾酮含量明显降低。

【参考文献】

[1] 张炜,毕小利.慢性阻塞性肺病复合肾虚证大鼠模型的建立[J].实验动物与比较医学,2005,25(3):157-173.

[2] 刘雪,王军.慢性阻塞性肺疾病动物模型研究进展[J].中药研究,2017,30(7):76-80.

三、大鼠慢性阻塞性肺疾病急性加重痰湿证模型

【基本原理】

根据 COPD 急性加重"外感风寒之邪,未能表散,内郁成饮,饮凝而为痰,发为痰湿证"的理论,在采用香烟烟雾暴露/肺炎克雷伯杆菌滴鼻复合法 COPD 稳定期模型[1-2]的基础上,叠加大剂量肺炎克雷伯杆菌感染和冷风刺激,建立大鼠 COPD 急性加重痰湿证

模型[1-2]。

【方法步骤】

1. 鼻腔滴入肺炎克雷伯菌液　实验用 Wistar 大鼠,雌雄各半,体重(300±50)g。以消毒的 1 mL 注射器(上连 5.5 号注射针,针尖紧套塑料胶管)吸取细菌菌液 0.1 mL(6× 10^8 CFU/mL),针尖进入大鼠鼻腔内,于大鼠吸气时注入液体。1 次/5 d,持续 12 周。

2. 香烟烟雾暴露　第 1~2 周,每次使用 8 支,分 2 次燃烧;第 3~12 周,每次使用 15 支。烟雾通过导管进入 300 L 的烟雾吸入箱内,3 次/d,30 min/次,两次吸烟间隔 3 h,共 12 周。

3. 鼻腔滴入大剂量肺炎克雷伯菌液　于第 13 周的第 4 天,按上述方法经鼻腔注入大剂量肺炎克雷伯菌液($18×10^{12}$ CFU/mL),2 次/d,0.3 mL/次,连续 4 d。

4. 湿冷刺激　从第 13 周开始,将 AECOPD 大鼠置于湿、冷环境中(风速 0.6 m/s、温度 -8 ℃,湿度 75 %)进行刺激,1 h/次,2 次/d,连续 9 d。

【模型特点】

1. 模型大鼠精神倦怠,形体消瘦,毛发稀疏脱落,自主活动明显减少,呼吸频率加快,肛温明显低于对照组。

2. 模型大鼠潮气量(VT)、每分通气量(MV)和呼气流量峰值(PEF)等肺功能指标明显降低。

3. 模型大鼠血液白细胞及中性粒细胞明显升高。

4. 组织学检查可见模型大鼠支气管黏膜损伤及平滑肌增生,部分细支气管狭窄甚至闭塞,肺实变与肺气肿并存,细支气管周围及肺泡间隔炎症细胞浸润等。

【参考文献】

[1]李素云,乔翠霞,李建生,等.慢性阻塞性肺疾病急性加重期痰湿证模型的建立与评价[J].中华中医药杂志,2012,27(3):585-590.

[2]刘雪,王军.慢性阻塞性肺疾病动物模型研究进展[J].中药研究,2017,30(7):76-80.

四、大鼠慢性阻塞性肺疾病急性加重痰热证模型

【基本原理】

AECOPD 以邪实为主,多见痰、瘀、热证,其中痰热证为其主要证候。在采用香烟烟雾暴露/肺炎克雷伯杆菌滴鼻复合法 COPD 稳定期模型的基础上,叠加大剂量肺炎克雷伯杆菌感染和风热刺激,建立大鼠 COPD 急性加重痰热证模型。

【方法步骤】

1. 鼻腔滴入肺炎克雷伯菌液　实验用 Wistar 大鼠,雌雄各半,体重(220±20)g。以消毒的 1 mL 注射器(上连 5.5 号注射针,针尖紧套塑料胶管)吸取细菌菌液 0.1 mL(6×

10^8 CFU/mL),针尖进入大鼠鼻腔内,于大鼠吸气时注入液体。1 次/5 d,持续 12 周。

2.香烟烟雾暴露 第 1~2 周,每次使用 8 支,分 2 次燃烧;第 3~12 周,每次使用 15 支。烟雾通过导管进入 300 L 的烟雾吸入箱内,3 次/d,30 min/次,两次吸烟间隔 3 h,共 12 周。

3.鼻腔滴入大剂量肺炎克雷伯菌液 于第 13 周的第 4 天,按上述方法经鼻腔注入大剂量肺炎克雷伯菌液(18×10^{12} CFU/mL),2 次/d,0.3 mL/次,连续 4 d。

4.风热刺激 从第 13 周开始,将 AECOPD 大鼠置于鼓风干燥箱中(温度 39 ℃±1 ℃,湿度 50%,风速 1 m/s),30 min/次,2 次/d,2 次间隔 3 h,连续 9 d。

【模型特点】

1.模型大鼠出现呼吸急促、拱背蜷缩、便干、饮水量增加、尿量减少、体温升高等征象。

2.模型大鼠呼吸频率(f)加快,潮气量(VT)、每分通气量(MV)和呼气流量峰值(PEF)显著下降,吸气气道阻力(Ri)明显升高。

3.与正常组比较,模型组大鼠血清中肾上腺素(E)、去甲肾上腺素(NE)、皮质醇(Cor)、肿瘤坏死因子-α(TNF-α)、白介素-8(IL-8)、C 反应蛋白(CRP),以及支气管肺泡灌洗液(BALF)中 TNF-α、IL-8、细胞间黏附因子-1(ICAM-1)水平明显升高。

4.模型大鼠肉眼可见模型组大鼠两肺体积增大,呈膨胀状态,表面苍白不平,可见多处棕褐色烟尘斑。光镜下模型组气管壁内大量炎症细胞浸润,肺间质增宽,血管扩张充血,杯状细胞增生,肺泡管、肺泡囊明显扩大,间隔变薄、断裂,肺泡扩大融合形成肺大疱。

【参考文献】

[1]李建生,周红艳,乔翠霞,等.慢性阻塞性肺疾病急性加重期痰热证模型的建立与评价[J].中国中医基础医学杂志,2010,16(7):553-556.

[2]梅雪,李建生,周红艳,等.通塞颗粒对 AECOPD 痰热证大鼠肺组织 TLR4 信号通路的影响[J].时珍国医国药,2015,26(3):540-542.

[3]周红艳,李建生,乔翠霞,等.通塞颗粒对慢性阻塞性肺疾病急性加重期痰热证模型大鼠的保护作用[J].中国中医基础医学杂志,2009,15(10):756-758.

[4]刘雪,王军.慢性阻塞性肺疾病动物模型研究进展[J].中药研究,2017,30(7):76-80.

五、大鼠慢性阻塞性肺疾病肺脾两虚证模型

【基本原理】

采用香烟烟雾暴露联合内毒素(LPS)气管内注入复合法制备 COPD 稳定期模型,在此基础上灌服冰冷番泻叶浸液,建立大鼠 COPD 肺脾两虚证模型[1-4]。

【方法步骤】

1.气管内注入内毒素 实验用 Wistar 大鼠,雌雄各半,体重(220±20)g。分别于

第 1、14 天,将大鼠用水合氯醛腹腔注射麻醉(300 mg/kg),仰卧位固定于大鼠固定板,暴露声门,以拔除针芯的 16 号静脉套管针,快速插入气管,取溶于注射用生理盐水的 LPS 200 μL(1 mg/mL),通过静脉套管针快速注入气管,然后将大鼠固定板直立旋转,使 LPS 液能够均匀分布于两肺,然后拔出套管针。

2. 香烟烟雾暴露 于第 2~13 天、15~30 天,将动物分别置入染毒箱(50 cm×50 cm×50 cm,上下各有一直径约 1 cm 小孔)内,内熏香烟烟雾[(3000±500)×10⁻⁶],30~40 min/次,2 次/d。

3. 灌服冰冷番泻叶浸液 自造模第 20 天,1 g/mL 的冰冷番泻叶浸液灌胃(10 mL/kg),1 次/d,持续 30 d。

【模型特点】

模型大鼠自主活动明显减少,体重减轻,皮肤弹性减弱,皮毛稀疏无光泽,口鼻分泌物明显增多,呼吸频率增快,少数可闻及哮鸣音。气管、支气管黏膜及上皮损伤、脱落,管壁及其周围有明显炎症细胞浸润,小动脉平滑肌显著增生,管腔明显狭窄,肺泡壁变薄,肺泡腔扩大,部分破裂融合形成肺大疱,肺泡数明显减少。

【参考文献】

[1]张伟,宫静,张靖轩,等.一种肺脾两虚型慢阻肺动物模型的建立[J].辽宁中医杂志,2009,36(1):142-143.

[2]宋一平,崔德健,茅培英.慢性阻塞性肺病大鼠模型的建立及药物干预的影响[J].军医进修学院学报,2001,22(2):99-102.

[3]李红梅,崔德健,佟欣,等.熏香烟加气管注内毒素和单纯熏香烟法建立大鼠 COPD 模型[J].中国病理生理杂志,2002,18(7):808-812.

[4]刘雪,王军.慢性阻塞性肺疾病动物模型研究进展[J].中药研究,2017,30(7):76-80.

六、大鼠慢性阻塞性肺疾病寒饮蕴肺证模型

【基本原理】

采用香烟烟雾暴露联合内毒素(LPS)气管内注入复合法制备 COPD 稳定期模型,在此基础上给予环境寒冷刺激与冰冷饮食,建立大鼠 COPD 寒饮蕴肺证模型[1-2]。

【方法步骤】

1. 气管内注入内毒素 实验用 Wistar 大鼠,雌雄各半,体重(200±10)g。分别于第 1、14 天,将大鼠用水合氯醛腹腔注射麻醉(300 mg/kg),仰卧位固定于大鼠固定板,暴露声门,以拔除针芯的 16 号静脉套管针,快速插入气管,取溶于注射用生理盐水的 LPS 200 μL(1 mg/mL),通过静脉套管针快速注入气管,然后将大鼠固定板直立旋转,使 LPS 液能够均匀分布于两肺,然后拔出套管针。

2. 香烟烟雾暴露　于第 2~13 天、15~30 天,将动物分别置入自制染毒箱(80 cm×60 cm×58 cm,上下各有一直径约 1 cm 小孔)内,点燃香烟后,通过三通管将香烟烟雾吸入 100 mL 的注射器内,然后关闭吸烟通路一端,再打开三通管的另一端将香烟烟雾打入染毒箱内,30~40 min(14 只香烟)/次,2 次/d,间隔 4 h。

3. 环境寒冷刺激与冰冷饮食　将大鼠置于低温(0 ℃左右)环境下 1 h 后放入冷水中游泳,直至水面淹没大鼠鼻尖将其捞出,1 次/d,持续 2 周;同时给予冰冻白菜、西瓜及冰水等寒凉饮食。

【模型特点】

1. 模型组大鼠躯体消瘦,被毛粗乱无光,脱落稀疏,精神倦怠,活动能力下降,饮食较少,质量增长减慢,呼吸喘促,鼻部潮湿,体温降低。

2. 与正常对照组比较,模型组大鼠用力肺活量(FVC)明显升高,第 0.2 秒用力呼气量与用力肺活量比值($FEV_{0.2}$/FVC)显著降低。

3. 模型组大鼠肺组织镜下可见支气管黏膜上皮纤毛倒伏、上皮部分脱落或形成溃疡、部分支气管腔内炎性分泌物杯状细胞增生肌层断裂及大量炎症细胞浸润等病理形态学改变。

【参考文献】

[1]孙广仁,王洪武,高博,等. COPD 寒饮蕴肺证大鼠病证结合模型的建立[J]. 山东中医药大学学报,2007,31(3):242-244.

[2]刘雪,王军. 慢性阻塞性肺疾病动物模型研究进展[J]. 中药研究,2017,30(7):76-80.

七、大鼠慢性阻塞性肺疾病痰瘀阻肺证模型

【基本原理】

慢阻肺出现痰瘀阻肺证时相当于后期由于长期的缺氧导致肺动脉高压阶段。采用强迫游泳、烟熏、低氧环境耗伤肺气,使其肺气虚,导致痰饮瘀血内停,建立大鼠 COPD 痰瘀阻肺证模型[1-3]。

【方法步骤】

1. 强迫游泳　实验用雄性 Wistar 大鼠,体重(230±20)g。依据"劳则气耗"(《素问·举痛论》),将大鼠放入恒温水槽[(43±1)℃,深 35 cm]中强迫游泳,使其劳累而耗伤肺气。1 次/d,30 min/次,6 d/周,连续 4 周。

2. 香烟烟雾暴露　将大鼠置于 1 m³ 熏烟箱内,每次点燃 20 支去过滤嘴香烟。1 次/d,1 h/次,6 d/周,连续 4 周。

3. 常压低氧　将大鼠置于常压低氧装置内通入氮气,用自动测氧仪调控氧浓度至(10±0.5)%。二氧化碳(CO_2)传感器控制舱内 CO_2 始终维持在 0.03%。温度传感器及

其控制电路可维持舱内温度始终恒定在 22～24 ℃。蒸气由变色硅胶吸收(烘干后可反复使用),装置有两个小孔与外界相通,确保舱内的常压状态,舱体由有机玻璃制造,可观察大鼠活动、进食、饮水等情况。1 次/d,7 h/次,6 d/周,连续 4 周。

【模型特点】

1. 模型组大鼠活动减少,行动迟缓,拱背蜷卧,食量减少,体重增幅减轻,呼吸急促,咳嗽,口鼻分泌物增多,偶可闻及气道痰鸣音,鼻部、唇周及爪甲发绀,舌质紫黯,可见瘀点。

2. 与正常对照组比较,模型组大鼠用力肺活量(FVC)、第 0.3 秒用力呼气量($FEV_{0.3}$)及 $FEV_{0.3}$/FVC 明显下降,全血高切、低切、血浆黏度及平均肺动脉压力显著升高。

3. 模型组大鼠肉眼可见肺表面凹凸不平,弹性差,肺叶表面瘀点明显,心脏扩大,右心室壁明显增厚,心内膜有纤维性增生。光镜下可见模型组大鼠肺泡充血及炎症细胞浸润,部分肺泡扩大,肺泡间隔增宽,毛细血管扩张充血,肺细小动脉狭窄、管壁明显增厚,右心室明显肥厚,可见一些肥大的心肌细胞,核轻度增大及深染。

【参考文献】

[1]李泽庚,王传博,彭波,等.慢性阻塞性肺疾病痰瘀阻肺证大鼠模型的建立[J].天津中医药,2010,27(1):43-45.

[2]李泽庚,王传博,彭波,等.慢性阻塞性肺疾病痰瘀阻肺证大鼠模型的评价[J].中华中医药学刊,2011,29(10):2161-2163.

[3]刘雪,王军.慢性阻塞性肺疾病痰瘀阻肺证动物模型研究进展[J].中药研究,2017,30(7):76-80.

八、大鼠慢性阻塞性肺疾病阴虚痰饮证模型

【基本原理】

中医认为 COPD 属"肺胀""喘证"范畴,"虚、痰、瘀"贯穿其始终,COPD 疾病进展过程中可表现肺气虚到肺阴虚的变化,出现咳喘、痰多而黏、口干咽燥、形体消瘦、午后潮热、五心烦热、盗汗、舌红少津、脉细数等阴虚痰饮并存现象。利用烟熏、气管内滴注脂多糖、地塞米松磷酸钠注射液肌内注射的方法建立大鼠 COPD 阴虚痰饮证模型[1-4]。

【方法步骤】

1. 气管内注入内毒素　实验用雄性 Wistar 大鼠,体重(190±20)g。分别于第 1、14 天,将大鼠用水合氯醛腹腔注射麻醉(300 mg/kg),开口器插入喉口,以气管给药插管向气管内注入 LPS(200 μg/只)。注射完成后,立即将大鼠直立并旋转 1 周,使 LPS 在肺内均匀分布。

2. 香烟烟雾暴露　于第 2～13 天、第 15～30 天,将动物分别置入染毒箱内,内熏香烟烟雾,1 h/次,2 次/d,2 次熏烟间隔 4 h。

3.肌内注射地塞米松　第 31 天,肌内注射地塞米松磷酸钠注射液(0.5 mg/kg),1 次/d,连用 14 d。

【模型特点】

1. COPD 阴虚痰饮证组大鼠消瘦明显,毛发干黄,大面积掉毛,急躁易怒,相互打斗,后期蜷卧一起,反应迟钝,活动量少,口唇,爪甲皮肤干燥开裂,烂尾现象,可闻及气道痰鸣音,口鼻部毛发发黄,粪便干燥坚硬。

2. 与正常对照组比较,模型组大鼠 PaO_2 显著降低,$PaCO_2$ 明显升高。

3. COPD 阴虚痰饮证组大鼠血清肿瘤坏死因子(TNF-α)、皮质酮(CORT)、促肾上腺皮质激素(ACTH)显著高于正常对照组,且 CORT、ACTH 明显高于单纯 COPD 组。

4. COPD 阴虚痰饮证组大鼠可见明显支气管扩张,管腔内见炎症渗出物和浆液性液体,管腔周围黏膜下淋巴结滤泡增生,周围平滑肌组织可见断裂情况,管腔欠规整。肺泡间质充血水肿,中性粒细胞和淋巴细胞浸润,肺泡囊缩小,肺泡囊呈小的气球状,肺泡间隔明显减少,肺泡相互融合。

【参考文献】

[1]谭光波,柏正平,刘芳,等.慢性阻塞性肺疾病阴虚痰饮证大鼠模型的建立[J].中医药导报,2015,27(22):4-8.

[2]金锐,张冰,刘森茂,等.基于数据信息熵探讨糖皮质激素诱导的阳虚或阴虚证候动物模型的状态特征[J].中西医结合学报,2011,9(1):15-21.

[3]宋一平,崔德健,茅培英,等.慢性阻塞性肺疾病大鼠模型的建立及药物干预的影响[J].中华内科杂志,2000,39(8):556-557.

[4]刘雪,王军.慢性阻塞性肺疾病痰瘀阻肺证动物模型研究进展[J].中药研究,2017,30(7):76-80.

第四章 肺栓塞模型

第一节 概 述

肺栓塞(pulmonary embolism,PE)是指体循环静脉系统的各种栓子阻塞肺动脉系统,导致肺循环和呼吸功能障碍为基础的一系列临床病理生理综合征,包括肺血栓栓塞症(pulmonary thromboembolism,PTE)、脂肪栓塞综合征、羊水栓塞、空气栓塞等。PTE 为肺栓塞最常见的类型(约占 95%),引起 PTE 的血栓主要来源于深静脉血栓(deep venous thrombosis,DVT)。DVT 与 PTE 实质上为一种疾病过程在不同部位、不同阶段的表现("同一个血管,同一种血栓"),两者合称为静脉血栓栓塞症(venous thromboembolism,VTE)[1-2]。

【流行病学】

VTE 因其发病率和死亡率高已构成世界性的重要医疗保健问题,欧美国家的年发病率分别约为 1.0% 和 0.5%。美国 VTE 的年新发病例数超过 60 万(PTE 23.7 万,DVT 37.6 万),死亡病例超过 29 万。欧盟国家 VTE 的年新发病例数超过 150 万(PTE 43.5 万,DVT 68.4 万),因 VTE 死亡的病例数超过 54 万。近年来,国内 VTE 的诊断例数迅速增加,已成为继心肌梗死和脑卒中之后的第三大血管病,变肺栓塞的年发生率(39～115)/10 万。新型冠状病毒感染患者的尸检中均发现肺栓塞的存在。由于 PTE 的症状缺乏特异性,确诊需特殊的检查技术,故 PTE 的检出率偏低,临床上仍存在较严重的漏诊和误诊现象。

【危险因素】

19 世纪中叶,德国病理学家 Virchow 提出 VTE 的 3 个要素:①静脉血液淤滞;②静脉内皮损伤;③血液高凝状态。可分为原发性和继发性两类。原发性危险因素多与遗传变异相关,常引起患者反复静脉血栓形成和栓塞。继发性危险因素是指后天获得的已发生 VTE 的多种病理和病理生理状态。年龄是独立的危险因素,VTE 发病率随年龄的增长而逐渐增高。

【病理】

血栓在肺动脉内膜附着后,首先出现体积萎缩,血流冲击血栓中的疏松部分,部分体积小的栓子在2周左右自溶消失。如不能溶解,纤维素则覆盖在其表面,随后内皮细胞也开始覆盖,局部肺动脉壁肌层水肿,血栓附着的动脉内膜表面出现中性粒细胞浸润,动脉弹性纤维被破坏。之后血栓与动脉内膜粘连,内皮细胞延伸至血栓内。1周后血栓中出现肉芽组织并发生机化,以淋巴细胞为主的炎症细胞浸润。肺组织有肺动脉、支气管动脉双重循环及广泛的侧支循环,外加氧气由肺泡内直接弥散至肺组织,具有四重氧供,故不易发生梗死。

【病理生理】

肺动脉栓塞既可以是单一部位的,也可以是多部位的。病理检查发现多部位或双侧性的血栓栓塞更为常见。影像学发现栓塞更易发生于右侧和下肺叶。PTE发生后,栓塞局部可能继发血栓形成,参与发病过程。

1. 血流动力学改变　肺动脉及其分支栓塞达一定程度后,通过直接的机械阻塞作用,加之神经体液因素低氧所引起的肺动脉收缩;血栓中富含交联的纤维蛋白和聚集的血小板,还有多种炎症细胞浸润,因此不断向循环中释放一系列炎症介质,导致肺动脉强烈收缩;肺血管阻力(PVR)增加,肺动脉压升高,右心室后负荷增加,右心室壁张力增高,右心室扩大,可引起右心功能不全;右心扩大致室间隔左移,使左心室功能受损,导致心输出量下降,进而可引起体循环低血压甚至休克;主动脉内低血压和右心室压升高,使冠状动脉灌注压下降,心肌血流减少,特别是右心室内膜下心肌处于低灌注状态,加之PTE时心肌耗氧增加,可致心肌缺血,诱发心绞痛。右心室心肌耗氧量增加和右心室冠状动脉灌注压下降相互作用,导致右心室缺血和功能障碍,可产生恶性循环最终导致死亡。

2. 气体交换障碍　①肺动脉栓塞部位由于肺血流减少,肺内血流重新分布,通气/血流比例失调,肺泡无效腔量增大,呼出气 CO_2 浓度降低,出现不同程度的低氧血症。②神经体液因素及血栓释放的炎症介质中 TXA_2、内皮素、5-HT、组胺、缓激肽和PAF等均可诱发支气管痉挛。③右心房压升高可引起未闭合的卵圆孔开放,产生心内右向左分流。④栓塞部位肺泡表面活性物质分泌减少,毛细血管通透性增高,间质和肺泡内液体增多或出血,肺泡萎陷,呼吸面积减小,肺顺应性下降,肺体积缩小可出现肺不张,累及胸膜可出现胸腔积液。以上因素导致呼吸功能不全,出现低氧血症和代偿性过度通气(低碳酸血症)或相对性肺泡低通气。

3. 肺梗死　肺动脉栓塞后,若其支配区的肺组织因血流受阻或中断而发生坏死,称为肺梗死(pulmonary infarction)。由于肺组织同时接受肺动脉、支气管动脉和肺泡内气体三重氧供,一般只有在患有基础心肺疾病或病情严重影响到肺组织的多重氧供时才发生肺梗死(发生率约15%)。

4. 慢性血栓栓塞性肺动脉高压　慢性血栓栓塞性肺动脉高压(chronic thromboembolic pulmonary hypertension,CTEPH)指急性PTE后肺动脉内血栓未完全溶解,或 PTE 反复发生,出现血栓机化、肺血管管腔狭窄甚至闭塞,导致肺血管阻力增加、肺动脉压力进行性增高、右心室肥厚甚至右心衰竭。

栓塞所致病情的严重程度取决于以上机制的综合和相互作用。栓子的大小和数量、多个栓子的递次栓塞间隔时间、是否同时存在其他心肺疾病、个体反应的差异及血栓溶解的快慢对发病过程有重要影响。

【参考文献】

[1]王吉耀,葛均波,邹和建. 实用内科学(上册)[M].16 版. 北京:人民卫生出版社,2022.

[2]王秋桐,吴爽,赵瑞.肺栓塞发病机制及致病因素研究进展[J].临床误诊误治,2020,33(1):108-113.

第二节 犬肺栓塞模型

一、犬急性肺栓塞模型

【基本原理】

通过心导管向肺动脉内注射自体血栓、葡聚糖、缝线线段等栓塞物,建立犬急性肺栓塞(acute pulmonary embolism,APE)动物模型。

【实验材料】

1.药品试剂 ①麻醉药品:戊巴比妥钠,水合氯醛,乌拉坦,盐酸氯胺酮注射液等。②组织固定液:10%甲醛溶液或4%多聚甲醛溶液等。③其他:肝素,HE 染色液,异丙酚,凝血酶,聚甲基丙烯酸甲酯,葡聚糖凝等。

2.仪器设备 多导生理记录仪或生物信号采集处理系统,7F 标准三腔漂浮导管,Swan-Ganz 漂浮导管,X 射线机,数字减影血管造影(digital subtraction angiography,DSA)机,彩色超声诊断仪,生物显微镜,病理图像分析系统等。

3.实验动物 健康杂种犬,雌雄不限。

【方法步骤】

1.自体血凝块注入法[1-5]

(1)方法 ①自体血凝块制备:健康杂种犬,体重 13~19 kg,雌雄不限。消毒平皿内预先加入纤维蛋白原 20 mg,然后采犬自体静脉血 10 mL 置于消毒平皿内,加入凝血酶 200 U,静置 2 h 后,切成约 5 mm×5 mm×5 mm 的凝血块,将其悬浮于 10 mL 生理盐水中备用。②麻醉和血管插管:将犬用戊巴比妥钠静脉注射麻醉(30 mg/kg),肌内电极记录Ⅱ导联心电图;建立静脉通道,给予肝素化(1 mg/kg,2 h 后追加半量)。采用 Seldinger 技术从股静脉穿刺,分别置入 6F 漂浮导管和 Millar 心导管,在 X 射线机监视下,分别将导管送入右心室和肺小动脉,以压力记录曲线证实。采用相同方法通过股动脉将 Millar 心导管逆行送入左心室。③注入血凝块:使用注射器吸入静脉血凝块,经右侧股静脉通道,快速注入血栓混悬液,建立肺动脉急性血栓栓塞肺动脉高压模型。以肺动脉峰值收缩压超过 30 mmHg 或肺动脉平均压(mean pulmonary arterial pressure, MPAP)升高到基础MPAP 测值的 2.5 倍为模型建立成功的标准。

(2)特点 自体血栓按要求阻塞相应肺动脉,肺栓塞形成后心输出量下降,肺动脉压力及肺毛细血管楔压显著增高,并在 0.5～1 h 达到峰值,各血流动力学指标随肺栓塞范围增大而变化更显著。肺组织内有大量白细胞浸润和红细胞渗出,肺泡隔显著增宽,肺泡结构尚能保持,肺小动脉内混合血栓栓塞,血栓与内皮直接接触,并有白细胞(包括中性粒细胞、巨噬细胞和淋巴细胞)开始附壁浸润。可见血管内皮肿胀或脱落,平滑肌细胞向内膜迁移,间或有肺实变病灶。

2. 骨水泥注入法[6]

(1)方法 ①骨水泥调制:骨水泥又称为聚甲基丙烯酸甲酯(polymethylmethacrylate, PMMA),调制比例为 PMMA 粉 10 g:液体 6 mL:硫酸钡 2 g。②麻醉和血管插管:实验用成年健康杂种犬,体重 14～17 kg,雌雄不拘。戊巴比妥钠静脉注射麻醉(30 mg/kg),建立静脉通道,先行胸部 CT 平扫,然后常规消毒铺巾后,Seldinger 法穿刺右股静脉、左股动脉并分别置入 5F 导管鞘。在 DSA 导引下经右股静脉引入 Pigtail 导管超选至肺动脉主干行肺动脉造影,再置换入 Swan-Ganz 漂浮导管测肺动脉平均压(MPAP),导管外接型插件式多参数监护仪。③注入骨水泥:用 1 mL 注射器经导管鞘扩张管分别按设计量透视下注入骨水泥 1～3 mL。分别于注入前和注入后即刻、30 min 及 1 h 测量 MPAP、动脉血氧分压(PaO_2)和动脉血二氧化碳分压($PaCO_2$),并于注入后 5 min 行肺动脉造影复查,行胸部平扫+增强 CT。

(2)特点 模型组骨水泥注入后即刻平均肺动脉压为(24.12±1.74)mmHg,注入后30 min 为(23.84±1.25)mmHg, 1 h 为(24.17±1.63)mmHg,较注射前(16.47±0.55)mmHg 有显著性差异。术后胸部 CT 平扫均可见两肺高密度影,下肺多见。部分实验犬平扫见条索状阴影及肺不张征象,胸部增强 CT 可见肺动脉小分支内部分充盈缺损,肺动脉造影出现肺内部分细小血管减少,血管纹理稀疏,未见肺动脉主干及分支的充盈缺损。病理学检查均发现肺动脉分支存在骨水泥栓子,未见继发血栓形成。

3. 明胶海绵注入法[7]

(1)方法 ①麻醉和血管插管:实验用成年健康杂种犬,体重 14～18 kg,雌雄不拘。戊巴比妥钠静脉注射麻醉(30 mg/kg),经右侧颈静脉插管,在透视下将 6F 导管沿上腔静脉→右心房→右心室→左或右肺动脉主干→肺动脉某一分支,留置。于栓塞前后分别行选择性肺动脉造影,自导管远端注入 50% 泛影葡胺 20 mL,10 mL/s,同时摄大片。②明胶海绵注入:将明胶海绵切成 1~2 mm 的条状物,插在 10 mL 注射器头部,然后与导管相连,加压将明胶海绵连同针管中的生理盐水一同注射入导管,经导管到达所在肺动脉分支。反复多次至透视下造影该肺动脉分支出现较大血管截断改变为止。肺动脉造影摄片观察到选择性肺动脉分支出现较大血管截断,认为肺栓塞模型制备成功。取栓塞后24 h 及 72 h 标本,10% 甲醛固定 1 周后,切片,HE 染色,光镜观察病理改变。

(2)特点　①选择性肺动脉造影:栓塞后肺动脉直径有不同程度扩张。栓塞叶肺动脉分支出现"血管截断征",测量"血管横断面"处血管直径在 4~6.5 mm,明显大于栓塞前(血管直径最小为 2 mm)。②病理学检查:栓塞部位与肺动脉造影结果一致。镜下可见肺动脉管腔内有明胶海绵栓塞物,栓塞后肺组织有间质出血及小动脉充血,部分有肺水肿,小支气管内纤维性渗出物。48 h 后有出血实变等。

4. 葡聚糖注入法[4,8-10]

(1)方法　①葡聚糖凝胶混悬液配制:交联葡聚糖混悬液(Sephdex G-50,G50),直径为 50~150 μm,配制浓度为 10 mg/mL。②麻醉与血管插管:实验用成年健康杂种犬,体重 14~18 kg,雌雄不拘。3% 戊巴比妥静脉注射麻醉(30 mg/kg),用肌内电极记录 II 导联心电图;建立静脉通道,给予肝素化(1 mg/kg,2 h 后追加半量)。采用 Seldinger 技术从股静脉穿刺分别置入 6F 漂浮导管和 Millar 心导管,在 X 射线机监视下,分别将导管送入右心室和肺小动脉,记录压力曲线。采用相同方法通过股动脉将 Millar 心导管逆行送入左心室。③注入栓塞剂:通过右心漂浮导管将事先配制好的 G-50 混悬液在 90 min 内反复缓慢注入实验犬的肺动脉,当肺动脉平均压(MPAP)升高到基础 MPAP 测值的 2.5倍且保持恒定时动物模型建立完成。

(2)特点　注射葡聚糖凝胶后右心室收缩压稳步升高,120 min 时达到峰值(62 mmHg),180 min 时明显下降(43.6 mmHg)。注射葡聚糖凝胶 4 h 后,可见肺泡实变,支气管腔和肺泡腔内有大量的中性粒细胞和炎性渗出物,支气管平滑肌增粗和变形。

5. 缝线线段注入法[4]

(1)方法　①栓塞用线段制备:应用 7 号缝线,均匀剪为 2~4 cm 线段,两断端保持毛糙,将线段在造影剂中浸泡数分钟。②麻醉与血管插管:实验用成年健康杂种犬,体重14~18 kg,雌雄不拘。3% 戊巴比妥钠静脉注射麻醉(30 mg/kg),肌内电极记录 II 导联心电图;建立静脉通道,给予肝素化(1 mg/kg,2 h 后追加半量)。Seldinger 技术股静脉穿刺,分别置入 6F 漂浮导管和 Millar 心导管,在 X 射线机监视下,分别将导管送入右心室和肺小动脉,记录压力曲线。采用相同方法通过股动脉将 Millar 心导管逆行送入左心室。③注入栓塞剂:应用注满生理盐水的注射器,通过漂浮导管将缝线线段依次注入肺脏的不同叶段,并在 X 射线透视下,应用肺动脉造影的方法观察逐段栓塞的效果。当同步心导管测定的肺动脉平均压增高至基础值的 2.5 倍且保持恒定时动物模型建立完成;在中度肺动脉高压模型建立的基础上,继续进行缓慢的缝线线段注射,当 60 min 内主动脉压力降至基准值的 50% 时,可建立重度肺动脉高压动物模型。

(2)特点　注射缝线线段后右心室收缩压缓慢稳步上升,120 min 后达到峰值

（63.4 mmHg），到观察终末 180 min 时右心室收缩压仍保持较高压力（54.2 mmHg），下降幅度相对较小。

【观察指标】

1. 超声心动图[4]　分别于栓塞物注入前后不同时间，超声诊断仪测定心输出量（CO）、左心室内径（LV）、右心室内径（RV）、肺动脉内径（PA）、主动脉内径（AO）、左心室舒张末容积（EDV-LV）、左心室收缩末容积（ESV-LV）、左心室射血分数（EF-LV）、右心室舒张末容积（EDV-RV）、右心室收缩末容积（ESV-RV）、右心室射血分数（EF-RV）等。所有超声测值均取 3 个心动周期的平均值。

2. 上腔静脉多普勒血流频谱[3]　分别于栓塞物注入前后不同时间，将探头置于犬右侧锁骨上窝，声束指向右下方偏向前胸壁，对血栓注入前后上腔静脉（superior vena cava，SVC）进行二维、彩色及频谱多普勒超声检测，测量收缩期回心波峰值血流速度（systolic peak flow velocity，S）、舒张期回心波峰值血流速度（diastolic peak flow velocity，D）、心房收缩期反向波峰值速度（atrial reverse peak flow velocity，AR）及心室收缩期反向波峰值速度（ventricular reverse peak flow velocity，VR），计算 AR/S、VR/S 比值，分析 SVC 血流多普勒频谱形态变化规律。同步连接心电图及呼吸曲线，连续测量 5 个心动周期，取平均值。

3. 血流动力学[4,11]　分别于栓塞物注入前后不同时间，将麻醉犬置于操作台上，气管插管，右股动脉置入动脉套管，监测血压。准备 7F 鞘管、Swan-Ganz 漂浮导管及长 50 cm、内径约 5.5 mm 的塑胶导管。切开右颈外静脉，置入 7F 鞘管。通过鞘管置入 Swan-Ganz 漂浮导管，监测中心静脉压（CVP）、肺动脉平均压（MPAP）、肺小动脉嵌顿压（PAWP）及心输出量（CO）、左心室收缩压（LVSP）、收缩期左心室压力最大上升速率（dp/dt$_{max}$-LV）、主动脉收缩压（AOSP）等数据，计算肺血管阻力（PVR）。

$$PVR = [(MPAP-PAWP)/CO] \times 80$$

4. 肺动脉造影[6]　分别于栓塞物注入前、后 5 min，先行胸部 CT 平扫，然后常规消毒铺巾后，Seldinger 法穿刺右股静脉、左股动脉并分别置入 5 F 导管鞘。在 DSA 导引下经右股静脉引入 Pigtail 导管超选至肺动脉主干，行肺动脉造影。参照 Miller 评分标准进行分级。0 级：造影正常；1 级：中度血流量减少（<50%）；2 级：重度血流量减少（>50%）；3 级：血流完全阻断。

5. 病理学检查　实验结束，将犬快速放血处死，开胸取出心脏及两侧肺脏，肉眼观察大体形态；解剖时发现肺动脉栓塞者，随机在其远端肺动脉分支的横截面方向上取约 0.5 cm×1 cm×0.5 cm 大小的肺组织块。将肺组织置于 10% 甲醛溶液固定 24 h，梯度乙醇脱水，常规石蜡包埋、切片，HE 染色，光镜结合病理图像分析系统进行病理组织形态学观察。

【注意事项】

栓子的大小、注入速度及栓塞部位、程度是决定造模成功与否的关键因素。栓子过大易导致动物急性右心衰竭致死，过小则不能造成肺动脉压力的显著升高。因此，实验应根据不同的研究目的进行选择(如栓子大小、形状、栓塞部位、范围和程度等)。

【模型评价】

1. 人与犬的血流均属于双循环,具有独立的肺循环和体循环系统,两者的肺动脉压处于同一数量级。在生理学方面,一般认为人与犬均属于交感紧张型,犬比兔(迷走紧张型)更接近人类,因此,选用犬建立实验模型能够更准确地作为研究人体内肺循环动力学、呼吸生理学和神经内分泌因子的变化。

2. 自体静脉血栓栓塞是最常用的方法之一,其优点是符合病情的自然发展过程,方法简便易行,效果明显。但由于很难模拟人类肺栓塞的过程和栓子的大小、位置、分布不确定性及栓塞范围程度的不同,导致其结果准确性、可控性具有较大差异。

3. 微粒性栓子,包括葡聚糖凝胶、微珠等,优点是外周注射具有良好的可控性,位置分布平均,便于压力及数据测量。缺点是不能触发血管内皮的炎症反应,可直接引起心肌的缺血[12]。

4. 选择性注射缝线线段法具有数量、压力可控性好的优点。注射缝线线段后右心室收缩压缓慢稳步上升,并能保持较高压力,下降幅度较小。缝线线段注入肺部后,除造成机械阻塞外,缝线会被机体当作异物而做出反应,引起凝血机制异常导致血栓形成并附着于缝线上,造成血管的完全阻塞,使得右心室收缩压平稳升高;后期由于肺有较强的溶解血栓能力和纤溶系统的激活及血栓的回缩,右心室收缩压有所降低,但变化幅度较小,稳定性好。由于该方法的文献报道有限,尚需更多的实验和研究进一步验证。

5. 葡聚糖凝胶是一种珠状的凝胶,含有大量的羟基,很容易在水中和电解质溶液中溶胀。反复缓慢注入栓塞剂后,右心室收缩压缓慢稳定升高。但由于葡聚糖凝胶在体内具有代谢排泄快的特点,停止注入后右心室收缩压达峰值后期压力下降明显,相对于峰值 180 min 时(43.6 mmHg)右心室收缩压下降约 30%,在维持稳定峰值压力和持久性方面较差。

【参考文献】

[1] 许俊堂,袁训芝,黄永麟,等. 犬急性肺栓塞模型的建立[J]. 基础医学与临床,1997,17(1):77-79.

[2] LEE J H,CHUN Y G,LEE I C,et al. Pathogenic role of endothelin 1 in hemodynamic dysfunction in experimental acute pulmonary thromboembolism[J]. Am J Respir Crit Care Med,2001,164(7):1282-1287.

[3] 孙丹丹,段云友,陈洪茂,等. 犬急性肺动脉高压模型上腔静脉多普勒血流速度频谱变化规律研究[J]. 中华医学超声杂志(电子版),2011,8(12):2480-2486.

[4] 吴文振,郝恩魁,程义伟,等. 不同急性肺动脉高压模型的建立及其血流动力学转归的实验研究[J]. 山东大学学报(医学版),2012,50(3):34-38.

[5] 韩力,时国朝,李庆云,等. 建立急性肺血栓栓塞症模型的初步研究[J]. 诊断学理论与实践,2007,6(4):362-365.

[6]赵苏鸣,戴瑞茹,黄健,等.犬急性骨水泥肺栓塞的实验研究[J].介入放射学杂志,2012,21(1):55-60.

[7]李建生,禹晖,毛松寿.选择性肺动脉栓塞犬模型的制备[J].中国医学影像技术,1999,1(5):356-357.

[8]陈森,胡永林,石京山,等.不同剂量异丙酚对肺栓塞犬肺的保护作用[J].中华麻醉学杂志,2004,24(10):761-764.

[9]MALIK A B,VAN DER ZEE H. Mechanism of pulmonary edema induced by microembolization in dogs[J]. Circ Res,1978,42(1):73-79.

[10]PRIELIPP R C,MCLEAN R,ROSENTHAL M H,et al. Hemodynamic profiles of prostaglandin E1,isoproterenol,prostacyclin,and nifedipine in experimental porcine pulmonary hypertension [J]. Crit Care Med,1991,19(1):60-67.

[11]邓朝胜,王辰,杨媛华,等.犬肺血栓栓塞后不同时间的血气、血液动力学及血栓的病理变化[J].中华结核和呼吸杂志,2006,29(4):257-260.

[12]WATTS J A, MARCHICK M R, KLINE J A. Right ventricular heart failure from pulmonary embolism:key distinctions from chronic pulmonary hypertension[J]. J Card Fail,2010,16(3):250-259.

二、犬慢性肺栓塞模型

【基本原理】

慢性血栓栓塞性肺动脉高压(chronic thromboembolism pulmonary hypertension, CTEPH)是肺血栓栓塞症中的一种特殊类型,是急性肺栓塞或肺动脉原位血栓形成的长期后果,是由于血栓不能完全溶解或者是在深静脉血栓形成反复脱落的基础上继发的反复多次栓塞肺动脉,加上神经体液因子的作用,致使肺血管内膜受损、小血管痉挛、弹力胶原纤维增多、血栓机化,肺动脉内膜慢性炎症并增厚,部分血管腔变窄甚至闭塞,导致肺动脉压力升高,发展为慢性肺栓塞,最终导致慢性肺动脉高压和肺的通气/血流灌注失衡,进一步发展会出现呼吸功能不全、低氧血症和右心衰竭。采用体外注入栓子法,将体外制备好的血凝块或者其他类型栓子反复注入静脉或者右心房,栓子受肺动脉管径大小、血管分支角度和血流速度等解剖生理因素影响,经过血液循环随机地嵌顿于肺动脉,制备犬慢性栓塞性肺动脉高压模型。

【实验材料】

1.药品试剂　①麻醉药品:戊巴比妥钠,水合氯醛,乌拉坦,盐酸氯胺酮注射液等。②组织固定液:10%甲醛溶液或4%多聚甲醛溶液等。③其他:HE染色液,异丙酚等。

2.仪器设备　多导生理记录仪或生物信号采集处理系统,7F标准三腔漂浮导管,生物显微镜,病理图像分析系统,常规手术器械等。

3.实验动物　健康杂种犬,雌雄不限。

【方法步骤】

1. 自体血凝块注入法[1-3]

（1）方法　①麻醉固定：健康杂种犬，体重 13～19 kg，雌雄不限。戊巴比妥钠耳缘静脉注射麻醉（30 mg/kg），仰卧位固定于手术台。②气管插管：气管内插入气管插管、固定，另一端经传感器与呼吸流速仪相连，测定潮气量和气体流速。③胸腔内压测定：经口插入水聚乙烯导管至食管中段，连接压力换能器，测量食管胸腔段内压替代胸腔内压。④血凝块制备：颈部剪毛后，碘酊消毒，暴露颈外静脉，无菌条件下取血 50 mL，加入 500 U 凝血酶后于平皿内混匀，室温下静置约 1 h 形成血栓，将血栓剪成直径 3～5 mm、长 8～10 mm 圆柱形备用。⑤肺动脉压监测：切开颈外静脉，插入 7F 标准三腔漂浮导管，另一切口插入 7F 导管，深度 15～18 cm 至右心房，接传感器监测肺动脉压。⑥血凝块注入：经 7F 导管缓慢注入先前制备的血栓 5～10 min，直至肺动脉平均压达到 45 mmHg。快速推注生理盐水 10 mL，以防栓子滞留于导管或颈静脉内。⑦术后护理：手术结束后，用 7-0 线缝合血管插管口，缝合手术切口，肌内注射青霉素预防感染。

在第 1 次注栓后第 15、30、60 天，重复上述麻醉和注栓步骤。

（2）特点　①模型成功率 83%。②每次注栓后均出现呼吸急促，口舌发绀，肺内干、湿啰音等症状体征。③注栓后 60 d，模型犬出现厌食、不喜活动及呼吸困难等表现，听诊 S2 分裂、右心室 S4 奔马律和三尖瓣反流杂音的出现率为 42%，颈静脉怒张、肝大、腹水的出现率为 17%。④注栓后 90 d，模型犬肺动脉平均压、肺血管阻力、肺气道阻力和内皮素-1 水平明显高于注栓前，肺动态顺应性明显低于注栓前。

2. 陶瓷念珠输入法[4-5]

（1）方法　①麻醉固定：健康杂种犬，体重 13～19 kg，雌雄不限。异丙酚静脉注射麻醉（6～10 mg/kg），仰卧位固定于手术台。②气管插管：气管插管并与配有氟烷汽化器的呼吸机连接，1%～2% 氟烷维持麻醉，调节室内空气，使动脉血气保持在正常范围内（pH >7.35，PaO_2 >90 mmHg，$PaCO_2$ 35±5 mmHg）。③血压监测：经皮股动脉插管，持续监测体循环动脉血压。④静脉插管：左颈外静脉插管（8F 血管鞘），进行血液取样；经皮右颈外静脉插管（14F 血管鞘），用于肺动脉插管和栓塞。⑤陶瓷念珠注入：通过右颈静脉 14F 血管鞘导管将直径 3.0 mm 的陶瓷珠粒逐一导入肺动脉，监测动脉血气和肺血管阻力（pulmonary vascular resistance，PVR），当 PaO_2<70 mmHg 或 PVR>500 时停止陶瓷珠粒注入。⑥术后处理：手术结束后，取出所有导管，插管部位压缩止血，缝合手术切口。

分别于第 1 次注栓后第 2、4、8 周，重复上述麻醉和注栓步骤。

（2）特点　①最后一次栓塞后的肺动脉造影显示双下肺动脉多发圆形缺损，研究结束时（栓塞后 8 个月）肺灌注扫描发现多节段灌注缺损。②与栓塞前相比，模型犬在初始栓塞 1 个月后 PAP 和 PVR 显著升高，并在研究结束时保持升高，而 SAP、PCWP、CO、心排血指数和 PaO_2 无显著影响。③陶瓷珠遍布主、大叶和肺段动脉，小珠被厚厚的纤维囊紧紧地附着在血管壁上。与对照动脉相比，近端肺动脉的大小和壁厚无明显差异；而远端肺动脉可见偏心内膜纤维化和外周肌肉化。④模型犬肺小动脉相对中膜厚度(MT%)和相对外膜厚度(AT%)明显高于对照组。

【观察指标】

1.一般观察　观察动物精神状况、活动、心脏体征及死亡情况等,计算动物死亡率。

2.肺功能　于第1次注栓前和注栓后不同时间,测定呼吸频率、潮气量、气体流速、胸内压等。计算肺血管阻力、肺气道阻力和肺动态顺应性。

3.血流动力学　通过心导管测量右心室收缩压、肺动脉收缩压、肺动脉平均压、肺毛细血管嵌压等。

4.右心室肥厚指数　血流动力学测量完毕,将犬快速放血处死,开胸取出心脏,用PBS缓冲液将心脏内血液冲洗干净,沿房室沟剪除心房、主动脉和肺动脉,再沿心室间隔边缘将右心室游离壁分离,剖开左心室和室间隔,用滤纸吸干,电子天平分别称重右心室(right ventricle,RV)和左心室加室间隔(left ventricle plus septum,LV+S),计算右心室肥厚指数(right ventricular hypertropHy index,RVHI)。

$$RVHI = RV/(LV + S) \times 100\%$$

5.病理组织学　定点取不同部位肺组织,10%甲醛溶液固定,梯度乙醇脱水,常规石蜡包埋、切片,分别行 HE、V-G 及弹力纤维染色。①光镜下观察肺组织病理形态学改变,判断有无小血管壁中层增厚及内膜增生等血管改建情况。②硫酸钡明胶肺动脉灌注,观察肺血管整体形态学改变情况。③计数高倍镜下肌性动脉(MA)、部分肌性动脉(PMA)和非肌性动脉(NMA)个数并计算其百分数。④应用病理图像分析系统测量肺小动脉中膜厚度(media thickness,MT)、血管外径(external diameter,ED)、血管总面积(total area,TA)、血管腔面积(lumen area,LA),计算具有完整内外两层弹力层的肌型动脉占肺小血管总数的百分比、肺小动脉中膜厚度占管径的百分比(MT%)和管壁面积占血管总面积的百分比(WA%)。

$$MT\% = 2 \times MT/ED \times 100\%$$
$$WA\% = (TA-LA)/TA \times 100\%$$

【注意事项】

1.静脉血栓的形状、性状、数量和流入速度是决定肺栓塞面积和肺动脉压力升高的关键。

2.栓子制作过程中添加凝血酶,可使栓子能够对抗肺较强的血栓自溶能力而不易破碎,提高模型成功率。

【模型评价】

1.慢性栓塞性肺动脉高压模型模仿深静脉血栓脱落后多次肺栓塞事件的发生,可用于慢性血栓栓塞性肺动脉高压的病理生理特点、数字剪影检查与解剖研究,以及肺动脉内膜剥脱手术和介入治疗等干预治疗血栓栓塞性肺动脉高压的实验研究。

2.人与犬的血流均属于双循环,具有独立的肺循环和体循环系统,两者的肺动脉压处于同一数量级。在生理学方面,一般认为人与犬均属于交感紧张型,比兔(迷走紧张型)更接近人体,因此,选用犬建立实验模型能够更准确地作为研究人体内肺循环动力学、呼吸生理学和神经内分泌因子的变化。

3.犬为大型实验动物,更适于作为诸如数字剪影检查、解剖研究以及肺动脉内膜剥脱手术和介入治疗等干预治疗血栓栓塞性肺动脉高压的实验研究。

【参考文献】

[1]贾一新,李简.慢性血栓栓塞性肺动脉高压实验动物模型的建立[J].中国临床康复,2005,9(31):119-121.

[2]DENG C S,WANG C,YANG Y H,et al.Effects of different durations of thromboembolism on blood gases,hemodynamics,pulmonary arteriography and thrombo-pathology in a canine model with selective embolization of pulmonary lobar arteries[J].ZhongHua JieHe He HuXi ZaZhi,2006,29(4):257-260.

[3]MOSER K M,CANTOR J P,OLMAN M,et al.Chronic pulmonary thromboembolism in dogs treated with tranexamic acid[J].Circulation,1991,83(4):1371-1379.

[4]KIM H,YUNG G L,MARSH J J,et al.Endothelin mediates pulmonary vascular remodelling in a canine model of chronic embolic pulmonary hypertension[J].Eur Respir J,2000,15(4):640-648.

[5]王海龙,杜振宗.慢性肺动脉栓塞实验动物模型构建的技术进展[J].中国组织工程研究与临床康复,14(15):2818-2822.

第三节　猪肺栓塞模型

【基本原理】

采用猪自体血凝块、多聚乙烯微球、聚氯乙烯颗粒或明胶海绵栓子等为栓塞剂,一次性或反复注入静脉或右心房,栓子受肺动脉管径大小、血管分支角度和血流速度等解剖生理因素影响,经过肺循环随机地嵌顿于肺动脉及其分支,制备猪急、慢性肺栓塞模型。

【实验材料】

1.药品试剂　①麻醉药品:戊巴比妥钠,水合氯醛,乌拉坦,盐酸氯胺酮注射液等。②组织固定液:10%甲醛溶液或4%多聚甲醛溶液等。③其他:HE染色液,异丙酚,碘海醇注射液,咪达唑仑等。

2.栓子类型　自体血凝块,多聚乙烯微球,聚氯乙烯(polyvinyl chloride,PVC)颗粒,明胶海绵栓子。

3. 仪器设备　螺旋 CT,血气分析仪,多导生理记录仪或生物信号采集处理系统,生物显微镜,病理图像分析系统,常规手术器械等。

4. 实验动物　健康小型猪,雌雄不限。

【方法步骤】

1. 自体血凝块注入法[1-2]

（1）方法　①自体血凝块制备:实验用健康小型猪,体重 10～15 kg,雌雄不限。盐酸氯胺酮注射液肌内注射麻醉(1.5～2.25 mg/kg),经皮切开暴露颈内静脉,抽取猪自体静脉血 10 mL,以动物自体血液与等量的浓度为 100 U/mL 凝血酶溶液充分混合后静置 30 min,得到硬度适宜的块状牢固血栓。②麻醉固定:实验前 15 min 分别肌内注射氯胺酮(20 mg/kg)、地西泮 10 mg 和阿托品 15 mg 进行麻醉,观察猪睫毛反射消失后,固定于自制木板架上。③血管插管:在小型猪前正中线旁 2～3 cm、下颌角下 3～4 cm 切开皮肤,分离颈部软组织,暴露颈内静脉,导管引入颈内静脉后,沿上腔静脉→右心房→右心室→主肺动脉→下肺动脉途径引入导管,造影观察后,将导管选择至 2～3 级肺动脉分支。④注入栓子:将血栓剪成 2 mm×5 mm 大小的碎块,经导管注入所选肺动脉分支内进行栓塞。造影观察栓塞效果,以确定发生肺栓塞。

（2）特点　①栓塞后即时血管造影和随后的 CT、核素灌注扫描证实,栓塞部位均出现肺动脉栓塞,主要受累血管为选定的肺动脉 2～3 级分支,部分 4 级以下血管同时被栓塞。②血管造影显示,急性期动物栓塞血管基本闭塞,亚急性期及慢性期肺栓塞动物中,被栓塞血管内有少量造影剂进入,但局部血管分支明显减少,管径粗细不规则,证实病变仍存在。

2. 多聚乙烯微球注入法[3]

（1）方法　①动物分组:健康幼年猪,雌雄不拘,体重 30～35 kg。随机分为模型组和对照组。②麻醉固定:动物实验前 24 h 禁食水,肌内注射氯氨酮 15 mg/kg 麻醉,继之以 3% 戊巴比妥 25 mg/(kg·h)持续静脉滴注维持。动物仰卧位水平固定于操作台上。③气管插管:行气管插管,接呼吸机,间歇正压通气(IPPV),吸入氧浓度(FiO2)21%,呼吸频率(f)18～22 次/min,吸气压力 18～25 cm H$_2$O,吸呼比(I:E)1:2。呼气末正压(PEEP)为 0 cm H$_2$O。④血管插管:分离右股动脉和右股静脉,右股静脉置入 7.5F 四腔漂浮导管,连接监护仪压力心排套件,热稀释法测心输出量(CO);右股动脉置入 6F 心导管,测动脉压。分离暴露右颈外静脉,置入内径 4 mm 的硅胶管,插至右心房。⑤注入栓子:模型组动物用注射器经颈外静脉插管,快速 1 次注入多聚乙烯微球(直径 0.65～0.67 mm)生理盐水混悬液 50 mL(0.1 g/kg);对照组注入等容量生理盐水。

（2）特点　栓塞即刻肺动脉压升高,为栓塞前的 2～3 倍,栓塞后 2～3 h 逐渐恢复至栓塞前水平;心输出量、肺毛细血管嵌顿压、肺动脉压收缩压、舒张压无明显变化。栓塞即刻动脉血氧分压(PaO$_2$)下降,动脉血二氧化碳分压(PaCO$_2$)升高,pH 值下降,30～60 min 达高峰,2 h 后 PaO$_2$ 和 pH 值恢复至栓塞前水平。

3.聚氯乙烯颗粒注入法[4]

（1）方法　①动物分组：健康家猪，体重 20～30 kg，雌雄不限。随机分为模型组和对照组。②麻醉固定：实验前 15 min 分别肌内注射氯胺酮（20 mg/kg）、地西泮 10 mg 和阿托品 0.5 mg 进行麻醉，观察猪睫毛反射消失后，固定于自制木板架上。实验过程中若家猪苏醒，减量追加氯胺酮。③血管插管：家猪右侧颈部备皮，碘酊消毒，手术钝性分离暴露颈外静脉，置入 7F 导管鞘。采用 6F 猪尾导管，在透视下将导管缓慢送至肺动脉主干，注入碘海醇注射液（欧乃派克）含碘 1.5 mL/kg，速率 8 mL/s，25 帧/s 进行减影处理，选择肺动脉显影良好者摄片。栓塞后相同方法和条件下再次行肺动脉造影。④注入栓子：将栓塞剂聚氯乙烯颗粒（2 mm×2 mm；2 mm×3 mm）插在 20 mL 注射器头部，通过一段自制连接管与导管鞘相连，加压将聚氯乙烯颗粒和针管中的生理盐水一同注入，使其按血流方向漂入目标血管。

（2）特点　栓塞成功后 24 h，DSA 介导下肺动脉造影（DSAPA）图像上表现为相应区域的肺动脉分支数减少；增强多排螺旋 CT 肺动脉造影（CTPA）图像上表现为相应肺动脉内的充盈缺损；血管铸型标本相可见相应肺动脉内有栓塞剂，远端分支中断。

4.明胶海绵栓子注入法[5-6]

（1）方法　①动物分组：实验用小型猪，体重 15～16 kg，雌雄不限。随机分为模型组和对照组。②麻醉固定：实验前 20 min 按体重肌内注射盐酸氯氨酮注射液 5 mg/kg、咪达唑仑 2.5 mg/kg、阿托品 0.5 mg 进行麻醉，术中视动物情况酌情补充给药。固定于自制木板架上。③血管插管：分离右颈内静脉，直接穿刺置入血管鞘于上腔静脉内，沿上腔静脉→右心房→右心室→肺动脉途径将导管前端置于肺动脉主干，行肺动脉造影后拨出导管。④注入栓子：经血管鞘注入明胶海绵栓子并记录其数量。栓子直径 3.8～4.2 mm（近似于人类亚肺段动脉直径），共 40 个，经颈静脉随机注入。

（2）特点　195 个肺段（动脉段）病理诊断阳性肺段 46 个，阴性肺段 149 个。核素肺灌注显像阳性肺段 51 个（包括假阳性肺段 11 个），灵敏度为 87%，特异性为 93%；增强螺旋 CT 阳性肺段 44 个（包括假阳性肺段 15 个），灵敏度为 63%，特异性为 90%；数字减影肺动脉造影阳性肺段 47 个（包括假阳性肺段 2 个），灵敏度为 98%，特异性为 99%。核素肺灌注显像病变检出率比增强螺旋 CT 高（$P<0.05$），但与数字减影肺动脉造影相比差异无显著性（$P>0.05$）。增强螺旋 CT 可对栓子进行准确定位。

【观察指标】

1.血流动力学　于栓塞前及栓塞后不同时间，检测心率、体动脉收缩压、体动脉舒张压、肺动脉收缩压、肺动脉舒张压、肺动脉平均压、中心静脉压、肺毛细血管嵌顿压和心输出量。

2.血气分析　全自动血气分析仪行动脉血和混合静脉血的血气分析，计算氧输送量（DO_2）、氧摄取量（VO_2）和肺循环阻力（PVR）。

3.增强螺旋 CT 检查　动物取仰卧位，造影剂为质量分数 60% 泛影葡胺 40 mL，3 mL/s，层厚 3 mm，螺距 1.5，120 kV，200 mA，延迟 15 s，软组织算法重建，重建间隔

2 mm。扫描范围为主动脉弓上 2 cm 至膈下 4 cm,分别给予肺窗 1000/-700 HU、纵隔窗 350/35 HU 及宽窗 1000/150 HU 进行观察。

4. 核素肺灌注显像　动物俯卧位,显像剂为^{99m}Tc 大颗粒聚合白蛋白(MAA),剂量为 74 MBq,于耳缘静脉注入 2~5 min 后行 8 个体位显像(前后位、后前位、左前斜位、右前斜位、左后斜位、右后斜位、左侧位、右侧位),矩阵 256×256,计数 5×10^5。

5. 数字减影肺动脉造影　动物仰卧位,经右颈静脉穿刺,置入 8F 血管鞘,经导管鞘引入 5FC 形导管或猪尾导管至肺动脉主干行造影检查。造影剂为质量分数 60% 泛影葡胺,总量 12~18 mL,6~8 mL/s。采用数字减影造影技术,6 帧/s,从肺动脉期、肺实质期至肺静脉回流期。体位为正位,必要时行双斜位。

6. 血清心肌肌钙蛋白 I(cTnI)、肌红蛋白(Mb)、肌酸激酶同工酶(CK-MB)水平测定　采用自动免疫化学发光分析仪及相应的试剂盒,固相为聚乙烯珠,包被有抗 cTnI 特异性单克隆抗体,与血清 cTnI 结合后,再与碱性磷酸酯酶多克隆抗体形成夹心复合物,加入化学发光底物,通过温控光度计测量光子量,应用存有的 Master's 曲线计算结果。Mb、CK-MB 测定原理与 cTnI 相似。

7. 病理学检查　实验结束后开胸,对心脏各心腔游离壁及每个肺叶做横行和纵行取材,10% 甲醛溶液固定,梯度乙醇脱水,常规石蜡包埋、切片、HE 染色。光镜结合病理图像分析系统观察肺血管、肺间质形态学变化、心脏各房室病理改变。

【注意事项】

1. 栓子的大小、注入速度及栓塞部位程度是决定能否造模成功的关键因素,因此实验应根据不同的研究目的,选用不同的研究方法与参数(如栓子大小、形状、栓塞部位、范围和程度等)。

2. 术中应注意观察动物反应,如发现呼吸、心搏异常,应及时予以处理[6-10]。

3. 猪肺血管与人类的不同,猪肺血管为一条大的主肺动脉干伴有许多大小不等的分支血管,而人的肺血管则表现为树权状分支[11]。

【模型评价】

1. 小型猪在种属方面与人类较为接近,大小适当,便于实验操作。肺叶结构发育较好,肺组织厚度适宜。

2. 犬和猪均为大型实验动物,更适于作为诸如数字剪影检查、解剖研究以及肺动脉内膜剥脱手术和介入治疗等干预治疗血栓栓塞性肺动脉高压的实验研究。

3. 经静脉途径行导管肺动脉栓塞制作肺栓塞活体实验动物模型,成功率高,可控性好,栓塞直接、迅速,可为血栓栓塞性疾患的诊断与治疗研究提供较为满意的实验模型。

4. 除猪自体血凝块、多聚乙烯微球、聚氯乙烯颗粒或明胶海绵栓子外,亦有采用高黏度硅橡胶(silicone elastomer)、葡聚糖凝胶(Sephdex)G-50、多重的线圈和组织黏合剂(multiple-curled coils and tissue adhesive)制成的栓子等为栓塞剂[12-14],成功复制猪栓塞模型。

【参考文献】

[1]于淼,张金山,肖越勇,等.肺栓塞小型猪实验模型的建立[J].军事医学科学院院刊, 2007,31(2):145-148.

[2]王海龙,杜振宗.慢性肺动脉栓塞实验动物模型构建的技术进展[J].中国组织工程研究与临床康复,2010,14(15):2818-2822.

[3]杨红申,潘文森,张鲁涛,等.急性肺血栓栓塞症猪血流动力学及心肌损伤的研究[J].中华内科杂志,2004,43(9):661-664.

[4]蒋燕妮,王德杭,俞同福,等.介入栓塞技术制作猪急性亚段肺动脉栓塞模型[J].江苏医药,2006,32(5):468-471.

[5]李眉,王振常,赵晋华,等.实验性急性肺栓塞的比较影像学研究[J].中华核医学杂志,2004,24(2):69-72.

[6]梁熙虹,陈光利,王振常,等.急性肺栓塞猪模型的肺动脉造影与病理对照[J].中国医学影像技术,2004,20(9):1336-1338.

[7]BAILE E M,KING G G,MÜLLER N L,et al. Spiral computed tomography is comparable to angiography for the diagnosis of pulmonary embolism[J]. Am J Respir Crit Care Med, 2000,161(3 Pt 1):1010-1015.

[8]HORVATH G,NOMA S,MOSKOWITZ G W,et al. Experimental pulmonary infarction in a pig model[J]. Invest Radiol,1992,27(10):829-835.

[9]LOURIE G L,PIZZO S V,RAVIN C,et al. Experimentalpulmonary infarction in dogs: a comparison of chest radiography and computed tomography[J]. Invest Radiol,1982,17 (3):224-232.

[10]OVENFORS C O,BATRA P. Diagnosis of peripheral pulmonary emboli by MR imaging: an experimental study in dogs[J]. Magn Reson Imaging,1988,6(5):487-491.

[11]NAKAKUKI S. Bronchial tree,lobular division and blood vessels of the pig lung[J]. J Vet Med Sci,1994,56(4):685-689.

[12]FADEL E,RIOU J Y,MAZMANIAN M,et al. Pulmonary thromboendarterectomy for chronic thromboembolic obstruction of the pulmonary artery in piglets[J]. J Thorac Cardiovasc Surg,1999,117(4):787-793.

[13]EHLERMANN P,REMPPIS A,GUDDAT O,et al. Right ventricular upregulation of the Ca^{2+} binding protein S100A1 in chronic pulmonary hypertension[J]. Biochim Biophys Acta,2000,1500(2):249-255.

[14]HORVATH G,NOMA S,MOSKOWITZ G W,et al. Experimental pulmonary infarction in a pig model[J]. Invest Radiol,1992,27(10):829-835.

第四节　兔肺栓塞模型

一、兔急性肺栓塞模型

【基本原理】

采用兔自体血凝块、明胶海绵和兔羊水等为栓塞剂,经颈静脉、股静脉或耳缘静脉注入,建立兔急性肺栓塞(acute pulmonary embolism,APE)模型。

【实验材料】

1. 药品试剂　①麻醉药品:戊巴比妥钠,水合氯醛,乌拉坦或盐酸氯胺酮注射液等。②组织固定液:10%甲醛溶液或4%多聚甲醛溶液等。③其他:HE、Mallory 磷钨酸苏木精(phosphotungstic acid hematoxylin,PTAH)染色试剂盒,内皮素(endothelin,ET)测定试剂盒,一氧化氮(nitric oxide,NO)测定试剂盒,碘酊,乙醇,肝素等。

2. 栓子类型　自体血凝块,明胶海绵栓子,兔羊水。

3. 仪器设备　彩色超声诊断仪,多导生理记录仪及生物信号采集处理系统,4F 导管鞘,生物显微镜,电子显微镜,病理图像分析系统,常规手术器械等。

4. 实验动物　健康成年新西兰或日本大耳白兔,雌雄不限。

【方法步骤】

1. 颈静脉自体血凝块注入法[1-7]

(1)方法　①自体血凝块制备:从兔耳缘静脉抽血 1 mL,注入无菌试管内,静置 20 ~ 30 min,待其自凝后,放入 60 ~ 70 ℃水浴箱中,水浴 10 ~ 15 min,置冰箱冷藏备用。手术时将血凝块取出,用手术刀片制成直径为 1 ~ 2 mm,长为 4 ~ 5 mm 的柱形血凝块备用。亦可根据实验需要选择栓子大小。②动物分组:日本大耳白兔,体重 2 ~ 2.5 kg,月龄 4 ~ 6 个月,雌雄不限。随机分为模型组和对照组。③麻醉固定:选择戊巴比妥钠、苯巴比妥钠或乌拉坦耳缘静脉注射麻醉,观察家兔呼吸变浅、角膜反射消失、肌肉松弛即达到麻醉深度,实验过程中可根据情况追加药物。将兔仰卧位固定于实验台上,常规连接心电图。④血管插管与血凝块注入:颈部剪毛,碘酊、乙醇消毒,在无菌条件下于颈前正中线旁 2 ~ 3 cm,下颌角下 3 ~ 4 cm 行纵切口,手术钝性分离软组织,暴露左侧颈外静脉,用眼科小剪刀剪开一个小斜口,放置相应的 4F 导管鞘,置入 4F 的导管。透视下将导管缓慢经右心房将导管头端置于肺动脉水平。用高压注射器以 5 mL/s 的速度经导管注入碘海醇 300 mg/mL,做正常双侧肺动脉造影,以 25 帧/s 进行减影处理,选择肺动脉显影良好者摄片。将制备好的自体血凝块注入导管,快速静脉推注 10 mL 生理盐水,然后将导管头端推送至一侧肺动脉干水平,将每只兔子注入 3~4 条栓子,透视下造影见肺动脉分支出现充盈缺损或截断改变,说明栓塞模型制备成功。摄片后撤出导丝和导管,缝合颈部伤口。

(2)特点　大多数栓塞于肺动脉的第 4 级分支(段动脉)以下。肺动脉造影图像表现为肺动脉分支出现充盈缺损或截断改变,肺灌注显像表现为多发的呈肺段分布的放射性减低或缺损。

2.股静脉自体血凝块注入法[7-11]

(1)方法　①自体血凝块制备:采集兔自体静脉血 2 mL,置于消毒平皿内,加入凝血酶 50 U,静置 2 h 后,切成约 2 mm×2 mm×2 mm 的凝血块,将其悬浮于 5 mL 生理盐水中备用。②动物分组:健康成年新西兰兔,体重 2~2.5 kg,4~6 月龄,雌雄不限。随机分为模型组和对照组。③麻醉固定:采用 2% 戊巴比妥钠生理盐水溶液腹腔注射麻醉(30 mg/kg),将兔仰卧位固定于实验台上,常规连接心电图。④血管插管与血凝块注入:常规胸前区和双侧腹股沟区备皮,消毒铺单,手术切开分离暴露双侧股静脉,经左侧股静脉穿刺插入微导管,超声引导下摆放到肺动脉主干腔内,经三通管通过压力传感器连接多导生理参数分析记录仪,测定栓塞前肺动脉压;同步穿刺对侧股静脉,建立静脉通道,快速注入凝血块混悬液,检测肺动脉压力变化,以压力上升超过 30 mmHg 作为肺动脉高压模型成功的标准,建立肺血栓栓塞所致的兔急性肺动脉高压模型。

(2)特点　①模型成功率 83%。②超声检测栓塞后即刻出现三尖瓣反流,估测肺动脉收缩压与右心导管测定值高度相关。③M 型及二维超声检测结果显示,肺动脉舒张末期内径与肺动脉收缩压呈显著正相关,右心室内径与肺动脉收缩压呈显著正相关,左心室内径与肺动脉收缩压呈显著负相关,而 RVDD/LVDD 比值与肺动脉收缩压呈显著正相关,与栓塞前对比皆差别显著。④兔急性肺动脉血栓栓塞性肺动脉高压可以导致左心舒张功能减低,而左心收缩功能影响较小。

3.明胶海绵注入法[12-13]

(1)方法　①动物分组:健康成年日本大耳白兔,雌雄不限,4~6 月龄,体重 2.5~4.0 kg。随机分为模型组和对照组。②麻醉固定:戊巴比妥钠腹腔注射麻醉(30 mg/kg),腹腔注射麻醉,观察家兔睫毛反射消失,肌肉松弛说明进入深度麻醉状态。实验过程中若兔苏醒可减量追加此药。将兔仰卧位固定于实验台上,常规连接心电图。③血管插管:胸前区、右侧颈前区和左侧腹股沟区常规备皮、消毒铺单,手术暴露兔左侧股静脉和右侧颈外静脉。经左侧股静脉穿刺插入微导管,超声监测下置于肺动脉主干腔内,经三通管通过压力传感器连接多导生理记录仪,测定栓塞前肺动脉压。④明胶海绵注入:同步用 5F 穿刺套管针行右颈外静脉穿刺插管,将 2 mm×2 mm×10 mm 明胶海绵条置于注射器中,用 5 mL 生理盐水加压推注,使之作为栓子随血流栓塞肺动脉,同时监测肺动脉压,待肺动脉压超过 30 mmHg 停止注入栓子,超声下见明胶海绵栓子从右心室流出道内进入肺动脉。

(2)特点　超声心动图显示,急性肺栓塞后肺动脉压迅速增高,主肺动脉、左、右肺动脉被动扩张,右心室内径增大,左室收缩末与舒张末前后径减小,右、左室横径比值增大,与栓塞前比较有显著性差异。病理显示肺组织肿胀,表面颜色深浅不一。光镜下于肺叶动脉或段动脉内可见明胶海绵栓子。

4.羊水栓塞法[14-15]

(1)方法 ①动物分组:实验用健康怀孕24 d家兔,体重3.5~4.0 kg,随机分为正常对照组、羊水原液组、混有胎盘提取液的羊水组。②栓塞剂制备:术前禁食12 h,戊巴比妥钠耳缘静脉注射麻醉(30 mg/kg),腹正中线切口,暴露子宫,无菌温盐水清洗子宫后切开,将胎兔、羊膜、胎盘均完整取出,剪开羊膜,用注射器吸出羊水置于温水浴中,缝合子宫、腹壁。羊水取出未注入体内以前心脏取血4 mL,吸出的羊水在1 h内混匀使用。③栓塞剂注入:羊水原液组取摇匀的羊水从耳缘静脉注入体内(2.5 mL/kg),混有胎盘提取液的羊水组取胎盘组织匀浆离心(3000 r/min,10 min),上清液与羊水原液以1∶40混匀后注入体内(2.5 mL/kg),正常对照组注射等容量生理盐水。

(2)特点 注入羊水后内皮素(ET)含量显著增加,一氧化氮(NO)含量则显著降低,ET与NO含量变化呈显著负相关。ET与NO动态变化在羊水栓塞早期的一过性肺动脉高压及随后发生的DIC等过程中起重要作用。

【观察指标】

1.一般情况 观察与测定呼吸、血压、心电图和动物死亡率等。

2.超声心动图

(1)同步对栓塞前后肺动脉、心室内径进行二维超声显像及M型测量,采用肺动脉长轴切面测量肺动脉舒张末期内径,采用胸骨旁左心室长轴切面乳头肌水平测量左右心室腔内径,观察急性肺栓塞所致肺动脉高压前后腔室内径改变,根据右心导管压力测定进行肺动脉高压分度,对比其随动脉收缩压升高而发生规律性变化的特征。

(2)测定栓塞前及栓塞后不同时间二尖瓣舒张早期速度E峰(EM)、舒张晚期速度A峰(AM)。于心尖四腔心切面将取样点分别置于右心室侧壁三尖瓣环(TVTDI)、左心室侧壁二尖瓣环(MVTDI)处,分别获取其收缩期峰速(Sm)、舒张早期速度(Em)、舒张晚期速度(Am)、等容舒张时间(isovolumetric relaxation time,IVRT)和等容收缩时间(isovolumetric contraction time,IVCT),计算右心室心肌做功指数(right ventricular myocardial performance index,RVMPI)、左心室心肌做功指数(left ventricular myocardial performance index,LVMPI)、E指数(E-index,即EM/RVMPI)、M指数(M-index,即RVMPI/LVMPI)。

3.右心室压力测定 将右心室插管与压力换能器相连,通过生理记录仪记录不同时刻右心室收缩压和舒张压的变化。

4.放射免疫检测[7] D-二聚体(D-dimer)存在于交联纤维蛋白及其特异性降解产物中,不存在于非交联纤维蛋白和纤维蛋白原中。利用99mTc标记抗D-dimer单抗,该标记抗体可与血栓中纤维蛋白的D-dimer特异性结合,在体外检测放射性核素的浓集部位从而间接反应D-dimer的存在部位,可对肺栓塞的栓子作出定性及定位诊断,并评价此法对不同大小栓子诊断的敏感性和特异性。采用亚锡还原法,将鼠抗人D-dimer单抗与99mTc进行标记,纸层析法检测其标记率。实验组各兔造模术后2 h,经耳缘静脉注射

^{99m}Tc标记的 D-dimer 单抗,抗体剂量为 20 μg/kg,^{99m}Tc 注射的比活性为 14.8×10^6 Bq/kg（用医用电离室活度计测量强度,单位为 3.7×10^4 Bq）。分别于注射后 10、30 min,用 SPECT 进行放射免疫显像,计算血栓影像感兴趣区与对侧感兴趣区的放射性计数的比值（ROS 计数比值）。正常对照组注射同样剂量的^{99m}Tc 标记的 D-dimer 单抗后,在相同的时点进行放射免疫显像。

5.组织病理学检查　将兔过量麻醉处死,处死前静脉给予肝素 100 μ/kg（预防处死过程中血液凝固对解剖和病理观察的影响）,取出心脏及肺脏。10% 中性甲醛溶液固定 72 h,用尸检刀将双肺从矢状位切开,每层 2~3 mm,寻找栓子,在解剖图上标明位置及栓子大小。将栓塞的肺血管连同周围肺组织浸入 10% 中性甲醛溶液继续固定 5 d 以上,沿肺动脉垂直方向连续取材,梯度乙醇脱水,常规石蜡包埋、切片（厚度 4 μm）,分别行 HE、Mallory 磷钨酸苏木精（phosphotungstic acid hematoxylin,PTAH）染色,光镜结合病理图像分析系统进行心、肺组织及肺血管病理形态学观察。

【注意事项】

1.静脉血栓的形状、性状、数量和流入速度决定肺栓塞是否发生及发生的临床类型。当一次性注入的血栓超过 4.5 mL 时,可致家兔猝死;而同样数量的血栓少量多次注入右心房内,却出现不同类型的临床表现,其原因与血栓在右心房、右心室滞留时间有关。

2.插管时需注意到右房室口的时候有阻力感,手法要轻,跟随心脏自身瓣膜的开合插管。导管在右心房进入右心室时,注意管的尖端弯向左,否则,导管容易进入下腔静脉。

3.血栓注入前尽量避免追加麻醉剂,因麻醉剂的呼吸抑制作用与急性肺动脉栓塞造成血氧饱和度突然下降所造成的叠加效应[16],极易引起实验兔死亡而导致实验失败。

【模型评价】

1.家兔性情温顺,体积适中,利于做肺动脉造影等影像学检查,其纤溶系统比犬和猪更接近于人的纤溶系统,家兔肺脏结构以及肺段分布和血管形态与人类极为相似,是肺血管疾病理想的实验动物。

2.可用来制作肺栓塞模型的栓子包括血凝块、微粒子、玻璃体、明胶海绵等,但目前公认的是自体血凝块,因为血液在试管内的凝固与静脉血栓形成过程极为相似。

3.肺栓塞模型的插管通常采用经颈静脉和经股静脉两种途径。由于家兔颈外静脉相对较粗,而且靠近心脏,栓子进入右心房更容易,且破碎的机会相对较少,提高了造模成功率。

4.急性肺动脉高压是一种常见的临床并发症,其主要原因就是静脉血栓栓子脱落引起的肺动脉栓塞,随着介入技术的广泛开展,肺动脉栓塞急症患者日益增多,对肺动脉血栓栓塞所致的肺动脉高压的研究成为必要,而急性肺动脉高压动物模型的成功建立则是进行基础和临床研究的有力保障。

【参考文献】

[1]吴颂红,徐英进,宋利宏,等.家兔急性肺血栓栓塞模型的制备及其影像学表现[J].医

学影像学杂志,2007,17(5):461-463.

[2]李雯,时高峰,王文秀,等.家兔肺动脉栓塞模型的制备[J].河北医药,2010,32(9):1031-1033.

[3]陈永利,张敬霞,袁志明,等.实验性急性血栓性肺栓塞动物模型的建立[J].天津医科大学学报,2003,9(1):4-6.

[4]张敬霞,陈永利,王佩显,等.实验性急性肺血栓栓塞症肺动脉血管重构及意义[J].天津医药,2007,35(6):432-435.

[5]滕孝静,王珏,董小黎.兔急性肺血栓栓塞模型血液动力学检测方法的研究[J].微循环学杂志,2007,17(4):12-14.

[6]吕翠平,杨慧,董小黎.兔急性肺血栓栓塞模型建立及右心室压和心电图监测[J].中国比较医学杂志,2009,19(11):27-31.

[7]周晓慧,张仁玲,王珏,等.肺动脉栓塞定位诊断的实验性研究[J].中国病理生理杂志,2007,23(2):408-410.

[8]陈洪茂,段云友,李娟,等.兔急性肺动脉高压模型的建立及其二维超声检测分析[J].医学影像学杂志,2007,17(2):199-201.

[9]陈洪茂,段云友,李娟,等.超声引导下兔急性肺动脉高压模型的建立及其意义[J].中国超声医学杂志,2007,23(1):12-14.

[10]李娟,段云友,陈洪茂,等.兔急性肺动脉高压模型的左心功能变化[J].中国医学影像技术,2007,23(4):613-615.

[11]李晓光,刘雅君,王乐民,等.急性肺栓塞的动物实验研究[J].中华心血管病杂志,2001,29(5):300-302.

[12]丛登立,于小风,曲绍春,等.超声监测下兔急性肺栓塞模型的建立及评价[J].吉林大学学报(医学版),2010,36(4):683-687.

[13]丛志斌,任卫东,马春燕,等.应用E指数、M指数定量评价兔早期急性肺栓塞[J].中国介入影像与治疗学,2010,7(1):50-53.

[14]任广睦,高彩荣,王英元,等.实验性兔羊水栓塞血浆NO和ET的含量变化[J].法医学杂志,2002,18(4):197-198.

[15]SPENCE M R,MASON K G. Experimental amniotic fluid embolism in rabbits[J]. Am J Obstet Gyneco1,1974,119(8):1073-1078.

[16]周晓慧,董小黎.肺动脉栓塞实验动物模型的制备及其进展[J].实验动物科学与管理,2005,22(1):40-47.

二、兔慢性肺栓塞模型

【基本原理】

慢性肺栓塞(chronic pulmonary embolism,CPE)是急性肺栓塞(acute pulmonary

embolism,APE)或肺动脉原位血栓形成的长期后果,由于血栓不能完全溶解,血栓机化,肺动脉内膜慢性炎症并增厚,发展为慢性肺栓塞,最终导致慢性肺动脉高压和肺的通气或血流灌注失衡,进一步发展会出现呼吸功能不全、低氧血症和右心衰竭。利用兔自体血栓,经过多次重复栓塞模拟临床上慢性肺动脉血栓栓塞过程,复制兔慢性肺栓塞模型。

【实验材料】

1. 药品试剂　①麻醉药品:戊巴比妥钠,水合氯醛,乌拉坦,盐酸氯胺酮注射液等。②组织固定液:10%甲醛溶液或4%多聚甲醛溶液等。③其他:HE 染色液,碘酊,乙醇,肝素,碘普罗胺等。

2. 仪器设备　多导生理记录仪或生物信号采集处理系统,血气分析仪,全自动凝血分析仪,64 层 VCT 机,高压注射器,生物显微镜,电子显微镜,病理图像分析系统,常规手术器械等。

3. 实验动物　健康家兔,体重 2.0 ~ 2.5 kg,雌雄不限。

【方法步骤】[1-3]

1. 自体血栓制备　无菌条件下,兔耳缘中动脉抽血 1 mL/kg,加入凝血酶 10 U/mL 后注入无菌培养皿内混匀,静置 20 ~ 30 min,待其自凝后放入 60 ~ 70 ℃水浴箱中,水浴 10 ~ 15 min,取出后置于冰箱冷藏备用。手术时将血凝块取出,用手术刀片制成直径为 1 ~ 2 mm,长为 3 ~ 5 mm 的柱形血栓备用。

2. 麻醉固定　实验家兔术前禁食 12 h,戊巴比妥钠耳缘静脉注射麻醉(30 mg/kg),仰卧位固定于手术台。

3. 注入血栓　麻醉后的家兔常规颈部备皮和消毒,切开皮肤,暴露颈外静脉,经颈外静脉插入中心静脉导管,插入深度为 3 cm 左右,经导管缓慢注射制备好的血栓 3 ~ 5 个,每次注射完 1 个血栓后,经导管推注生理盐水冲洗,以防栓子滞留于导管、颈静脉内或三尖瓣的腱索上。用 8-0 的 Prolene 线缝合血管插管口,普通丝线缝合切口。在第 1 次注栓后 2 周、4 周和 8 周时,重复上述麻醉和注栓实验步骤。

【观察指标】

1. 动脉血氧分压和二氧化碳分压测定以及 D-二聚体测定　各组在栓塞前、栓塞后 30 min、栓塞后 4 周、8 周和 12 周分别测量动脉血氧分压、二氧化碳分压和 D-二聚体。

2. 胸部 CT 和肺动脉 CT 血管造影　存活动物分别于第 1 次注栓前后 30 min 和注栓后 4 周、8 周及 12 周分批行 CT 平扫和肺动脉 CT 血管造影扫描。对比剂为质量浓度 300 g/L 碘普罗胺和生理盐水按照 10∶3 稀释后高压注射器团注。兔取仰卧位,正侧位定位片覆盖全肺,平扫管电压 120 kV,管电流 80 mA。增强扫描经兔耳前静脉以 0.5 mL/s 速率注射稀释后的对比剂 4 mL,扫描前延迟时间 7 s,管电压 120 kV,管电流 300 mA,机架转速 0.4 s/r,探测器宽度 0.625 mm×64 mm,扫描野 12.5 cm,矩阵 512×512。将所有数据传输至 GE AW4.4 工作站,进行处理和分析。测量肺动脉主干、右肺动脉和左肺动脉起始段直径。

3.栓塞肺组织及血栓的病理学观察　各组兔于栓塞后第4、8和12周时分批处死。沿肺动脉走行纵行切开肺动脉,取出含血栓的肺组织,10%甲醛固定,乙醇梯度脱水,常规石蜡包埋、切片,磷钨酸苏木精染色,观察血栓情况。

【模型特点】

1.采用自体血栓反复注射法建立的兔慢性肺动脉血栓栓塞模型,动物致死率20%,成功率80%。

2.模型动物均出现活动减少,被迫活动后出现呼吸急促、口唇发紫和肺内有干湿啰音等肺栓塞体征。

3.4周后,肺动脉CT造影均可见局部肺动脉截断征,以及炎症、梗死、胸膜增厚等间接征象,肺动脉解剖及病理均可发现实验兔肺动脉血栓形成机化及慢性炎症病变。说明采用自体血栓反复注射法可成功建立兔慢性肺血栓栓塞动物模型。

【注意事项】

1.静脉血栓的形状、性状、数量和流入速度是决定肺栓塞的面积和肺动脉压力关键因素。在栓子制作过程中添加凝血酶,可使栓子能够对抗肺较强的血栓自溶能力而不易破碎,提高成功率。

2.自体血栓形成后将其行热处理(70 ℃水浴 10 min),以期使纤维蛋白发生最低限度的变性,增加血块稳定性的同时最大程度保证血凝块原有性质,客观真实地模拟慢性肺动脉血栓栓塞的过程

3.栓子剪成小圆柱形缓慢多次注入,以避免血栓聚集成团块,堵塞肺动脉主干引起广泛肺栓塞,造成实验动物死亡。

4.家兔较脆弱,易麻醉后猝死,麻醉时应少量多次给药。

5.颈外静脉分离时,应尽量减少颈部肌肉组织的损伤,以减轻手术创伤,降低创伤所致全身炎症反应对实验结果的影响,提高动物生存率。

6.血管内插管时动作要轻柔,插管及注射血栓时间力求在较短的时间内完成,以防止置入的插管引起新的血栓,在缝合颈外静脉时要求应用显微器械进行操作,注意缝合的方法,防止引起颈外静脉狭窄或闭塞。

【模型评价】

1.该方法模拟深静脉血栓形成后,多次急性肺栓塞事件所导致的慢性血栓栓塞性肺动脉高压的形成机制,建立兔慢性血栓栓塞性肺动脉高压实验动物模型。

2.家兔性情温顺,体积适中,利于做肺动脉造影等影像学检查,其纤溶系统比犬和猪更接近于人的纤溶系统[4],是肺血管疾病理想的实验动物。

3.慢性肺动脉血栓栓塞动物模型的建立,只有简单的血管游离、插管、注栓及缝合血管等过程,手术创伤较小,利于实验动物长期存活,保证了该模型的安全性和稳定性。

【参考文献】

[1]王海龙,杜振宗,周智鹏,等.慢性肺动脉血栓栓塞动物模型的建立[J].中国组织工程

研究与临床康复,2011,15(50):9360-9364.

[2]周智鹏,王海龙,杜振宗,等.兔慢性肺动脉血栓栓塞模型的建立及其64层螺旋CT表现[J].放射学实践,2011,26(4):398-401.

[3]王海龙,杜振宗.慢性肺动脉栓塞实验动物模型构建的技术进展[J].中国组织工程研究与临床康复,2010,14(15):2818-2822.

[4]PALLELA V R,THAKUR M L,CONSIGNY P M,et al. Imaging thromboembolism with Tc-99m-labeled thrombospondin receptor analogs TP-1201 and TP-1300 [J]. Thromb Res,1999,93(4):191-202.

第五节 大鼠肺栓塞模型

一、大鼠急性肺栓塞模型

【基本原理】

体外制备大鼠自体血栓,颈外静脉经导管快速注入至右心房,栓子受肺动脉管径大小、血管分支角度和血流速度等解剖生理因素影响,经过血液循环随机地嵌顿于肺动脉,建立大鼠急性肺栓塞(acute pulmonary embolism,APE)模型。

【实验材料】

1.药品试剂 ①麻醉药品:戊巴比妥钠,水合氯醛,乌拉坦,盐酸氯胺酮注射液等。②组织固定液:10%甲醛溶液或4%多聚甲醛溶液等。③其他:HE染色液,碘酊,乙醇,肝素等。

2.仪器设备 多导生理记录仪及生物信号采集处理系统,生物显微镜,电子显微镜,病理图像分析系统,常规手术器械等。

3.实验动物 雄性SD或Wistar大鼠,体重280~380 g。

【方法步骤】

1.自体血凝块注入法[1-6]

(1)方法

1)自体血栓制备

方法1:无菌条件下从颈动脉插管取血0.5 mL,迅速推入细聚乙烯导管,室温静置25~30 min凝固,推入生理盐水,制成直径为0.6~0.8 mm自体血栓。无菌手术刀切成长3~4 mm,灭菌生理盐水反复冲洗,计数约50个备用。

方法2:取尾血入等直径玻璃管,室温放置24 h制成直径1 mm、长2 mm等大血栓柱。计数约 40 个血栓柱备用。

方法 3:大鼠内眦静脉取血 0.5 mL,加入凝血酶(2 U/mL),摇晃充分混匀,迅速推入细聚乙烯管室温下静置过夜,推入生理盐水,制成直径为 1~2 mm 自体血栓,无菌手术刀切成 3~4 mm 长,灭菌生理盐水反复冲洗,制成直径 1~2 mm,长 3~4 mm 的圆柱形的栓子备用。

方法 4:腹主动脉采血,置于含 300 U/mL 凝血酶的无菌玻璃皿中 3 h,生理盐水冲洗后,剪成粒径 0.5 mm 左右的栓子。

2)注入血栓　将大鼠用 20% 乌拉坦腹腔注射麻醉(6 mL/kg),仰卧位固定,沿颈前正中线做长约 2 cm 切口,钝性分离右颈外静脉和左颈动脉,插管分别接压力传感器,动态监测肺动脉压和体动脉压的变化。右颈外静脉经导管快速、反复注入已制备血栓 20~30 个,注栓速度 0.5 mL/s,使肺动脉收缩压(SPAP)维持在 40~60 mmHg 约 60 min,生理盐水冲洗以防栓子滞留于导管或颈静脉内。缝合切口,记录肺动脉压和体动脉压动态变化。对照组注入等量生理盐水。

(2)特点　①大鼠自体血栓肺栓塞模型制备的成功率为 85.7%,死亡率为 14.3%。②注入自体血栓 20~30 min 后,大鼠肺动脉压明显升高。早期肺动脉压升高后很快回落,后随血栓的注入逐渐持续升高,维持 2~4 h。呼吸加快加深,口唇发绀,两肺出现弥漫性干、湿啰音等肺栓塞体征。③肺灌注扫描 ECT 显像可见两肺明显放射性缺损和稀疏。④大体组织观察可见肺膨胀不全,胸膜下和切面上见较多的散在出血灶。⑤肺组织光镜观察可见肺动脉内有注入的血栓团块,以淡蓝色纤维素包绕大量红细胞,可区别于肺淤血。同时见肺血管壁肌层组织水肿,大量炎症细胞浸润。符合急性肺栓塞的病理学特征。

2. 明胶海绵注入法[7-9]

(1)方法　取医用明胶海绵,戴无菌手套在超净台内刮下细微粉末,称重后倒入一清洁无菌小瓶中,加入无菌生理盐水制成浓度为 2.5 g/L 的明胶海绵栓塞溶液,用前摇匀,抽到注射器中。将大鼠以 2% 的戊巴比妥钠 5 mL/kg 腹腔注射麻醉,颈部备皮消毒,分离出左侧颈外静脉并插管,从套管针快速推注明胶海绵溶液(1 mL/kg),然后推注少量生理盐水冲洗套管针,保证明胶海绵全部注入。结扎颈外静脉近端,消毒后缝合皮下组织及皮肤。假手术组经颈静脉注入同等体积生理盐水。

(2)特点　①实验大鼠肺栓塞后 24 h,肺动脉平均压显著升高、动脉血氧分压(PaO_2)显著下降,持续至肺栓塞后 2 周;心率、呼吸频率、肺动脉血二氧化碳分压($PaCO_2$)、pH 值变化不明显。②光学显微镜下,栓塞 24 h,模型大鼠多个肺动脉腔内有海绵明胶栓塞,其中网罗有红细胞、白细胞、纤维蛋白等,可见继发红血栓形成,栓塞血管直径范围为 200~700 μm。栓塞 1 周,部分肺动脉腔内海绵明胶溶解;栓塞 2 周大鼠肺动脉内未见海绵明胶。所有肺栓塞后大鼠肺组织均有不同程度充血、水肿,肺泡间隔增厚,炎症细胞浸润明显,肺泡腔内巨噬细胞明显增多。③电镜下,肺栓塞模型大鼠Ⅱ型上皮细胞形态欠规则,线粒体肿胀、嵴断裂,板层小体空泡化,肺泡表面活性物质层连续性中断。

3. 葡聚糖微球注入法[10]

（1）方法　①葡聚糖微球混悬液制备：模型建立前 30 min，精密电子天平称量直径约 300 μm 的 Sephdex G-50 葡聚糖微球 80 mg 置于 5 mL 离心管内，注入 2 mL 生理盐水，震荡，置于室温备用。使用前再次手动震荡以使颗粒充分悬浮。②注入微球：大鼠 10% 水合氯醛（4 mL/kg）腹腔注射麻醉，仰卧位固定，右侧大腿内侧面备皮、消毒；用手术刀沿股动、静脉走行方向在大鼠右侧腹股沟区切开约 1 cm 小口，暴露股动、静脉。右手持生理盐水冲洗过的 24G 静脉留置针，在手术显微镜视野下直接穿刺股静脉置鞘，针鞘置入后注入 0.2 mL 生理盐水以检测通路是否通畅，固定备用。用 1 mL 注射器经鞘管向股静脉内缓慢注射葡聚糖微球混悬液（12 mg/kg），注射时应呈间歇脉冲式，过程持续约 5 min，以防注射过快导致动物猝死。假手术组大鼠置鞘成功后注入 0.8 mL 生理盐水。注入结束后拔除针鞘并按压 3~5 min，丝线缝合右侧腹股沟切口。

（2）特点　①在注入栓塞颗粒过程中，模型大鼠出现口唇发绀、呼吸急促，部分动物因呼吸、心搏骤停而死亡，死亡率为 22.6%。②肺组织呈红白相间地图样改变，肺组织病理切片上可见肺动脉内有栓塞颗粒及血栓形成。

4. 胶原+肾上腺素注入法[11-12]

（1）方法　采用尾静脉注射胶原+肾上腺素混合液（胶原 1.25 mg/kg+肾上腺素 0.05 mg/kg）的方法，建立大鼠进行急性肺栓塞模型。

（2）特点　尾静脉注射胶原+肾上腺素混合液 10~15 min 后，大鼠便出现明显颤动、呼吸加快、发绀等症状，死亡率为 76%。模型组大鼠右心室收缩压、平均肺动脉压和右心指数升高，与对照组比较有统计学差异（$P<0.01$）。

【观察指标】

1. 一般情况　观察大鼠呼吸加快加深、口唇发绀、两肺出现弥漫性干、湿啰音等肺栓塞体征。计算动物死亡率。

2. 血流动力学测定　分别于注栓前及注栓后 0.5、1、2、4 h 动态监测肺动脉压和体动脉压的变化。

3. 肺灌注扫描显像　注栓后 1 h，从颈外静脉注入放射性核素^{99m}TC-MAA，于注栓后 2 h 和 4 h 进行 ECT 检查。

4. 病理学检查　打开胸腔，取肺组织称重。计算肺系数（肺重量/体重×100%）。取左肺组织于 4% 多聚甲醛溶液固定，梯度乙醇脱水，常规石蜡包埋、切片，HE 染色，光镜结合病理图像分析系统进行心、肺组织及肺血管病理形态学观察。

【注意事项】

1. 肺动脉收缩压不宜过高，超过 60 mmHg 时，易导致急性右心衰竭，增加动物死亡率。

2. 与犬、猪及兔等动物相比，大鼠颈静脉相对较细，栓子注入和肺动脉压测定有一定难度，操作必须细致轻柔。

3.大鼠心脏相对较小,栓子注入过快易造成右心房或右心室特别是腱索之间栓子堆积滞留,堵塞房室通道或主肺动脉而造成动物猝死。

【模型评价】

1.大鼠血压和人接近,对急性缺血、低氧耐受性较强。急性自体血栓肺栓塞大鼠模型具有成本低廉、取材方便及易于复制等优点。

2.应用统一直径玻璃管制作的血栓,其大小、形态基本一致,重复性好,并可通过选用不同直径的玻管控制血栓柱的大小来制作栓塞不同水平肺动脉的肺栓塞模型。

3.与犬、猪及兔等动物相比,大鼠的体型、血管及心肺等相对较小,与人类具有较大的差异,不能进行临床常用的影像学观察,从而限制该模型的广泛应用。

【参考文献】

[1]叶瑞海,陈少贤,王良兴,等.急性自体血栓肺栓塞大鼠动物模型制备[J].温州医学院学报,2006,36(4):323-325.

[2]张黎明,王辰,庞宝森,等.大鼠急性肺血栓栓塞症模型的建立及其血液细胞黏附分子的变化[J].中国急救复苏与灾害医学杂志,2007,2(6):326-329.

[3]冯伟,张莹,孙峰,等.大鼠自体肺血栓栓塞模型的成功制备[J].临床肺科杂志,2015,20(5):785-788.

[4]刘温娟,张一梅,高羽飞,等.肺栓塞大鼠肺动脉和右心室 HIF-1α 的表达[J].临床肺科杂志,2009,14(6):734-736.

[5]张玉坤,王导新,李长毅.染料木黄酮对大鼠慢性栓塞性肺动脉高压的减缓作用及其机制[J].中国生物制品学杂志,2012,25(3):333-336.

[6]欧阳松云,王辰,庞宝森,等.改进 125 碘标记血凝块制备大鼠肺血栓栓塞症溶栓模型稳定性方法的探讨[J].中国现代医学杂志,2007,17(4):1697-1700.

[7]刘春萍,吴郡,刘伟国,等.急性肺栓塞大鼠血清血管紧张素转换酶 I 的变化[J].中华老年心脑血管病杂志,2007,9(10):700-702.

[8]刘春萍,张运剑,陆慰萱,等.急性肺栓塞大鼠肺表面活性物质的变化[J].中华结核和呼吸杂志,2005,2(9):600-603.

[9]段洋,孙夫强,阙生顺,等.低分子肝素联合肺泡表面活性物质对幼年大鼠急性肺栓塞的治疗研究[J].临床儿科杂志,34(4):297-302.

[10]卢光东,贾振宇,张金星.大鼠急性肺栓塞模型的建立及 CD147 表达水平对栓塞大鼠肺动脉压力变化的影响[J].中华介入放射学电子杂志,2021,9(3):313-318.

[11]SMYTH S S,REIS E D,VÄÄNÄNEN H,et al.Variable protection of beta 3-integrin-deficient mice from thrombosis initiated by different mechanisms[J].Blood,2001,98(4):1055-1062.

[12]李捷,董华进.ETA 受体拮抗剂对急性肺栓塞大鼠的保护作用[J].解放军医学院学报,2014,35(7):718-721.

二、大鼠慢性肺栓塞模型

【基本原理】

应用二次栓塞并全程应用氨甲环酸抗纤溶的方法,制备大鼠慢性肺栓塞模型。

【实验材料】

1. 药品试剂　①麻醉药品:戊巴比妥钠,水合氯醛,乌拉坦,盐酸氯胺酮注射液等。②组织固定液:10%甲醛溶液或4%多聚甲醛溶液等。③其他:HE染色液,碘酊,乙醇,肝素等。

2. 仪器设备　多导生理记录仪及生物信号采集处理系统,生物显微镜,电子显微镜,病理图像分析系统,常规手术器械等。

3. 实验动物　雄性SD或Wistar大鼠,体重200~250 g。

【方法步骤】[1-5]

1. 自体血栓制备　将大鼠用戊巴比妥腹腔注射麻醉(30~40 mg/kg),腹主动脉采血,置于含有200 U/mL凝血酶的无菌玻璃平皿中静置过夜,弃血清后,生理盐水冲洗,剪成0.5 mm左右大小的栓子备用。

2. 注入血栓　将大鼠用戊巴比妥腹腔注射麻醉(30~40 mg/kg),经颈静脉用1.5 mL生理盐水缓慢注入栓子27~30个,制备肺栓塞模型;对照组经颈静脉注入等容量生理盐水。2周后以同样方法进行二次栓塞。

3. 术后护理　术后3 d内,肌内注射庆大霉素(0.1万 U/kg)预防感染,1次/d;全程腹腔注射氨甲环酸(12.5 mg/kg),1次/d。

【观察指标】

1. 一般情况　观察动物活动、呼吸、心电、尾动脉血压等体征,计算动物死亡率。

2. 肺动脉压测定　将大鼠用戊巴比妥钠腹腔注射麻醉(50 mg/kg),仰卧位固定,做颈正中偏右侧切口,暴露并游离右颈外静脉,经右颈外静脉插管至右心室及肺动脉,用压力换能器连接多导生理记录仪,测定肺动脉压力,记录肺动脉平均压(mean pulmonary arterial pressure,MPAP)。

3. 右心室肥厚指数　将大鼠处死,取出心脏,用PBS缓冲液将心脏内血液冲洗干净,沿房室沟剪除心房、主动脉和肺动脉,再沿心室间隔边缘将右心室游离壁分离,剖开左心室和室间隔,用滤纸吸干,电子天平分别称重右心室(right ventricle,RV)和左心室加室间隔(left ventricle plus septum,LV + S),计算右心室肥厚指数(right ventricular hypertroph index,RVHI)。

$$RVHI = RV/(LV + S) \times 100\%$$

4. 肺血管形态学检测　将肺组织置于4%多聚甲醛(含有0.5‰DEPC)中固定,梯度乙醇脱水,常规石蜡包埋、切片,HE染色。每只大鼠随机选2张肺组织切片,每张切片随机选取横断面积较圆、直径100~150 μm 肺动脉5支,病理图像分析软件分别测定肺动脉相对中膜厚度(relative medial thickness of pulmonary arteries,PAMT)和血管管壁面积/血管总面积(vessel wall area/total area,WA/TA)作为肺动脉重塑指标。

【模型特点】

采用大鼠颈静脉注入自体血栓及两周重复注入的方法复制慢性栓塞性肺动脉高压模型,MPAP 从4周开始持续明显升高,PAMT 和 WA/TA 在栓塞8周开始升高,RVHI 在12周组明显高于对照组。

【注意事项】

见"大鼠急性肺栓塞模型"。

【模型评价】

1. 大鼠自体血凝块注入法模型方法简单易行,费用低廉,可用于大样本的实验研究,随着实验技术的提高使得大鼠肺动脉压测定成为可能。

2. 其他见"大鼠急性肺栓塞模型"。

【参考文献】

[1]ZHANG Y M,LIU W J,SHI Y Z,et al. Expressions of urotensin II and its receptor in pulmonary arteries in rats with chronic thromboembolic pulmonary hypertension[J]. Zhonghua JieHe He HuXi ZaZhi,2008,31(1):37-41.

[2]刘温娟,张一梅,高羽飞,等.肺栓塞大鼠肺动脉和右心室 HIF-1α 的表达[J].临床肺科杂志,2009,14(6):734-736.

[3]张玉坤,王导新,李长毅.染料木黄酮对大鼠慢性栓塞性肺动脉高压的减缓作用及其机制[J].中国生物制品学杂志,2012,25(3):333-336.

[4]王海龙,杜振宗.慢性肺动脉栓塞实验动物模型构建的技术进展[J].中国组织工程研究与临床康复,2010,14(15):2818-2822.

[5]张一梅,刘温娟,高羽飞,等.大鼠慢性栓塞性肺动脉高压模型的建立和肺血管重构的研究[J].国际呼吸杂志,2007,27(10):730-733.

第六节 小鼠肺栓塞模型

【基本原理】

体外制备小鼠自体血栓(白色血栓或全血血栓)微颗粒,模拟人体内静脉系统血栓脱落,造成肺脏微循环内的病理生理改变,从而诱导形成小鼠肺脏微血栓形成模型。

【实验材料】

1. 药品试剂　①麻醉药品:戊巴比妥钠,水合氯醛,乌拉坦,盐酸氯胺酮注射液等。②组织固定液:10% 甲醛溶液或 4% 多聚甲醛溶液等。③其他:HE、Mallory 磷钨酸苏木精(phosphotungstic acid hematoxylin,PTAH)染色试剂盒,碘酊,乙醇,肝素,柠檬酸钠抗凝剂等

2. 仪器设备　小动物尾动脉血压测量仪,多导生理记录仪及生物信号采集处理系统,生物显微镜,病理图像分析系统,常规手术器械等。

3. 实验动物　雄性 C57BL/6 JSD 或 BALB/c 小鼠,体重 20 ~ 26 g。

【方法步骤】[1-3]

1. 自体血栓制备　主要包括以下两种方法。

(1)白色血栓　取 1 mL 注射器预充 3.8% 柠檬酸钠抗凝剂 40 μL,预注栓小鼠腹腔注射 2% 戊巴比妥钠 50 mg/kg 麻醉,尾静脉取血 400 μL(注意及时混匀),离心 5 min,取上层血浆 200 μL 置于另一离心管中备用。预混凝血酶与 $CaCl_2$ 溶液,使其终浓度分别为 10 U/mL、0.5 mmol/mL,取上述混合液 50 μL 注入装有血浆的离心管中,混匀后用 1 mL 注射器迅速吸出,注入毛细玻璃管(内径 1.05 mm,外径 1.5 mm)中,室温静置 5 min,将毛细玻璃管放入 15 mL 离心管中,37.8 ℃ 水浴 30 min,然后将毛细玻璃管取出,对应相应小鼠编号,放入 4 ~ 8 ℃ 冰箱备用。使用前 30 min 取出,用生理盐水冲出毛细玻璃管中的栓子,剪成 1 mm 长,经 22G 静脉输液针头伴随 0.4 mL 生理盐水吸入注射器。

(2)全血血栓　参照上述方法尾静脉取血 200 μL 后,迅速注入毛细玻璃管中,室温静置 30 min 后,对应相应小鼠编号,放入 4 ~ 8 ℃ 冰箱备用。使用前 30 min 取出,用生理盐水冲出毛细玻璃管中的栓子,剪成 1 mm 长,经 22G 静脉输液针头伴随 0.4 mL 生理盐水吸入注射器。

2. 肺栓塞模型制作　小鼠于取血制栓 3 d 后,麻醉、固定、右侧颈部剪毛,碘酊、乙醇消毒后沿颈静脉走行剪开颈部皮肤(<1 cm),显微镜下分离颈静脉,于远心端套线(4-0)牵拉颈静脉,用静脉输液针缓慢注入(时间约 15 s)上述准备好的栓子,假手术组注入生理盐水 0.4 mL,去针后无菌棉球按压止血,观察无渗血后 4-0 可吸收线缝合切口。

【观察指标】

1. 一般情况　观察动物活动、呼吸、发绀等体征。计算动物死亡率。

2. 血压测量　分别于取血制栓前、栓塞前、栓塞后 15 min 内进行测量尾动脉血压。

3. 右心室收缩压及右心指数测量　分别于栓塞前及栓塞后 12 h、48 h,采用右心导管插入术[4-5],用 1.4F 标准的 Millar 超微压力导管测定右心室压力。导管末端连接生物信号采集处理系统,根据监视器所显示的血压值与压力曲线波形的移行变化判断导管尖端的位置。待导管进入右心室后,测定并记录右心室收缩压。处死小鼠,取出心脏测量右心指数。

4. 病理组织学观察　于栓塞不同时间,麻醉下迅速取出心脏、肺脏等器官,灌注冲

洗,10%甲醛固定,乙醇梯度脱水,常规石蜡包埋、切片,HE染色(主要用于观察炎症细胞浸润及全血血栓情况)及 Mallory 磷钨酸苏木精(PTAH)染色(主要用于观察白色血栓情况),光镜结合病理图像分析系统进行心、肺组织及肺血管病理形态学观察。

【模型特点】

1. 全血血栓或白色血栓自体栓子制备肺血栓栓塞症模型的造模成功率均为100%。

2. 与正常对照组比较,肺栓塞模型小鼠循环血压、心率明显降低,右心室收缩压明显升高。

3. PTAH 及 HE 染色显示,栓子多处于肺动脉段及亚段水平,栓塞切实可靠。

4. 白色血栓48 h 自溶率(30%)明显低于全血血栓。说明白色血栓诱导的小鼠急性肺栓塞模型病理状态稳定,优于全血血栓诱导的肺栓塞模型。

【注意事项】

1. 由于白色血栓取血量较大,在取血制栓后,小鼠血压降低较明显,为减少取血对实验的干扰,可选择3 d 后进行注射。

2. 小鼠颈静脉较细,操作应细致轻柔,最好在显微镜下进行。

【模型评价】

1. 自体血栓微颗粒可成功诱导小鼠肺脏微血栓形成模型,简便易行,费用低廉,小鼠存活率高,生存时间长,并可客观地模拟临床肺栓塞的病理生理过程,有利于进行疾病发病机制、病理过程及诊断与防治的研究。

2. 小鼠的体型、血管及心肺等相对较小,与人类具有较大的差异,不能进行临床常用的影像学观察,从而限制该模型的广泛应用。

【参考文献】

[1]郑睿,万钧,姚建民.全血血栓与白色血栓诱导的肺栓塞小鼠模型的比较研究[J].解放军医学杂志,2012,37(3):208-212.

[2]郑睿,刘杰,万钧,等.小鼠急性肺血栓栓塞症模型的建立与比较[J].重庆医学,2012,41(5):428-432.

[3]刘晓倩,王朝晖,程翔,等.小鼠肺脏微血栓形成模型的建立及评估[J].微循环学杂志,2007,17(2):5-7,10.

[4]KHOO J P, ZHAO L, ALP N J, et al. Pivotal role for endothelial tetrahydrobiopterin in pulmonary hypertension[J]. Circulation,2005,111(16):2126-2133.

第五章

肺动脉高压和肺心病模型

第一节 概　述

肺源性心脏病(pulmonary heart disease,PHD)简称肺心病(cor pulmomale),是指由支气管–肺组织、胸廓或肺血管病变致肺血管阻力增加,产生肺动脉高压(pulmonary hypertension,PH),继而右心室结构和(或)功能改变的疾病。根据起病缓急和病程长短,可分为急性和慢性肺心病两类,临床上以后者多见。PH 可以作为一种疾病而独立存在,更常见的是很多疾病进展到一定阶段的病理生理表现,是形成肺心病的先决条件[1-3]。

【病因】

按原发病变发生部位一般可分为四大类。

1.慢性支气管、肺疾病　以慢性阻塞性肺疾病(chronic obstructive pulmonary disease,COPD)最常见,占80%以上,其次为支气管哮喘、肺结核、支气管扩张、间质性肺疾病等。

2.胸廓运动障碍性疾病　严重的胸廓或脊柱畸形及神经肌肉疾患等可引起胸廓运动受限、肺组织受压、支气管扭曲或变形,气道引流不畅,或引起肺纤维化、肺不张、肺气肿等,最终引起慢性肺心病。

3.肺血管疾病　特发性肺动脉高压、广泛或反复发作的多发性肺小动脉栓塞和肺小动脉炎以及原发性肺动脉血栓形成等,均可引起肺血管阻力增加、肺动脉高压和右心室负荷加重,最终发展成肺心病。

4.其他　原发性肺泡通气不足、睡眠呼吸暂停通气综合征等,引起缺氧,使肺血管收缩、肺血管阻力增加,形成肺动脉高压,最终发展成肺心病。

【病理】

1.肺部基础疾病病变　尽管导致慢性肺心病的病因多种多样,但我国慢性肺心病的基础疾病大多数为慢性支气管阻塞、肺气肿及其并发的 COPD,其主要病理变化详见第三章。

2.肺血管病变　继发于 COPD 的慢性肺心病常可观察到以下组织病理形态变化。

（1）肺血管构型重建　由慢性缺氧引起，是发生慢性缺氧性肺动脉高压最重要的原因。主要见肺动脉内膜增厚，内膜弹力纤维增多，内膜下出现纵行肌束，弹力纤维和胶原纤维性基质增多，使血管变使，阻力增加：中膜平滑肌细胞增生、肥大，导致中膜肥厚；小于 60 μm 的无肌层肺小动脉出现明显的肌层。

（2）肺小动脉炎症　长期反复发作的 COPD 慢性气道炎症，可累及邻近肺小动脉，引起血管炎，管壁增厚、管腔狭窄或纤维化，甚至完全闭塞。

（3）肺泡壁毛细血管床破坏和减少　肺气肿病变使肺泡间隔断裂，肺泡融合，造成肺泡壁内的毛细血管毁损，毛细血管床减小，当减损超过 70% 时肺循环阻力增大。

（4）肺血管床受压迫　肺气肿时肺泡含气量过多，肺广泛纤维化时瘢痕组织收缩，均可压迫肺血管使其变形、扭曲。

（5）多发性肺微小动脉原位血栓形成　引起肺血管阻力增加，加重肺动脉高压。

3. 心脏病变　慢性肺心病时，心脏的主要病变表现为心脏重量增加，右心肥大，有心室肌肉增厚，心室腔扩大，肺动脉圆锥膨隆，心尖圆钝。光镜下观察，常见心肌纤维呈不同程度的肥大性变化，表现为心肌纤维增粗，核大深染，呈不规则形、方形或长方形。心儿纤维出现灶性肌浆溶解、灶性心肌纤维坏死或纤维化，心肌间质水肿，炎症细胞浸润，房室束纤维化，小片状脂肪浸润，小血管扩张，传导束纤维减少。急性病变还可见到广泛的心肌组织水肿、充血、灶性或点状出血、多发性坏死灶。电镜下可见心肌细胞线粒体肿胀、内质网扩张、肌节溶解或长短不一，糖原减少或消失等。

【发病机制】

多种支气管、肺组织和胸廓疾病导致肺心病的发病机制虽然不完全相同，但共同点是这些疾病均可造成患者呼吸系统功能和结构的明显改变，发生反复的气道感染和低氧血症，导致一系列体液因于和肺血管的变化，使肺血管阻力增加，肺动脉血管构型重建，产生肺动脉高压。肺动脉高压使右心室负荷加重，再加上其他因素共同作用，最终引起右心室扩大、肥厚，甚至发生右心功能衰竭。

1. 肺动脉高压　PH 是各种原因引起的静息状态下右心导管测得的肺动脉平均压（mean pulmonary arterial pressure，MPAP）≥20 mmHg 的一组临床病理生理综合征。

（1）肺动脉高压分类　2022 年欧洲心脏病学会和欧洲呼吸病学会（ESC/ERS）发布的《肺动脉高压诊治指南》与《中国肺动脉高压诊断与治疗指南（2021 版）》基本沿用 2008 年在 Dana Point 制定的 PH 临床分类标准，将 PH 分为五大类[1-3]。

1）动脉性肺动脉高压　动脉性肺动脉高压（pulmonary arterial hypertension，PAH）包括特发性 PAH（idiopathic pulmonary arterial hypertension，IPAH）、遗传性 PAH（heritable pulmonary arterial hypertension，HPAH）、药物和毒物相关性 PAH（drug and toxin associated with pulmonary arterial hypertension，DPAH）、疾病相关性 PAH、肺静脉闭塞病和（或）肺毛细血管瘤样增生症受累特征的 PAH［pulmonary vein occlusion disease（PVOD）and/or pulmonary capillary hemangiomatosis（PCH）］、新生儿持续性肺动脉高压（persistent pulmonary hypertension of newborn，PPHN）。

2）左心疾病相关性肺动脉高压　　左心疾病相关性肺动脉高压（pulmonary hypertension associated with left heart disease）主要包括心力衰竭（射血分数保留的心力衰竭和射血分数降低或轻度降低的心力衰竭）、瓣膜性心脏病（左房室瓣狭窄和关闭不全和主动脉瓣狭窄和关闭不全）、导致毛细血管后肺动脉高压的先天性/获得性心血管病。

3）肺部疾病和（或）缺氧相关性肺动脉高压　　包括阻塞性肺疾病或肺气肿、限制性/阻塞性并存的肺疾病、低通气综合征、非肺部疾病导致的低氧血症（如高海拔）、肺发育障碍性疾病

4）肺动脉阻塞相关肺动脉高压　　包括慢性血栓栓塞性肺动脉高压（chronic thromboembolic pulmonary hypertension，CTEPH）及其他肺动脉阻塞性疾病。

5）未明和（或）多因素相关肺动脉高压　　包括血液系统疾病、系统性疾病、代谢性疾病、伴或不伴血液透析的慢性肾衰竭、肺肿瘤血栓性微血管病、纤维性纵隔炎等。

（2）肺动脉高压形成机制　　由 COPD 等慢性呼吸系统疾病所致的肺动脉高压，其主要发病机制包括肺血管功能性改变、肺血管器质性改变、血液黏稠度增加和血容量增多。

1）肺血管功能性改变　　COPD 和其他慢性呼吸系统疾病发展到一定阶段，可以出现肺泡低氧和动脉血低氧血症。肺泡气氧分压（PaO_2）下降可引起局部肺血管收缩和支气管舒张，以利于调整通气/血流比例，并保证肺静脉血的氧合作用，这是机体的一种正常保护性反应。但长期缺氧引起肺血管持续收缩，即可导致肺血管病理性改变，产生肺动脉高压。这是目前研究最为广泛而深入的机制，主要可概括为以下几个方面。①体液因素：正常时，肺循环是一个低阻、低压系统，低度的肺动脉张力是由多种收缩血管物质和舒张血管物质共同维持的。缺氧可以使肺组织中多种生物活性物质的含量发生变化，其中包括具有收缩血管作用物质，如内皮素、组胺、5-羟色胺（5-hydroxytryptamine，5-HT）、血管紧张素Ⅱ（angiotensin Ⅱ，Ang Ⅱ）、白三烯（leukotriene，LT）、血栓素（thromboxane，TXA）、前列腺素 F（prostaglandin F，PGF），也包括具有舒张血管作用的物质，如一氧化氮（nitric oxide，NO）、前列环素 I（PGI）及前列腺素 E（PGE）等。肺血管对低氧的收缩反应是上述多种物质共同变化的结果。缺氧使收缩血管物质与舒张血管物质之间正常的比例发生改变，收缩血管物质的作用占优势，从而导致肺血管收缩。②神经因素：缺氧和高碳酸血症可刺激颈动脉窦和主动脉体化学感受器，反射性地引起交感神经兴奋，儿茶酚胺分泌增加，使肺动脉收缩。缺氧后存在肺血管肾上腺素能受体失衡，使肺血管的收缩占优势，也有助于肺动脉压的形成。③缺氧对肺血管的直接作用：缺氧可直接使肺血管平滑肌膜对 Ca^{2+} 的通透性增高，使 Ca^{2+} 内流增加，肌肉兴奋-收缩耦联效应增强，引起肺血管收缩。

2）肺血管器质性改变　　慢性缺氧除了可以引起肺动脉收缩外，还可以导致肺血管构型重建，其具体机制尚不清楚，可能涉及肺脏内外多种生长因子表达的改变以及由此产生的一系列生物学变化，如血小板衍生生长因子、胰岛素样生长因子、表皮生长因子等。其他各种伴随慢性胸肺疾病而产生的肺血管病理学改变也都可以参与肺动脉高压的发病。

3）血液黏稠度增加和血容量增多　COPD 严重者可出现长期慢性缺氧,促红细胞生长素分泌增加,导致继发性红细胞生成增多,血液黏滞性增高,使肺血流阻力增高。缺氧可使醛固酮增加,使水、钠潴留;缺氧使肾小动脉收缩,肾血流减少也加重水、钠潴留,血容量增多。COPD 患者还存在肺毛细血管床面积减少和肺血管顺应性下降等因素,血管容积的代偿性扩大明显受限,因而肺血流量增加时,可引起肺动脉高压。

2. 右心功能的改变　慢性胸肺疾患影响右心功能的机制主要为肺动脉高压引起右心后负荷增加,右心室后负荷增加后,右心室壁张力增加,心肌耗氧量增加。此外,冠状动脉阻力增加,右心室心肌血流减少,心肌供血减少;低氧血症和呼吸道反复感染时的细菌内毒素对心肌可以产生直接损害。这些因素的长期作用,最终造成右心室肥厚、扩大和右心衰竭。

3. 其他重要器官的损害　各种慢性肺胸疾患所导致的缺氧、高碳酸血症和酸碱平衡紊乱除影响心脏外,尚可使其他重要器官如脑、肝、肾、胃肠及内分泌系统、血液系统等发生病变,引起多个器官的功能损害。

【参考文献】

[1]中华医学会呼吸病学分会肺栓塞与肺血管病学组,中国医师协会呼吸医师分会肺栓塞与肺血管病工作委员会,全国肺栓塞与肺血管病防治协作组,等. 中国肺动脉高压诊断与治疗指南(2021 版)[J]. 中华医学杂志,2021,101(1):11-51.

[2]HUMBERT M, KOVACS G, HOEPER M M, et al. 2022 ESC/ERS Guidelines for the diagnosis and treatment of pulmonary hypertension [J]. Eur Heart J, 2022, 43 (38): 3618-3731.

[3]万钧,翟振国. 肺动脉高压临床诊治和管理中需要关注的热点问题—基于《2022 ESC/ERS 肺动脉高压诊治指南》与《中国肺动脉高压诊断与治疗指南(2021 版)》的比较与解读[J]. 中国全科医学,2023,26(3):255-262.

第二节　缺氧性肺动脉高压和肺心病模型

一、急性缺氧性肺动脉高压和肺心病模型

(一)犬急性缺氧性肺动脉高压模型

【基本原理】

急性缺氧可引起肺血管收缩反应增强,肺血管平滑肌张力增大,从而导致肺动脉高

压。采用气管插管、人工呼吸及低氧通气的方法,建立犬急性缺氧性肺动脉高压模型。

【实验材料】

1. 药品试剂　①麻醉药品:戊巴比妥钠,水合氯醛,乌拉坦,盐酸氯胺酮注射液等。②组织固定液:10% 甲醛溶液或 4% 多聚甲醛溶液,3% 戊二醛等。③其他:肝素,HE 染色液等。

2. 仪器设备　动物人工呼吸机,血气分析仪,多导生理记录仪及生物信号采集处理系统,生物显微镜,病理图像分析系统,Swan-Ganz 热稀释导管等。

3. 实验动物　健康成年杂种犬,体重 10~20 kg,雌雄兼用。

【方法步骤】[1-3]

实验用杂种犬,体重 10~20 kg,雌雄不拘。随机分为模型组和对照组。戊巴比妥钠腹腔注射麻醉(30 mg/kg),气管插管,连接动物呼吸机(潮气量 10~15 mL/kg,呼吸频率 20~25 次/min)。经皮穿刺右侧股动脉和股静脉,置入导管。股动脉端与多导生理记录仪相连,股静脉插入 Swan-Ganz 热稀释导管至肺动脉,经右上肢肘正中静脉微泵输入生理盐水 50 mL/h。静脉推注肝素 500 U/kg 进行全身肝素化。呼吸机进气口连接低氧气体瓶(10% O_2,90% N_2),进气量 1.5 L/min。10 min 后观察动物舌尖颜色变化,待状态稳定后,进行相关指标测定。

【观察指标】

1. 一般情况　观察舌质颜色、呼吸、心率及心电图等。

2. 血流动力学测定　分别于缺氧前和缺氧后不同时间,测定体循环动脉收缩压(systemic arterial systolic pressure,SASP)、体循环动脉平均压(systemic arterial mean pressure,SAMP)、体循环动脉舒张压(systemic arterial diastolic pressure,SADP)、肺动脉收缩压(pulmonary arterial systolic pressure,PASP)、肺动脉平均压(mean pulmonary arterial pressure,MPAP)、肺动脉舒张压(pulmonary arterial diastolic pressure,PADP),经热稀释导管快速注入冰盐水 5 mL,记录热稀释曲线,计算心输出量(caidiac output,CO);根据 CO、动物体表面积、MPAP 及 SAMP 计算出心指数(caidiac index,CI)、肺循环血管阻力(pulmonary circulation vascular resistence,PVR)及体循环血管阻力(systemic circulation vascular resistence,SVR)。

3. 血气分析　分别于缺氧前及缺氧后不同时间,同时抽取动、静脉血标本,血气分析仪检测 pH、PaO_2、$PaCO_2$、Hct、BE、HCO_3^-、SBC 等。

4. 右心室肥厚指数　取出心脏,用 PBS 缓冲液将心脏内血液冲洗干净,沿房室沟剪除心房、主动脉和肺动脉,再沿心室间隔边缘将右心室游离壁分离,剖开左心室和室间隔,用滤纸吸干,电子天平分别称重右心室(right ventricle,RV)和左心室加室间隔(left ventricle plus septum,LV+S),计算右心室肥厚指数(right ventricular hypertroph index,RVHI)。

$$RVHI = RV/(LV + S) \times 100\%$$

5. 心室及肺动脉组织病理学观察　分别切取右心室及肺动脉,10% 甲醛固定,常规石蜡包埋、切片,HE 染色,光镜观察。

6. 其他　根据实验需要,可选择血液流变学、心钠素、内皮素等指标测定。

【模型特点】

1. 低氧环境 3~5 min 后出现呼吸频率增快(25~30 次/min),伴舌质颜色青紫、心率增快。

2. 低氧通气后与低氧前相比,肺循环动脉收缩压(PASP)和肺循环阻力(PVR)显著升高,而体循环动脉压(SAMP)及体循环血管阻力(SVR)无显著变化。

3. 不同切变率条件下的全血黏度和还原黏度增高,而血浆黏度及红细胞比积无明显改变。

【注意事项】[4]

1. 导管的软硬度与尖端的弯曲度应适当。

2. 在插管过程中,如通过外颈静脉与腋静脉汇合处受阻,要缓慢旋转、调整导管,改变其尖端朝向,一旦合适即可通过;在上腔静脉汇入右心房处,当发现压力有所增大时,不要盲目推进,防止其进入下腔静脉,应缓慢提拉转动导管,使其进入右心房,采取同样办法从右房进入右心室;进入右心室后,可稍停操作,因轻软的导管在血流冲击下似有一定飘浮导向作用,令其在心室内停留片刻,血流可使导管尖端导向右心室流出道,此时推送有利于导管进入肺动脉。

3. 肺动脉压受呼吸影响较明显,有时不易确定,可再推进导管至出现肺动脉楔压,以佐证导管是否进入肺动脉。

4. 插管过程中个别动物可出现暂时性心律失常,一般停止操作即可恢复。

【模型评价】

采用呼吸机建立的急性缺氧肺动脉高压模型,模型动物 PaO_2 明显降低,肺动脉压显著升高。说明通过低氧通气方法可成功建立肺动脉高压模型,方法简单,条件可控。可用于进行急性缺氧性心肺疾病发病机制、病理生理和实验性治疗等方面的研究。

【参考文献】

[1] 洪洋,俞航,王秀芝,等. 缺氧对犬肺循环血流动力学和流变学参数的影响[J]. 中国医学物理学杂志,2000,17(4):247-248.

[2] 刘瀚,周同甫,唐雯,等. 腺苷对犬急性低氧性肺动脉高压的血流动力学效应[J]. 华西医科大学学报,1999,30(2):162-164.

[3] 曹伟标,曾正陪,罗慰慈,等. 内皮素对犬急性缺氧性肺动脉高压的影响[J]. 中国医学科学院学报,1994,16(5):256-260.

[4] 孙波,刘文利. 右心导管测定大鼠肺动脉高压的实验方法[J]. 中国医学科学院学报,1984,6(6):465-467.

（二）猪急性缺氧性肺动脉高压模型

【基本原理】

参见本节"犬急性缺氧性肺动脉高压模型"。采用气管插管、人工呼吸及低氧通气的方法,建立猪急性缺氧性肺动脉高压模型。

【实验材料】

1. 药品试剂 ①麻醉药品:戊巴比妥钠,水合氯醛,硫喷妥钠,乌拉坦,盐酸氯胺酮注射液等。②组织固定液:10%甲醛溶液或4%多聚甲醛溶液,3%戊二醛等。③其他:阿托品,肝素,阿曲可宁(卡肌宁),HE染色液等。

2. 仪器设备 人工呼吸机,血气分析仪,多导生理记录仪及生物信号采集处理系统,生物显微镜,病理图像分析系统等。

3. 实验动物 3~4周龄上海种白猪,体重5~7 kg,雌雄不限。

【方法步骤】[1-6]

将动物用阿托品20 μg/kg与氯胺酮20 mg/kg肌内注射、硫喷妥钠25~50 mg/kg腹腔注射基础麻醉。气管切开插管,呼吸机辅助通气,SIMV模式,吸入氧浓度(FiO_2)100%,调节呼吸频率和潮气量,维持$PaCO_2$在35~45 mmHg、PaO_2在250~350 mmHg及pH 7.45~7.55。右侧腹股沟切开,股动、静脉置管。股动脉用于监测平均体动脉压和备抽血样,股静脉用于术中补液和维持麻醉剂通路。术中间隔使用卡肌宁0.5 mg/kg。经胸骨正中切口,放置肺动脉、右房和左房测压管,连接压力感受器。动物准备完成后,吸入100%氧气30 min,进行基础值测定;然后吸入12%氧气30 min,建立幼猪缺氧性肺动脉高压模型,进行各项指标测定。

【观察指标】

参见本节"犬急性缺氧性肺动脉高压模型"。

【模型特点】

1. 缺氧模型猪心指数(CI)、心搏指数(SI)、体循环血管阻力指数(SVRI)显著降低,肺动脉平均压(MPAP)、肺循环阻力指数(PVRI)、跨肺压(TPG=平均肺动脉压力-平均左房压)、体肺动脉压之比(Pp/Ps)、体肺循环阻力指数之比(Rp/Rs)显著升高。

2. 动脉血氧分压明显下降,静脉血一氧化氮含量明显上升。

【注意事项】

参见本节"犬急性缺氧性肺动脉高压模型"。

【模型评价】

1. 急性缺氧可导致幼猪肺动脉压明显升高,血流动力学和血气分析参数基本符合临床新生儿肺动脉高压的病理生理特征。

2. 其他参见本节"犬急性缺氧性肺动脉高压模型"。

【参考文献】

[1] 徐卓明,陈玲,苏肇伉,等.腺苷降低急性缺氧性肺动脉高压幼猪肺动脉压力[J].上海医学,2001,24(12):738-740.

[2] 孙依萍,杨玲,林建海,等.白果对缺氧性肺动脉高压动物模型的作用[J].中国临床医学,2004,11(6):974-976.

[3] 徐卓明,苏肇伉,陈玲,等.吸入一氧化氮逆转幼猪急性缺氧性肺动脉高压[J].中华小儿外科杂志,2000,21(5):44-47.

[4] 孙泽平,郑建保,廖国云,等.低浓度一氧化氮对猪缺氧性肺动脉高压的影响[J].广东医学,2002,23(12):1230-1231.

[5] 吴忠仕,HALL S M,HAWORTH S G,等.新生乳猪缺氧性肺动脉高压中平滑肌细胞增殖和凋亡[J].湖南医科大学学报,2002,27(3):211-214.

[6] 陈顺存,于烽生,侯恕,等.实验性低氧性肺动脉高压时血浆肾素活性及血管紧张素Ⅱ含量变化[J].中国病理生理杂志,1986,2(1):36,6.

(三)兔急性缺氧性肺动脉高压模型

【基本原理】

参见本节"犬急性缺氧性肺动脉高压模型"。采用气管插管、人工呼吸及低氧通气的方法,建立兔急性缺氧性肺动脉高压模型。

【实验材料】

1. 药品试剂 ①麻醉药品:戊巴比妥钠,水合氯醛,乌拉坦,盐酸氯胺酮注射液等。②组织固定液:10%甲醛溶液或4%多聚甲醛溶液,3%戊二醛等。③其他:肝素,HE染色液等。

2. 仪器设备 婴儿人工呼吸机,血气分析仪,监护仪,多导生理记录仪及生物信号采集处理系统,超声诊断仪,同步记录心电图,Swan-Ganz导管,生物显微镜,电子显微镜,病理图像分析系统等。

3. 实验动物 西兰大白兔,5~6月龄,体重2~3 kg,雌雄不限。

【方法步骤】[1-3]

1. 麻醉与动脉插管 将动物用10%乌拉坦腹腔内注射麻醉(1 g/kg),分离兔右侧颈外静脉,一端从颈外静脉插入,另一端与多导生理仪连接并和压力传感器、监护仪及记录仪相连以测定并记录体循环、肺循环和右心室压力。

2. 气管插管与人工呼吸 气管插管,连接婴儿人工呼吸机。呼吸机参数:吸气峰压(peak inspiratory pressure,PIP)18 cmH$_2$O,呼气末正压(positive end expiratory pressure,PEEP)2 cmH$_2$O,吸入氧浓度(FiO$_2$)20%~30%。

3. 低氧通气 家兔随机分为缺氧模型组和对照组,缺氧模型组家兔给予FiO$_2$9%~15%低氧通气,待RVSP上升4 h后结束。对照组给予FiO$_2$25%~30%常氧通气。

【观察指标】

1. 血气分析 分别于缺氧前及缺氧后不同时间,分离左侧颈总动脉,将3F聚乙烯导管塑料导管一端从颈总动脉插入,另一端与三通连接,便于用肝素生理盐水(100 U/mL)冲洗导管,分别抽取动脉和静脉血,血气分析仪检测 pH、PaO_2、$PaCO_2$、Hct、BE、HCO_3^-、SBC 等。

2. 血流动力学测定[1,4] 在实验终点时,采用左、右心导管术及多导生理仪分别测定肺动脉平均压(mean pulmonary arterial pressure,MPAP)、右心室收缩压(right ventricular systolic pressure,RVSP)、右心室平均压(mean right ventricular pressure,MRVP)、右心室压力最大上升速率(dp/dt_{max})-RV 和右心室收缩指数(RVIC)。

$$RVIC = (dp/dt_{max}-RV)/RVSP$$

3. 血液流变学测定 取血测定全血黏度、血浆黏度、血细胞比容和红细胞刚性指数等。

4. 右心室肥厚指数 取出心脏,用 PBS 缓冲液将心脏内血液冲洗干净,沿房室沟剪除心房、主动脉和肺动脉,再沿心室间隔边缘将右心室游离壁分离,剖开左心室和室间隔,用滤纸吸干,电子天平分别称重右心室(right ventricle,RV)和左心室加室间隔(left ventricle plus septum,LV+S),计算右心室肥厚指数(right ventricular hypertrophy index,RVHI)。

$$RVHI = RV/(LV+S) \times 100\%$$

5. 心室及肺动脉组织病理学观察 分别切取右心室及肺动脉,10%甲醛固定,常规石蜡包埋、切片,HE 染色,光镜观察。切取小块心肌组织,3% 戊二醛固定,常规包埋、切片,透射电镜进行超微结构观察。

6. 其他 参见本节"犬急性缺氧性肺动脉高压模型"。

【模型特点】

1. 模型家兔 PaO_2 明显低于对照组,肺动脉压显著升高,右心室肥厚指数增大,左心室重量增加,血细胞比容、红细胞刚性指数及其聚集指数明显增大,血浆黏度无明显改变。

2. 模型家兔肺动脉肌层稍有增厚,管腔轻度狭窄,右心室心肌细胞胞体增大,胞浆肿胀,空泡变性,胞核增大;线粒体高度肿胀,嵴溶解消失,肌浆网高度扩张,肌原纤维排列紊乱,Z 线增粗,核染色质凝结,细胞内及间质重度水肿。

【注意事项】

1. 右心导管测定肺动脉压的注意事项[4] ①导管的软硬度与尖端的弯曲度要适当,这关系到插管的成败。②插管中有几处难点,一是通过外颈静脉与腋静脉汇合处可能受阻,不可硬推,要缓慢旋转、调整导管,改变其尖端朝向,一旦合适即可通过。其次在上腔静脉汇入右心房处,当发现压力有所增大时,不要盲目推进,防止其进入下腔静脉,应缓慢提拉转动导管,使其进入右心房。从右房进入右心室亦取同样办法。进入右心室后,可稍停操作,因轻软的导管在血流冲击下似有一定飘浮导向作用,令其在心室内停留片刻,血流可使导管尖端导向右心室流出道,此时推送有利于导管进入肺动脉。③肺动脉压受呼吸影响较明显,有时不易确定,可再推进导管至出现肺动脉楔压,以佐证导管确系进入了肺动脉。

2.其他　参见本节"犬急性缺氧性肺动脉高压模型"。

【模型评价】

1.与犬、猪等大型实验动物相比,采用家兔制备急性缺氧性肺动脉高压模型,成本相对低廉。

2.其他参见本节"犬急性缺氧性肺动脉高压模型"。

【参考文献】

[1]阮营辉,崔华,封志纯,等.急性缺氧型肺动脉高压动物模型制备[J].佛山科学技术学院学报(自然科学版),2007,25(3):27-31.

[2]常丽,崔华,杜江,等.急性缺氧性肺动脉高压兔心肌细胞凋亡和相关基因的表达[J].小儿急救医学,2005,12(5):363-366.

[3]黄凯风,崔华,夏红梅,等.声学密度技术定量评价兔缺氧肺动脉高压后左室心肌损伤[J].第二军医大学学报,2005,26(10):1292-1293.

[4]孙波,刘文利.右心导管测定大鼠肺动脉压的实验方法[J].中国医学科学院学报,1984,6(6):465-467.

二、慢性缺氧性肺动脉高压和肺心病模型

【基本原理】

低氧性肺血管收缩(hypoxic pulmonary vasoconstriction,HPV)和肺血管重建是低氧性肺动脉高压最主要的病理生理特征。慢性低氧使肺血管发生 HPV,而 HPV 反复持续出现时,促进肺血管重建,造成右心室肥厚,并形成恶性循环。采用慢性低氧、低压低氧或低氧高二氧化碳等方法,造成大鼠或兔肺血管壁病理性重构、肺动脉高压,继而导致右心室肥厚等一系列病理改变,建立慢性缺氧性肺动脉高压肺心病模型。

【实验材料】

1.药品试剂　①麻醉药品:戊巴比妥钠,水合氯醛,乌拉坦,盐酸氯胺酮注射液等。②组织固定液:10%甲醛溶液或4%多聚甲醛溶液,3%戊二醛等。③其他:肝素,HE 染色液等。

2.仪器设备　全自动调节低压低氧舱、有机玻璃自制缺氧箱或圆筒形密闭舱等,血气分析仪,多导生理记录仪或生物信号采集处理系统,生物显微镜,病理图像分析系统等。

3.实验动物　雄性 Wistar 或 SD 大鼠,兔。

【方法步骤】

1.大鼠低压低氧性肺动脉高压模型[1-3]

（1）方法　雄性 Wistar 大鼠,体重 200～250 g,随机分为对照组和低压低氧组,对照组动物置于正常环境中饲养。将低压低氧组动物置于全自动调节低压低氧舱(大气压约 50 kPa,氧浓度 10%)内,进行间断性低氧,每天 8 h,连续 4 周,模拟海拔 5000～5500 m 高度的气压环境,建立低压低氧性肺动脉高压模型。分别于 1 周、2 周、4 周,将大鼠用戊巴比妥钠腹腔注射麻醉(40 mg/kg),进行血流动力学、右心室肥厚指数及心肺病理学检查。

（2）特点　①低压低氧组大鼠平均肺动脉压和右心室压力均明显高于对照组,并随低氧时间的延长而呈逐渐增高的趋势,但不同低氧时间的比较差异无统计学意义。低压低氧组大鼠平均颈总动脉压和心率与对照组相比差异无统计学意义。②低氧 1 周,未出现明显的右心室肥厚表现;低氧 2 周,右心室肥厚指标明显升高,与对照组和低氧 1 周时比较有统计学差异;低氧 4 周后,右心室肥厚指标显著增高。③低压低氧组血管壁中层厚度占外径的百分比、血管壁中层横截面积占血管总横截面积的百分比均显著高于对照组,并随低氧时间的延长而逐渐增高。④模拟高原 5000～5500 m 高度的气压环境,每天 8 h 低氧,连续 4 周可形成较为理想的慢性低压低氧性肺动脉高压模型。

2. 大鼠常压低氧性肺动脉高压模型[4-6]

（1）方法　实验用雄性 Wistar 大鼠,体重 200～250 g,用有机玻璃自制缺氧箱,大小为 0.8 m×0.8 m×1.8 m,上下共分 4 层,隔层的有机玻璃上有均匀分布的数个直径为 1 cm 的气孔,整个缺氧箱 24 h 持续供应空气和氮气的常压混合气体,用氧监测控制系统使缺氧箱氧浓度控制在(10±0.5)%,CO_2 浓度低于 0.5%。将缺氧组大鼠放于缺氧箱内饲养 3 周,对照组大鼠呼吸正常空气,与缺氧组大鼠放于同一房间以相同饮食饲养。3 周后,用戊巴比妥钠腹腔注射麻醉(65 mg/kg),进行血流动力学、右心室肥厚指数及心肺病理学检查。

（2）特点　缺氧组大鼠体重增长缓慢,平均肺动脉压、右心室收缩压、右心室肥厚指数、红细胞比容明显高于对照组。肺组织病理检查示缺氧组大鼠肺内血管管壁明显增厚,管腔狭窄,肺血管壁相对厚度指数较对照组显著增加。说明常压慢性持续缺氧 3 周能形成较理想的大鼠肺动脉高压模型。

3. 大鼠低氧高二氧化碳性肺动脉高压模型[7-8]

（1）方法　实验用雄性 SD 大鼠,体重 180～220 g。将大鼠置于圆筒形密闭舱(长 1.2 m,内径 0.8 m)中央部位,关闭舱门。然后向舱内注入氮气,使舱内氧浓度下降至 10% 左右,再以 2 L/min 的流速向舱内注入低氧伴高二氧化碳气体(O_2 浓度 10%,CO_2 浓度 6.5%,用 N_2 平衡)。用小风扇不断混匀舱内气体。分别从舱的上部、下部和侧门处采样,测定 O_2 和 CO_2 浓度,证实舱内气体已混匀后,从舱上部采样孔抽取舱内气体,监测舱内 O_2 和 CO_2 浓度,并将其控制在规定范围内。用钠石灰和氯化钙吸收水蒸气。密闭舱壁下部留有小缝隙与舱外相通,可供舱内外气体缓慢进出,使舱内气压与大气压始终保持平衡。

（2）特点　模型动物平均肺动脉压、右心室收缩压均明显增高,PO_2 明显降低,右心室重量明显增加。光镜下呈现右心室肥厚和肺血管壁肌层增厚,合并高碳酸血症大鼠的右心室肥厚及肺血管壁变化程度比单纯缺氧大鼠更为明显。

4. 兔常压低氧性肺动脉高压模型[9-10]

（1）方法 实验用日本大耳白兔，体重 3.0~3.5 kg，雌雄兼用。按薛全福法[4]制作常压缺氧舱，向舱内放入适量的钠石灰，吸收二氧化碳与水分，同时充入氧气，用测氧仪，使舱内的氧气水平维持在（10±0.5）% 浓度，每日缺氧 8 h，连续 6 d，休息 1 d。分别在第 3 周及第 6 周后，用肺灌注显像、心导管测压，同时从兔耳缘静脉抽取静脉血 1.5 mL。

（2）特点 模型兔肺动脉压力轻度升高时，心钠素含量低于正常组，但无显著性差异；心导管测得平均肺动脉压力结果与正常对照组之间也无差异；肺灌注显像法获肺背侧、腹侧核素分布计数比值，明显高于正常对照组，其间有显著性差异。当肺动脉压力明显升高至中度、重度时，心钠素含量上升，与正常对照组之间有显著性差异。

【观察指标】

1. 一般情况 包括活动、毛发、呼吸、饮食及体重等情况。

2. 肺动脉压测定 将动物用戊巴比妥钠腹腔注射麻醉（35~50 mg/kg），仰卧固定，行颈正中切口，分离右颈外静脉和左颈总动脉，采用右心导管法测量肺动脉压力，将聚乙烯塑料导管（外径 1.1 mm，内径 0.9 mm）从右颈外静脉插入右心室、肺动脉，导管另一端通过传感器；左颈总动脉插管，导管末端接传感器，测定左心室压（SBP）作为体循环压的指标。与生物信号采集系统相连，分别记录肺动脉压力波，肺动脉平均压（MPAP）及颈动脉平均压（MCAP）。

3. 血气分析 分离左侧颈总动脉，将塑料导管（外径 1 mm，内径 0.6 mm）一端通过注射针头连接三通开关，后者接注射器，便于取血和用肝素生理盐水冲洗导管以防凝血，另一端从颈总动脉插入。再将大鼠置于密闭舱内，舱内气体浓度条件同前。30 min 后，抽取动脉血（弃原导管内回血），肝素抗凝，血气分析仪测定酸碱度（pH）、血二氧化碳分压（PCO_2）、氧分压（PO_2）、血细胞比容（Hct）、钠浓度（cNa^+）、钾浓度（cK^+）、钙浓度（cCa^{2+}）、氯浓度（cCl^-）、总血红蛋白（ctHb）、血浆碳酸氢盐总浓度[$cHCO_3^-(P)$]、实际碱剩余[cBase（B）]、标准碱[cBase（Ecf）]、全血二氧化碳总浓度[$ctCO_2(B)$]、血浆二氧化碳总浓度[$ctCO_2(P)$]、阴离子间隙（anion gap）、动脉血氧饱和度（SaO_2）、总氧浓度（ctO_2）。

4. 病理学检查

（1）肺血管 肺脏取出后，经气管注入 10% 甲醛溶液固定 30 min，再将肺脏放入 10% 甲醛溶液固定 24 h，石蜡切片，HE 染色后显微镜下观察肺血管形态结构变化。应用图像采集分析系统测量肺血管（直径<300 μm）管壁厚度，计算管壁相对厚度指数（relative thickness index，RTI）。

$$RTI =（1-血管内径/血管外径）×100\%$$

（2）右心室肥厚指数 取出心脏，用 PBS 缓冲液将心脏内血液冲洗干净，沿房室沟剪除心房、主动脉和肺动脉，再沿心室间隔边缘将右心室游离壁分离，剖开左心室和室间隔,用滤纸吸干,电子天平分别称重右心室(right ventricle,RV)和左心室加室间隔(left ventricle plus septum,LV+S),计算右心室肥厚指数(right ventricular hypertroph index,RVHI)。

$$RVHI = RV/(LV+S)×100\%$$

（3）右心室流入、流出道长度[11-12]　在解剖显微镜下,利用精确度为 0.05 mm 的游标卡尺进行长度测量。以右心室游离壁三尖瓣瓣叶附着处与心尖最远处之间的展平距离作为右心室流入道长度,以右心室游离壁肺动脉瓣左瓣附着处与心尖最远处之间的展平距离作为右心室流出道长度,计算右心室流入/流出道长度指数。

右心室流入/流出道长度指数=右心室流入道长度/右心室流出道长度

（4）心室壁厚度　在肺动脉瓣左瓣附着处与心尖最远处连线中点进行右心室壁厚度测量,在前乳头肌右缘中部进行左心室壁厚度测量。

【注意事项】

1. 舱内安置小风扇,使灌入气体与舱内气体及时混匀。

2. 用氯化钙吸收舱内水蒸气,以保持舱内湿度适当。

3. 先向舱内灌注氮气,使舱内氧浓度下降,接近实验要求,再灌注混合气体,从而节省混合气体的用量。

【模型评价】

1. 急性缺氧导致肺血管功能性收缩,肺血管通过对局部缺氧的急性反应以调节肺血流/通气比例,广泛的急性缺氧则导致外周肺血管阻力增加和肺动脉压升高。

2. 慢性缺氧可引发肺动脉高压,多见于慢性肺疾病,尤其是慢性阻塞性肺疾病患者。慢性缺氧引发肺动脉高压的特征性变化是肺血管发生重塑,肺血管细胞,尤其是平滑肌细胞发生慢性缺氧性细胞增殖,各级肺血管管壁明显增厚,肺循环外周阻力增加,肺动脉压进行性升高,最终导致右心室增大,发展为右心室衰竭。因此,慢性缺氧复制动物模型的方法更接近慢性阻塞性肺疾病发病的自然病理过程。

3. 采用常压慢性持续缺氧 3 周的方法能建立慢性缺氧性肺动脉高压模型。该模型能较好地模拟因慢性阻塞性肺疾病等慢性缺氧性疾病而引起的慢性肺动脉高压发病的病理过程,可供慢性缺氧性肺动脉高压发病机制、实验性治疗等方面的研究。

4. 低压低氧性肺动脉高压模型模拟海拔 5 km 高原连续缺氧,主要用于高原环境所致的心、脑、肺等相关疾病的病理生理机制研究和疗效观察[13-18]。

5. 与减压缺氧模型相比,常压缺氧和缺氧伴高二氧化碳性肺动脉高压模型更能模拟平原地区人群肺心病的发病情况。

【参考文献】

[1]李娟,孙新,毕辉,等.低压低氧性大鼠肺动脉高压模型的建立[J].临床心血管病杂志,2008,24(4):297-301.

[2]汪盛贤,于中和,周颖,等.缺氧性肺动脉高压大鼠肺组织面积密度变化及其机制的研

究[J]. 中华劳动卫生职业病杂志,2003,21(5):350-352.

[3]王佳兴,唐发宽,肖军,等. 低氧性肺动脉高压大鼠肺内 5-HT1B 受体的分布和表达变化[J]. 中国病理生理杂志,2010,26(8):1579-1583.

[4]薛全福,谢剑鸣,邵茂刚,等. 常压缺氧性大鼠肺动脉高压模型的建立[J]. 中国医学科学院学报,1988,10(6):415.

[5]肖诗亮,高思海,杨辰垣. 常压缺氧性大鼠肺动脉高压模型的改进[J]. 临床心血管病杂志,2001,17(4):190.

[6]彭公永,胡国平,周玉民,等. 常压慢性持续缺氧大鼠肺动脉高压模型的建立[J]. 广东医学,2011,32(5):573-574.

[7]林全,王良兴,罗遐杰,等. 低氧和高二氧化碳作用下肺动脉高压形成过程中骨桥蛋白表达与分布的实验研究[J]. 中国病理生理杂志,2007,23(6):1093-1097.

[8]杨晓静,毛宝龄,钱桂生. 肺动脉高压大鼠模型的复制[J]. 上海实验动物科学,1997,17(4):199-202.

[9]张彩霞,李剑明,李志杰,等. 肺灌注显像动态观察肺动脉高压的实验研究[J]. 中华核医学杂志,1998,18(4):243-244.

[10]张彩霞,张跃祥,刘长平,等. 心钠素和肺灌注显像判定肺动脉高压程度的研究[J]. 中国医科大学学报,2001,30(1):61-63.

[11]谭双香,胡瑞成,戴爱国,等. 缺氧性肺动脉高压大鼠右心室重构[J]. 解剖学杂志,2003,26(5):461-463.

[12]谷伯起. 心血管病理学[M]. 北京:人民卫生出版社,1992.

[13]阮英茆,赵永平,司文学,等. 慢性低压缺氧大鼠肺动脉高压模型及逆转的功能形态研究[J]. 中国循环杂志,1993,8(12):737-739.

[14]林建雄,隋建锋,罗峻,等. 急性低压低氧对大鼠空间学习记忆的影响及与海马内孤啡肽的关系[J]. 中国应用生理学杂志,2004,20(1):11-14.

[15]马文涛,赵士福,郑健,等. 应激对模拟高原低压低氧环境下大鼠海马单胺递质的影响[J]. 中国心理卫生杂志,2006,20(12):791-794.

[16]闫惠琴,孙学川,胡斌,等. GSTP1 基因在急性低压低氧大鼠模型肺组织中的定量检测[J]. 黄森生物医学工程学杂志,2006,23(2):405-409.

[17]孔祥英,桂芹,白家驷. 低压低氧治疗对哮喘豚鼠的影响[J]. 中国病理生理杂志,2001,17(6):550-552.

[18]康爱英,张桂风. 低压低氧治疗哮喘缓解期病儿的整体护理[J]. 齐鲁医学杂志,2002,17(2):173.

第三节　野百合碱诱导肺动脉高压和肺心病模型

一、大鼠野百合碱诱导肺动脉高压和肺心病模型

【基本原理】

野百合碱(monocrotaline,MCT)为双吡咯类生物碱,是豆科植物野百合中提取的生物碱,经血液循环到达肺组织,通过选择性损伤肺动脉血管内皮,引起胶原纤维暴露及慢性血管炎性病变,诱导肺动脉血管内血栓形成和血管壁重构,导致肺动脉高压和右心肥厚。采用不同途径注入野百合碱的方法,建立大鼠肺动脉高压和肺心病模型。

【实验材料】

1.药品试剂　①野百合碱:临用时用无水乙醇与生理盐水(1:8)~(1:5)混合液充分溶解。②麻醉药品:戊巴比妥钠,水合氯醛,乌拉坦,盐酸氯胺酮注射液等。③组织固定液:10%甲醛溶液或4%多聚甲醛溶液,3%戊二醛等。④其他:无水乙醇,肝素,HE染色液等。

2.仪器设备　多普勒超声仪,多导生理记录仪或生物信号采集处理系统,压力换能器,右心导管,小动物肺功能测试仪,无创小动物肺功能检测系统,生物显微镜,病理图像分析系统等。

3.实验动物　成年雄性SD或Wistar大鼠。

【方法步骤】

1.野百合碱皮下注射法[1-5]

(1)方法　成年雄性SD大鼠,体重250~300 g,适应性饲养1周后,随机分为模型组和对照组。模型组大鼠皮下野百合碱溶液(60 mg/kg),对照组皮下注射等容量生理盐水。于注射后第1、2、3、4周进行右心室肥厚程度、血流动力学及肺血管显微形态学等指标观察与测定。

(2)特点　野百合碱注射后第1、2、3、4周,大鼠平均肺动脉压明显升高,右心室肥厚明显。光镜下可见肺小血管肌化程度增强,相对中膜厚度增加,肺血管密度减少,以上症状均随野百合碱注射时间的延长逐渐加重。

2.野百合碱腹腔弹丸式注射法[6-7]

(1)方法　成年雄性SD大鼠,体重180~220 g。野百合碱用无水乙醇与生理盐水(1:5)混合液充分溶解,模型组大鼠采用腹腔弹丸式注射野百合碱溶液(60 mg/kg),对照组注射等容量乙醇和生理盐水混合液,于注射后第28天进行心导管压力测定,以肺动

脉收缩压力超过 30 mmHg 作为模型建立成功的标准。

（2）特点　①野百合碱注射后4周,大鼠肺动脉收缩压、肺动脉平均压和右心室收缩压均明显升高。②超声测量结果显示,肺动脉高压组大鼠干预后舒张末期右心室上下径显著增大,左心室舒张末期横径及上下径变化不显著;二尖瓣、三尖瓣 E/A 明显降低,左室射血分值、短轴缩短率及每搏量无明显变化。③右心室肥厚,同时出现肺血管重构即肺动脉中膜增厚、肌化程度增加及内膜增生等病理改变。

3. 野百合碱腹腔注射法[8-16]

（1）方法　成年雄性 SD 大鼠,体重 250~280 g。模型组大鼠采用一次性腹腔注射野百合碱溶液（40~60 mg/kg）,对照组注射等容量生理盐水。

（2）特点　①与对照组比较,模型组大鼠肺动脉压力、肺动脉流速、肺动脉根部内径显著升高,颈总动脉压无明显改变。②右心室肥厚指数（RVHI）、肺小动脉管壁厚度占管径百分比（WT%）及管壁面积占血管总面积的百分比（WA%）明显增加。③模型组大鼠肺小动脉管内皮细胞肿胀、坏死损伤明显,中层平滑肌细胞增生,胶原纤维增多,管腔狭窄明显。肺小动脉的重构先于肺动脉压力的增高。

【观察指标】

1. 一般情况　野百合碱注射后,观察动物的进食、活动情况及体重变化等。

2. 肺动脉根部径、肺动脉流速测量　将大鼠用1%戊巴比妥钠腹腔注射麻醉,仰卧固定后,彩色多普勒超声测量各组大鼠肺动脉流速、肺动脉根部径。

3. 肺功能测定

（1）有创肺功能测定　将大鼠用2%戊巴比妥钠腹腔注射（100 mg/kg）麻醉,仰卧位固定,暴露颈部正中气管,气管插管连接小动物肺功能测试仪,测定各组大鼠第0.3秒用力呼气量（forced expiratory volume in first 0.3 second, $FEV_{0.3}$）和用力肺活量（forced vital capacity, FVC）。

（2）无创肺功能测定　将大鼠置于无创小动物肺功能检测系统的体描箱内,清醒状态下进行肺功能指标测定。①肺容积与通气参数:呼吸频率（frequency, f）、潮气量（tidal volume, TV）、每分通气量（minute volume, MV）。②传导性参数:吸气流量峰值（peak inspiratory flow, PIF）、呼气流量峰值（peak expiratory flow, PEF）。③气道阻塞参数:50%呼气流量（expiratory flow 50, EF50）、呼吸暂停（Pause, PAU）、松弛时间（relaxation time, Tr）、收缩时间（contraction time, Tc）、气道狭窄指数（enhanced pause, Penh）。④一般参数:吸气时间（inspiration time, Ti）、呼气时间（expiration time, Te）、呼气峰值时间比率（Rpef）、吸气末端暂停（end-inspiratory pause, EIP）、呼气末端暂停（end-expiratory pause, EEP）。

4. 超声心动图　将大鼠用1%戊巴比妥钠腹腔注射麻醉,仰卧固定后,取左室长轴切面测量左室舒张末期前后径、左室收缩末期前后径,并计算左室射血分值、短轴缩短率及每搏量。取心尖四腔心切面,在二维超声下测量左室舒张末期横径、上下径以及右心室横径、上下径。在彩色超声多普勒成像条件下,将脉冲多普勒取样容积置于二尖瓣、三尖瓣瓣环下方瓣叶间,测量舒张早期最大血流速度（E）、舒张晚期最大血流速度（A）,计算

E/A 比值。每个指标取 5 个连续心动周期测定值的平均值。

5. 右心室压和肺动脉压检测　采用右心导管法。将特制好的 PE50 管预充满肝素生理盐水(避免管腔内存在气泡)后接三通管再经压力换能器和记录系统相连,压力校零备用。大鼠称重后麻醉,取正中右侧纵向切口约 0.5 cm,分离暴露右颈外静脉,结扎远心端,在结扎处的血管壁上用眼科剪小心剪一 V 形小口,插管,并用手术线将血管和 PE50 管轻轻结扎,缓缓向前推进,使 PE50 管从右心房进入右心室,最后达到肺动脉,测定右心房压、右心室压、肺动脉压。

6. 右心室肥厚指数和肺指数

(1)右心室肥厚指数　取出心脏,用 PBS 缓冲液将心脏内血液冲洗干净,沿房室沟剪除心房、主动脉和肺动脉,再沿心室间隔边缘将右心室游离壁分离,剖开左心室和室间隔,用滤纸吸干,电子天平分别称重右心室(right ventricle,RV)和左心室加室间隔(left ventricle plus septum,LV+S),计算右心室肥厚指数(right ventricular hypertroph index,RVHI)。

$$RVHI = RV/(LV+S) \times 100\%$$

(2)肺指数　先向肺动脉内注入生理盐水,洗出肺内血液,剪去肺门,滤纸吸干表面水分,称量肺湿重(wet weight,wW),除以体重(body weight,BW),计算肺指数(lung index,LI)。

$$LI = wW/BW \times 100\%$$

7. 病理组织学检查

(1)肺小动脉　取右肺组织,10% 甲醛溶液固定,梯度乙醇脱水,常规石蜡包埋、切片,HE 染色,光镜结合病理图像分析系统进行病理形态学观察与分析。选取与终末细支气管伴行的肺小动脉,计数非肌性动脉(non-muscular arteries,NMA)、肌性动脉(muscular arteries in pulmonary alveoli,MA)和部分肌性动脉(partial muscular artery,PMA)数目,并计算各动脉占比;测量管壁厚度(wall thickness,WT)、血管外径(external diameter,ED)、血管总面积(total area,TA)、血管腔面积(lumen area,LA),计算肺小动脉管壁厚度占管径的百分比(WT%)、管壁面积占血管总面积的百分比(WA%)

$$WT\% = 2 \times WT/ED \times 100\%$$
$$WA\% = (TA-LA)/TA \times 100\% 。$$

(2)取右心室心肌组织,10% 甲醛溶液固定,梯度乙醇脱水,常规石蜡包埋、切片,HE 染色,光镜结合病理图像分析系统进行病理形态学观察与分析。

【注意事项】

1. 大鼠采用右心导管法测量肺动脉压难度相对较大,人为影响因素较多,测量结果的正确性难以保证[17]。

2. 在进行肺小动脉相关指标测量时,排除没有闭合为圆形或椭圆形的肺动脉血管[12]。

【模型评价】

1. 应用野百合碱注射诱导建立的肺动脉高压动物模型,在用药后 4 周,大鼠肺动脉压力明显升高,右心室肥厚。同时出现肺血管重构即肺动脉中膜增厚、肌化程度增加及内膜增生,表明该方法能成功制备肺动脉高压模型[18]。

2. 由于动物注射野百合碱导致肺血管床减少,残余肺血流量增加,与慢性阻塞性肺病、肺纤维化、肺栓塞等血管病理形态改变基本一致[19]。

3. 野百合碱能够选择性损伤肺血管内皮,引起慢性血管炎性病变,因此与慢性缺氧性肺动脉高压模型相比,更接近临床病理生理机制。

4. 注射野百合碱诱导的肺动脉高压动物疾病模型,由于病变过程相对缓和并容易控制,死亡率低,操作相对简单,重复性好,利于推广和应用。

5. 野百合碱诱导的肺动脉高压模型是一个炎症反应在其发病机制中起重要作用的模型,接近结缔组织相关肺动脉高压发病机制,适用于进行对结缔组织相关肺动脉高压的发病机制及药物干预的研究。

6. 野百合碱诱发的肺动脉高压模型与人类肺动脉高压并不完全一致,某些针对肺动脉高压模型动物的治疗药物甚至可能在人类引发肺动脉高压[20]。

7. 大鼠体积相对较小,不利于建立反向肺循环模型,且大鼠的肺循环、血管超微结构、血管重塑、病理改变均与人类肺动脉高压有一定的差异[21]。

【参考文献】

[1] 中国医学科学院活血化瘀治则研究协作组. 肺源性心脏病大鼠模型的建立及"通脉灵"疗效的初步观察[J]. 新医药学杂志,1976,7:36-39.

[2] 王左,熊旭东,郭昌信. 活血解毒对野百合碱诱发大鼠肺心病急性发作期的 SOD,LPO 作用[J]. 中国中医急症,1997,6(1):42-43.

[3] 王俊东,杨达宽,李治纲,等. 野百合碱诱导大鼠肺动脉高压模型的建立[J]. 中国组织工程研究与临床康复,2011,15(28):5237-5240.

[4] 袁盛华,李娜,戴德哉. 两种肺动脉高压模型大鼠肺动脉和尾动脉血管活性变化及药物体外干预[J]. 药学进展,2006,30(7):314-321.

[5] 林伟,王毅,吴昊. 野百合碱诱导大鼠肺动脉高压模型的建立及尾加压素-Ⅱ在肺动脉高压中的表达[J]. 浙江实用医学,2010,15(2):96-99.

[6] 孙丹丹,陈洪茂,段云友,等. 慢性肺动脉高压大鼠心脏结构和功能的改变[J]. 中华全科医学,2010,8(11):1342-1345.

[7] TANINO Y. Monocrotaline-induced pulmonary hypertension in animals[J]. Nippon Rinsho,2001,59(6):1076-1080.

[8] 王利梅,张焕萍,柴景伟,等. 川芎嗪对野百合碱诱导大鼠肺动脉高压的影响[J]. 中西医结合心脑血管病杂志,2012,10(1):71-72.

[9] 董旭,王钢,王怀良,等. 蛋白激酶 C 亚型在慢性"炎症性"肺动脉高压大鼠肺动脉中

的表达[J].解放军医学杂志,2007,32(6):558-560.

[10]林培森,谢筱露,谢良地,等.大鼠肺小动脉重构发生在肺动脉压增高之前[J].中华高血压杂志,2007,15(10):839-843.

[11]谭晓燕,何建国.肺动脉高压大鼠肺小动脉内皮细胞间和右心室心肌中缝隙连接蛋白43表达变化的初步研究[J].中国循环杂志,2011,26(6):469-472.

[12]陈瑞芬,周光德,曹文军,等.野百合碱诱导实验性肺动脉高压病理形态观察[J].电子显微学报,2002,21(1):1-4.

[13]杨茂农.肺心一号对实验性大鼠肺心病急性发作期血浆内皮素的影响[J].实用医院临床杂志,2008,5(5):21-23.

[14]韩冰,应茵,丁晓霁,等.艾叶油治疗肺心病模型大鼠肺动脉高压的实验研究[J].浙江中西医结合杂志,2013,23(9):700-702.

[15]韩大莉,王庆久,邵艳梅,等.肺心通对慢性肺源性心脏病模型大鼠肺动脉高压、血流动力学及肺血管重构的影响[J].现代生物医学进展,2022,22(11):2046-2050.

[16]杨利萍,张友兰,唐凤鸣,等.基于TGFβ1/Smad7通路观察麻黄碱对肺心病大鼠血管内皮结构及功能的影响[J].西部中医药,2022,35(4):48-54.

[17]江浩文,何志旭,王志华,等.野百合碱诱导实验性肺动脉高压的研究[J].贵阳医学院学报,2007,(1):1-4.

[18]GRUENSTEIN D H,BASS J L. Experimental evaluation of a new articulated Amplatzer ductal occluder device without fabric[J]. Catheter Cardiovasc Interv,2009,74(3):482-487.

[19]MATHEW R,GUZOWSKI D E,GLOSTER E S. Effect of verapamil on monocrotaline-induced pulmonary artery hypertension and endothelial cell dysfunction in rats[J]. Exp Lung Res,1990,16(6):627-644.

[20]FIRTH A L,MANDEL J,YUAN J X. Idiopathic pulmonary arterial hypertension[J]. Dis Model Mech,2010,3(5-6):268-273.

[21]HEATH D. The rat is a poor animal model for the study of human pulmonary hypertension[J]. Cardioscience,1992,3(1):1-6.

二、兔野百合碱诱导肺动脉高压和肺心病模型

【基本原理】

参见本节"大鼠野百合碱诱导肺动脉高压和肺心病模型"。采用野百合碱一次性腹腔弹丸式注射的方法,建立兔肺动脉高压和肺心病模型。

【实验材料】

1. 药品试剂　①野百合碱:临用时用无水乙醇与生理盐水(1:5)混合液充分溶解。②麻醉药品:戊巴比妥钠,水合氯醛,乌拉坦,盐酸氯胺酮注射液等。③组织固定液:10%

甲醛溶液或4%多聚甲醛溶液,3%戊二醛等。④其他:无水乙醇,肝素,HE染色液等。

2.仪器设备 彩色电脑声像仪,高频心脏变频探头,多导生理记录仪或生物信号采集处理系统,压力换能器,造影导管,生物显微镜,病理图像分析系统等。

3.实验动物 健康成年新西兰兔,4～6个月龄,体重2.0～2.5 kg,雌雄各半。

【方法步骤】[1-4]

将动物随机分为模型组和对照组,模型组兔采用腹腔注射或腹腔弹丸式注射野百合碱溶液(60 mg/kg),对照组兔注射等容量乙醇和生理盐水混合液。于注射后第21～28天进行心导管压力测定,以肺动脉压力上升超过30 mmHg作为肺动脉高压模型成功的标准。

【观察指标】

1.超声检测 定期对模型制作前后肺动脉及心脏各腔室进行实时超声监测,观察并对比分析野百合碱所致慢性肺动脉高压前后的心血管超声改变,检测三尖瓣反流、心率(HR)、肺动脉舒张末期内径(PADD)、最大血流速度(Vmax)、加速时间(AT)、射血时间(ET)、射血前期时间(PEP)及射血前期时间与射血时间比值(PEP/ET)等参数。

2.心导管压力测定 将动物麻醉后,常规备皮、消毒,依次切开皮肤、皮下组织,在胸骨左缘断开第2～4肋骨,显露心脏,剪开心包膜,牵拉裸露心脏,牵出右心耳,用眼科手术剪剪开3～4 mm的小切口,截取15 cm造影导管,经肝素溶液冲洗后,一端经三通管通过压力传感器连接多道生理记录仪,另一端从右心耳入路,缓慢操纵导管,根据监护仪所显示的压力值与压力曲线的变化判断导管尖的位置,依次测定右心房压、右心室压及肺动脉压。

3.肺血管形态观察 将动物麻醉处死,取肺组织,10%甲醛固定,常规石蜡包埋、切片,HE染色,光镜结合病理图像分析系统下进行肺血管形态学观察与测量。

【模型特点】

1.模型成功率65%,三尖瓣反流出现率为69.2%。

2.除右心室舒张压外,模型兔各个心腔压力均较对照组显著增高。

3.模型兔肺动脉血流加速时间(AT)、射血时间(ET)显著缩短,而射血前期时间(PEP)、射血前期时间与加速时间比值(PEP/AT)则显著延长。

4.模型组兔肺各级动脉均可见血管壁中层平滑肌组织增生,血管壁增厚,显微镜下观察可见血管壁细胞数目增多,细胞核增殖明显。

【注意事项】

野百合碱腹腔注射剂量是影响模型成功与否及导致动物死亡的主要因素,应在预实验时确立合适的野百合碱剂量。

【模型评价】

1.采用野百合碱一次性腹腔注射的方法建立兔肺动脉高压和肺心病模型,模型兔于

21~28 d出现肺动脉高压及右心室肥厚,基本符合人类肺动脉高压和肺心病的基本病理特征。

2.实时超声监测下建立兔慢性肺动脉高压模型,成功率高,其超声心动图监测结果与大动物的既往研究结果相吻合[5-6],也与作为金标准的右心导管肺动脉压力测定值具有良好的一致性。

【参考文献】

[1]陈洪茂,段云友,周宁,等.实时超声监测兔慢性肺动脉高压模型的建立及其意义[J].中国超声医学杂志,2008,24(8):684-687.

[2]孙丹丹,段云友,陈洪茂,等.以野百合碱建立兔慢性肺动脉高压模型的效果分析[J].心脏杂志,2011,23(4):465-467.

[3]张莹洁.法舒地尔对野百合碱诱导兔肺动脉高压的影响[D].河北医科大学,2012.

[4]李娟.兔肺动脉高压左心功能的变化及意义[D].西安:第四军医大学,2007.

[5]GLAUS T M,TOMSA K,HÄSSIG M,et al. Echocardiographic changes induced by moderate to marked hypobaric hypoxia in dogs[J]. Vet Radiol Ultrasound,2004,45(3):233-237.

[6]SCHOBER K E,BAADE H. Doppler echocardiographic prediction of pulmonary hypertension in West Highland white terriers with chronic pulmonary disease[J]. J Vet Intern Med,2006,20(4),912-920.

三、犬脱氢野百合碱诱导肺动脉高压和肺心病模型

【基本原理】

脱氢野百合碱(monocrotaline pyrrole,MCTP)是野百合碱(monocrotaline,MCT)在动物体内经肝酶代谢产生的活性产物,MCT在肝脏中经P450单氧化酶转化为其活性形式MCTP,MCTP随血液循环到达肺,沉积于肺血管,直接引起血管内皮损伤,损伤的内皮细胞释放多种细胞因子和炎性介质,诱导肺动脉平滑肌细胞的增殖和血管周围炎症,促进肺动脉高压的形成[1-2]。采用右心房注射MCTP的方法,建立犬肺动脉高压和肺心病模型。

【实验材料】

1.药品试剂 ①脱氢野百合碱:根据Mattocks方法[3],野百合碱脱氢处理后得到可使用的纯度为70%~100%的脱氢野百合碱。实验前1 d制备完成后-80 ℃保存,使用前溶于0.1 mL/kg二甲基酰胺(dimethylformamide,DMF)。②麻醉药品:戊巴比妥钠,水合氯醛,乌拉坦,盐酸氯胺酮注射液,速眠新等。③组织固定液:10%甲醛溶液或4%多聚甲醛溶液,5%戊二醛等。④其他:肝素,HE染色液,DMF等。

2.仪器设备 七腔Swan-Ganz漂浮导管,9F血管鞘,Vigilance血流动力学监测系统,人工呼吸机,生物显微镜,电子显微镜,病理图像分析系统等。

3. 实验动物　健康成年比格犬或杂种犬,雌雄各半。

【方法步骤】[4-7]

将犬用3%戊巴比妥钠静脉注射麻醉(30 mg/kg),右侧腹股沟切口,分离股静脉,置入 9F 血管鞘固定,随后置入 7 腔 Swan-Ganz 漂浮导管,测定右心房压力、右心室压力、肺动脉压力、肺毛细血管楔压、心输出量及肺血管阻力等。采用右心房注射脱氢野百合碱(2 mg/kg),对照组右心房注射二甲基酰胺溶剂(0.1 mL/kg)。用药 8 周后重复上述指标监测。

【观察指标】

1. 血流动力学[8-9]　分别于脱氢野百合碱右心房注射前和注射后 8 周,将犬用3%戊巴比妥钠静脉注射麻醉(30 mg/kg),右侧腹股沟切口,分离股静脉,置入 9F 血管鞘固定,随后置入 7 腔 Swan-Ganz 漂浮导管。按照参考文献方法,利用 Vigilance 血流动力学监测系统,测定中心静脉压(central venous pressure,CVP)、右心房压(right atrium pressure,RAP)、右心室压(right ventricular pressure,RVP)、肺动脉压(pulmonary artery pressure,PAP)、肺毛细血管楔压(pulmonary capillary wedge pressure,PCWP)、心输出量(cardiac output,CO)及肺血管阻力(pulmonary vascular resistance,PVR)等。

2. 右心室肥厚指数　实验犬以过量戊巴比妥钠麻醉处死,取心脏,沿房室沟分离左、右心室,置于恒温箱 50 ℃烘干 12 h,分别称取右心室(RV)和左心室+室间隔(LV+S)重量,计算右心室肥厚指数(RVHI)。

$$RVHI = RV/(LV+S)\times100\%$$

3. 病理组织学检查　取部分肺组织,10% 甲醛固定,梯度乙醇脱水、常规石蜡包埋、切片,HE 和 VG 染色,光镜结合病理图像分析系统进行病理形态学观察与分析。取肺小动脉,5% 戊二醛固定,常规包埋切片,电镜下观察。在 400 倍光学显微镜下,计算直径 15 ~ 50 μm 的肺肌性动脉的肌化百分比;利用病理图像分析系统测量直径 100 ~ 200 μm 的肺肌性动脉的中膜厚度(media thickness,MT)及血管外径(external diameter,ED),计算中膜厚度百分比(MT%)。

$$MT\% = 2\times MT/ED\times100\%$$

【模型特点】

1. 脱氢野百合碱注射后 7 d,模型犬开始出现毛色晦暗、呼吸急促、进食减少,体重较正常组增加缓慢。

2. 脱氢野百合碱注射后 8 周,模型犬右心室平均压、肺动脉收缩压、平均肺动脉压力和肺血管阻力明显升高,心输出量显著下降。

3. 直径 40 ~ 100 μm 肺小动脉内侧壁肥厚和新生内膜形成,内皮细胞界限不清;内弹力膜增厚并形成较厚的皱褶;中膜平滑肌增生,外弹力膜增厚。肺动脉管腔变小,血管周围水肿,部分肺泡组织塌陷。

4. 肺动脉内皮细胞肿胀,变性的肺动脉血管内皮细胞基底面突起增多,与迁入内膜下的平滑肌细胞之间联系增多。

5. 与对照组比较,模型组犬右心室肥厚指数明显增加。

【注意事项】

1. DHMC 性质相对不稳定,在常温情况下半衰期极短,易被还原,进而影响浓度。因此,在脱氢产物制备后迅速取样进行 HPLC 纯度检测,并转移至 −80 ℃冰箱保存,使用前根据浓度计算相应注射剂量。

2. DHMC 对肺动脉内皮细胞损伤作用具有直接的剂量依赖性,是影响模型成功与否及导致犬死亡的最主要因素,且不同动物品系对 DHMC 具有不同的耐受性[4,10-15]。因此,应在预实验时确立合适的 DHMC 剂量。

【模型评价】

1. 犬肺动脉高压和肺心病模型较大鼠、兔模型体积大,建立简便,能较好地反映人类肺动脉高压的病理变化的特点。

2. 采用 Swan-Ganz 导管从外周静脉(颈外静脉)插入,利用气囊漂浮导向,导管随血流进入右心房、右心室、肺动脉,可获得多项重要血流动力学数据,直接测定的数据指标包括右心房压(中心静脉压)、右心室压、肺动脉压、肺小动脉楔压,波形清晰,与人类肺动脉压力曲线形态相似,数据更为可靠[9]。

【参考文献】

[1] GOMEZ-ARROYO J G, FARKAS L, ALHUSSAINI A A, et al. The monocrotaline model of pulmonary hypertension in perspective[J]. Am J Physiol Lung Cell Mol Physiol, 2012, 302 (4): L363-369.

[2] KUANG T, WANG J, PANG B, et al. Combination of sildenafil and simvastatin ameliorates monocrotaline-induced pulmonary hypertension in rats[J]. Pulm Pharmacol Ther, 2010, 23(5): 456-464.

[3] MATTOCKS A R, JUKES R, BROWN J. Simple procedures for preparing putative toxic metabolites of pyrrolizidine alkaloids[J]. Toxicon, 1989, 27(5): 561-567.

[4] 陈丹丹, 周达新, 钱菊英, 等. 脱氢野百合碱诱导犬肺动脉高压模型的剂量[J]. 中国临床药学杂志, 2011, 20(6): 323-325.

[5] 周达新, 陈丹丹, 管丽华, 等. 经皮漂浮导管测肺动脉高压模型的研究[J]. 中华心血管病杂志, 2009, 37(增刊): 258.

[6] 赵永红, 苏肇伉, 张海波, 等. 脱氢野百合碱诱导犬肺动脉高压模型的建立[J]. 中华胸心血管外科杂志, 2005, 21(6): 346-348.

[7] 陈丹丹, 钱菊英, 陈发东, 等. 阿托伐他汀逆转早期野百合碱诱导肺动脉高压机制[J]. 中国分子心脏病学杂志, 2011, 11(1): 26-32.

[8] OKADA M, YAMASHITA C, OKADA M, et al. A dehydromonocrotaline-induced pulmonary hypertension model in the beagle[J]. J Thorac Cardiovasc Smg, 1995, 110(2):

546-547.

[9]林约瑟,李淑娟,李轩狄,等.应用 Swan-Ganz 导管测定肺动脉高压犬模型肺循环阻力及心输出量的实验研究[J].中华临床医师杂志(电子版),2015,9(13):2539-2543.

[10] OKADA M, YAMASHITA C, OKADA M, et al. A dehydromonocrotaline–induced pulmonary hypertension model in the beagle[J]. J Thorac Cardiovasc Surg,1995,110 (2):546-547.

[11] OKADA M, YAMASHITA C, OKADA M, et al. Establishment of canine pulmonary hypertension with dehydrmnocrotaline:important of a larger animal model for lung transplantation [J]. Transplantation,1995,60(1):9-13.

[12]CHEN E P,BITTNER H B,DAVIS R D,et al. Right ventricular failure–insights provided by a new model of chronic pulmonary hypertension[J]. Transplantation,1997,63(2): 209-216.

[13]CHEN E P,BITTNER H B,DAVIS R D,et al. Pulmonary vascular impedance and recipient chronic pulmonary hypertension following cardiac transplantation [J]. Chest,1997, 112(6):1622-1629.

[14]GUST R,SCHUSTER D P. Vascular modeling in experimentally induced subacute canine pulmonary hypertension [J]. Exp Lung Res,2001,27(1):1-12.

[15] TAKAHASHI M, NAKAMURA T, TOBA T, et al. Transplantation of endothelial progenitor cells into the lung to alleviate pulmonary hypertension in dogs [J]. Tissue Eng,2004,10(5-6):771-779.

四、其他野百合碱诱导肺动脉高压和肺心病模型

(一)小型猪野百合碱诱导肺动脉高压和肺心病模型

【方法步骤】[1]

实验用雄性西藏小型猪,4.0~4.5 个月龄,体重 15.0~18.0 kg,随机分为模型组和对照组。采用 MedLab 和右心导管术,测定小型猪肺动脉压作为基础压;模型组小型猪腹腔注射野百合碱(用医用酒精配成 25% 注射溶液)10.0 mg/kg,对照组小型猪给予同样剂量医用酒精。分别于给药后 4 周、8 周,进行肺动脉压测定及心、肺病理组织形态学检查。

【模型特点】

1.西藏小型猪的正常肺动脉压与人体相近,平均肺动脉压为(15.19±0.70)mmHg。给药 4 周平均肺动脉压升至(19.69±2.47)mmHg;给药 8 周升至(25.62±4.88)mmHg,与基础压相比均有显著性差异。

2.MCT 注射后 4 周,右心室心肌细胞较正常组明显肥大、稀疏,右心室心肌细胞肥大增粗,核大、淡染。肺小动脉壁增厚伴玻璃样变,管腔狭窄甚至闭塞,肺组织大量炎症细

胞浸润,以淋巴细胞为主。小血管壁正常结构丧失,有纤维素样渗出,管周有淋巴细胞浸润,肺泡壁上毛细血管淤血,肺间质增厚。

3. MCT 注射后 8 周,心肌纤维走行紊乱,部分心肌纤维分叉,核大浓染,细胞内肌原纤维数量增多,心肌纤维增粗,排列紊乱,具有明显的心肌肥厚纤维化表现。肺各级动脉均可见血管壁中层平滑肌组织增生,血管壁增厚,中层平滑肌细胞肥大、排列紊乱,血管腔明显狭窄。镜下可见血管壁细胞数目增多,细胞核增殖明显。

【参考文献】

[1]赵瑾,刘蓉,李洪涛,等.野百合碱诱导的肺动脉高压小型猪的肺病理改变[J].南方医科大学学报,2012,32(6):867-869.

(二)小鼠野百合碱诱导肺动脉高压和肺心病模型

【方法步骤】[1-3]

雄性 CD1 小鼠,鼠龄 10 ~ 14 周,体重 25 ~ 30 g。使用 1 mol/L 盐酸溶解野百合碱,1 mol/L 氢氧化钠调整野百合碱溶液 pH 7.40,使用生理盐水稀释至野百合碱终浓度为 60 mg/mL。小鼠颈背部皮下注射野百合碱 400 mg/kg,每周注射 1 次,连续 8 周,对照组颈背部皮下注射等容积生理盐水。8 周后通过直接经膈肌右心室穿刺法测定右心室收缩压;称重法计算右心室肥厚指数;HE 染色观察右心室心肌细胞形态;弹力纤维染色测定肺小动脉中膜厚度;免疫组化检测肺动脉平滑肌细胞 α-肌动蛋白(α-smooth muscle actin,α-SMA)表达并计算肺小动脉肌化程度。

【模型特点】

1. 与对照组比较,模型小鼠右心室收缩压和右心室肥厚指数显著升高。

2. 模型组肺小动脉管壁中膜及内、外弹力层明显增厚,管腔狭窄。

3. 与对照组相比,野百合碱模型组非肌化动脉显著减少、完全肌化动脉显著增多,同时部分肌化动脉增多。

【参考文献】

[1]邵成杰,孔辉,曾晓宁,等.尼可地尔抑制野百合碱诱导的肺动脉高压小鼠肺血管重构[J].南京医科大学学报(自然科学版),2017,37(8):943-948.

[2]ZHANG Y, LIAO S, YANG M, et al. Improved cell survival and paracrine capacity of human embryonic stem cell-derived mesenchymal stem cells promote therapeutic potential for pulmonary arterial hypertension[J]. Cell Transplant,2012,21(10):2225-2239.

[3]MOLTENI A, WARD W F, TS'AO C H, et al. Monocrotaline pneumotoxicity in mice[J]. Virchows Arch B Cell Pathol Incl Mol Pathol,1989,57(3):149-155.

第四节 手术分流肺动脉高压模型

一、犬手术分流肺动脉高压模型

【基本原理】

由于各级体循环动脉压力远高于肺动脉,通过手术方法建立降主动脉-左下肺动脉分流,模拟左向右分流性先天性心脏病形成的肺动脉高压,制备犬肺动脉高压模型。

【实验材料】

1. 药品试剂 ①麻醉药品:戊巴比妥钠,水合氯醛,乌拉坦,盐酸氯胺酮注射液等。②组织固定液:10%甲醛溶液或4%多聚甲醛溶液,戊二醛等。③其他:肝素,HE 染色液,V-G 染色液,达肝素钠注射液(法安明)等。

2. 仪器设备 呼吸机,22F 静脉留置针,压力传感器,心功能监测仪,多导生理记录仪,血气分析仪,生物显微镜,病理图像分析系统,Gore-Tex 管道。

3. 实验动物 杂种犬,雌雄不拘。

【方法步骤】

1. 降主动脉-左下肺动脉间同种异体锁骨下动脉搭桥法[1-4]

(1)方法 ①动物和分组:2～3 月龄杂种幼犬,体重 3.5～4.5 kg,雌雄不拘,随机分为模型组和假手术组。②同种异体成年犬左锁骨下动脉的获得与处理:实验用健康成年犬,3% 戊巴比妥钠静脉注射麻醉(30 mg/kg),全身肝素化(静注肝素 1 mg/kg),呼吸机辅助呼吸,经左侧第 4 肋间开胸,游离、结扎并切取左锁骨下动脉,生理盐水冲洗,放入事先预备好的含有抗生素的无菌冷平衡盐液小瓶中,-30 ℃冰箱保存。③降主动脉-左下肺动脉分流术:将幼犬用 3% 戊巴比妥钠静脉注射麻醉(30 mg/kg),气管插管,呼吸机辅助呼吸。经下肢建立静脉通道,静滴平衡盐液维持循环,并肝素化(1 mg/kg),同时用 22F静脉留置针行右侧股动脉穿刺术,穿刺针经三通管、动脉测压管及压力传感器连接心功能监测仪。将实验犬右侧卧位固定,术野常规剪毛、消毒、铺巾,经第 4 肋间进胸,暴露并游离左下肺动脉及降主动脉。用无损伤侧闭钳在近左下肺动脉处部分阻断降主动脉后,用弯型眼科剪在阻闭的降主动脉处剪一椭圆孔(5 mm×3 mm),用 5-0 无损伤缝合线将被移植的左锁骨下动脉与降主动脉端侧吻合(后 1/2 部分用连续缝合,前 1/2 部分用间断缝合)。缝合完毕后,用动脉夹钳闭移植血管的远侧端,开放降主动脉上的侧闭钳,观察吻合口渗血情况并给予处理。主动脉端吻合完毕后,用动脉夹分别阻断左下肺动脉的远、近端,并在左下肺动脉剪一相应大小切口,用同样方式进行移植血管与左下肺动脉间的端侧吻合。移植血管长度为 8～12 mm,即等同于降主动脉与左下肺动脉间的实际距离。吻合后,由远至近分步开放肺动脉远、近端及移植血管上的动脉夹,进一步观察两个吻合口有无渗血及是否通畅。充分止血、冲洗胸腔、左肺加压膨起后,放胸腔闭式引流,逐层关胸。④术后处理:术后继续使用呼吸机辅助呼吸 3～5 h,待实验犬呼吸完全恢复,生命体征基本平稳后拔出气管插管,静脉滴注葡萄糖液及平衡盐液、抗凝剂及抗生素 3 d,术后 10 d 拆线。

(2)特点　①左下肺动脉压、左下肺血管阻力及肺血流量显著升高,右肺动脉压的升高程度明显低于左下肺动脉压。②左下肺动脉出现平滑肌细胞显著增生,并向肺动脉远端延伸,肌性动脉、部分肌性动脉数量增多,非肌性动脉数量减少,弹力、胶原纤维增多,血管中膜及内膜增厚,部分血管腔闭塞甚至出现血管丛样改变;右下肺动脉仅出现轻度增生,且仅限于中膜。

2.降主动脉-左肺动脉 Gore-Tex 管道连接法[5]

(1)方法　①动物和分组:成年杂种犬,体重 10～15 kg,雌雄不拘,随机分为模型组和假手术组。②术前准备:将动物用的氯胺酮(5 mg/kg)诱导麻醉,左侧胸部备皮消毒。速眠新静脉注射(0.1 mL/kg)麻醉,气管插管,连接呼吸机。③降主动脉-左肺动脉分流术:经左侧第 4 肋间进胸,将左肺拉向前下方,分离、显露左肺动脉主干及降主动脉。在降主动脉靠近左肺动脉处,用无损伤侧壁血管钳不完全阻断降主动脉血流。用尖刀在降主动脉侧壁做 6 mm 的切口,与 Gore-Tex 血管用 6-0 prolene 线连续行端侧吻合;左肺动脉对应处钳夹侧壁做相应大小的切口,同样方法完成肺动脉的端侧吻合。松钳后见 Gore-Tex 管道充盈,并可触及双期震颤。用超声流量仪测定吻合前后左肺动脉流量。分层关胸,置小硅胶管在胸内作引流及抽液用,关胸前膨肺。④术后处理:术后肌内注射青霉素(10 万 U/kg),皮下注射达肝素钠注射液(200 U/kg)7 d。12 周后,按前述方法将动物麻醉,行心脏彩超或心导管造影检查,观察分流通畅情况。

(2)特点　动物存活率为 75%,动物分流管道保持通畅。8 周和 12 周后左肺动脉压明显高于右肺及对照组,左、右肺动脉病理改变有明显差异。光镜下观察到手术分流动物左肺肌性动脉中膜肥厚,无新生内膜形成。

3.降主动脉动脉-肺动脉侧侧吻合术[6]　降主动脉-肺动脉吻合术又称 Potts 术。将实验犬麻醉,经左侧第 4 肋间进胸,将左肺拉向前下方,分离、显露左肺动脉主干及降主动脉。在降主动脉靠近左肺动脉处,用无损伤侧壁血管钳不完全阻断降主动脉血流,用尖刀在降主动脉侧壁做 6 mm 的切口。左肺动脉对应处钳夹侧壁做相应大小的切口,行降主动脉与左下肺动脉侧侧吻合,造成降主动脉-左下肺动脉分流。

【观察指标】

1.一般观察　观察动物精神状况、活动,心脏体征及死亡情况等,计算动物死亡率。

2.超声心动图　分别于手术前及手术后不同时间,对肺动脉及心脏各腔室进行实时超声监测,测定三尖瓣反流、心率(HR)、肺动脉舒张末期内径(PADD)、最大血流速度

（V_{max}）、加速时间（AT）、射血时间（ET）、射血前期时间（PEP）及射血前期时间与射血时间比值（PEP/ET）等参数。

3. 血流动力学测定

（1）术中血流动力学监测 在结束移植血管与肺动脉吻合前，经左下肺动脉-降主动脉间的吻合口处，将一细塑料管置于左下肺动脉远侧端，开放左下肺动脉后，首先测量并记录无分流的左下肺动脉压力及血氧含量，然后将导管远端上置于主肺动脉及右肺动脉，并测量其压力及血氧含量；开放移植血管上的动脉夹后，再逆前顺序分别测量右肺动脉、主肺动脉及左下肺动脉压力及血氧变化。同时经股动脉插管处测定分流前后的动脉压力及血氧变化，计算分流量和血管阻力。

（2）术后血流动力学检测 分别于手术后第 30、60 和 90 天进行体、肺循环血流动力学检测。麻醉（方法同前）后，经犬左侧股静脉，穿刺并置 5F 或 6F Swan-Ganz 导管，测量右心房压、右心室压、主肺动脉压、左下肺动脉压、右肺动脉压及以上各点血氧含量和心排量（CO）。体动脉压经左侧股动脉穿刺获得（方法同前），同时采动脉抗凝血做血气分析用。

4. 右心室肥厚指数 血流动力学测量后，在麻醉状态下静脉注射肝素（2 mg/kg），经左侧第 5 肋间进胸，取出心脏，用 PBS 缓冲液将心脏内血液冲洗干净，沿房室沟剪除心房、主动脉和肺动脉，再沿心室间隔边缘将右心室游离壁分离，剖开左心室和室间隔，用滤纸吸干，电子天平分别称重右心室（right ventricle，RV）和左心室加室间隔（left ventricle plus septum，LV + S），计算右心室肥厚指数（right ventricular hypertrophy index，RVHI）。

$$RVHI = RV/(LV + S) \times 100\%$$

5. 肺小动脉病理学观察 定点取不同部位肺组织，10% 甲醛溶液固定，梯度乙醇脱水，常规石蜡包埋、切片，分别进行 HE、V-G 及弹力纤维染色，光镜结合病理图像分析系统观察与测量小血管壁中层增厚及内膜增生等血管改建情况。硫酸钡明胶肺动脉灌注，观察肺血管整体形态学改变情况。计数高倍镜下肌性动脉（muscle artery，MA）、部分肌性动脉（partially muscle artery，PMA）和非肌性动脉（non-muscle artery，NMA）个数并计算其百分数。分别测量 MA、PMA 和 NMA 中膜厚度（media thickness，MT）、血管外径（external diameter，ED）、血管总面积（total area，TA）、血管腔面积（lumen area，LA），计算肺小动脉中膜厚度占管径的百分比（MT%）、管壁面积占血管总面积的百分比（WA%）。

$$MT(\%) = 2 \times WT/ED \times 100\%$$
$$WA(\%) = (TA-LA)/TA \times 100\%$$

【注意事项】

左向右分流所造成的肺动脉改建是不对称的，一方面表现在同一截面的血管部分细胞增生明显，而另一部分细胞增生不明显，导致部分管壁向管腔内凸出，这种情况可能与血管壁受力情况有关；另一方面，同一肺叶内血管改变也不完全相同。因此，应用血管面积资料进行计算和统计，可能较单用管径更能反映血管增生情况。

【模型评价】

1. 犬手术分流肺动脉高压模型的左下肺动脉压(left lower pulmonary artery pressure,LLPAP)、左下肺血管阻力(left lower pulmonary vascular resistance,LLPVR)及肺血流量(pulmonary blood flow,PBF)显著升高。肺动脉平滑肌细胞显著增生并向肺动脉远端延伸,肌性动脉、部分肌性动脉数量增多,非肌性动脉数量减少,弹力、胶原纤维增多,血管中膜及内膜增厚,部分血管腔闭塞甚至出现血管丛样改变。肺动脉压力的升高可导致肺动脉结构重塑,肺动脉高压程度不同,所造成的肺动脉病理改变也不同,而肺动脉的病理改变又导致肺循环阻力的上升,从而导致肺动脉压力的进一步升高,形成恶性循环。

2. 经典的 Potts 手术方法是降主动脉与左肺动脉直接吻合,是临床上治疗肺血减少型先天性心脏病的方法之一;但将其应用于动物实验中发现,犬肺动脉壁弹性较差,侧壁钳夹后易出现内膜撕裂,加之直接与降主动脉吻合,吻合口张力大,极易撕裂出血。用Gore-Tex 管道在降主动脉与左肺动脉之间搭桥,有效地避免了吻合口出血的问题。

3. 用一定内径的异体成年犬左锁骨下动脉作为介质建立体-肺循环分流,其优点在于:①手术简单方便,主动脉与肺动脉吻合分步进行,避免了同时阻断而造成术野器械过多等不便;②手术过程相对安全,根据降主动脉与左下肺动脉间的实际距离,设计移植血管的长度,避免了左下肺动脉张力过高而造成缝针处的撕裂、出血;③吻合口及分流量的大小易于掌握,由于成年犬左锁骨下动脉的取材在先,因此比较容易掌握移植血管内径的大小,保证分流量的一致性。

【参考文献】

[1]崔勤,杨景学,朱海龙,等.实验性肺动脉高压犬肺血流动力学特征[J].第四军医大学学报,2000,21(5):633-635.

[2]崔勤,朱海龙,杨景学,等.实验性幼犬动力型单侧肺动脉高压模型的建立[J].第四军医大学学报,1999,20(4):328-330.

[3]崔勤,杨景学,朱海龙,等.肺动脉高压幼犬肺动脉压力与肺动脉结构的关系[J].中华实验外科杂志,2000,17(6):505-506.

[4]崔勤,杨景学,朱海龙,等.动力性肺动脉高压幼犬模型中肺动脉压力与血管结构的关系[J].第四军医大学学报,2000,21(5):601-604.

[5]赵永红,张海波,蒋祖明,等.改良 Potts 手术建立犬单侧动力性肺动脉高压模型[J].上海交通大学学报(医学版),2006,26(11):1242-4244.

[6]崔勤,杨景学,朱海龙,等.三种幼犬动力性肺动脉高压模型的对比研究[J].中华实验外科杂志,2000,17(1):85.

二、猪手术分流肺动脉高压模型

【基本原理】

采用降主动脉与左肺动脉搭桥术,使体循环的血液向肺循环内分流,建立猪左向右分流性肺动脉高压模型。

【实验材料】

1. 药品试剂　①麻醉药品:戊巴比妥钠,水合氯醛,乌拉坦或盐酸氯胺酮注射液等。②组织固定液:10%甲醛溶液或4%多聚甲醛溶液等。③其他:肝素,HE染色液,V-G染色液,芬太尼,泮库溴铵(潘可罗宁)等。

2. 仪器设备　彩色多普勒超声诊断仪,二维探头(频率1.7~3.4 MHz),高频探头(频率4.0~8.0 MHz),三维探头(频率1.9~3.8 MHz),呼吸机,多导生理记录仪或生物信号采集处理系统,生物显微镜,病理图像分析系统等。

3. 实验动物　幼猪,雌雄不拘。

【方法步骤】

1. 降主动脉-左肺动脉人工血管搭桥法[1-3]

(1)方法　实验用杂种幼猪,2~3月龄,体重8~10 kg,随机分为模型组和假手术组。术前12 h禁食。肌内注射氯胺酮20 mg/kg后建立腿部静脉通路,静脉注射戊巴比妥钠5 mg/kg,气管插管,连接麻醉机,行辅助呼吸。芬太尼20 μg/kg、泮库溴铵(0.1 mg/kg)静脉注射维持麻醉,呼吸机控制呼吸。经股动脉穿刺置管连接压力换能器,连接多导生理记录仪,术中监测有创动脉血压和心率,同时监测血气(pH、PaO_2、$PaCO_2$、离子)、鼻温及肛温。行左侧开胸,采用人工血管(直径1 cm)进行降主动脉与左肺动脉搭桥术。假手术组除不进行降主动脉与左肺动脉搭桥术外,余同模型组。

(2)特点　术后90 d,肺动脉收缩压、肺血管阻力显著升高。左肺动脉出现平滑肌细胞显著增生,部分血管中膜及内膜增厚,管腔狭窄。

2. 左颈动-静脉吻合法[4]

(1)方法　实验用1个月龄小型巴马幼猪,体重6~8 kg,随机分为模型组与假手术组。将猪麻醉后,于左颈部做一长约4 cm切口,分离暴露左侧颈外静脉,耳缘静脉注射肝素钠1 mg/kg抗凝。游离左侧颈总动脉,以小血管夹阻断其近心端血流。于颈内、外动脉分叉处下方0.5~1.0 cm处结扎并斜行切断左颈总动脉。用小血管夹阻断左侧颈外静脉近心端血流,于颈外静脉内侧适当位置做一约6 mm切口,显微镜下使用7-0 Prolene线行颈动-静脉端侧吻合。先后松开颈外静脉和颈总动脉近心端的血管夹,如发现颈外静脉近心端充盈并出现搏动,证实吻合口通畅良好。假手术组除未行左颈动-静脉吻合术外,余同模型组。术后1年观察猪的生长发育情况,每隔2个月称体重,测量身体长度,利用超声仪自动计算体表面积(body surface area,BSA)。术前及术后1年内每2个月行超声心动图检查观察三尖瓣反流(tricuspid regurgitation,TR)、肺动脉瓣反流(pulmonary regurgitation,PR),估测肺动脉收缩压(SPAP)及肺动脉平均压(MPAP);计算右心室面积变化率(right ventricular fractional area change,RVFAC)、收缩末期左心室偏心指数(left ventricular eccentricity index during end systolic phase,LVEIs)及舒张末期左心室偏心指数(left ventricular eccentricity index during end diastolic phase,LVEId),进行相关性分析。

（2）特点　模型成功率 50%。模型猪术后 1 年内随时间推移,SPAP、MPAP 逐渐升高,RVFAC 逐渐减小,LVEIs、LVEId 逐渐增大。RVFAC 与 SPAP、MPAP 呈负相关,LVEIs 与 SPAP、MPAP 呈正相关,LVEId 与 SPAP、MPAP 均无明显相关;假手术组不同时间点 RVFAC、LVEIs、LVEId 无显著性差异。

【观察指标】

1. 一般情况　观察动物精神状况、活动,心脏体征及死亡情况等,计算动物死亡率。

2. 超声心动图[4]　采用高频超声检查吻合口通畅情况。

（1）二维超声（2DE）　测量主肺动脉内径、右心室舒张末期横径、长径、右心室壁厚度。

（2）标准心尖四腔心切面　手动勾画出右心室舒张末期面积（RVAd）、收缩末期面积（RVAs）,并计算出右心室面积变化率（RVFAC）。

$$RVFAC = (RVAd - RVAs)/RVAd \times 100\%$$

（3）于胸骨旁乳头肌水平观察左心室短轴切面　分别于舒张末期、收缩末期测量经过室间隔中点并垂直于室间隔的左心室内径（D1）和垂直于 D1 的左心室内径（D2）,分别计算出舒张末期、收缩末期左心室偏心指数（LVEId、LVEIs）。

$$LVEI = D2/D1$$

（4）测量三尖瓣反流（TR）、肺动脉瓣反流（PR）压差,估测肺动脉收缩压（SPAP）及肺动脉平均压（MPAP）　SPAP=三尖瓣反流压差+右心房压（5～15 mmHg）,一般设定为 10 mmHg;MPAP=肺动脉瓣反流压差+右心室舒张末压（右心房压）。以 SPAP>30 mmHg 或 MPAP>25 mmHg 为肺动脉高压形成标准。

（5）右心室射血分数（RVEF）　实时三维超声清晰显示标准心尖四腔心切面时采集获取全容积成像数据库,调节矢状切面和冠状切面位于右心室正中,横切面位于右心室瓣环水平,分别于舒张末期、收缩末期描记心内膜面 3 个参考点的位置,软件自动勾画出心内膜边界,自动计算出右心室射血分数（RVEF）。

3. 血流动力学测定　根据实验需要,于术后不同时间,将猪麻醉后,仰卧位固定,参考"犬手术分流肺动脉高压模型"方法,经吻合口置管,或经犬左侧股静脉,穿刺并置 5F 或 6F Swan-Ganz 导管,测量右心房、右心室主肺动脉、左下肺动脉及右肺动脉压力、血氧含量和心排量（CO）等血流动力学参数。

4. 右心室肥厚指数　血流动力学测量后,在麻醉状态下静脉注射肝素（2 mg/kg）,经左侧第 5 肋间进胸,取出心脏,用 PBS 缓冲液将心脏内血液冲洗干净,沿房室沟剪除心房、主动脉和肺动脉,再沿心室间隔边缘将右心室游离壁分离,剖开左心室和室间隔,用滤纸吸干,电子天平分别称重右心室（right ventricle,RV）和左心室加室间隔（left ventricle plus septum,LV + S）,计算右心室肥厚指数（right ventricular hypertrophy index,RVHI）。

$$RVHI = RV/(LV + S) \times 100\%$$

5. 病理学观察　参见本节"犬手术分流肺动脉高压模型"。

【模型评价】

1. 小型猪心血管解剖结构及循环生理较为接近人类,且大型动物可获得更清晰的超声图像。

2. 超声心动图 RVFAC、LVEIs 指标可无创、便捷、较准确地追踪评估颈动-静脉分流法猪慢性肺动脉高压模型的肺动脉压变化,可为临床肺动脉高压的超声评价提供实验依据。

3. 与犬、兔及大鼠相比[5-7],猪分流性肺动脉高压模型应用相对较少。

【参考文献】

[1] 吕民,符邵鹏,张秀和.高肺血流幼猪模型的建立及其肺动脉血流动力学和肺组织学变化[J].中国实验诊断学,2012,16(1):14-16.

[2] 吕民,符邵鹏,张秀和.高肺血流致肺动脉高压幼猪模型中血清内皮素水平的变化[J].中国实验诊断学,2012,16(8):1360-1362.

[3] 吕民,施凯耀,张秀和.高肺血流幼猪模型中肺动脉血流动力学及组织学变化对血清基质金属蛋白酶的影响[J].中国实验诊断学,2012,16(9):1572-1574.

[4] 郭丽萍,吴棘,郑宝石,等.超声心动图评价慢性肺动脉高压猪心室形态变化与肺动脉压的关系[J].中国医学影像学杂志,2013,21(4):241-244,248.

[5] 崔勤,朱海龙,杨景学,等.实验性幼犬动力型单侧肺动脉高压模型的建立[J].第四军医大学学报,1999,20(4):328-330.

[6] 王伟,张宜乾,吴树明,等.兔高动力性肺动脉高压模型的建立[J].中国病理生理杂志,2006,22(3):612-613,617.

[7] 齐建光,杜军保,李简,等.左向右分流所致肺动脉高压大鼠模型的建立及其肺血管结构的变化[J].中华实验外科杂志,2002,19(3):199-201.

三、兔手术分流肺动脉高压模型

【基本原理】

参见本节"犬手术分流肺动脉高压模型"。

【实验材料】

1. 药品试剂　①麻醉药品:戊巴比妥钠,水合氯醛,乌拉坦或盐酸氯胺酮注射液等。②组织固定液:10%甲醛溶液或4%多聚甲醛溶液等。③其他:肝素,HE 染色液,V-G 染色液,维库溴铵(万可松)等。

2. 仪器设备　呼吸机,22F 静脉留置针,压力传感器,心功能监测仪,多导生理记录仪或生物信号采集处理系统,血气分析仪,全自动图像分析仪,生物显微镜,病理图像分析系统。

3. 实验动物　兔。

【方法步骤】

1. 兔 Pott's 法单侧动力性肺动脉高压模型[1]

（1）方法　①动物和分组：雄性新西兰白兔，体重 2.0～2.7 kg，随机分为空白组（不做手术）、假手术组（行开胸手术，不行吻合术）和模型组（施行分流手术）。②麻醉与气管插管：用 3% 戊巴比妥钠静脉注射麻醉（30 mg/kg）。术中可静注维库溴铵（每次 0.1 mg/kg）。采用经口盲插法，使用不带气囊的硅胶婴儿气管插管。将麻醉兔取俯卧位，术者左手将兔头上抬与兔身垂直，右手用镊子拉出兔舌并固定于左手大拇指下。利多卡因溶液喷喉，右手持插管顺兔舌中央沟插至近声门处，观察插管壁上呼出气流形成的雾珠而调整插管位置至正对气流最大处，在吸气时插入气管内，呼吸机辅助呼吸（潮气量 8 mL/kg，频率 35～40 次/min，氧气体积分数 40%）。头孢唑啉 125 mg 静脉注射预防感染，所有器械行高压灭菌。③降主动脉-左下肺动脉分流术：取右侧卧位，固定兔四肢及头、腹部，剪毛、消毒、铺巾。普鲁卡因局部麻醉。左肩胛下第 4 肋间隙切开肋间肌进胸。撑开肋骨，将左肺拉向前下方，显露左肺动脉主干及降主动脉。游离左肺动脉，远端套粗丝线，近端用阻血夹阻断。在降主动脉靠近左肺动脉处，用自行改制的无损伤侧壁血管钳不完全阻断降主动脉血流。用双刃尖刀在降主动脉壁上刺孔（约 2 mm），左肺动脉对应处剪一相应小口。用 8-0 prolene 线连续吻合后壁，吻合完后壁后收紧缝线，再连续吻合前壁。松钳后视吻合口膨胀程度可判断是否通畅。环束近端左肺动脉至原 1/2 大小，结扎左上肺动脉上部分支，促使分流血液大部分进入左中下肺，加速肺高压的形成。分层关胸，置小硅胶管胸内引流及抽液，关胸前膨肺。④术后处理：术毕继续用呼吸机辅助 30 min 以上，待呼吸恢复后停呼吸机，经氧气管给氧。兔清醒时拔气管插管。输注少量高渗糖以补充热量并补加抗生素。8～12 h 可抽 1 次胸液（引流管夹闭固定于兔背上）。当天及第 2 天给兔进食青菜叶，并可视引流情况拔除引流管，第 3 天多可进食干饲料。10 d 后拆除皮肤缝线。

（2）特点　1 个月动物存活率 51%，形成左→右分流通畅率为 83%。术后 1～3 个月，分流兔的左肺动脉高压形成率为 86.7%。绝大部分肺小动脉出现中层增厚及广泛的内膜增生。

2. 兔颈动-静脉分流法肺动脉高压模型[2]

（1）方法　①动物分组：雄性新西兰白兔，体重 2.40～2.85 kg。随机分为模型组和假手术组。②麻醉与固定：2.5% 戊巴比妥钠耳缘静脉注射麻醉（30 mg/kg），仰卧位固定。③颈动/静脉吻合术：颈部皮肤去毛并消毒，颈部正中切口（长约 3 cm）。显露右侧颈外静脉，耳缘静脉注射肝素 1 mg/kg 抗凝后，在颈外静脉第一个属支下方结扎其远端。游离右侧颈总动脉，近心端用小血管夹阻断血流，在颈内、外动脉分叉处下方约 0.5 cm 处结扎并斜行切断颈总动脉。用小血管夹阻断颈外静脉近心端，于颈外静脉内侧适当位置做一约 2 mm 切口，在显微镜下使用 7-0 Prolene 线行颈动-静脉端侧吻合。先后松开颈外静脉和颈总动脉近心端的血管夹，如发现颈外静脉近心端充盈并出现搏动性鲜红色血流,证明吻合口通畅良好。切口内放入少许青霉素粉剂预防感染,逐层缝合皮下组织及皮肤。以肺动脉收缩压>30 mmHg,平均肺动脉压>20 mmHg 为模型成功标准。

(2)特点 3 个月动物存活率60%,兔存活并吻合口通畅兔的肺动脉高压形成率为82.35%。吻合口通畅的模型动物,除少数肺动脉压正常的兔肺血管病变不明显外,绝大多数兔肺小动脉均出现中层增厚及广泛的内膜增生,非肌性动脉内皮细胞有不同程度的变性、肿胀、增生,纤维变性,中膜出现平滑肌组织,厚度增加,部分病变严重的肺小血管出现管腔闭塞。

3. 兔左颈总动脉与肺动脉总干吻合法肺高压动物模型[3]

(1)方法 ①动物分组:1 月龄雄性幼兔,体重(540±24)g,随机分为模型组和假手术组。②麻醉固定:硫喷妥钠耳缘静脉注射麻醉(30 mg/kg),以后每隔 30 min 静注 3 ~ 5 mg/kg 维持。仰卧位固定。③体-肺循环分流术:胸前正中切开皮肤、皮下组织及肌层,于第 7 肋间水平横断胸骨,沿正中线向上剪开胸骨,并向两侧缝线牵开,剪开心包,暴露心脏。1% 罂粟碱滴于右颈总动脉及肺动脉表面,以扩张目标血管。将左颈总动脉向颈部游离 1.5 cm 后离断,近心端用血管夹暂时阻断。用自制侧壁钳钳夹肺动脉主干前壁,纵行切开 4 mm,将颈总动脉远端修剪成 45°斜面,8-0 无损伤单丝线连续外翻缝合。假手术组不进行颈总动脉与肺动脉主干的吻合,余同模型组。妥善止血后,置入硅胶片,关胸。④术后处理:术后第 2 天拔除引流管,肌内注射青霉素 $2×10^5$ U,连续 3 d。术后第 2 天起,饲料中添加阿司匹林抗凝治疗。

(2)特点 模型组吻合成功率85%,3 个月存活率60%。假手术组 3 个月存活率70%。手术 3 个月后,血管吻合组的分流血管阻断前、后肺动脉收缩压、舒张压和平均压均明显高于假手术组;而分流血管阻断后,肺动脉收缩压、舒张压和平均压明显低于阻断前;分流组与假手术组比较,体循环平均压无明显差异。肺组织病理检查显示肺小动脉管壁增厚、管腔狭窄,管壁厚度指数(TI)与面积指数(AI)与对照组比较明显增加。

4. 颈部与腋部双分流肺动脉高压模型[4]

(1)方法

1)动物分组 雄性新西兰白兔,体重 2.4 ~ 3.0 kg。随机分为颈部组、腋部组、颈部组+腋部组和假手术组。

2)麻醉与固定 将动物用 10% 水合氯醛耳缘静脉注射麻醉(2 mL/kg),仰卧位固定。常规消毒铺孔巾,肝素抗凝(100 U/kg)。

3)动静脉分流术

颈部组:分离暴露左侧颈总动脉及颈外静脉,结扎远端,血管钳阻断近端,行颈总动脉近端斜面与颈外静脉前壁扩大切口端侧吻合,10/0 显微缝线连续缝合。

腋部组:分离牵引右侧胸大、小肌,橡皮筋牵拉其近、远心端血管,暴露并对应等长剪开腋动、静脉,10/0 显微缝线行腋动、静脉侧侧吻合。

颈部组+腋部组:联合上述两部位吻合。

假手术组:仅分离颈部、腋部,但不做动静脉吻合。

（2）特点 术后 16 周,单纯颈部分流术和单纯腋部分流术不引起肺血流动力学及继发性右心室肥厚改变,颈部+腋部分流组的肺血流动力学指标、肺小血管肌化程度及继发性右心室肥厚改变明显。术后 24 周,颈部分流仅引起轻度肺动脉高压,腋部分流组未见改变,颈部+腋部分流组肺血流动力学指标、肺小血管肌化程度及继发性右心室肥厚改变进一步加重。

【观察指标】

1. 血流动力学 分流术后 1~3 个月,麻醉后消毒右股内侧皮肤,切开后直视分离右侧股动、静脉。经右侧股静脉,插入 4F 漂浮导管,通过压力换能器接血流动力学系统,根据压力波形监测结果将导管置入肺动脉,测定肺动脉收缩压、舒张压和肺动脉平均压。经右侧股动脉插入动脉留置导管,测定体动脉平均压。

2. 右心室肥厚指数 血流动力学测量后,在麻醉状态下静脉注射肝素(2 mg/kg),经左侧第 5 肋间进胸,取出心脏,用 PBS 缓冲液将心脏内血液冲洗干净,沿房室沟剪除心房、主动脉和肺动脉,再沿心室间隔边缘将右心室游离壁分离,剖开左心室和室间隔,用滤纸吸干,电子天平分别称重右心室(right ventricle,RV)和左心室加室间隔(left ventricle plus septum,LV + S),计算右心室肥厚指数(right ventricular hypertrophy index,RVHI)。

$$RVHI = RV/(LV + S) \times 100\%$$

3. 肺小动脉 取左肺组织放入 4 ℃、4% 多聚甲醛中固定 4 h,然后脱水、石蜡包埋、切片、HE 染色。利用计算机图像分析系统定量测量 100 μm 左右肺小动脉(每张切片随机选取 10 个横断面肺动脉),计算肺小动脉壁的厚度(TI)及面积指数(AI)。

$$TI = 1 - 血管内径/血管外径$$
$$AI = 1 - 管腔面积/血管总面积$$

【注意事项】

1. 如何避免气胸发生是手术成功的前提,由于兔下部胸骨后两侧胸膜返折靠得很近,剪开时容易造成胸膜损伤,而从胸骨中下 1/3 处向上剪开,可防止胸膜损伤,有效避免气胸的发生。

2. 为提高术后吻合口的通畅率,首先必须确保吻合口的精细吻合,保持适当的吻合边距、间距,防止吻合口内翻,从而保证吻合口的光滑。游离左颈总动脉时要求有足够的长度,避免因桥血管过短造成的成角,同样,血管过长易造成扭曲,不利于远期通畅。

3. 为避免术中操作造成血管痉挛,游离血管前使用罂粟碱滴于血管表面,可使目标血管明显扩张,并可保证吻合口直径在 2 mm 以上,有利于术后吻合口的通畅。

【模型评价】

利用兔动-静脉分流制备动力性肺动脉高压模型,手术过程简单,成功率高,与犬[5]等大动物相比,成本相对低廉。对于研究先天性心脏病合并肺动脉高压形成及发展的机理、探讨延缓肺动脉高压血管病变形成的措施具有较好的应用价值。

【参考文献】

[1] 王治平,曾亚辉,孙培吾,等.利用Pott's手术建立兔单侧动力性肺动脉高压模型[J].中山医科大学学报,2001,22(4):254~256.

[2] 张凤伟,吴树明,曹广庆,等.颈动-静脉分流法建立肺动脉高压模型[J].山东医药,2009,49(51):38-39.

[3] 王伟,张宜乾,吴树明,等.兔高动力性肺动脉高压模型的建立[J].中国病理生理杂志,2006,22(3):612-613,617.

[4] 刘成珪,王永生,孟刘坤,等.分流型兔肺动脉高压模型的建立及改进[J].华中科技大学学报(医学版),2011,40(6):724-726.

[5] 崔勤,杨景学,朱海龙,等.动力性肺动脉高压幼犬模型中肺动脉压力与血管结构的关系[J].第四军医大学学报,2000,21(5):601-604.

四、大鼠手术分流肺动脉高压模型

【基本原理】

参见本节"兔手术分流肺动脉高压模型",采用腹主动脉-下腔静脉分流法或颈总动脉和颈外静脉套管连接法,建立大鼠手术分流肺动脉高压模型。

【实验材料】

1. 药品试剂　①麻醉药品:戊巴比妥钠,苯巴比妥钠,水合氯醛,乌拉坦或盐酸氯胺酮注射液等。②组织固定液:10%甲醛溶液或4%多聚甲醛溶液等。③其他:肝素,HE染色液,V-G染色液,维库溴铵(万可松)等。

2. 仪器设备　呼吸机,压力传感器,心功能监测仪,多导生理记录仪或生物信号采集处理系统,血气分析仪,全自动图像分析仪,生物显微镜,病理图像分析系统。

3. 实验动物　雄性SD或Wistar大鼠,体重150~200 g。

【方法步骤】

1. 腹主动脉-下腔静脉分流肺动脉高压模型[1]

(1)方法　实验用雄性SD大鼠,体重150~200 g,随机分为模型组和假手术组。将大鼠用2.5%戊巴比妥钠腹腔内注射麻醉(40 mg/kg),取腹正中切口,暴露腹主动脉和下腔静脉,用小哈巴狗钳于左肾动脉起始部下方将腹主动脉夹闭。以腹主动脉的左肾动脉起始部至其末端段的下2/3处之左侧壁为穿刺点,用12号1次性针头以45°角穿透腹主动脉壁进入相邻的下腔静脉内,撤出针头,再用9-0线缝合腹主动脉壁的穿刺口,之后移走小哈巴狗钳,缝合腹壁,腹腔注射庆大霉素预防感染。假手术组大鼠仅单纯开腹,暴露腹主动脉和下腔静脉,不做分流手术。

(2)特点　术后6周,大鼠肺动脉压力明显升高,右心室肥厚。同时肺血管结构发生重建,肺动脉中膜增厚、肌化程度增加和内膜细胞性增生。术后11周肺动脉高压形成。

2.颈总动脉和颈外静脉套管连接法肺动脉高压模型[2]

(1)方法 实验用 4 周龄 Wistar 大鼠,随机分为模型组和假手术组。将大鼠用苯巴比妥钠腹腔注射麻醉,注射肝素抗凝。分离左侧颈外静脉,结扎远心端,血管夹夹闭近心端备用。分离左侧颈总动脉,血管夹夹闭近心端,分离远心端,结扎并切断,沿断端纵向剪开 1.5 mm 成两片。细线导引颈动脉穿过套管(聚乙烯管外径 0.8 mm、内径 0.6 mm、长 1.6 mm),轻轻牵拉两血管片将颈动脉翻转固定于套管上,细线结扎。在颈静脉上剪一小口,将套管插入颈静脉并结扎。松开血管夹,血流从颈动脉涌入颈静脉,颈静脉出现波动提示分流成功。假手术组大鼠仅做切除胸锁乳突肌,结扎左侧颈动脉和颈静脉,不做分流处理。实验结束时,解剖分流处以确定分流是否通畅,分流不通畅者被排除。

(2)特点 存活率为 85%,分流通畅率为 86.3%,平均肺循环血流量/体循环血流量比值(Qp/Qs)为 2.26±0.35。高血流状态引起右心室收缩压早期迅速升高和后期的进行性升高,出现右心室肥大和肺动脉结构重塑为特征的形态学改变。

【观察指标】

1.一般情况 动物进食、活动情况,分流部位脏器及血管外观形态的变化。计算动物死亡率。

2.血流动力学测定[3-6] 右心导管法测定右心房压(right atrium pressure,RAP)、右心室压(right ventricular pressure,RVP)、肺动脉压(pulmonary artery pressure,PAP)。

(1)制备右心导管 截取长 12~15 cm 的 PE50 导管,2~3 cm 的细软直铁丝,将铁丝插入导管约 1.5 cm,弯曲铁丝,使其弧度处于平行状态,将导管及铁丝一并浸入 100 ℃水中 1~2 min,随后拿出迅速置于冰水中 3 min,将导管中铁丝取出,并修剪导管末端呈弧形,弧度为 120°~150°,并在距导管末端约 4 cm 处做标记。截取长 1.5 cm 的 PE80 导管,将修剪后的 PE50 导管直端插入 PE80 导管内,用 9 号平口针头与 PE80 导管另一端相接备用。

(2)连接仪器及导管 打开电脑、多导生理仪、压力换能器、Power Lab 记录软件,将三通管与压力换能器、自制 PE 导管针栓端、充满肝素钠的 5 mL 注射器连接,旋转三通管使三向相通,推注肝素钠于压力换能器及导管中,排净气泡,随即将 Power Lab 记录软件调零,关闭三通管。

(3)压力检测 大鼠麻醉后仰卧位固定,剪去颈部右侧体毛,75% 乙醇消毒,眼科剪从外上至内下方剪开颈部右侧皮肤,游离颈外静脉约 1 cm,远心端用细棉线结扎,并用止血钳固定细棉线,轻轻往后牵拉使颈外静脉适度绷紧,近心端打松结备用。随之用弯镊柄插入颈外静脉下方,朝心室方向用眼科剪剪出一个 2~3 mm 的 V 形开口,用预先自制呈 90°弯曲的 1 mL 注射器针头轻轻插入 V 形开口内,并轻轻向上挑起,迅速将制备好的右心导管弯曲端插入导管,轻轻旋转导管,使导管头部朝向大鼠颈部内侧,同时用细棉线扎紧近心端,防止出血。打开电脑记录软件,轻轻推进导管,根据记录仪显示的波形,判断导管所达位置。逆时针旋转导管,使其穿过大鼠锁骨,继续逆时针旋转推进,可见静脉波,当导管推至约 4 cm 标识处,波形变化为心房波,此时缓慢逆时针推进过程中可见波形压力值突然增高,提示导管位于房室口处,随即轻推导管进入右心室,出现右心室压力波形。再次轻推 0.5 cm 左右,即可见到肺动脉压力波形。

3. 左向右分流量测定 应用血气分析仪分别测定分流组大鼠肺动脉、颈外动脉和股静脉血氧饱和度,计算肺循环与体循环血流量之比,估计左向右分流量[1]。

平均肺循环血流量/体循环血流量比值(Qp/Qs)= [颈总动脉血氧饱和度(%) - 颈外静脉血氧饱和度(%)]/[肺静脉血氧饱和度(%) - 肺动脉血氧饱和度(%)]

4. 病理学观察

(1)大体观察 观察大鼠肺脏、心脏、腹腔、脏器和下腔静脉等。

(2)右心室肥厚指数 开胸取出心脏,用 PBS 缓冲液将心脏内血液冲洗干净,沿房室沟剪除心房、主动脉和肺动脉,再沿心室间隔边缘将右心室游离壁分离,剖开左心室和室间隔,用滤纸吸干,电子天平分别称重右心室(right ventricle,RV)和左心室加室间隔(left ventricle plus septum,LV + S),计算右心室肥厚指数(right ventricular hypertrophy index,RVHI)。

$$RVHI = RV/(LV + S)×100\%$$

(3)肺血管光镜观察 取一侧肺叶以中性甲醛固定,石蜡切片。以 Hart's 改良法行弹力纤维染色,Van Gieson 复染。光镜下观察各组肺血管形态。应用图像处理与分析系统计算肺中型(50 μm<外径≤150 μm)和小型(15 μm<外径≤50 μm)肌型动脉的血管的相对中膜厚度(RMT)。计算具有完整内外两层弹力层的肌型动脉占肺小血管总数的百分比,反映肺小血管的肌化程度。

(4)肺血管电镜观察 取新鲜肺组织立即固定于3%戊二醛溶液,1%锇酸后固定,Epon812 包埋。半薄切片,定位与呼吸性细支气管伴行的肺腺泡内动脉行超薄切片。醋酸铀及枸橼酸铅双染色,透射电子显微镜观察肺动脉超微结构。

【注意事项】

1. 右心导管法注意事项[6] ①初学者的眼科剪易剪断右颈静脉,需反复操练,精准、稳定操作,操作时应用弯镊柄插入右颈静脉下方,则不易剪断大鼠右颈静脉;②导管刚进入右颈静脉时,若方向错误则不易通过颈内静脉锁骨段,此时谨记将导管头朝向大鼠颈部内侧逆时针旋转,并轻轻推送;③操作导管时,右心导管经大鼠右颈外静脉—上腔静脉—右心房—右心室—肺动脉过程中易进入腋静脉及上腔静脉分叉处,此时,切记勿强迫推进,以免刺穿血管,应轻轻回抽导管,再次缓缓逆时针旋转推送即可;④导管通过上腔静脉后略逆时针推送即可进入右心房,观察心房波形变化,如继续逆时针推进毫无阻力,有种落空感,且导管标记 4 cm 处越过大鼠锁骨位置,提示导管进入下腔静脉,此时逆时针缓慢回抽导管至出现典型的心房波,若推送导管无法前进,有阻力感,则导管处于心房之内,不断逆时针旋转导管,到达房室口位置时压力突然升高,即见到右心室压力波形,则为房室口位置,此时,应轻轻推送,即可进入右心室,为防止导管贴壁或堵塞,可缓慢推注肝素钠，并逆时针旋转导管，直至出现稳定的右心室压力波，随之导管继续推送约0.5 cm，可出现疑似肺动脉压力波形，此时应轻轻回撤导管，并逆时针旋转，即可出现稳定的肺动脉压力波形。

2. 其他　参见本节"兔手术分流肺动脉高压模型"。

【模型评价】

1. 采用大鼠腹主动脉和下腔静脉分流建立左向右分流性肺动脉高压模型，具有动物体积小、价格低廉的特点；由于腹腔麻醉，不开胸，手术创伤小，方法相对简单；具有重复性好、动物死亡率低等优点。

2. 颈总动脉和颈外静脉套管连接法肺动脉高压模型具有以下优点：①通过套管连接两根血管，手术过程简单，不用手术显微镜即可完成；②因手术部位在颈部，创伤小，动物成活率高；③高通畅率（86.3%），通过套管内膜对内膜连接血管有效地避免了血栓形成以维持分流通畅。

3. 与犬、猪及兔等动物相比，大鼠的体型、血管及心肺等相对较小，与人类具有较大的差异，进行临床常用的影像学观察研究较为困难，从而限制该模型的广泛应用。

【参考文献】

[1] 齐建光，杜军保，李简，等. 左向右分流所致肺动脉高压大鼠模型的建立及其肺血管结构的变化[J]. 中华实验外科杂志，2002，19（3）：199-201.

[2] 杜福杰，潘丽萍，李福海. 套管连接法建立高血流大鼠肺动脉高压模型[J]. 中国医疗前沿，2008，3（12）：7-9.

[3] 孙波，刘文利. 右心导管测定大鼠肺动脉压的实验方法[J]. 中国医学科学院学报，1984，6（6）：465-467.

[4] 袁平，吴文汇，刘崇，等. 改良心导管测定大鼠肺血管阻力的方法[J]. 中华心血管病杂志，2011，39（10）：901-904.

[5] 邹丽珍，陈马云，黄晓颖，等. 改良右心导管法测量大鼠肺动脉压力的实验方法研究[J]. 中国病理生理杂志，2014，30（4）：757-762.

[6] 闫海峰，王琳，杨志华，等. 经右心导管检测大鼠肺动脉压实验的方法优化[J]. 中西医结合心脑血管病杂志，2022，20（11）：1986-1988.

第五节　复合法肺动脉高压和肺心病模型

一、大鼠手术分流叠加三氯化铁肺动脉高压和肺心病模型

【基本原理】

采用腹主动脉－下腔静脉分流法叠加三氯化铁（$FeCl_3$）尾静脉注射的方法，建立大鼠肺动脉高压模型。

【实验材料】

1. 药品试剂　①三氯化铁（$FeCl_3$）：临用时用生理盐水配成 0.6% 的浓度。②麻醉药品：戊巴比妥钠，水合氯醛，乌拉坦或盐酸氯胺酮注射液等。③组织固定液：10% 甲醛溶液或 4% 多聚甲醛溶液，3% 戊二醛溶液，1% 锇酸溶液等。④其他：肝素，石蜡，Epon812，HE 染色液，V-G 染色液，醋酸铀，枸橼酸铅等。

2. 仪器设备　压力传感器，心功能监测仪，多导生理记录仪或生物信号采集处理系统，血气分析仪，生物显微镜，病理图像分析系统等。

3. 实验动物　雄性 Wistar 大鼠，体重 180~200 g。

【方法步骤】[1-3]

实验用雄性 Wistar 大鼠，体重 180~200 g，随机分为假手术组、单纯分流组和分流加三氯化铁组。

1. 腹主动脉－下腔静脉分流　大鼠腹腔内注射 7% 水合氯醛（0.4~0.6 g/kg）麻醉后，常规消毒铺巾。取腹正中切口，暴露腹主动脉和下腔静脉，用小哈巴狗钳于左肾动脉起始部下方将腹主动脉夹闭。以腹主动脉左肾动脉起始部至其末端的中、下 1/3 交界处之左侧壁为穿刺点，9-0 无创缝线贯穿主动脉中膜预留荷包缝合，用 12 号一次性针头以 45° 角穿刺腹主动脉壁并进入相邻的下腔静脉内，撤出针头，收紧预留线结扎。移走小哈巴狗钳，证实动静脉分流存在：下腔静脉管径增宽，近心端血流颜色变为鲜红，有搏动，不用缬沙坦。缝合腹壁切口，仅于腿部肌内注射庆大霉素 4 万 U 预防感染。对照组大鼠单纯开腹，暴露腹主动脉和下腔静脉，用小哈巴狗钳于左肾动脉起始部下方将腹主动脉夹闭 10 min，不作动静脉间分流手术，不用缬沙坦。

2. $FeCl_3$ 注射　于每周第 3、6 天，温水擦洗尾部并常规消毒，尾静脉缓慢注射 0.6% $FeCl_3$（2 mL/kg）。

【观察指标】

1. 一般情况　动物进食、活动情况，分流部位脏器及血管外观形态的变化。

2.血流动力学[4-7]　右心导管法测定右心房压(right atrium pressure,RAP)、右心室压(right ventricular pressure,RVP)、肺动脉压(pulmonary artery pressure,PAP)。参见本章第四节"大鼠手术分流肺动脉高压模型"。

3.右心室肥厚指数　开胸取出大鼠心脏,用 PBS 缓冲液将心脏内血液冲洗干净,沿房室沟剪除心房、主动脉和肺动脉,再沿心室间隔边缘将右心室游离壁分离,剖开左心室和室间隔,用滤纸吸干,电子天平分别称重右心室(right ventricle,RV)和左心室加室间隔(left ventricle plus septum,LV + S),计算右心室肥厚指数(right ventricular hypertrophy index,RVHI)。

$$RVHI = RV/(LV + S)×100\%$$

4.肺组织含水量　沿肺门处取下左肺,吸纸吸干,称湿重,烘干箱 80°烘干 12 h,称干重,计算肺组织含水量,干重占湿重的百分比(干重/湿重)。

$$肺组织含水量 =(湿重-干重)/湿重×100\%$$

5.肺血管光镜观察　取右侧肺叶,10% 甲醛溶液固定,梯度乙醇脱水,常规石蜡包埋、切片,分别行 HE、V-G 及弹力纤维染色,光镜下观察肺组织病理形态学改变。应用病理图像分析系统测量肺中型肌型动脉(50 μm<外径≤150 μm)和小型肌型动脉(15 μm<外径≤50 μm)中膜厚度(media thickness,MT)、血管外径(external diameter,ED)、血管总面积(total area,TA)、血管腔面积(lumen area,LA),计算具有完整内外两层弹力层的肌型动脉占肺小血管总数的百分比、肺小动脉中膜厚度占管径的百分比(MT%)和管壁面积占血管总面积的百分比(WA%)。

$$MT\% =2×MT/ED×100\%$$
$$WA\% =(TA-LA)/TA×100\%$$

6.肺血管电镜观察　取新鲜肺组织,2.5% 戊二醛固定,1% 锇酸后固定,Epon812 包埋。半薄切片,定位与呼吸性细支气管伴行的肺腺泡内动脉行超薄切片,醋酸铀及枸橼酸铅双染色,透射电子显微镜观察肺动脉超微结构。

【模型特点】

1.分流组和分流叠加 $FeCl_3$ 组大鼠活动能力明显降低,下腔静脉明显增宽,可见鲜红色的血流自腹主动脉流向下腔静脉,可触及搏动。

2.分流叠加 $FeCl_3$ 组大鼠6 周和11 周肺动脉平均压、右心室肥厚度及肺血管平滑肌细胞增生程度均显著高于单纯分流组。

【注意事项】

参见本章第四节"大鼠手术分流肺动脉高压模型"。

【模型评价】

在腹主动脉-下腔静脉分流的基础上,叠加 $FeCl_3$ 尾静脉注射,建立大鼠分流叠加炎症反应动物模型,可能更接近先天性心脏病肺动脉高压发病过程中高肺血流、肺部反复感染的病理生理过程。

【参考文献】

[1]封赞祥,毛志福,程邦昌,等.大鼠分流叠加炎症肺高压模型的建立[J].中国现代医学杂志,2005,15(24):3733-3735.

[2]齐建光,杜军保,李简,等.左向右分流所致肺动脉高压大鼠模型的建立及其肺血管结构的变化[J].中华实验外科杂志,2002,19(3):199-201.

[3]彭文鸿,毛宝龄,邹霞英.大鼠缺氧叠加三氯化铁肺动脉高压模型的建立[J].军医进修学院学报,2000,21(1):79-80.

[4]孙波,刘文利.右心导管测定大鼠肺动脉压的实验方法[J].中国医学科学院学报,1984,6(6):465-467.

[5]袁平,吴文汇,刘崇,等.改良心导管测定大鼠肺血管阻力的方法[J].中华心血管病杂志,2011,39(10):901-904.

[6]邹丽珍,陈马云,黄晓颖,等.改良右心导管法测量大鼠肺动脉压力的实验方法研究[J].中国病理生理杂志,2014,30(4):757-762.

[7]闫海峰,王琳,杨志华,等.经右心导管检测大鼠肺动脉压实验的方法优化[J].中西医结合心脑血管病杂志,2022,20(11):1986-1988.

二、大鼠缺氧叠加三氯化铁肺动脉高压和肺心病模型

【基本原理】

采用常压缺氧叠加三氯化铁（$FeCl_3$）尾静脉注射的方法,建立大鼠肺动脉高压模型。

【实验材料】

1. 药品试剂　①三氯化铁（$FeCl_3$）:临用时用生理盐水配成0.6%的浓度。②麻醉药品:戊巴比妥钠,水合氯醛,乌拉坦或盐酸氯胺酮注射液等。③组织固定液:10%甲醛溶液或4%多聚甲醛溶液,3%戊二醛溶液,1%锇酸溶液等。④其他:肝素,石蜡,Epon812,HE染色液,V-G染色液,醋酸铀,枸橼酸铅等。

2. 仪器设备　①有机玻璃缺氧舱(自制)[1]:大小为0.8 m×0.8 m×1.8 m,上下共分4层,隔层的有机玻璃上有均匀分布的数个直径为1 cm的气孔。②其他:压力传感器,心功能监测仪,多导生理记录仪或生物信号采集处理系统,血气分析仪,生物显微镜,病理图像分析系统等。

3. 实验动物　雄性Wistar大鼠,体重250～300 g。

【方法步骤】[1-2]

雄性Wistar大鼠,体重250～300 g,随机分为单纯缺氧组和缺氧叠加三氯化铁模型组。单纯缺氧组将大鼠置于缺氧舱内,向舱内注入氮气,测氧仪测定舱内氧浓度,0.5 h内使氧浓度降至(10±0.5)%,舱内CO_2和H_2O用钠石灰和无水氯化钙吸收。每天缺氧8 h,每周6 d。缺氧叠加三氯化铁模型组除按上述方法缺氧处理外,于每周的第3、6天缺

氧后,尾静脉缓慢注射 0.6% 三氯化铁(2 mL/kg)。

【观察指标】

1. 血流动力学[3-6]　右心导管法测定右心房压(right atrium pressure,RAP)、右心室压(right ventricular pressure,RVP)、肺动脉压(pulmonary artery pressure,PAP)。参见本章第四节"大鼠手术分流肺动脉高压模型"。

2. 血气分析　腹主动脉取血 2 mL,肝素抗凝,血气分析仪测定酸碱度(pH)、二氧化碳分压(PCO_2)、氧分压(PO_2)、血细胞比容(Hct)、钠浓度(cNa^+)、钾浓度(cK^+)、钙浓度(cCa^{2+})、氯浓度(cCl^-)、总血红蛋白(ctHb)、血浆碳酸氢盐总浓度[$cHCO_3^-(P)$]、实际碱剩余[cBase(B)]、标准碱[cBase(Ecf)]、全血二氧化碳总浓度[$ctCO_2(B)$]、血浆二氧化碳总浓度[$ctCO_2(P)$]、阴离子间隙(anion gap)、动脉血氧饱和度(SaO_2)、总氧浓度(ctO_2)。

3. 右心室肥厚指数　开胸取出大鼠心脏,用 PBS 缓冲液将心脏内血液冲洗干净,沿房室沟剪除心房、主动脉和肺动脉,再沿心室间隔边缘将右心室游离壁分离,剖开左心室和室间隔,用滤纸吸干,电子天平分别称重右心室(right ventricle,RV)和左心室加室间隔(left ventricle plus septum,LV + S),计算右心室肥厚指数(right ventricular hypertrophy index,RVHI)。

$$RVHI = RV/(LV + S) \times 100\%$$

4. 心肺病理组织学观察　取右心室和右肺中叶组织,10% 甲醛溶液固定,梯度乙醇脱水,常规石蜡包埋、切片、HE 染色,光镜结合病理图像分析系统观察组织病理形态学改变。

【模型特点】

1. 血流动力学　缺氧及缺氧叠加三氯化铁均可导致右房压(RAP)、右心室收缩压(RVSP)、肺动脉平均压(MPAP)显著升高,而缺氧叠加三氯化铁组各值明显高于单纯缺氧组。

2. 右心室重量　缺氧 2 周、4 周后,右心室重量显著增加;而缺氧叠加三氯化铁组各值明显高于单纯缺氧组。

3. 血气分析　缺氧 2 周、4 周后,动脉血 pH 值、PaO_2 下降,$PaCO_2$ 上升;缺氧叠加三氯化铁组动脉血 pH 值、PaO_2 下降及 $PaCO_2$ 上升与缺氧组差异有显著性意义($P<0.05$)。

4. 心、肺病理组织学　缺氧 2 周后右心室肥厚,肺动脉平滑肌增生肥厚,血管肌化增强,血管腔狭窄,4 周时病变加重。缺氧叠加三氯化铁组除上述病变外,可见肺泡扩大、破裂、呈肺气肿改变,间质中有炎症细胞浸润。

【注意事项】

参见本章第二节"慢性缺氧性肺动脉高压和肺心病模型"。

【模型评价】

在常压缺氧的基础上,叠加 $FeCl_3$ 尾静脉注射,建立大鼠缺氧叠加炎症反应动物模型,能较好反映缺氧和炎症因素在肺动脉高压发生、发展的病理生理过程。

【参考文献】

[1]薛全福,谢剑鸣,邵茂刚,等.常压缺氧性大鼠肺动脉高压模型的建立[J].中国医学科学院学报,1988,10(6):415.

[2]彭文鸿,毛宝龄,邹霞英.大鼠缺氧叠加三氯化铁肺动脉高压模型的建立[J].军医进修学院学报,2000,21(1):79-80.

[3]孙波,刘文利.右心导管测定大鼠肺动脉压的实验方法[J].中国医学科学院学报,1984,6(6):465-467.

[4]袁平,吴文汇,刘崇,等.改良心导管测定大鼠肺血管阻力的方法[J].中华心血管病杂志,2011,39(10):901-904.

[5]邹丽珍,陈马云,黄晓颖,等.改良右心导管法测量大鼠肺动脉压力的实验方法研究[J].中国病理生理杂志,2014,30(4):757-762.

[6]闫海峰,王琳,杨志华,等.经右心导管检测大鼠肺动脉压实验的方法优化[J].中西医结合心脑血管病杂志,2022,20(11):1986-1988.

三、大鼠烟熏结合野百合碱法肺源性心脏病模型

【基本原理】

在烟熏诱导慢性阻塞性肺疾病(chronic obstructive pulmonary disease,COPD)的基础上,结合一次性腹腔注射野百合碱,建立大鼠肺源性心脏病模型。

【实验材料】

1. 药品试剂　①野百合碱(monocrotaline,MCT):MCT、无水乙醇、生理盐水按照500 mg:4 mL:15 mL比例充分溶解后置4℃冰箱冷藏备用。②麻醉药品:戊巴比妥钠,水合氯醛,乌拉坦,盐酸氯胺酮注射液等。③组织固定液:10%甲醛溶液或4%多聚甲醛溶液,3%戊二醛溶液,1%锇酸溶液等。④其他:肝素,石蜡,HE染色液,一氧化氮(nitric oxide,NO)、内皮素(endothelin,ET)-1、脑钠肽(brain natriuretic peptide,BNP)、基质金属蛋白酶(matrix metalloproteinase,MMP)-9、基质金属蛋白酶抑制剂(tissue inhibitor of metalloproteinase,TIMP)-1试剂盒等。

2. 仪器设备　①烟熏箱(自制)[1]:大小54 cm×40 cm×20 cm。②其他:压力传感器,心功能监测仪,多导生理记录仪或生物信号采集处理系统,血气分析仪,生物显微镜,病理图像分析系统等。

3. 实验动物　健康雄性SPF级SD大鼠,3~4周龄,体重110~130 g。

【方法步骤】[1-3]

1. 烟熏　将大鼠置于烟熏箱内(20只/次),每次、每组点燃5支香烟,30 min/次,1次/d,连续4周。

2. 于实验开始第 29 天,一次性腹腔注射 MCT 溶液(60 mg/kg)。57 d 后,进行相关指标检测。

【观察指标】

1. 一般情况　观察动物饮食、呼吸、咳嗽、毛发、精神、活动、体重等。

2. 肺功能测定　采用无创清醒法或有创麻醉法,进行肺功能测量。参见第三章第二节"香烟烟雾暴露法慢性阻塞性肺疾病模型"。

3. 血流动力学　右心导管法测定右心房压(right atrium pressure,RAP)、右心室压(right ventricular pressure,RVP)、肺动脉压(pulmonary artery pressure,PAP)。参见本章第四节"大鼠手术分流肺动脉高压模型"。

4. 血气分析　腹主动脉取血 2 mL,肝素抗凝,血气分析仪测定 pH、PCO_2、PO_2、HCT、cNa^+、cK^+、cCa^{2+}、cCl^-、ctHb、$cHCO_3^-$(P)、cBase(B)、cBase(Ecf)、$ctCO_2$(B)、$ctCO_2$(P)、阴离子间隙、SaO_2、ctO_2 等。

5. 右心室肥厚指数　开胸取出大鼠心脏,用 PBS 缓冲液将心脏内血液冲洗干净,沿房室沟剪除心房、主动脉和肺动脉,再沿心室间隔边缘将右心室游离壁分离,剖开左心室和室间隔,用滤纸吸干,电子天平分别称重右心室(right ventricle,RV)和左心室加室间隔(left ventricle plus septum,LV + S),计算右心室肥厚指数(right ventricular hypertrophy index,RVHI)。

$$RVHI = RV/(LV + S) \times 100\%$$

6. 心肺病理组织学观察　取右心室和右肺中叶组织,10% 甲醛溶液固定,梯度乙醇脱水,常规石蜡包埋、切片、HE 染色,光镜结合病理图像分析系统观察组织病理形态学改变。进行平均内衬间隔(MLI)、肺泡数、支气管重塑、支气管炎症评分、肺小动脉等指标的观测与测定。参见第三章第二节"香烟烟雾暴露法慢性阻塞性肺疾病模型"和本节"大鼠手术分流叠加三氯化铁肺动脉高压和肺心病模型"。

7. 血清 NO、ET-1、BNP、MMP-9、TIMP-1 含量测定　ELISA 法检测血清 ET-1、BNP、MMP-9、TIMP-1 水平,硝酸还原酶法检测血清 NO 水平。

【模型特点】

1. COPD 模型大鼠可见小支气管呈梭形扩张,柱状上皮细胞乳头状增生,管腔内可见渗出物;支气管周围淋巴小结增生;肺泡间隔增宽,部分间隔断裂,伴明显炎细胞浸润;肺间质毛细血管明显瘀血。各级支气管壁胶原纤维层明显增厚,肺泡壁及肺间质均有明显的纤维组织增生。与空白对照大鼠相比,COPD 模型大鼠肺泡数量减少,平均内衬间隔显著性增大,细小支气管炎症程度明显加重,血清 ET-1 水平显著升高。

2. 肺源性心脏病模型大鼠肺组织损伤及病变与 COPD 阶段相似,并出现肺血管壁增厚,平滑肌增厚,纤维组织增生明显。右心室心肌细胞水肿,排列紊乱,心室腔内有少量血凝块。与空白组比较,模型组右心室肥厚指数及血清 BNP、MMP-9、TIMP-1 水平明显升高,NO 水平显著降低。

【注意事项】

参见第三章第二节"香烟烟雾暴露法慢性阻塞性肺疾病模型"和本章第三节"大鼠野百合碱诱导肺动脉高压和肺心病模型"。

【模型评价】

香烟烟雾暴露叠加野百合碱腹腔注射建立的大鼠肺源性心脏病模型,模型大鼠具备COPD 和慢性肺心病的基本病理特征。

【参考文献】

[1]王卓然,唐方.从葶苈子不同品牌免煎颗粒剂干预大鼠实验性 COPD 及肺源性心脏病作用差异探讨免煎颗粒剂制备工艺的前景和问题[J].四川中医,2017,35(7):58-62.

[2]李飞侠,朱佳,王文,等.一种感染后咳嗽动物模型制作方法的建立及评价[J].中华中医药学刊,2013,31(10):2315-2317.

[3]应茵,叶佐武,黄萍,等.小春花治疗肺心病模型大鼠肺动脉高压的研究[J].中国现代应用药学,2014,31(7):790-794.

[4]王浩,李达,徐彬,等.宣肺利水法对肺源性心脏病大鼠心肺相关指标的改变[J].世界科学技术(中医药现代化),2013,15(4):760-763.

四、小型猪木瓜蛋白酶联合胰蛋白酶法慢性阻塞性肺疾病合并早期肺心病模型

【基本原理】

蛋白酶-抗蛋白酶失衡学说是慢性阻塞性肺疾病(chronic obstructive pulmonary disease,COPD)的发病机制之一,蛋白酶的增多或者抗蛋白酶不足均可导致肺部组织结构破坏,产生肺气肿。采用木瓜蛋白酶联合胰蛋白酶气管内注入的方法,建立小型 COPD 合并早期肺源性心脏病模型。

【实验材料】

1. 药品试剂 ①蛋白酶:木瓜蛋白酶(papain),临用时用生理盐水配成 0.3 U/mL 的浓度;胰蛋白酶(porcine pancreatic elastase,PPE),临用时用生理盐水配成 15 U/mL 的浓度。②麻醉药品:戊巴比妥钠,水合氯醛,乌拉坦,盐酸氯胺酮注射液等。③组织固定液:10% 甲醛溶液或 4% 多聚甲醛溶液,3% 戊二醛溶液,1% 锇酸溶液等。④其他:阿托品,地西泮,肝素,石蜡,Epon812,HE 染色液,V-G 染色液,醋酸铀,枸橼酸铅等。

2. 仪器设备 动物肺功能分析系统,磁共振成像(magnetic resonance imagine,MRI)仪,血气分析仪,血细胞分析仪,显微图像分析系统等,压力传感器,心功能监测仪,多导生理记录仪或生物信号采集处理系统,生物显微镜,病理图像分析系统等。

3. 实验动物 小型猪,8~9 月龄,体重 20~30 kg,雌雄兼用。

【方法步骤】[1-3]

小型猪麻醉前 30 min 肌内注射阿托品(0.4 mg/kg),随后于颈部肌内注射地西泮 20 mg,待小型猪安静后,于小型猪耳缘静脉建立静脉通道,经通道分 3 次注入氯胺酮 (20 mg/kg)及异戊巴比妥钠(80 mg/kg)进行麻醉,麻醉满意后将其固定于特定的动物支架上,然后对小型猪进行气管内插管,将木瓜蛋白酶 6 U/kg 稀释成 20 mL 的生理盐水经气管插管内注入;3 d 后重复上述麻醉、固定,将胰蛋白酶 300 U/kg 稀释成 20 mL 生理盐水注入气管内。以上造模计划每周 1 次,并持续造模至第 20 周。

【观察指标】

1. 一般情况 观察动物饮食、呼吸、咳嗽、毛发、精神、活动、体重等。

2. 肺功能检测 动物麻醉后,采用动物肺功能分析系统测定模型小型猪肺总量 (TLC)、功能残气量(FRC)、吸气气道阻力(Ri)、呼气气道阻力(Re)等。

3. 心脏 MRI 检查[2]

(1)设备及相关技术 采用 3.0T 高场强 MRI 扫描仪,32 通道腹部相控阵线圈,应用呼吸门控、前瞻性心电向量门控,矢量心电图(vector electrocardiogram, VCU)放置方法: 3 个电极片放置在胸骨左缘第 2、4 肋间隙和肋弓下缘,另一电极放置在左锁骨中线外第 5 肋间隙,左锁骨中线第 2 肋间隙电极与肋弓下缘电极配对成 A 组,余下两枚电极配对成 B 组,连线根部相同颜色对应放置 A、B 组。

(2)CMRI 定位像扫描 采用头先进,进行心脏标准定位:①在标准横轴面上,经过心尖平行于室间隔定位单斜左室长轴面;②在单斜左室长轴面上,于心尖与二尖瓣连线中点获得四腔心层面;③在四腔心层面上,垂直于心尖和二尖瓣的连线定位获得两腔心标准短轴面。

(3)成像序列及参数 采用快速自由稳态平衡进动序列(fast imaging employing steady-state acquisition, FIESTA),呼吸导航回波触发,TR 3.0 ms,TE 1.5 ms,翻转角 20°, 视野 30 mm×30 mm,矩阵 256×256,激励次数 1,带宽 83.33 kHz,层厚 8 mm,层间距 0 mm;采集 7~8 层,每层约 20 个期相。

(4)测量指标 室间隔厚度,肺动脉主干管径,舒张末期左、右心室肌质量,右心室与左心室肌质量比,右心室舒张末容积,左室射血分数(left ventricular ejection fraction, LVEF)和右心室射血分数(right ventricular ejection fraction, RVEF)。

4. 心肺组织病理学检查 将动物过量麻醉处死,取肺、心脏组织,10% 甲醛溶液固定,梯度乙醇脱水,常规石蜡包埋、切片,HE 染色,光镜结合病理图像分析系统观察肺及心脏组织病理形态学改变。

【模型特点】

1. 一般情况 造模第 5 周开始出现夜间咳嗽、呼吸困难等症状。造模 20 周不同时间内,共死亡 9 只,死亡率 60%。

2. 肺功能 造模第 5、20 周与造模前比较,模型猪 TLC、FRC、Ri 及 Re 明显升高。

3. 右心功能　与造模前比较,造模 20 周模型猪右心室舒张末期容积减小,右心室射血分数明显降低,右心室舒张末期质量增加。

4. 心肺组织病理学改变　第 5 周末造模小型猪肺组织表面见血点、肺表面凹凸不平;肺组织内肺泡扩大,肺泡壁断裂,肺间隔水肿。第 20 周可见右心室心肌细胞及乳头肌肥大。

【注意事项】

在进行气管插管和相关指标检测时,动物麻醉前可酌情使用阿托品,以减少呼吸道分泌物,保持呼吸道通畅,降低动物死亡率。

【模型评价】[3-8]

1. 主要优点　①相对于鼠、兔等小动物,小型猪肺组织发达,其肺组织的比例相对较高,可以对其肺组织进行分区的研究。②肺部结构与人相似度高,其肺部结构为右侧三叶,左侧两叶。③与人类似,具有呼吸性细支气管,小气道阻力升高是气道阻力升高的最主要原因。④呼吸道黏膜下腺体较为发达,相对于其他动物更易感染呼吸道相关疾病和肺气肿的发生。⑤相对于小动物,小型猪的气管直径较大,便于气管插管。

2. 主要缺点　①弹性蛋白酶的给药窗口狭窄,低于推荐剂量浓度不足以引起肺部结构发生变化,而高于阈值水平的浓度会导致动物严重肺出血和死亡。②应用蛋白酶诱导时,要在蛋白酶、动物品种、动物年龄及作用剂量上保持一致,并且不同蛋白酶穿透肺泡上皮细胞发挥降解作用的能力不同,结果也随之改变。③COPD 和肺心病的发生、发展是多因素共同作用的结果,不是由于单一的蛋白酶-抗蛋白酶失衡机制导致的,蛋白酶诱导模型不能模拟吸烟所致的复杂病理改变,弹性蛋白酶滴注的急性效应也不同于人类COPD 和肺心病的慢性进展。④猪为中型动物,实验成本相对较高。

【参考文献】

[1]杨智,付兵,李春平,等.构建小型猪慢性阻塞性肺疾病合并早期肺心病的模型[J].重庆医学,2019,48(1):15-18.

[2]杨智,付兵,李春平,等.3.0T MRI 评价早期 COPD 引起的右心改变的实验研究[J].放射学实践,2016,31(2):145-150.

五、小鼠左肺切除结合野百合碱法肺动脉高压和肺心病模型

【基本原理】

通过手术切除左肺使右肺血流量增加,在此基础上,叠加脱氢野百合碱静脉注射,建立小鼠肺动脉高压和肺心病模型。

【实验材料】

1. 药品试剂　①脱氢野百合碱(monocrotaline pyrrole,MCTP):临用时用二甲基酰胺(dimethylformamide,DMF)配成 20 mg/mL 的浓度。②麻醉药品:戊巴比妥钠,水合氯醛,

乌拉坦,盐酸氯胺酮注射液等。③组织固定液:10% 甲醛溶液或 4% 多聚甲醛溶液等。④其他:HE 染色液,V–G 染色液等。

2. 仪器设备　显微图像分析系统等,压力传感器,心功能监测仪,多导生理记录仪或生物信号采集处理系统,生物显微镜,病理图像分析系统等。

3. 实验动物　SPF 级 C57BL/6 雄性小鼠,10 ~ 12 周龄,体重 24 ~ 30 g。

【方法步骤】[1-5]

1. 动物分组　将实验小鼠随机分为对照组、左肺切除组、脱氢野百合碱组和左肺切除联合脱氢野百合碱组。

2. 左肺切除　以 2% 异氟烷做空气诱导和维持麻醉,然后将小鼠仰卧位固定,左侧胸壁备皮消毒,止血钳沿左侧第 5 肋间隙钝性分离皮肤和肌肉,进入胸腔,轻轻夹住、牵拉并完全暴露左肺,结扎肺门处的肺动脉、肺静脉和支气管后切除左肺,将残端送回胸腔,缝合胸壁,碘酊消毒切口,术后常规饲养。

3. MCTP 注射　左肺切除术后 7 d,将小鼠用 1% 戊巴比妥钠腹腔注射麻醉(10 mL/kg),在显微镜引导下,用 Hamilton 微量注射器经右侧颈静脉缓慢注射(20 mg/kg)。

【观察指标】

1. 右心室收缩压　所有动物均在肺切除术后第 21、35、49 天进行测压。将小鼠用 1% 戊巴比妥钠腹腔注射麻醉(10 mL/kg),仰卧位固定,剪开颈部皮肤,充分暴露气管,做 T 形切口,气管插管后连接呼吸机维持通气。开胸暴露心脏,测压穿刺针经心尖缓慢穿刺进入右心室,采用 BL–420N 生物信号采集与分析系统记录波形及数据,待压力波形稳定至少 10 s 后拔出穿刺针,记录压力数据和波形图,测定右心室收缩压(right ventricular systolic pressure,RVSP)。

2. 右心室肥厚指数　测压完成后取出心脏,用 PBS 缓冲液将心脏内血液冲洗干净,沿房室沟剪除心房、主动脉和肺动脉,再沿心室间隔边缘将右心室游离壁分离,剖开左心室和室间隔,用滤纸吸干,电子天平分别称重右心室(right ventricle,RV)和左心室加室间隔(left ventricle plus septum,LV + S),计算右心室肥厚指数(right ventricular hypertrophy index,RVHI)。

$$RVHI = RV/(LV + S) \times 100\%$$

3. 组织病理学观察　取右肺,用 2 mL 生理盐水通过肺动脉冲洗剩余的血液,4% 多聚甲醛固定液在 10 cmH$_2$O 压力下经气管缓慢注入肺内,使肺逐渐充盈膨胀,约 2 min 后切除右肺,置于 4% 多聚甲醛溶液固定(4 ℃,24 ~ 48 h),梯度乙醇脱水,常规石蜡包埋、切片,分别行 HE、Elastin Van Gieson(EVG)和 α–SMA IHC 染色,光镜结合病理图像分析系统进行肺组织病理形态学观察与测量。

(1)肺小动脉中膜厚度百分比　光镜(×400)下观察 EVG 染色切片,每只小鼠随机观察 10 ~ 15 个高倍视野并采集图片,应用病理图像采分型系统,测量肺小动脉(直径 30 ~ 200 μm)内、外弹力板平均直径,计算中膜厚度(media thickness,MT)和血管外径(external diameter,ED),计算中膜厚度百分比(MT%)。

$$MT\% = (2 \times MT/ED) \times 100\%$$

(2)非肌性肺小动脉的肌化程度[1,6]　光镜(×400)下观察 α-SMA IHC 染色切片,每只小鼠随机观察 10~15 个高倍视野并采集图片,统计 15~30 根直径 15~50 μm 的腺泡内小动脉。根据 α-SMA 染色程度,统计完全肌化(中膜有完整的肌层)、部分肌化(中膜肌层不完整)和无肌化的小动脉(没有明显的肌层)数量[10],根据公式计算非肌性肺小动脉的肌化程度。

$$肌化程度 = (完全肌化+部分肌化)/血管总数 \times 100\%$$

(3)肺小动脉新生内膜形成与管腔阻塞[1,7]　光镜(×400)下观察 EVG 染色切片,每只小鼠随机观察 10~15 个高倍视野并采集图片,统计 15~30 根直径 15~50 μm 的腺泡内小动脉,观察新生内膜形成情况,进行血管腔阻塞程度评分(vascular obstruction score,VOS)。0 分:无新生内膜形成,管腔无阻塞;1 分:管腔阻塞<50%;2 分:管腔阻塞>50%。

【模型特点】

1. 与对照组比较,左肺切除联合脱氢野百合碱组 RVSP、RVHI、MT%、小肺动脉肌化程度均显著增加($P<0.01$);脱氢野百合碱组表现为轻度的 RVSP 升高、右心室肥厚、中膜增厚和小肺动脉肌化程度增加($P<0.05$);左肺切除组上述指标并无明显改变($P>0.05$)。

2. 左肺切除联合脱氢野百合碱组腺泡内肺小动脉可观察到新生内膜形成导致管腔明显狭窄,脱氢野百合碱组和左肺切除组均未观察到新生内膜形成。

【模型评价】

左肺切除联合颈静脉注射脱氢野百合碱可诱导小鼠形成重度 PAH,该模型能较好模拟临床重度 PAH 的特征性病理改变,即新生内膜形成。

【参考文献】

[1]古丽,刘才俊,谢亮,等.左肺切除联合颈静脉注射脱氢野百合碱构建肺动脉高压小鼠模型的肺血管重构特点[J].四川大学学报(医学版),2022,53(5):821-827.

[2]QIAO L,NISHIMURA T,SHI L,et al. Endothelial fate mapping in mice with pulmonary hypertension[J]. Circulation,2014,129(6):692-703.

[3]OKADA K,TANAKA Y,BERNSTEIN M,et al. Pulmonary hemodynamics modify the rat pulmonary artery response to injury. A neointimal model of pulmonary hypertension[J]. Am J Pathol,1997,151(4):1019-1025.

[4]NISHIMURA T,FAUL J L,BERRY G J,et al. 40-O-(2-hydroxyethyl)-rapamycin attenuates pulmonary arterial hypertension and neointimal formation in rats[J]. Am J Respir Crit Care Med,2001,163(2):498-502.

[5]FAUL J L,NISHIMURA T,BERRY G J,et al. Triptolide attenuates pulmonary arterial hypertension and neointimal formation in rats[J]. Am J Respir Crit Care Med,2000,162(6):2252-2258.

［6］SCHERMULY R T, KREISSELMEIER K P, GHOFRANI H A, et al. Chronic sildenafil treatment inhibits monocrotaline-induced pulmonary hypertension in rats［J］. Am J Respir Crit Care Med,2004,169(1):39-45.

［7］NISHIMURA T, VASZAR L T, FAUL J L, et al. Simvastatin rescues rats from fatal pulmonary hypertension by inducing apoptosis of neointimal smooth muscle cells［J］. Circulation,2003,108(13):1640-1645.

第六章 肺纤维化模型

第一节 概 述

特发性肺纤维化(idiopathic pulmonary fibrosis,IPF)是一种慢性、进行性、纤维化性间质性肺疾病,病变局限在肺脏,好发于中老年人群,其肺组织学和(或)胸部高分辨率CT(High resolution CT,HRCT)特征性表现为普通型间质性肺炎(usual interstitial pneumonia,UIP),病因不清。按病程有急性、亚急性和慢性之分[1]。

【流行病学】

本病多为散发,据统计,每年整体人群中的患病率为(2~29)/10万,且呈逐渐增长趋势,估计以每年11%的比例增长。在美国特发性肺纤维化患者大约有100000人,欧盟地区大约有110000人,而且每年欧盟地区新增IPF患者35000人。日本每年整体人群中的IPF患病率为(2.23~10)/10万,实际值远高于这个数目。我国作为一个老龄化严重的国家,IPF患病人数也是逐年增加,保守估计在50万左右。作为一种慢性间质性肺病,IPF起病隐匿、病情逐渐加重,也可表现为急性加重。IPF诊断后的平均生存期仅2.8年,死亡率高于大多数肿瘤,IPF被称为一种"类肿瘤疾病"。

【病因与发病机制】

IPF病因不明,发病机制亦未完全阐明,但有足够证据表明与免疫炎症损伤有关。不同标本所显示的免疫炎症反应特征不尽一致,周围血所反映出的是免疫异常比较突出,而支气管肺泡灌洗液显示炎症反应为主,而肺局部组织的异常又有所不同。因此在评估各种研究资料需要考虑到这种差异。肺泡上皮细胞损伤和异常修复是导致肺纤维化的主要机制。损伤发生后,修复过程中不能完成正常的再上皮化过程,进而导致肺泡-毛细血管损伤。这一过程诱发细胞因子产生,成纤维细胞表面表达细胞因子受体,在细胞因子作用下聚集到损伤部位并增殖。

【病理】

IPF的特征性组织病理学改变是UIP,其主要病变为纤维化,病变的程度及分布不一致,低倍显微镜下观察,可见瘢痕纤维化区域伴有蜂窝肺改变,和病变较轻甚至正常肺组织区域。这些组织病理改变通常以胸膜下和间隔旁肺实质为著。通常炎症较为轻微,可有少量淋巴细胞和浆细胞间质浸润,伴2型肺泡上皮细胞和细支气管上皮细胞增生。纤维化区域主要由致密的胶原纤维组成,可见散在分布的成纤维细胞灶。蜂窝肺区域由囊性纤维化的气腔组成,通常衬附着细支气管上皮细胞,腔内有黏液和炎症细胞填充。肺纤维化区域和蜂窝肺病变区域中,肺脏间质可见平滑肌增生。

【参考文献】

[1]王吉耀,葛均波,邹和建.实用内科学(上册)[M].16版.北京:人民卫生出版社,2022.

第二节　博来霉素诱导法肺纤维化模型

一、大鼠博来霉素诱导法肺纤维化模型

【基本原理】

博来霉素(bleomycin,BLM)为一种碱性多肽类抗肿瘤抗生素,为细胞周期非特异性药物。作用机制主要是与铁络合形成自由基,作用于DNA,使之分解,引起DNA单键断裂。在体内易被肽酶水解,而肺中肽酶活力低,不易被水解而浓度相对高,在产生药理作用的同时可引起肺毒性,致肺纤维病变。采用气管穿刺、经口气管插管、经口气管喷雾及腹腔注射等方法,建立大鼠肺纤维化模型。

【实验材料】

1. 药品试剂　①博来霉素:注射用盐酸博来霉素,15 mg/支,用前以生理盐水配制成5 mg/mL溶液;注射用盐酸平阳霉素,8 mg/支,用前以生理盐水配制成5 mg/mL溶液。②麻醉药品:戊巴比妥钠,水合氯醛,乌拉坦,盐酸氯胺酮注射液等。③组织固定液:10%甲醛溶液或4%多聚甲醛溶液等。④其他:HE染色试剂盒,Masson染色试剂盒,羟脯氨酸(hydroxyproline,HYP)试剂盒等。

2. 仪器设备　高压喷雾器,微型喷雾针,生物显微镜,全自动荧光显微镜,病理图像分析系统,细胞图像分析系统,Micro-CT系统,常规手术器械等。

3. 实验动物　Wistar、SD大鼠,雌雄不拘。

【方法步骤】

1. 气管穿刺滴注法[1-5]

（1）方法　实验用 Wistar 大鼠,雌雄各半,体重 180~220 g。将大鼠用 10% 水合氯醛腹腔注射麻醉(10 mL/kg),仰卧固定,颈前剪毛,碘酊消毒皮肤,无菌操作下切开长约 1 cm 的颈中切口,逐层分离暴露气管。用弯尖眼科钳经气管下方穿过,轻微抬起气管,尽量接过气管分叉处,抬高鼠板头端,使与桌面呈30°~35°角。一手持 1 mL 带针注射器在气管软骨环间朝肺脏方向进针,针与气管呈约 30°夹角,进针有明显落空感且回抽见空气后即匀速推注博来霉素(5 mg/kg),随即将大鼠至头高脚低位轻轻摇晃 1 min,使药液充分进入肺内,缝合颈部肌肉及皮肤,切口处消毒,涂抹适量红霉素软膏以预防感染。

（2）特点　①大体观察:第 7 天时,肺纤维化模型大鼠肺组织明显增大,质地坚硬,颜色鲜红,并见肺组织轻度充血,表面出血点增加;第14、28 天后模型组表现双肺体积逐渐缩小,质地变硬,颜色黯红,表面粗糙不平,可见小片状、条索状凸凹不平的苍白灶,冲洗时弹性减弱,表面出血点散在,并见大片瘀斑。②HE 染色:模型组大鼠不同时间点均表现肺泡腔及肺间质内有大量炎症细胞浸润,以巨噬细胞、淋巴细胞及少量的中性粒细胞为主,以第 7 天时最重,肺内组织结构紊乱,肺泡隔明显水肿;第 7 天后,肺泡腔内的炎症细胞渗出开始减少,第 14 天时,肺泡炎有所减轻,肺泡间隔增厚,以少量的淋巴细胞及巨噬细胞为主,成纤维细胞增生,肺泡腔变窄,间质胶原纤维增生呈散在,开始出现纤维化;第 8 天时,模型组呈重度纤维化改变,肺泡结构破坏、萎缩或消失,少量炎症细胞浸润,肺组织以胶原沉积、肺纤维化改变为主,纤维组织呈条索、斑片状分布,病变弥漫,可见肺泡炎和肺纤维化程度呈重度表现。③Masson 染色:模型组大鼠肺组织随着时间的推移,肺间质、支气管管壁和肺泡隔胶原染色中胶原纤维明显增多;第 7 天时胶原纤维主要分布于细小支气管及小血管周围,肺泡间质散在的胶原纤维、较短,尚未形成片状及束状;第 14 天时,小气管、小血管胶原纤维明显增多,支气管偶见少量束状胶原纤维,肺间质胶原纤维呈束状或小片状分布;第 28 天时,支气管、小支气管、小血管大量胶原纤维环绕,周围胶原增生,并向肺间质延伸,在间质沉积,呈片状、束状,此时胶原纤维沉积最重。

2. 经口气管插管滴注法[6-8]

（1）方法　实验用雄性 SD 或 Wistar 大鼠,体重 180~200 g。将大鼠用 10% 水合氯醛腹腔注射麻醉(3.5 mL/kg),麻醉后仰卧位固定于35°倾斜鼠板上,将光源直接照射于大鼠咽喉部表面,左手垫纱布向外向上提起舌头,可见咽喉部有一明显的亮点。从大鼠口腔,右手水平插入 18 号套管针到达咽喉部时,压低针尾,使针头抬高 15°~30°,轻轻插入气管,长度约套管针长度的 3/4,拔出针芯。将棉球薄片置于套管针外口,若棉球薄片随呼吸前后摆动,则说明套管针已经插入气管,若棉球薄片不随呼吸前后摆动,可能套管针误入食管,应立即拔出重新插入。向气管插管内快速注射 BLM 溶液(5 mg/kg),假手术组注射等体积生理盐水,并继续向气管内快速推注 0.3~0.5 mL 空气,立即将大鼠直立旋转,以使药液在双肺内分布均匀。

（2）特点 ①大体观察:模型动物双肺暗红色,有斑点或斑片状实变灶,弥漫分布,第14、21、28 天处死动物,可见肺表面有条索状凹沟,部分肺切面见小囊形成。②光镜和电镜观察:实验第 3 天,肺泡腔、小血管周围及细支气管周围见淋巴、单核细胞及少量中性粒细胞浸润,肺泡隔无明显增宽,部分肺泡和终末细支气管内有呈息肉状的"腔内芽",此"芽"主要由纤维结缔组织和炎症细胞组成;电镜下,肺泡隔成分通过肺泡上皮及其基底膜缺损处呈"芽"状伸向肺泡腔。第 7 天,肺泡隔开始增宽,纤维组织增多,炎症细胞浸润减少,"腔内芽"内胶原纤维明显增多。第 14 天,"腔内芽"难以查见或仅见其残迹,肺泡隔纤维化病变加重;电镜下,见成纤维细胞增生,分泌活性旺盛。第 21 天,病变类似第14 天,但肺泡隔增厚、胶原纤维增多更显著。第 28 天,大部分肺组织结构破坏,代之以大量胶原纤维呈束状或片状沉积,偶见少量炎症细胞浸润,部分纤维化病灶内有扩张的大、小不等的细支气管或肺泡。

3.经口气管喷雾法[8-10]

（1）方法 实验用雄性 SD 或 Wistar 大鼠,体重 180～200 g。将大鼠用 2% 戊巴比妥钠腹腔注射麻醉(45 mg/kg),麻醉后仰卧位固定于 45°～60°倾斜的鼠板上,取强光源直接照射大鼠咽喉部黏膜表面,将大鼠舌头向外上拉起,左手持压舌板伸入口腔向上顶起舌腹,可见大鼠口腔呈橙红色,口腔下方气管呈白色亮点,气门随大鼠呼吸一张一合,右手持高压微型喷雾器,将针管缓慢插入气管中,至针管弯头达大鼠口腔处,迅速气管内雾化喷入博来霉素(5 mg/kg),停留 2～3 s 后,缓慢取出针管,将大鼠直立并左右旋转,使药液在肺内均匀分布。

（2）特点 ①大体观察:2 周后,肉眼可见散在出血点,弹性较差,表面呈褐灰色,4 周后可见部分散在出血点,表面呈苍白色,局部可见大小不等的结节样改变,弹性较差,肺脏整体质变。②HE 及 Masson 染色:给药 4 周后,模型大鼠肺组织纤维细胞增生,肺泡间隔增厚,纤维化区可见大量蓝色胶原纤维沉积,且纤维化区域较为均匀。③肺组织中羟脯氨酸含量明显增加。

4.腹腔注射法[11-12]

（1）方法 实验用雄性 Wistar 大鼠,8～10 周龄,体重 200～300 g,将大鼠随机分为模型组和对照组。模型组腹腔注射博来霉素(15 mg/kg),1 次/d,连续 10 d;对照组腹腔注射等容积生理盐水。

（2）特点 ①HYP 含量均自第 1、14 天开始升高,第 28 天达高峰。②第 14 天,模型大鼠出现肺泡间隔水肿,炎症细胞浸润,以单核巨噬细胞及中性粒细胞为主,肺泡间质水肿、毛细血管增生,并出现梭形细胞;肺泡腔内分泌物增多,肺泡壁内成纤维细胞增生。第 28 天,肺泡壁内的炎症细胞数目虽有所减少,但成纤维细胞增生及胶原基质明显增多,肺泡壁间隔仍增宽,肺内及胸膜下多发性纤维化灶形成明显。

【观察指标】

1.一般情况 观察用药后大鼠精神状态、活动度、口唇、毛发等外部形态,并计算实验期间各组大鼠死亡率。

2. CT 扫描[13]　将大鼠用 2% 戊巴比妥溶液腹腔注射麻醉后,俯卧位固定。采用 16 排螺旋 CT 机。扫描参数 80 kV,40 mA,层厚 1.25 mm,FOV 250 mm,螺距 1.375,速度 0.5 s/rot,床速 27.50 mm/rot,resolution ST 轴位。原始螺旋数据重建后传输到工作站,行多层面重建影像处理,2 mm 层厚,0.8 mm 间隔,窗宽 2000,窗位 20。

2. Micro-CT 检查[14]　将大鼠用 1% 戊巴比妥钠腹腔注射麻醉(50 mg/kg),仰卧位固定于 Micro-CT 扫描床上进行胸部 CT 扫描,扫描方案:角增量 0.70,扫描模式 3600,平均帧数 2,探测器组件模式 4×4,管电压 80 kVp,管电流 500 μA,曝光时间 450 ms,扫描时间 18 min。观察内容包括磨玻璃影、实变、线状影、结节影、牵引性支气管扩张、胸膜下间质增厚、肺大疱、气胸及蜂窝肺等。

3. 肺组织羟脯氨酸含量测定[15-16]　精确称取肺组织湿重 100 mg 于试管中,准确加入 1 mL 水解液制备组织匀浆,按说明书方法用碱水解法测定肺组织 HYP 含量。

4. 肺组织病理学检查　将大鼠深麻醉下处死,取双肺称重,计算肺指数[肺湿重(mg)/体重(g)×100%]。10% 甲醛或 4% 多聚甲醛溶液固定,梯度乙醇脱水,常规石蜡包埋、切片,分别行 HE 和 Masson 染色,光镜结合病理图像分析系统观察肺组织病理形态学改变。按相应标准分别进行肺泡炎、肺纤维化评分等定量组织学检查。

(1)肺泡炎症评分[5,17-18]　0 分:无肺泡炎;1 分:轻度肺泡炎,炎症受累面积小于全肺 20%;2 分:中度肺泡炎,受累面积占全肺 20%~50%;3 分:重度肺泡炎,受累面积大于全肺 50%。

(2)肺纤维化评分[5,17-18]　0 分:无纤维化;1 分:轻度纤维化,病变范围小于全肺 20%,纤维化累及胸膜及胸膜下的肺间质,肺泡的结构发生紊乱;2 分:中度纤维化,病变范围占全肺 20%~50%,纤维化区域从胸膜延伸,仍属局部性;3 分:重度纤维化,病变占全肺 50% 以上。

(3)肺组织体密度测量[19-20]　每张切片观察 5 个视野,即肺上下左右 4 个固定视野,肺中部一个视野,在 10 倍物镜下,应用方网格测试系统,借助细胞图像分析系统,以点记数法测算下列参数:肺泡体密度(volume density of alveolar air,Vda),肺间质体密度(volume density of interstitial,Vdi),肺血管体密度(volume proportion of capillary,Vpc),分别取其平均值。再将每只大鼠的各个组织块取平均值。

(4)胶原容积分数　应用 Image-Pro Plus 6.0 软件,对肺间质纤维化程度进行分析:同一视野用暗场图像分析胶原面积,明场图像分析空白区域面积,计算胶原容积分数(collagen vo-lume fraction,CVF)。

$$CVF(\%) = 胶原面积/(图像总面积-空白区域面积)×100\%$$

【注意事项】

1. 麻醉深度应适宜,麻醉过浅,可因动物挣扎而致误伤;反之,可使药物在肺内分布不均匀或动物深麻醉死亡。

2. 在经口气管插管过程中,有时因大鼠的个体差异,气管位置深浅和大小不一,或者大鼠分泌唾液太多影响视野,可以调整大鼠的角度或用套管针在大鼠喉部轻轻拨动分泌物,直至看到气管口,方可行气管插管。

3.气管穿刺法应注意在针头插入后,必须经检验确认插入气管无误时,方可注入药液,应随即使动物保持头高脚低的体位一定时间,防止药液倒流。

【模型评价】

1.博来霉素是由轮枝链霉菌产生的碱性糖肽类物质的多组分复合抗生素,具有抗肿瘤作用,其毒副作用之一是引起肺纤维化。其诱导肺纤维化的机制,普遍认为是 BLM 诱导 DNA 的断裂,产生自由基,诱导氧化应激反应,引起细胞凋亡或坏死,诱导炎症反应和纤维化。由于病理组织学改变与人类肺纤维化最为接近,加上博来霉素价格低廉,容易获取且重现性好,在过去几十年中,博来霉素诱导的肺纤维化动物模型是应用最普遍的实验性肺纤维化模型。

2.大、小鼠因体型小、体重轻、价格便宜、操作简便,成为被选用最多的造模动物,但因其体型太小不适用于放射影像学的研究,虽然有高分辨率 CT(high resolution CT, HRCT)应用于小动物肺纤维化的研究[13],但大型 CT 空间分辨率难以满足实验小动物胸部成像的要求。随着 Micro-CT 的问世,空间分辨率已达微米级,使实验小动物模型的显示成为可能。Micro-CT 能反映大鼠肺纤维化不同时段的影像学改变,线状影可作为鉴别Ⅰ~Ⅲ级肺纤维化形成的标志,肺大疱或气胸对Ⅲ级肺纤维化形成有提示作用。但 Micro-CT 胸部扫描技术还有待深入研究[14]。

3.一次性气管内灌注博来霉素诱导的动物肺纤维化是目前国内外最常用、最受认可的肺纤维化模型,能够模拟人类肺纤维化的病理变化过程。气管内一次给药法有给药次数少、剂量小、建模时间短等优点,但动物死亡率较高,操作相对复杂,急性肺损伤程度重、胶原代谢紊乱的程度轻,病灶分布不均,以支气管周围为显著的特点[21-23]。

4.腹腔注射法的优势在于实验动物的死亡率较低,操作简单,急性肺损伤程度较轻、胶原代谢紊乱的程度较重,病灶分布均匀,以胸膜下为显著的特点。但具有建模时间较长、给药剂量较大及多次给药等缺点[21-23]。

5.与经口气管插管法相比,相同异氟烷呼吸麻醉经口气管内喷雾化法的大鼠肺组织分布更加均匀,肺纤维化程度更加明显且大鼠麻醉后苏醒更快,存活率高[8-9]。

【参考文献】

[1]吕晓东,庞立健.气管内注入博来霉素致大鼠肺纤维化动物模型方法优化分析[J].实用中医内科杂志,2007,21(2):3-4.

[2]吕晓东,庞立健.博来霉素致大鼠肺纤维化模型肺组织不同时间点的动态演变[J].中华中医药学刊,2010,28(3):508-511.

[3]谢海彬,李红,沈明霞,等.改良气管穿刺注射博来霉素制作肺间质纤维化大鼠模型实验研究[J].甘肃中医药大学学报,2016,33(2):12-17.

[4]王一新,李慧,史韵,等.博来霉素致大鼠肺纤维化模型肺组织动态病理变化研究[J].微量元素与健康研究,2020,37(5):4-5.

[5]王一新,马雪梅,孙云晖.不同剂量博来霉素致大鼠肺纤维化模型制备[J].微量元素与健康研究,2017,34(5):10-12.

[6]张伟,鲁香凤,张晓梅,等.气管插管快速灌注博来霉素复制大鼠肺间质纤维化模型[J].中西医结合学报,2008,6(1):60-67.

[7]褚宏伟,张道中,车东媛.博来霉素 A_5 诱发大鼠肺间质纤维化的实验病理研究[J].临床与实验病理学杂志,1992,8(3):221-224.

[8]陈广瑞,李俭,梁笛,等.肺纤维化大鼠模型造模方法的优化[J].中国实验动物学报,2023,2:201-207.

[9]彭方毅,周欢,吴静,等.气管内喷雾注入博来霉素诱导大鼠肺纤维化模型的建立及其评价[J].中国生物制品学杂志,2017,1:86-89.

[10]周欢.气管内喷雾注入博来霉素诱导大鼠肺纤维化模型的建立及其评价[D].重庆:重庆理工大学,2014.

[11]齐曼古丽·吾守尔,夏宇,巴哈尔古丽·米吉提,等.博来霉素致大鼠肺纤维化模型的建立方法及比较[J].新疆医科大学学报,2005,28(6):495-498.

[12]TAOOKA Y,MAEDA A,HIYAMA K,et al. Effects of neutrophil elastase inhibitor on bleomycin-induced pulmonary fibrosis in mice[J]. Am J Respir Crit Care Med,1997,156(1):260-265.

[13]张智猷,茹永新,郭德安.博来霉素性大鼠肺损伤及肺纤维化的实验研究[J].中国中西医结合影像学杂志,2005,3(3):164-167.

[14]史维雅.大鼠肺纤维化模型的微型 CT 研究[D].上海:复旦大学,2008.

[15]陈叶青,仇双逸,范欣生,等.博来霉素诱导的肺纤维化形成不同时期模型大鼠血清代谢组学研究[J].中国药理学通报,2022,38(4):512-518.

[16]刘瑞,李成刚,梁欣,等.博来霉素诱导大鼠肺纤维化过程中羟脯氨酸及氧化应激指标的变化[J].第四军医大学学报,2004,25(23):2202-2205.

[17]SZAPIEL S V,ELSON N A,FULMER J D,et al. Bleomycin-induced interstitial pulmonary disease in the nude,athymic mouse[J]. Am Rev Respir Dis,1979,120(4):893-899.

[18]艾进颖,封小东,付敬华,等.博来霉素致大鼠肺纤维化的晚期动态观察[J].河北联合大学学报(医学版),2012,14(1):33-34.

[19]郑富盛.细胞形态立体计量学[M].北京:北京医科大学中国协和医科大学联合出版社,1990.

[20]柴文成,李永春,刘玉玲,等.博来霉素致肺纤维化大鼠形态学变化的实验研究[J].中国实验动物学报,2003,11(2):15-18,65.

[21]郭琦琦,李毅,翁桓泽,等.生物及非生物因素诱导肺纤维化动物模型研究的特点[J].中国组织工程研究,2022,26(14):2273-2278.

[22]张丹参,马佳呈.诱发肺纤维化动物模型方法及评价[J].神经药理学报,2019,9

（6）:15-20.

[23]陈孟毅,孟爱民.肺纤维化动物模型及研究进展[J].中国比较医学杂志,2016,26（6）:88-93.

二、小鼠博来霉素诱导法肺纤维化模型

【基本原理】

参见本节"大鼠博来霉素诱导法肺纤维化模型"。采用气管穿刺、经口气管插管、经口气管喷雾、鼻腔滴注、雾化吸入、静脉注射及腹腔注射等方法,建立小鼠肺纤维化模型。

【实验材料】

1.药品试剂　①博来霉素:注射用盐酸博来霉素,15 mg/支,用前以生理盐水配制成 5 mg/mL 溶液;注射用盐酸平阳霉素,8 mg/支,用前以生理盐水配制成 5 mg/mL 溶液。②麻醉药品:戊巴比妥钠,水合氯醛,乌拉坦,盐酸氯胺酮注射液等。③组织固定液:10% 甲醛溶液或4% 多聚甲醛溶液等。④其他:HE 染色试剂盒,Masson 染色试剂盒,羟脯氨酸（HYP）试剂盒等。

2.仪器设备　高压喷雾器,微型喷雾针,微量移液器,生物显微镜,全自动荧光显微镜,病理图像分析系统,细胞图像分析系统,非束缚小动物肺功能测量仪,微型雾化器,Micro-CT 系统,常规手术器械等。

3.实验动物　C57BL/6、BLAB/c、ICR 小鼠,雌雄兼用。

【方法步骤】

1.气管穿刺滴注法[1-7]

（1）方法　实验用 C57BL/6 小鼠,雌雄兼用,体重 18 ~ 22 g。将小鼠用 10% 水合氯醛腹腔注射麻醉（5 mL/kg）,颈部消毒备皮,纵向切开皮肤,逐层钝性分离,暴露气管。使用超细胰岛素注射器通过气管环间隙向模型组小鼠肺脏注入 BLM 溶液 0.05 mL,剂量为 5 mg/kg;用敷料对伤口保护性包扎后提尾倒悬使药液均匀浸润肺组织。

（2）特点　①模型小鼠精神差,瘦弱,毛发晦暗,无光泽,活动少。②肺脏大体观察可见不同程度肺组织挛缩变形,表面灰白,呈片状或条索状半透明区,肺体积缩小,肺组织与胸膜部分粘连。③镜下肺纤维化程度 2 ~ 3 级,肺组织中有较多的片状实变区,实变区间见肺泡壁增厚、间隔增宽、炎症细胞浸润和胶原沉积。④肺组织羟脯氨酸含量明显升高。

2.经口气管插管滴注法[8-10]

（1）方法　实验用雄性 C57BL/6 小鼠,6 ~ 8 周龄,体重 18 ~ 22 g。将小鼠用1% 戊巴比妥钠腹腔注射麻醉（60 mg/kg）,仰卧位固定,头部稍抬高与水平面约成15°角,用眼科镊将小鼠舌尖夹住向外向上拉出,在咽喉部冷光源（或小型手电筒）照射下,在红色光亮处观察到声门开合,将磨钝的腰穿针针头紧贴舌根中央,向光亮处缓缓进针,进针深度约 2.8 cm,经声门裂进行气管插管,向腰穿针中注入 BLM 溶液（5 mg/kg）,并注入 1 mL 空

气以助 BLM 在肺部分散,将小鼠直立左右前后轻轻摇晃,使药物在肺内分布均匀。

(2)特点　①存活率和体重:模型组小鼠存活率为 80%,第 7 天起,体重显著下降。②肺功能:与空白组比较,第 10 天模型小鼠未见显著变化;第 21 天 TV、MV 和 EF50 均显著下降。③肺病理和羟脯氨酸含量:第 21 天,模型小鼠肺组织均出现炎性浸润和纤维条索,肺泡炎和纤维化程度评分均显著升高,肺组织中 HYP 水平均显著升高。

3.经口气管内喷雾法[10-11]

(1)方法　实验用雌性 BLAB/c 小鼠,8 周龄,体重 18 ~ 22 g。将小鼠用 10% 水合氯醛腹腔注射麻醉,固定于操作台,以动物喉镜压下小鼠舌根暴露声门,微型雾化器从声门插入气管,雾化注入博来霉素溶液 100 μL(5 mg/kg)。

(2)特点　①大体标本可见,与气管内滴入相比,气管内雾化伊文斯蓝在各肺叶中分布更均匀。②气管内滴入组与气管内滴入组小鼠肺系数、总病理评分及纤维化评分均较对照组明显升高,滴入组与雾化组间无显著性差异。③气管内滴入组小鼠肺纤维化病灶分布不均,严重程度不一,各肺叶间组织病理评分与纤维化评分的差异有统计学意义;而气管内雾化组小鼠各肺叶间评分的差异无统计学意义。④气管内雾化组小鼠的肺组织匀浆中羟脯氨酸含量明显高于气管内滴入组。说明气管内滴入与气管内雾化博来霉素溶液均可诱导肺组织损伤与纤维化,而气管内雾化博来霉素可引起更广泛、更均匀的组织损伤与纤维化。

4.鼻腔滴注法[12-16]

(1)方法　实验用雄性 C57BL/6 或 ICR 小鼠,7 ~ 8 周龄,体重 18 ~ 20 g。将小鼠用 1% 戊巴比妥钠腹腔注射麻醉(45 mg/kg),左手固定全身麻醉的小鼠,保持其身体呈头上尾下的垂直状态,右手执微量移液器,将博来霉素药液缓慢滴入鼻腔(5 ~ 15 mg/kg)。

(2)特点　造模后第 7 天,与对照组比较,模型组小鼠的肺脏出现急性肺泡炎;第 14 天,肺泡炎更加明显,开始出现肺纤维化;第 28 天,肺泡炎有所减轻,肺纤维化明显加重,肺组织 HYP 含量、α-SMA 水平明显高于对照组。

5.雾化吸入法[17-19]

(1)方法　实验用雄性 ICR 小鼠,体重 18 ~ 22 g。小鼠清醒状态下,将其放入与雾化器相连的透明有机玻璃盒中(30 cm×30 cm×20 cm),通过雾化管向盒内喷入雾化的 0.25% BLM 溶液,15 min/次,间隔 5 min,雾化 4 次,共 6 h。

(2)特点　①大体观察可见模型小鼠肺叶质地变实,肺叶轮廓不清,整个肺脏萎缩,呈灰褐色。②光镜下可见给药后第 7 天肺组织大多呈重度肺泡炎改变,肺泡腔及肺间质内有大量中性粒细胞浸润,部分肺泡腔破坏或消失,肺间隔内成纤维细胞和毛细血管增生,与正常肺组织对比差别明显;给药后第 14 天,肺纤维化开始形成,巨噬细胞、中性粒细胞等炎症细胞明显减少,成纤维细胞增多,肺泡间隔明显增厚,有胶原沉积;给药后第 28 天,多数小鼠发生弥漫性肺间质纤维化,肺间质被胶原纤维和成纤维细胞替代,肺泡壁破坏,肺大疱形成,仍可见炎症细胞浸润。

6. 一次尾静脉注射法[20-24]

（1）方法　实验用 C57BL/6 或 ICR 小鼠，体重 18～22 g。将小鼠放入自制小鼠固定器内固定，露出尾巴，用 75% 酒精消毒，显露尾静脉，尾静脉注射 BLM 生理盐水溶液（100～200 mg/kg）。

（2）特点　第 28 天在胸膜下及血管周围可见多处肺泡结构消失，肺实质呈大片融合实变，其间有大量炎症细胞浸润，形成广泛、稳定的纤维化，肺组织羟脯氨酸含量和病理评分明显增高。

7. 多次尾静脉注射法[22-25]

（1）方法　实验用雄性 C57BL/6 或 ICR 小鼠，体重 18～22 g。尾静脉注射 BLM 生理盐水溶液（50 mg/kg），1 次/周，连续 6 周。

（2）特点　①小鼠从注射博来霉素开始出现不同程度的活动能力下降及挠鼻现象，食欲下降，毛发欠光滑，喜成堆蜷缩于笼子角落，注射部位即小鼠尾巴不同程度肿胀坏死。②体重下降明显，8 d 时最低，随后体重缓慢逐渐回升，造模后 6 周时与注射前差异无显著性意义。③Micro-CT 扫描显示，造模后早期多见磨玻璃影、支气管血管束增厚，中后期多见实变、索条状影、结节、支气管扩张等，大部分位于周围肺野（胸膜下）和远端肺血管周围，与人特发性肺间质纤维化高分辨 CT 影像类似；第 4 周所形成的肺 CT 表现最具代表性，可见周围肺野及肺底网格状阴影，不均匀的斑片状阴影，粗网状不透光影；6 周时肺内病变范围有所减少，但仍以周围肺野（胸膜下）及肺底部病变为主。④HE 染色显示，胸膜下、血管周围、肺泡内和肺泡间隔内不同程度炎症细胞浸润，以淋巴细胞为主，可见少许浆细胞，部分肺泡腔被破坏或结构消失。⑤Masson 染色可见肺泡间隔不同程度的胶原蛋白沉积，甚至出现肺实质大片融合性病变，病变区域及轻度病变区域与正常肺组织的混杂分布（空间异质性），病变区域主要位于胸膜下和血管。⑥肺组织羟脯氨酸含量和病理评分明显增高。

8. 腹腔注射法[26-27]

（1）方法　实验用雄性 C57BL/6 小鼠，6～8 周龄，体重 19～23 g。以博来霉素 35 mg/kg 溶于 200 mL 生理盐水，腹腔注射，2 次/周，连续注射 8 次。

（2）特点　①第 8 次腹腔注射后 2、4、6、8、10 周均出现不同程度的肺泡炎、肺纤维化，肺泡炎、肺纤维化评分于 2 周开始逐渐升高，于 6～8 周达高峰，持续至 10 周仍无明显降低。②免疫组织化学显示 I 型胶原蛋白主要沉积在胸膜下、血管周围和肺泡间隔，与 Masson 染色所见的胶原纤维分布一致；转化生长因子（transforming growth factor，TGF）-β1 和 α 平滑肌肌动蛋白（alpha smooth muscle actin，α-SMA）在肺泡炎和肺纤维化部位表达增多。肺 I 型胶原蛋白、TGF-β1、α-SMA、羟脯氨酸（hydroxyproline，HYP）含量于 2 周开始持续升高，于 6～8 周达峰值。

【观察指标】

1. 一般情况　每天观察小鼠的活动度、毛发、外部形态、精神状态，每周用电子秤测小鼠晨间体重。

2. Micro-CT检查[24]　　造模结束后第2、4、6周,将小鼠用4%水合氯醛腹腔注射麻醉(10 mL/kg),固定于Micro-CT搭载台上进行胸部CT扫描,扫描参数:管电压80 kVp,管电流500 μA,曝光时间700 ms,扫描时间10 min,角增量0.7°,扫描模式360°,平均帧数1,探测器组件模式4×4,重建图像的算法:FBP。

3. 肺功能测定

(1)无创清醒法[8]　　将小鼠置于动物肺功能检测系统的体描箱内,清醒状态下进行肺功能指标测定。①肺容积与通气参数:呼吸频率(f)、潮气量(TV)、每分通气量(MV)。②传导性参数:吸气流量峰值(PIF)、呼气流量峰值(PEF)。③气道阻塞参数:50%呼气流量(EF50)、呼吸暂停(PAU)、松弛时间(Tr)、收缩时间(Tc)、气道狭窄指数(Penh)。④一般参数:吸气时间(Ti)、呼气时间(Te)、呼气峰值时间比率(Rpef)、吸气末端暂停(EIP)、呼气末端暂停(EEP)等。

(2)有创麻醉法[15]　　将小鼠用1%戊巴比妥钠腹腔注射麻醉(100 mg/kg),于颈部甲状腺处切开气管,气管插管,连接小动物通气机进行机械通气,设定潮气量10 mL/kg,吸气压力为8~12 cmH$_2$O,呼吸100次/min,吸呼比10:15,待图形稳定后,肺功能分析系统测定潮气量(VT)、吸气气道阻力(Ri)、肺静态顺应性(Cst)及用力肺活量(FVC)等。

4. 肺组织羟脯氨酸含量测定[15]　　取50 mg肺组织,用1 mL磷酸盐缓冲液(PBS)进行匀浆,加入4 mL 6 mol/L HCl,126 ℃酸解3 h。使用6 mol/L碳酸氢钠(NaOH)调节pH为7.0。吸取1 mL混合后的液体,加入柠檬酸缓冲液0.5 mL、氯胺T溶液1 mL,室温下放置20 min。加入Ehrlich液1 mL,65 ℃水浴15 min。采用分光光度计550 nm波长比色,记录吸光度(A)值。使用HYP标准溶液绘制标准曲线,并根据标准曲线计算待测标本的HYP含量,并和肺组织重量比较,结果以 μg/g 表示。

5. 肺组织病理学检查　　将小鼠深麻醉下处死,取双肺称重,计算肺指数[肺湿重(mg)/体重(g)×100%]。10%甲醛或4%多聚甲醛溶液固定,梯度乙醇脱水,常规石蜡包埋、切片,分别进行HE染色、Masson染色,光镜结合病理图像分析系统观察肺组织病理形态学变化,分别进行肺组织损伤、肺泡炎程度和肺组织纤维化评分,计算胶原容积分数(collagen vo-lume fraction,CVF)。

(1)肺损伤评分[10,28]　　光镜下观察HE染色切片,参照Mikawa's方法,以4项指标进行肺损伤评分:①肺泡充血;②出血;③肺泡腔或血管壁中性粒细胞浸润或聚集;④肺泡壁增厚和(或)透明膜形成。每项指标分别依病变轻重评为0~4分。0分:无病变或非常轻微损伤;1分:轻度损伤;2分:中度损伤;3分:重度损伤;4分:严重损伤。总分16分,4项评定分数总和为肺损伤的总评分。

(2)肺纤维化评分　　光镜下观察Masson染色切片,进行纤维化程度评分。

1)Ashcroft's评分[10,29]　　0分:正常肺组织;1分:轻微纤维化,肺泡壁与细支气管壁轻度增厚;2分:介于1~3分;3分:肺泡壁与细支气管壁中度增厚,不伴肺组织明显破坏;4分:介于3~5分;5分:较严重的纤维化,伴肺结构明显破坏与纤维束形成和/或小片状纤维化区域;6分:介于5~7分;7分:严重的肺结构破坏与大片纤维化组织形成和/

或出现蜂窝肺;8 分:全肺纤维化形成。

2）Hübner's 评分[24,30]　0 分:无肺纤维化,肺泡结构正常;1 分:散在的轻度肺纤维化,肺泡间隔增厚≤3 倍正常值,部分肺泡腔扩大,肺泡壁变薄,无成团的纤维化灶;2 分:明显的纤维化改变,肺泡间隔厚度>3 倍正常值,可见绳结样改变但彼此不相连,部分肺泡腔扩大,肺泡壁变薄,无成团的纤维化灶;3 分:视野内主要改变为连续的纤维化(肺泡间隔厚度>3 倍正常值),部分肺泡腔扩大,肺泡壁变薄,无成团的纤维化灶;4 分:出现单个成团的纤维化灶(病变范围<10% 视野);5 分:融合的成团的纤维化(病变范围介于10% ~50% 视野),肺组织形态严重受损;6 分:大部分肺泡隔消失,大量连续肺纤维化(病变范围>50% 视野),大部分肺形态毁损;7 分:肺泡隔消失,肺泡内几乎全是成团的纤维组织,但仍有至多 5 个气泡样改变;8 分:成团的纤维组织覆盖满视野。

（3）肺泡炎程度评分[24,31]　光镜下观察 HE 染色切片,参照 Szapiel's 方法,进行肺泡炎程度评分。0 分:无肺泡炎,肺泡结构正常;1 分:轻度肺泡炎,单核细胞浸润致肺泡间隔增厚,病变局限于胸膜下,受累面积<20% ;2 分:中度肺泡炎,炎症浸润性病变主要位于胸膜下,受累面积为 20% ~ 50% ;3 分:重度肺泡炎,炎症病灶弥漫分布,受累面积>50% 。结果取平均值。

【注意事项】

经口气管插管时,若进针有明显阻力,应调整位置和角度重新进针,切勿强行进针导致气道损伤或穿孔。

【模型评价】

1.博来霉素价格相对低廉、获取途径便利、可重复性强,成为目前最常用的诱导肺纤维化的药物[33]。

2.C57BL/6 小鼠是一种常用的近交品系实验鼠,群体反应性比较均一,肺组织的组织学结构接近于人类,其作为肺纤维化的模型能够模拟人的肺纤维化的发病机制和过程[32]。ICR、KM 小鼠是一类繁殖力、抗病力和适应力均较强的远交群小鼠,被广泛应用于药理学、毒理学等学科的研究。BLM 诱导的肺纤维化作用在 C57BL/6 小鼠与 ICR 小鼠间存在着明显的种属差异。C57BL/6 小鼠较 ICR、KM 小鼠更适于复制博来霉素诱导的肺纤维化动物模型[1,6-7,20]。

3.经气管直接或间接注射 BLM 成为目前常用的给药途径,具有以下优点[2]:①造模时间短,费用较低,能复制出特发性肺纤维化典型的肺组织病变,如细胞外基质大量沉积、胶原纤维异常增多等病理特征;②气管给药方式多样,如注射、气体喷雾、单次给药或多次给药,实验者可根据研究目的选择不同的方式;③操作较为简单,可重复性高,实验较易获得理想的结果。单次气管内滴注博来霉素药物分布不均匀,病灶主要分布于肺门及支气管周围,与特发性肺间质纤维化病灶主要分布于胸膜下有所不同。多次气管内滴入博来霉素肺纤维化模型复制了许多特发性肺间质纤维化病理特点(肺纤维化空间异质性、上皮细胞间质细胞转化、肺泡上皮细胞增生),且模型稳定性好,但造模耗时长

(16 周)[34]。

4.静脉给药的最大优点是其更接近人类给药的基本途径,操作简单快捷。静脉注射BLM 与 BLM-A5 对小鼠肺组织损伤的作用存在着明显的差异,BLM 可导致肺间质形成广泛的纤维化,而 BLM-A5 仅引起轻微的肺组织损伤,不形成明显的间质纤维化[22]。多次小剂量博来霉素诱导肺纤维化模型具有部分典型寻常型间质性肺炎特征,尤其在模型稳定性上明显优于单次大剂量博来霉素诱导肺纤维化模型,更加符合特发性肺间质纤维化演变过程[24]。小剂量多次尾静脉注射与气管内滴入 BLM 都能成功制备肺间质纤维化动物模型,但两者纤维化形成的部位存在着一定的差异,小剂量多次尾静脉给药肺间质纤维化模型更接近特发性肺间质纤维化[25]。但多次注射建模时间相对较长,且易造成尾部溃烂[35]。

5.雾化吸入造模法操作简单易行,与气管滴注法相比,吸入的药物在肺内分布更为均匀。但雾化吸入法在较短的吸入时间内无法造成肺纤维化,需较长时间、较高浓度的雾化吸入才能成功造模[17]。

6.腹腔注射 BLM 制作小鼠肺纤维化动物模型,操作简便、快捷、个体间差异小,可以减轻因手术操作熟练程度的不同造成的纤维化程度不同,形成的病变主要分布于胸膜下,接近人类特发性肺纤维化的影像学表现,所以腹腔注射法与临床 IPF 病理分布更为接近。但由于造模需要的 BLM 总剂量较大,费用高,且药物注射次数较多,因此国内应用受到一定限制[36]。

【参考文献】

[1]何文涓,吴小瑜,袁志坚,等.博来霉素和内毒素诱导两种品系小鼠肺纤维化模型的比较研究[J].实验动物科学,2019,36(6):39-43.

[2]卢锦辉,张丽,刘子豪,等.博来霉素诱导小鼠肺纤维化模型的建立及评价[J].兰州大学学报(医学版),2019,45(6):37-42.

[3]杨宇,袁晓梅,吴敏娜,等.气管内注射博来霉素致小鼠肺纤维化造模方式改良[J].新乡医学院学报,2015,32(9):807-809.

[4]陶章,李惠萍.不同剂量博来霉素致小鼠肺纤维化模型的比较[J].中国组织工程研究与临床康复,2009,13(7):1214-1218.

[5]李圣青,赵峰,张艰,等.博来霉素 A_2+B_2 致小鼠肺纤维化作用的研究[J].现代肿瘤医学,2006,14(2):132-135.

[6]宋桂芹,徐志伟,李泽,等.不同品系小鼠肺纤维化模型的比较研究[J].中国现代医学杂志,2017,27(4):13-16.

[7]刘蓉,赵瑾,李洪涛,等.两个品系小鼠肺纤维化模型的比较观察[J].实验动物与比较医学,2011,31(5):376-380.

[8]燕苗苗,赵亚昆,王搏,等.博来霉素诱导大鼠与小鼠肺纤维化模型的评价[J].中国实验动物学报,2023,31(2):179-186.

[9]王志超,冯凡超,武琦,等.三种方法气管灌注博来霉素诱导小鼠肺纤维化的比较[J].

中国比较医学杂志,2019,29(5):51-57.

[10]李伟峰,胡玉洁,袁伟锋,等.气管内滴入与雾化博来霉素致小鼠肺纤维化模型的比较研究[J].南方医科大学学报,2012,32(2):221-225.

[11]BIVAS-BENITA M,ZWIER R,JUNGINGER H E,et al. Non-invasive pulmonary aerosol delivery in mice by the endotracheal route[J]. Eur J Pharm Biopharm,2005,61(3):214-218.

[12]栾智华,魏砚明,刘必旺,等.鼻腔滴注博来霉素诱导 ICR 小鼠肺纤维化模型的建立[J].山西中医学院学报,2017,17(2):18-21.

[13]胡静,刘旭凌.经鼻滴入博来霉素致小鼠肺纤维化模型的建立及其病理演变[J].中国实验动物学报,2009,17(5):351-353,406.

[14]李梦媛,韦荣飞,杨星九,等.不同剂量博来霉素滴鼻诱导 C57BL/6 小鼠肺纤维化模型的研究[J].中国现代医学杂志,2020,30(8):1-6.

[15]胡萍,高占成.博来霉素致小鼠肺纤维化模型的动态演变及其发生机制[J].中国危重病急救医学,2006,18(8):474-478,514.

[16]沈忱悠,聂晓伟,卫栋,等.博来霉素诱导的肺纤维化小鼠肺组织铁死亡相关基因表达谱分析[J].解放军医学杂志,2023(网络首发):1-14.

[17]刘珊,范桂香,袁育康,等.两种小鼠肺纤维化造模方法的比较[J].西安交通大学学报(医学版),2004,25(3):244-246,249.

[18]姜晓姝,王孝铭,刘晓滨.雾化吸入平阳霉素法致小白鼠肺纤维化的观察[J].哈尔滨医科大学学报,1995,29(1):4-5.

[19]张纾难,韩春生.一种新的肺纤维化造模方法[J].中日友好医院学报,1997,11(4):283-285.

[20]宋淑范,张晓晔.博来霉素诱导 G57BL/6 与 ICR 小鼠肺间质纤维化模型的比较[J].中国实验动物学报,2010,18(4):289-291,366.

[21]张晓晔,刘卫青,朱敏,等.博来霉素与博来霉素 A5 诱导小鼠肺组织损伤的差异[J].中国实验动物学报,2007,15(5):326-329,315.

[22]杨聪颖,彭雄群,阳惠湘,等.不同剂量博来霉素诱导小鼠肺纤维化的差异及动态变化[J].中国实验动物学报,2013,21(2):45-51,94-96.

[23]肖强,郑晓滨,刘香,等.静脉注射不同剂量博来霉素诱导小鼠肺纤维化的比较研究[J].临床肺科杂志,2015,20(2):251-256.

[24]涂常力,刘香,郑晓滨,等.静脉注射博来霉素诱导肺纤维化模型小鼠的稳定性评价[J].中国组织工程研究,2015,19(40):6436-6443.

[25]孟婕,彭张哲,陶立坚.小剂量多次尾静脉注射与气管内滴注博来霉素致小鼠肺纤维化模型的比较研究[J].中南大学学报(医学版),2013,38(12):1228-1232.

[26]苏敏红,江宁,李洪涛,等.腹腔注射博来霉素诱导小鼠肺纤维化模型的长期稳定性[J].中国组织工程研究,2017,21(4):512-519.

[27] 李丽娜,王华,周蕾,等.博来霉素诱导小鼠肺间质纤维化造模方式的选择[J].中国免疫学杂志,2010,26(3):254-257.

[28] MIKAWA K,NISHINA K,TAKAO Y,et al. ONO-1714,a nitric oxide synthase inhibitor, attenuates endotoxin-induced acute lung injury in rabbits[J]. Anesth Analg,2003,97(6):1751-1755.

[29] ASHCROFT T,SIMPSON J M,TIMBRELL V. Simple method of estimating severity of pulmonary fibrosis on a numerical scale [J]. J Clin Pathol,1988,41(4):467-470.

[30] HÜBNER R H,GITTER W,EL MOKHTARI N E,et al. Standardized quantification of pulmonary fibrosis in histological samples[J]. Biotechniques,2008,44(4):507-511, 514-517.

[31] SZAPIEL S V,ELSON N A,FULMER J D,et al. Bleomycin-induced interstitial pulmonary disease in the nude,athymic mouse[J]. Am Rev Respir Dis,1979,120(4):893-899.

[32] 艾必燕,陈俊颖,邓玉江,等.C57BL/6小鼠呼吸系统组织学特征研究 [J].局解手术学杂志,2012,21(2):117-119.

[33] B MOORE B,LAWSON W E,OURY T D,et al. Animal models of fibrotic lung disease [J]. Am J Respir Cell Mol Biol,2013,49(2):167-179.

[34] DEGRYSE A L,TANJORE H,XU X C,et al. Repetitive intratracheal bleomycin models several features of idiopathic pulmonary fibrosis [J]. Am J Physiol Lung Cell Mol Physiol,2010,299(4):L442-L452.

[35] 郭琦琦,李毅,翁桓泽,等.生物及非生物因素诱导肺纤维化动物模型研究的特点[J].中国组织工程研究,2022,26(14):2273-2278.

[36] 叶清,李燕芹.肺纤维化动物模型[J].临床肺科杂志,2011,16(8):1248-1249.

第三节　百草枯诱导法肺纤维化模型

一、大鼠百草枯诱导法肺纤维化模型

【基本原理】

百草枯(paraquat,PQ)化学名1,1'-二甲基-4,4'-联吡啶,又称克无踪、对草快,是一种使用非常广泛的季铵类高效能除草剂,对皮肤、肝脏、肺脏、肾脏等全身多器官均有不同程度的损伤,以肺脏毒性最为突出,可能与肺泡Ⅱ型上皮细胞多胺类物质摄取途径摄取有关,百草枯所致的肺损伤包括肺水肿、充血、呼吸衰竭和肺纤维化等[1-3],肺纤维化是百草枯中毒后导致呼吸衰竭死亡的重要原因。采用百草枯灌胃或腹腔注射等方法，建立大鼠肺纤维化模型。

【实验材料】

1. 药品试剂　①20%百草枯溶液：临用时用生理盐水配制成所需浓度。②麻醉药品：戊巴比妥钠，水合氯醛，乌拉坦，盐酸氯胺酮注射液等。③组织固定液：10%甲醛溶液或4%多聚甲醛溶液等。④其他：HE染色试剂盒，Masson染色试剂盒，羟脯氨酸（HYP）试剂盒等。

2. 仪器设备　生物显微镜，全自动荧光显微镜，病理图像分析系统，细胞图像分析系统，非束缚小动物肺功能测量仪，微型雾化器，Micro-CT，常规手术器械等。

3. 实验动物　SD或Wistar大鼠，雌雄兼用。

【方法步骤】

1. 灌胃给药法[4-7]

（1）方法　实验用SD大鼠，体重180~220 g，雌雄兼用，随机分为模型组和对照组。模型组大鼠灌胃给予20%百草枯溶液（40~50 mg/kg），对照组大鼠灌胃给予等容积生理盐水。

（2）特点　模型组大鼠肺泡灌洗液中白细胞总数和中性粒细胞数明显增加；肺组织肺泡内炎症细胞浸润，肺结构破坏；肺泡炎、肺纤维化程度积分显著增高；肺组织TGF-β1、纤溶酶原激活物抑制因子-1（plasminogen activator inhibitor，PAI-1）mRNA表达水平明显升高。

2. 腹腔注射法[8-10]

（1）方法　实验用SD大鼠，体重180~220 g，雌雄兼用，随机分为模型组和对照组。模型组大鼠腹腔注射20%百草枯溶液（18~25 mg/kg），对照组大鼠腹腔注射等容积生理盐水。

（2）特点　百草枯腹腔注射可引起大鼠弥漫性毛细血管内皮细胞和肺泡Ⅰ型上皮细胞为主的整层气血屏障结构的损害，主要表现为肺泡水肿、出血、透明膜形成和（或）程度不等的肺泡炎及肺组织纤维化。模型大鼠在不同时间段出现了典型的中毒症状，肉眼及光镜下观察到百草枯中毒致大鼠急性肺损伤及纤维化病理的演变过程。肺组织羟脯氨酸含量显著升高。

【观察指标】

1. 一般情况　观察用药后大鼠精神状态、自主活动、口唇发绀、毛发等外部形态，并计算实验期间各组大鼠体重变化及死亡率。

2. 支气管肺泡灌洗液（BALF）检查[7]　暴露颈部及胸腹腔，分离结扎右主支气管，经左主支气管行左肺支气管肺泡灌洗。用4 mL生理盐水反复3次灌洗，回收BALF，低温离心10 min，收集上清液，ELISA法检测IL-6、IL-1β、TNF-α等炎性因子水平。沉淀用生理盐水0.5 mL混匀，取细胞混悬液100 μL用白细胞稀释液100 μL稀释，计数BALF

中白细胞总数。采用细胞离心涂片装置将 BALF 的细胞直接平铺于载玻片上。玻片用冷风吹干,固定后进行 HE 染色。在油镜下计数 200 个细胞,根据细胞形态学特征分类计数巨噬细胞、中性粒细胞和淋巴细胞。

3.肺组织羟脯氨酸含量测定[15-16] 精确称取肺组织湿重 100 mg 于试管中,准确加入 1 mL 水解液制备组织匀浆,按说明书方法用碱水解法测定肺组织 HYP 含量。

4.肺组织病理学检查 将大鼠深麻醉下处死,取双肺称重,计算肺指数[肺湿重(mg)/体重(g)×100%]。10% 甲醛或 4% 多聚甲醛溶液固定,梯度乙醇脱水,常规石蜡包埋、切片,分别行 HE 和 Masson 染色,光镜结合病理图像分析系统观察肺组织病理形态学改变。按相应标准分别进行肺泡炎、肺纤维化评分等定量组织学检查。参见本章第二节"大鼠博来霉素诱导法肺纤维化模型"。

【注意事项】

无论是灌胃给药还是腹腔注射给药,不同研究所用的百草枯剂量及动物死亡率均存在较大的差异,故在预实验中合适的给药剂量,既能建立肺纤维化模型,又能降低动物死亡率。

【模型评价】

1.百草枯诱导的大鼠肺纤维化模型,具有临床百草枯中毒患者相似的肺纤维化病理演变过程。第 1~7 天主要表现为肺炎症反应,肺水肿和出血明显;第 5 天已经开始启动不可逆性的纤维化进程,第 5~21 天呈现局部修复和机化,第 21~45 天肺组织出现明显的纤维化和纤维瘢痕[9,11]。

2.百草枯诱导大鼠肺纤维化模型的主要缺点是死亡率高、操作困难、给药量难以控制[12]。

【参考文献】

[1]姜楠,周志俊.百草枯致肺纤维化机制的研究进展[J].职业卫生与应急救援,2006,24(4):180-182.

[2]HOET P H,LEWIS C P,DEMEDTS M,et al. Putrescine and paraquat uptake in human lung slices and isolated type Ⅱ pneumocytes [J]. Biochemical PHarmacology,1994,48(3):517-524.

[3]YAMASHITA M,YAMASHITA M,ANDO Y. A long-term follow-up of lung function in survivors of paraquat poisoning [J]. Human & Experimental Toxicology,2000,19(2):99-103.

[4]李雪飞,张天杰.百草枯诱导大鼠肺纤维化的机制分析[J].湘南学院学报(医学版),2015,17(4):4-7.

[5]陈良,郑敏辉,戴木森,等.百草枯中毒致大鼠肺纤维化模型中肺组织的 PA Ⅰ-1 m RNA 表达[J].福建医药杂志,2008(4):73-76.

[6]田金飞,权伟合,向小卫,等.硫辛酸干预急性百草枯中毒诱导大鼠肺纤维化的实验研

究[J].中华临床医师杂志(电子版),2013,7(4):1620-1625.

[7]刘开翔,占志朋,谢席胜.线粒体自噬在百草枯中毒大鼠模型肺纤维化中的作用研究[J].川北医学院学报,2017,32(3):324-328.

[8]李少岩,李洪洋.百草枯所致大鼠弥漫性肺损伤的病理特点[J].华西医科大学学报,1994,25(3):337.

[9]支巧明,孙海晨,钱晓明,等.百草枯中毒致大鼠肺损伤病理模型的实验研究[J].医学研究生学报,2008,21(2):134-138.

[10]廖凯君,黄淋芳,李琳,等.红花黄色素缓解百草枯诱导的大鼠肺纤维化[J].海峡药学 2021,33(7):23-26.

[11]韩东明,王清华,孙建明,等.百草枯中毒14例肺部X射线与CT表现[J].郑州大学学报(医学版),2004,39(1):162-163.

[12]郭琦琦,李毅,翁桓泽,等.生物及非生物因素诱导肺纤维化动物模型研究的特点[J].中国组织工程研究,2022,26(14):2273-2278.

二、小鼠百草枯诱导法肺纤维化模型

【基本原理】

参见本节"大鼠百草枯诱导法肺纤维化模型"。采用百草枯灌胃或腹腔注射等方法,建立小鼠肺纤维化模型。

【实验材料】

1. 药品试剂 ①百草枯粉剂(纯度98%)或20%百草枯溶液:临用时用生理盐水配制成所需浓度。②麻醉药品:戊巴比妥钠,水合氯醛,乌拉坦,盐酸氯胺酮注射液等。③组织固定液:10%甲醛溶液或4%多聚甲醛溶液等。④其他:HE染色试剂盒,Masson染色试剂盒,羟脯氨酸(HYP)试剂盒,IL-6和TNF-α ELISA试剂盒等。

2. 仪器设备 高压喷雾器,微型喷雾针,微量移液器,生物显微镜,全自动荧光显微镜,病理图像分析系统,细胞图像分析系统,非束缚小动物肺功能测量仪,微型雾化器,Micro-CT,常规手术器械等。

3. 实验动物 C57BL/6、BLAB/c、ICR、KM小鼠,雌雄兼用。

【方法步骤】

1. 灌胃给药法[1]

(1)方法 实验用KM小鼠,体重18～22 g,雌雄兼用。在预实验中,首先确定小鼠口服百草枯的LD_{50}(137.3 mg/kg),选择小鼠全部存活的最高剂量(100 mg/kg)。将小鼠随机分为模型组和对照组,模型组小鼠灌胃给予20%百草枯溶液(100 mg/kg),对照组大鼠灌胃给予等容积生理盐水。

(2)特点 造模后3 d,模型小鼠肺组织出现静脉淤血和局部出血,中性粒细胞轻度增多,纤维母细胞增多,肺局部纤维组织增生;7 d时出现慢性炎症,出血,局部区域可明显见纤维组织增生,间质增厚,可见中性粒细胞和巨噬细胞,纤维母细胞增生;14 d 出现支气管扩张,肺泡上皮增生,间质增厚,可见淋巴细胞和巨噬细胞,纤维母细胞增多;21 d 出现较大范围慢性炎性灶,肺实质大范围纤维增生和局部纤维化倾向;42 d 出现肺淤血现象,肺局部间质增厚。

2. 单次腹腔注射法[2-10]

(1)方法 实验用 C57BL/6 或 BLAB/c 小鼠,体重 18～22 g,雌雄兼用。将小鼠随机分为模型组和对照组,模型组小鼠腹腔注射百草枯溶液(10～50 mg/kg),对照组大鼠腹腔注射等容积生理盐水。21～28 d 后处死小鼠,进行相关指标检测。

(2)特点 ①腹腔注射百草枯溶液后,模型小鼠肺组织肺泡排列紊乱、部分肺泡出现塌陷、肺泡间隔增厚、炎症细胞浸润,肺组织中出现大量胶原沉积,肺纤维化评分升高。②BALF 中细胞总数增多,总蛋白浓度增加,IL-6 和 TNF-α 水平升高。③肺组织中TUNEL 染色阳性细胞数增多,Caspase-3 活性增加,羟脯氨酸(HYP)、胶原蛋白 I、胶原蛋白Ⅲ和活性氧(ROS)含量升高,酸性鞘磷脂酶(ASM)mRNA 和蛋白表达上调。

3. 多次腹腔注射法[9-12]

(1)方法 实验用 C57BL/6 或 BLAB/c 小鼠,体重 18～22 g,雌雄兼用。将小鼠随机分为模型组和对照组,模型组小鼠腹腔注射百草枯溶液(10～20 mg/kg),1 次/1～3 d,共3～5 次;对照组大鼠腹腔注射等容积生理盐水。7～21 d 后处死小鼠,进行相关指标检测。

(2)特点 ①模型小鼠表现为活动减少、呼吸急促,毛色不光泽及不同程度的呆滞现象。②造模后 7 d,肺组织出现肺泡炎、炎症细胞浸润和肺泡间隔增厚;14 d,出血性肺泡炎和炎症细胞浸润加重,肺泡间隔进一步增厚,出现轻度肺纤维化现象;21 d,病变范围弥散,成纤维细胞增生,大量肺泡结构破坏,肺泡间隔及肺泡腔被胶原纤维和成纤维细胞占据。

【观察指标】

1. 一般情况 观察小鼠体重、精神、呼吸、毛发、活动及死亡率等。

2. 支气管肺泡灌洗液(BALF)检查[4] 将小鼠麻醉后固定,分离气管,用眼科剪在气管上作一"V"形切口,用套管从切口处插入适当深度,缓慢推送 1 mL 预冷的 PBS 3 次,收集肺泡灌洗液,记录回收量用于计算回收率。回收的 BALF 4 ℃,1500 g 离心 10 min,沉淀加 1 mL PBS 重悬,取 10 μL 重悬液使用血细胞计数板进行细胞计数,计算细胞总数。离心得到的上清液用 BCA 蛋白定量法测 BALF 中总蛋白浓度,按 ELISA 试剂盒说明书的步骤测定 BALF 中 IL-6 和 TNF-α 水平。

3. 肺组织羟脯氨酸含量测定[3] 取 50 mg 肺组织,按照试剂盒说明书操作,采用碱水解法测定羟脯氨酸含量(参见本章第二节"小鼠博来霉素诱导法肺纤维化模型")。

4. 肺组织病理学检查 将小鼠深麻醉下处死,取双肺称重,计算肺指数[肺湿重(mg)/体重(g)×100%]。10% 甲醛或 4% 多聚甲醛溶液固定,梯度乙醇脱水,常规石蜡包埋、切片,分别进行 HE 染色、Masson 染色,光镜结合病理图像分析系统观察肺组织病理形态学变化,分别进行肺组织损伤、肺泡炎程度和肺组织纤维化评分[13-16],计算胶原容积分数(collagen volume fraction,CVF)。参见本章第二节"小鼠博来霉素诱导法肺纤维化模型"。

【注意事项】

参见本节"大鼠百草枯诱导法肺纤维化模型"。

【模型评价】

参见本节"大鼠百草枯诱导法肺纤维化模型"。

【参考文献】

[1]高燕,雍政,黄英,等.百草枯建立肺纤维化动物模型的实验研究[J].空军总医院学报,2003(4):18-19.

[2]祝春青,陈冬波,王喆,等.腹腔注射百草枯构建小鼠肺纤维化模型[J].生物技术通讯,2012(4):563-566.

[3]杨珊珊,贾晓民,赵杰,等.三个品系小鼠百草枯肺纤维化模型的比较[J].山西医科大学学报,2014(6):456-459.

[4]李燕飞,王会,胡长平.百草枯所致小鼠肺纤维化时肺组织酸性鞘磷脂酶表达上调[J].中国临床药理学与治疗学,2016,21(7):765-770.

[5]董雪松,刘盛业,刘伟,等.腹腔一次注射法构建百草枯致小鼠肺间质纤维化模型[J].中国实验动物学报,2011,19(4):81-83.

[6]董雪松,刘伟,刘淑英,等.百草枯致小鼠肺间质纤维化过程中 Smad3 蛋白的表达[J].中国实验动物学报,2012,20(1):88-90.

[7]王彦军,贾文元,黄杨,等.辅助性 T 细胞 17 活化在百草枯致小鼠肺纤维化模型中的作用[J].解放军医药杂志,2017,29(8):6-9.

[8]李美崎,邓俊,王宋平.苦参碱减轻百草枯诱导的模型小鼠肺纤维化[J].基础医学与临床,2022,42(9):1385-1390.

[9]王萍,李铁刚.百草枯中毒致小鼠肺纤维化模型的建立[J].实用药物与临床,2020,23(10):886-889.

[10]孙昊,张劲松,康健,等.不同时段剂量腹腔注射百草枯致小鼠肺损伤及肺纤维化效果评价[J].中华急诊医学杂志,2016,25(11):1386-1392.

[11]邵阳,杨期东.百草枯致小鼠肺纤维化作用的实验研究[J].环境与健康杂志 2009,26(4):305-308.

[12]陈丽,钱洁,叶延,等.百草枯反复小剂量腹腔给药诱导小鼠肺纤维化模型[J].中华急诊医学杂志,2011,20(12):1285-1289.

[13]MIKAWA K,NISHINA K,TAKAO Y,et al. ONO-1714,a nitric oxide synthase inhibitor, attenuates endotoxin-induced acute lung injury in rabbits[J]. Anesth Analg,2003,97(6):1751-1755.

［14］ASHCROFT T,SIMPSON J M,TIMBRELL V. Simple method of estimating severity of pulmonary fibrosis on a numerical scale［J］. J Clin Pathol,1988,41（4）:467-470.

［15］HÜBNER R H,GITTER W,EL MOKHTARI N E,et al. Standardized quantification of pulmonary fibrosis in histological samples［J］. Biotechniques,2008,44（4）:507-511,514-517.

［16］SZAPIEL S V,ELSON N A,FULMER J D,et al. Bleomycin-induced interstitial pulmonary disease in the nude,athymic mouse［J］. Am Rev Respir Dis,1979,120（4）:893-899.

三、兔百草枯诱导法肺纤维化模型

【基本原理】

参见本节"大鼠百草枯诱导法肺纤维化模型"。采用百草枯灌胃给药的方法,建立兔肺纤维化模型。

【方法步骤】[1-3]

实验用健康家兔,体重 2.5~3.0 kg,雌雄兼用。随机分为模型组和对照组,模型组家兔灌胃给予20%百草枯溶液（40~50 mg/kg）,对照组家兔灌胃给予等容积生理盐水。

【模型特点】

1. 一般情况观察　实验组家兔在染毒后 1 h 开始出现精神差、食欲减退、反应迟钝、后肢无力、喜卧等临床表现。

2. 肺组织大体结构观察　染毒后 3 d,肺充血明显,两肺变钝圆,体积变大,伴有散在性出血点;7 d,充血减轻,仅少数肺叶出现局部淤血;14 d,肺叶边缘苍白,局部肺表面粗糙;28 d,肺脏颜色灰暗,有明显的纤维瘢痕灶,表面瘢痕牵拉周围组织明显,肺组织质地硬。

3. 肺组织 HE 染色结果　染毒后 3 d,肺毛细血管扩张、充血。肺泡腔内可见均质粉染水肿液及小灶状炎症细胞浸润;7 d,肺泡腔塌陷、闭塞,肺泡间隔内大量炎症细胞浸润,成纤维细胞进一步增多。肺间隔明显增宽,有少量胶原沉积;14 d,部分肺泡腔充满胶原纤维、成纤维细胞、淋巴细胞,肺组织纤维化程度较前加重,肺泡间隔明显增宽;28 d,肺纤维化明显,大量成纤维细胞生成,胶原纤维广泛分布。

4. 肺组织 Masson 三色染色结果　染毒后 3 d 和 7 d,分布在肺泡间隔的胶原纤维稍增多;14 d,胶原纤维大量增加;28 d,肺间质中出现大量胶原纤维,连接成片。

【参考文献】

[1]张斐斐,史文佩,王安.百草枯急性中毒家兔肺纤维化模型建立[J].实用预防医学,2015,22(12):1514-1515.

[2]郭书华,尹江宁,任国庆,等.百草枯一次灌胃构建家兔肺间质纤维化模型[J].江苏大

学学报(医学版),2012,22(4):320-323.

[3]尹江宁,殷雪平,蔡华忠,等.全肺灌洗对百草枯所致家兔肺纤维化的干预作用[J].中国工业医学杂志,2012,25(6):436-438.

第四节　放射性肺纤维化模型

一、大鼠放射性肺纤维化模型

【基本原理】

放射性肺损伤(radiation-induced lung toxicity,RILT)表现为放射性肺炎及放射性肺纤维化。放射性肺炎主要出现在放疗开始后的1~3个月,故也称为早期放射性肺损伤,而将放射治疗后3个月后出现的放射性肺损伤称为晚期放射性肺损伤,主要表现为放射性肺纤维化。放射性肺损伤是胸部肿瘤放射治疗常见的并发症,是影响肿瘤患者放疗的主要剂量限制性因素[1-2]。采用^{60}Co-γ射线或6MV-X射线照射大鼠全肺或单肺,建立大鼠放射性肺纤维化模型。

【实验材料】

1.药品试剂　①试剂盒:转化生长因子(transforming growth factor,TGF)-β1、肿瘤坏死因子(tumor necrosis factor,TNF)-α、ELISA检测试剂盒等。②麻醉药品:戊巴比妥钠,水合氯醛,乌拉坦,盐酸氯胺酮注射液等。③组织固定液:10%甲醛溶液或4%多聚甲醛溶液,戊二醛等。

2.仪器设备　X射线定位机,^{60}Co-γ直线加速器,6MV-X射线直线加速器,多层螺旋CT(multi-slice CT,MSCT),动物肺功能检测分析系统,小动物麻醉机,生物显微镜,病理图像分析系统等。

3.实验动物　SD或Wistar大鼠,雌雄兼用。

【方法步骤】

1.单肺一次照射法[2-8]

(1)方法　实验用雄性SD大鼠,体重300~340 g。将大鼠用0.4%戊巴比妥腹腔内注射麻醉(10 mL/kg),待大鼠肌肉完全松弛后,取仰卧位确切固定在自制有机玻璃板上,行CT扫描,层厚5 mm,间距1.25 mm,上界为肺尖,下界为肺底,记录其CT位置,并在激光定位系统下确定对应位置后用黑色记号笔做标记,内侧界为胸骨正中,外侧界为右侧胸廓外缘,照射野范围3.5 cm×4.0 cm,大鼠左侧胸腔及其锁骨上区、剑突下方均用铅块遮挡。照射剂量为15~20 Gy,剂量率0.625~0.75 Gy/min,源皮距(source skin distance,SSD)为 75 cm。

（2）特点　①肺功能:模型大鼠第 6～16 周 MVV、FVC、PEF 及第 2～8 周 $FEV_{0.3}$/
FVC% 均明显低于对照组。②HRCT:照射后第 4 周,模型大鼠右肺见"磨玻璃"样征象,
呈单薄密度片状、均匀絮状模糊影,与正常组织分界不清。第 6 周出现斑片状实变影,密
度较"磨玻璃"征象高,边缘不清,跨段分布。第 8 周可见大片状实变影,边界清楚。第
12 周出现大片状实变影,边界清楚,其内可见空气支气管影,纵隔未见明显移位;部分出
现节段性肺不张,纵隔右移,左肺代偿性肺气肿;第 16 周右肺出现纤维条索状影,并可见
局限性肺气肿。③病理学:照射后 2 周,肺间质及肺泡壁毛细血管扩张充血,间质水肿、
肺泡壁轻度增厚伴炎症细胞浸润;照射后 4 周,肺组织充血、水肿和渗出,小血管和毛细
血管扩张、充血,大量水肿液体充满肺间隔和肺泡腔,使肺泡间隔增厚、肺泡腔减小,大量
炎症细胞浸润;照射后 6～8 周,肺泡壁中度增厚,肺泡腔变小,肺组织明显实变,正常组
织结构被破坏,壁内成纤维细胞、巨噬细胞和毛细血管数目增多;照射后 12 周,急性炎症
反应消退,肺泡壁及小叶间隔进一步增厚,胶原增生;照射后 16 周,肺泡壁和小叶间隔重
度增厚,肺泡腔明显变小,肺间质可见较多成纤维细胞、纤维细胞及纤维组织增生,可见
代偿性肺气肿。

2. 单肺多次照射法[9-14]

（1）方法　实验用雄性 Wistar 大鼠,体重 180～200 g。将大鼠用 10% 水合氯醛溶液
腹腔注射麻醉(400 mg/kg)。将麻醉后的大鼠保持仰卧位、四肢伸直外展固定,模拟机下
定位,铅块遮挡左肺及纵隔,采用^{60}Co-γ 射线照射右肺,SSD=100 cm,右肺照射野 2 cm×
3 cm。小分次照射组 2 Gy/次,每周照射 5 次,共 15 次;大分次照射组 10 Gy/次,每周照
射 1 次,共 3 次;照射总量均为 30 Gy。

（2）特点　大分次照射组大鼠肺组织病理变化呈进行性发展过程,经历炎症期、增生
期和纤维化期,损伤的程度明显较小分次照射组严重;而小分次照射组照射后早期仅出
现较轻微充血、水肿、炎症细胞浸润,后期仅有少量纤维沉着,肺组织损伤非常轻微,接近
正常大鼠肺组织。

3. 全肺一次照射法[15-18]

（1）方法　实验用雄性 SD 大鼠,6～8 周龄,体重 180～200 g。将大鼠用 3% 戊巴比
妥钠腹腔注射麻醉(45 mg/kg),仰卧位固定。用厚度约为 5 cm 铅砖屏蔽胸部以外部位,
设置源皮距(source skin distance,SSD)为 3.10 m,剂量率为 290 cGy/min,照射剂量为
22 Gy。

（2）特点　①模型大鼠 15 d 开始出现受照部位体毛脱落,可见散在皮肤溃疡,运动
减少,体重减轻;30 d 出现呼吸困难,胸廓膨隆;60～120 d,呼吸困难加重,胸廓膨隆,畸形
明显。②照后 7 d,肉眼可见肺脏肿胀,表面可见散在点状出血;镜下可见肺间质炎症改
变,肺泡隔水肿增宽,小血管扩张充血,肺泡腔及肺间质可见炎症细胞浸润和纤维素样渗
出。15～30 d,肉眼可见肺脏充血肿胀加重,表面呈不均匀暗红色及分布广泛的片状出
血,胸腔大量积液;镜下可见肺组织炎症加重,局部肺泡塌陷,肺泡隔增宽融合,其间可见

大量以淋巴细胞、单核细胞为主炎症细胞浸润,小血管扩张充血,局部肺实变。60 ~ 120 d,肺脏塌陷,体积缩小,表面粗糙,可见广泛分布的条索状、点片状结节,质硬韧;镜下可见肺组织渗出减少,间质内大量单核样细胞浸润,局部可见散在分布条索状、旋涡状淡红染色的纤维病灶。

4. 全肺多次照射法[18-19]

(1)方法　实验用雄性 SD 大鼠,6 ~ 8 周龄,体重 180 ~ 200 g。将大鼠用7%水合氯醛腹腔注射麻醉,仰卧位固定于自制泡沫模具内,铅挡保护头和腰,模拟机下定位,直线加速器6MV-X 射线行全胸照射,照射野上至大鼠前肢两腋窝中点线,下至剑突水平,照射野 4.5 cm×4 cm,源靶距 100 cm,照射剂量各组分别为单次全胸 5 Gy/次、10 Gy/次,以及 15 Gy/次,于 1 周内照射 2 次,总量分别为 10 Gy、20 Gy、30 Gy。

(2)特点　①一般情况:20 Gy、30 Gy 照射组大鼠在照射 2 周后均出现不同程度的皮毛倒翻,光泽度差,精神萎靡,活动量明显减少,眼周红赤,眼睛黄色分泌物,稀便,呼吸急促。以及饮食、体重下降等情况。②胸部 CT:照射 2 周后,10 Gy 组双肺未见明显放射性肺损伤;20 Gy 组照射野有少许毛玻璃样改变;30 Gy 组照射野范围内有不同程度云絮状、斑片状影,密度较淡,与正常肺组织界限不清。照射 4 周后,30 Gy 组有不同程度肺实变、胸膜肥厚、不等量的胸水 CT 影像学表现。③组织病理:各照射组于第 2 周后均有不同程度的急性炎症改变;表现为肺泡隔稍增厚,肺间质水肿、充血。于 3 周后各造模组,急性炎症均有少许消退,肺泡隔不同程度增宽,部分肺泡腔内有炎症细胞浸润。4 周末,大鼠肺泡间质重度增厚,肺组织结构破坏,肺泡腔明显塌陷乃至消失,纤维细胞较前明显增多。炎症病理改变程度随照射剂量、时间推移增加而加重,以 30 Gy 照射组最为显著。

【观察指标】

1. 一般情况观察　每日观察记录动物自主活动、精神状态、饮水进食、毛发色泽、肢端皮肤颜色等,定期测量呼吸频率、心率、体重。根据毛发色泽及照射区域内、外脱毛进行评分[17,20]:10 分,无脱毛,有光泽;9 分,无脱毛,光泽差;8 分,放射区脱毛,放射区范围外无脱毛;7 分,放射区外脱毛面积<25%;6 分,放射区外脱毛面积 25% ~ 49%;5 分,放射区外脱毛面积 50% ~74%;4 分,放射区外脱毛面积>75%。

2. MSCT 扫描及图像分析　将大鼠用 10% 水合氯醛腹腔注射麻醉(3 mL/kg),行 MSCT 扫描,范围从肺尖至膈底,电压 120 kV,电流 120 mA,准直宽 0.75 mm。均行薄层重组。CT 肺功能分析采用 CT 自带肺功能评价软件进行图像后处理和分析。采用阈值限定技术进行图像分割,阈值设定为-900 ~ -300 HU,以一层 1 mm 自动勾画肺组织轮廓,该软件自动将图像中肺组织与其他组织(胸壁、气管、肺门大血管、纵隔、心脏等软组织)勾画出来,部分行手工校正,得出每层肺野定量分析指标:肺容积(V)、平均肺密度(MLD)及像素指数(PI)。

3. 肺功能测定　将大鼠用 1% 戊巴比妥钠腹腔注射麻醉(95 mg/kg),气管切开后行气管插管,并连接于呼吸机,采用动物肺功能检测分析系统进行用力肺活量(FVC)、第

0.3秒用力呼气量占用力肺活量比值(FEV$_{0.3}$/FVC%)、用力呼气流量峰值(PEF)、每分最大通气量(MVV)测定。

4.肺组织病理形态学观察　取肺组织,10%甲醛或4%多聚甲醛固定,梯度乙醇脱水,常规石蜡包埋、切片,分别采用HE、Masson染色,光镜结合病理图像分析系统进行组织病理形态学观察。

【注意事项】

RILI的发展主要受以下照射性因素影响[21-22]:①照射组织的体积;②照射线的吸收剂量;③照射线的有效吸收率;④照射线的均匀率;⑤照射线的辐射剂量率。因此,在模型制备时,应控制合适的照射参数。

【模型评价】

1.RILT发病原因明确,主要是由于一定体积的肺组织接受了一定剂量的电离辐射所引起。在肺癌、食管癌等胸部肿瘤的放射治疗中,一定体积的正常肺组织受到一定剂量照射后,使正常肺组织受到损伤,肺的这种放射性损伤达到一定程度即可发生急性放射性肺炎,表现为低热、咳嗽、胸闷等,重者可表现为呼吸困难、胸痛、持续性干咳,如果急性放射性肺炎未能得到及时干预和治疗,则可进一步进展为肺的放射性纤维化,导致肺功能严重受损甚至致患者死亡。因此,研究放射性肺损伤的发生机制以及如何有效预防和治疗放射性肺损伤对于胸部肿瘤的放疗及患者放疗后生活质量的提高具有重要的临床意义[23-24]。

2.RILI的发展是一个渐进的过程,其主要取决于照射时间的长短和照射剂量的大小。RILI患者在CT学上的表现可分为早期急性期(毛玻璃样改变)和晚期慢性期(纤维化样改变)[25]。RILT模型大鼠的影像学表现与临床基本吻合。

3.RILI主要受损部位是肺泡,基本病理表现为肺充血、水肿、肺间质增厚及肺泡腔萎陷变小。RILT模型大鼠病理学改变主要分为4期:①早期渗出期;②中期肉芽生长期;③后期纤维增生期;④晚期胶原化期[26-27]。

【参考文献】

[1]BENTZEN S M,SKOCZYLAS J Z,BERNIER J. Quantitative clinical radiobiology of early and late lung reactions[J]. Int J Radiat Biol,2000,76(4):453-462.

[2]李绍东,徐凯,程广军,等.大鼠放射性肺损伤的HRCT评价及其病理基础的实验研究[J].实用放射学杂志,2004,20(2):97-101.

[3]李绍东,徐凯,程广军,等.大鼠放射性肺损伤模型制作及影像学评价[J].中国医学影像技术,2004,20(7):1003-1005.

[4]曹阳,田志雄,田大为,等.大鼠放射性肺损伤CT定量分析与肺功能的相关性研究[J].临床放射学杂志,2011,30(12):1830-1834.

[5]贵丹,胡兴荣,徐升,等.CT定位大鼠单侧放射性肺损伤模型的构建[J].湖北民族大学学报(医学版),2020,37(1):7-10.

[6] 曹小飞,陈龙华,刘国龙.大鼠放射性肺损伤模型的动态病理学观察[J].中华肿瘤防治杂志,2010,17(11):818-822.

[7] 谢聪颖,张薛榜,吴式,等.大鼠放射性肺损伤血 TGF-β₁ 变化研究[J].现代中西医结合杂志,2007,16(29):4275-4276.

[8] 肖桃元,王久惠,陶忠芬,等.大鼠肺放射性损伤的超微结构观察[J].第三军医大学学报,2007,29(21):2034-2037.

[9] 刘文其,袁堃,康敏,等.不同剂量模式照射对大鼠放射性肺损伤的影响[J].中国生化药物杂志,2012,32(4):436-440.

[10] 刘文其,袁堃,范小玲,等.放射性肺损伤大鼠血清 TNF-α 水平变化及意义[J].山东医药,2013,53(28):28-30,113.

[11] 刘文其,袁堃,范小玲,等.放射性肺损伤大鼠血清血管紧张素转换酶水平变化及意义[J].山东医药,2013,53(15):28-30.

[12] 张海,王炳胜,刘秀芳,等.每周重复照射建立大鼠放射性肺损伤模型的评价[J].临床军医杂志,2009,37(3):353-355,538.

[13] 刘毅,杨明会,董晓军.放射性肺损伤大鼠血清 TGF-β、TNF-α 的观察[J].标记免疫分析与临床,2007,14(1):22-23,32.

[14] 刘欣,王炳胜,刘秀芳.放射性肺损伤大鼠的数字化基因表达谱分析[J].解放军医药杂志,2013,25(1):14-17.

[15] 孙万良,张晶,魏丽,等.大鼠放射性肺损伤模型的建立与动态观察[J].现代生物医学进展,2013,13(26):5001-5007.

[16] 马雪梅,王晓茜,鲍文华,等.大鼠放射性肺损伤模型的建立与探讨[J].齐齐哈尔医学院学报,2016,37(11):1385-1388.

[17] 束明慧,唐品升,左万里,等.放射剂量对大鼠放射性肺损伤的影响[J].江苏医药,2019,45(12):1197-1200,1184.

[18] 潘纯国,刘智华,王静怡,等.单次与分次剂量照射大鼠放射性肺损伤模型的建立[J].实用癌症杂志,2015,30(10):1423-1425,1429.

[19] 穆懿,罗世政,柏玉举,等.急性放射性肺损伤大鼠模型建立的探讨[J].吉林医学,2014,35(12):2499-2500.

[20] 申戈,陈冬波,贺文艳,等.不同来源间充质干细胞治疗小鼠放射性肺损伤的研究[J].生物技术通讯,2012,23(2):171-175.

[21] VASI L, DURDEVI P. Radiation-induced lung damage-etiopathogenesis, clinical features, imaging findings and treatment[J]. Med Pregl,2012,65(7-8):319-325.

[22] 张毅,任秦有,郑瑾,等.放射性肺损伤的研究进展[J].现代肿瘤医学,2015,23(5):712-715.

[23] 王绿化,殷蔚伯,李晔雄,等.肿瘤放射治疗学[M].5 版.北京:中国协和医科大学出版社,2018.

[24] 刘佳,崔珍.放射性肺损伤研究进展[J].中华全科医学,2019,17(11):1893-1897.

[25] 章斌,庄小勇.80例放射性肺炎的CT表现及分析[J].上海医学影像,2008,17(4):315-317.

[26] 曹珍山,叶常青,袁丽珍,等.大鼠胸部受到20 Gy γ线胸照射后肺组织的形态计量学改变[J].中华放射医学与防护杂志,1996,16(3):167-169.

[27] 白蕴红,王德文,张振声,等.大鼠放射性肺纤维化病理过程的形态计量学研究[J].中国体视学与图像分析,1997,2(3):20-23.

二、小鼠放射性肺纤维化模型

【基本原理】

肺是胸部肿瘤放射治疗最重要的剂量限定器官,放射性肺损伤早期表现为放射性肺炎,后期则表现为放射性肺纤维化。采用X射线进行小鼠单次全肺照射,建立小鼠放射性肺纤维化模型。

【实验材料】

1. 药品试剂　①试剂盒:层粘连蛋白和表面活性蛋白B抗体,免疫组化S-P试剂盒,羟脯氨酸碱水解法测试盒,总RNA提取试剂盒,逆转录试剂盒,Real Time PCR试剂盒等。②麻醉药品:戊巴比妥钠,水合氯醛,乌拉坦,盐酸氯胺酮注射液等。③组织固定液:10%甲醛溶液或4%多聚甲醛溶液等。

2. 仪器设备　X射线定位机,数字化直线加速器,多层螺旋CT(multi-slice CT,MSCT),生物显微镜,病理图像分析系统等。

3. 实验动物　KM或C57BL/6小鼠,体重18~22 g,雌雄兼用。

【方法步骤】

1. 清醒小鼠照射法[1-2]　将清醒小鼠使用自制的有机玻璃鼠笼固定,依次排列于治疗床上,每排12只,前后共2排,一次性集体照射24只小鼠。采用高能直线加速器,经前胸野单次照射小鼠肺脏中平面18 Gy。照射参数为6 MV光子,吸收剂量率2.0 Gy/min,源皮距(source skin distance,SSD)100 cm,照射野40 cm×1.8 cm(1.8 cm为小鼠颈部至胸段距离)。

2. 麻醉小鼠注射法[3-8]　将小鼠用水合氯醛腹腔注射麻醉,仰卧位固定,胸部覆以23 mm厚蜡块以调整剂量分布,铅屏蔽头部与腹部。采用高能直线加速器,经前胸野单次照射小鼠肺脏中平面12~20 Gy。采用6MV光子,吸收剂量率1.832 Gy/min,SSD 100 cm,照射野10 cm×10 cm。

【观察指标】

1. 一般情况观察　每日观察记录动物自主活动、精神状态、饮水进食、毛发色泽、肢端皮肤颜色等。根据毛发色泽及照射区域内、外脱毛进行评分[9]。

10 分:无脱毛、有光泽;9 分:无脱毛、光泽差;8 分:照射区脱毛,照射区范围外无脱毛;7 分:照射区外有脱毛,面积<25%;6 分:照射区外有脱毛,面积 25% ~ 50%;5 分:照射区外有脱毛,面积 50% ~75%;4 分:照射区外有脱毛,面积>75%。

2. 肺部 CT 影像采集与图像分析[1]　于照射后 2、6 和 12 周,用自制的有机玻璃鼠笼固定小鼠,并将固定的清醒小鼠按组别、顺序阵列于自行设计的有机玻璃层架中,做肺部螺旋 CT 扫描,层厚为 1 mm,用自带软件分析采集每只鼠肺部 CT 扫描各个层面影像的灰度值,构建全肺平均灰度值统计比较各组的平均灰度值差异。

3. 肺组织病理形态学观察　取肺组织,10% 甲醛或 4% 多聚甲醛固定,梯度乙醇脱水,常规石蜡包埋、切片,分别采用 HE、Masson 染色,光镜结合病理图像分析系统进行组织病理形态学观察。

每张切片随机选取 5 个视野,采用图像分析系统测量肺泡壁厚度、肺泡腔面密度(肺泡腔面积/视野单位面积)、肺间质面密度(肺间质面积/视野单位面积)。

根据病变严重程度进行肺损伤评分[9-10]　0 分:正常肺组织;1 分:轻微纤维化,肺泡壁与细支气管壁轻度增厚;2 分:介于 1 ~ 3 分;3 分:肺泡壁与细支气管壁中度增厚,不伴肺组织明显破坏;4 分:介于 3 ~ 5 分;5 分:较严重的纤维化,伴肺结构明显破坏与纤维束形成和(或)小片状纤维化区域;6 分:介于 5 ~ 7 分;7 分:严重的肺结构破坏与大片纤维化组织形成和(或)出现蜂窝肺;8 分:全肺纤维化形成。

【模型特点】

1. 与正常对照组比较,模型组小鼠照射后 2 周和 6 周 CT 平均灰度值显著增加。

2. 模型组小鼠肺组织照射后早期以急性炎症为主,表现为肺充血、水肿、肺间质增厚,后期损伤以肺泡间隔的进行性纤维化为特征。

3. 模型组小鼠血清转化生长因子-β1(TGF-β1)含量、肺组织羟脯氨酸含量、肺泡表面活性蛋白 B 和基质金属蛋白酶(MMP)表达明显升高。

【注意事项】

1. 如采用清醒小鼠进行照射,需将小鼠在有机玻璃鼠笼固定后仰卧位放置。

2. 照射前先在模拟机上定位,确保全肺受照。

【模型评价】

1. 采用 X 射线全肺 12 ~20 Gy 单次照射建立小鼠放射性肺炎模型,模型动物具备临床肿瘤患者放疗所致放射性肺损伤的基本病理特征,历经早期急性炎症和后期进行性纤维化的病理过程。

2. 其他参见本节"大鼠放射性肺纤维化模型"。

【参考文献】

[1]张洁旻,张纬建,黄春芳,等.放射性肺损伤小鼠动物模型的建立与鉴定[J].中华肿瘤防治杂志,2009,16(19):1455-1457.

[2]王丽萍,王宝中,赵军,等.早期放射性肺损伤小鼠中 HMDB1 表达及作用研究[J].中

华肿瘤防治杂志,2014,21(19):1494-1498.

[3]陆忠华,万美珍,马燕,等.小鼠放射性肺损伤模型的建立与鉴定[J].江苏医药,2013,39(7):761-764.

[4]韩光,周云峰,彭敏,等.小鼠放射性肺损伤模型的建立与鉴定[J].中华放射医学与防护杂志,2006,26(5):442-445.

[5]周芋,王东,李梦侠,等.小鼠放射性肺损伤动物模型的建立与鉴定[J].重庆医学,2010,39(19):2553-2555.

[6]杨钤,冯玛莉,朱丽娜,等.昆明小鼠放射性肺炎病理观察[J].实验动物科学,2019,36(1):77-80.

[7]杨坤禹,刘莉,张涛,等.MMPs/TIMPs系统在小鼠急性放射性肺损伤中的表达[J].中华放射医学与防护杂志,2006,26(4):360-363.

[8]RUBE C E, UTHE D, SCHMID K W, et al. Dose–dependent induction of transforming growth factor β(TGF-β) in the lung tissue of fibrosis–prone mice after thoracic irradiation[J]. Int J Radial Oncol Biol Phys,2000,47(4):1033-1042.

[9]申戈,陈冬波,贺文艳,等.不同来源间充质干细胞治疗小鼠放射性肺损伤的研究[J].生物技术通讯,2012,23(2):171-175.

[10]ASHCROFT T, SIMPSON J M, TIMBRELL V. Simple method of estimating severity of pulmonary fibrosis on a numerical scale[J]. J Clin Pathol,1988,41(4):467-470.

三、兔放射性肺纤维化模型

【基本原理】

参见本节"大鼠放射性肺纤维化模型"。采用^{60}Co-γ射线或6MV-X射线照射兔全肺或单肺,建立兔放射性肺纤维化模型。

【实验材料】

1. 药品试剂 ①试剂盒:转化生长因子-β1(TGF-β1)、肿瘤坏死因子-α(TNF-α)、ACE定量检测试剂盒等。②麻醉药品:戊巴比妥钠,水合氯醛,乌拉坦,盐酸氯胺酮注射液等。③组织固定液:10%甲醛溶液或4%多聚甲醛溶液等。

2. 仪器设备 X射线定位机,^{60}Co-γ直线加速器,6MV-X射线直线加速器,多层螺旋CT(multi-slice CT,MSCT),动物肺功能检测分析系统,小动物麻醉机,生物显微镜,病理图像分析系统等。

3. 实验动物 新西兰大耳白兔,雌雄兼用。

【方法步骤】[1-5]

实验用新西兰大耳白兔,体重2.0~3.0 kg。戊巴比妥钠腹腔注射麻醉,仰卧位固定,模拟定位机下定位,动物左侧胸腔及锁骨上区、剑突下方用铅块遮挡。6MV-X射线直线加速器照射右肺(或左肺)(3 cm×3 cm),照射剂量为2~50 Gy,剂量率2 Gy/min,源皮距(source skin distance,SSD)为 100 cm。

【观察指标】

1. 一般情况观察　每日观察记录动物自主活动、精神状态、饮水进食、毛发色泽及脱毛范围、肢端皮肤颜色等,定期测量呼吸频率、心率、体重。

2. MSCT 扫描及图像分析　将大鼠用 3% 戊巴比妥钠腹腔注射麻醉(1.5 mL/kg),肌肉完全松弛后仰卧位固定。扫描参数:正位定位像,扫描范围包括整个胸部,120 kV, 50 mA。横位扫描:120 kV,120 mA,SL:1.5 mm,Fov:110 mm,TI:0.5 s,Kemel:B 80f ultra sharp。

3. CT 肺灌注成像[6-7]　将动物用 3% 戊巴比妥钠耳缘静脉注射麻醉(30 mg/kg),待肌肉完全松弛后,取俯卧位放于 CT 扫描床上。首先进行螺旋平扫定位,采用高压注射器,套管针连于一侧耳缘静脉注射 3 mL 碘普罗胺(370 mg/mL),流速 1 mL/s。2 s 后启动动态容积灌注扫描,共 25 个容积,间隔 2 s,在 50 s 内完成灌注扫描。采集到的图像数据采用 0.5 mm 层厚、0.5 mm 间隔进行重建,每个容积包生成 320×25 幅图像,共产生 8000 幅初始图像。首先给图像对位,校正运动伪影,采用灌注软件进行灌注分析,在肺门水平的肺动脉主干、肺野内(避开大血管及心脏等伪影)手工绘制感兴趣区(regions of interest,ROI)以生成 2 条曲线(分别代表肺循环输入函数、肺组织的衰减函数)绘制 ROI 时血管内为矩形,平均面积为 1.0 cm^{2}肺野内 ROI 为手工绘制的类圆形。预先设置灌注窗宽范围为−1000 ~ 0 HU,以排除骨及纵隔组织的干扰,确保肺野灌注良好显示。最后运行灌注软件,自动生成 512×512 矩阵编码的彩色图像。并随机选取右肺 2 个视野测量血流量(BF)、血容量(BV)和表面通透性(PS)。

4. 肺组织病理形态学观察

(1)大体观察　将动物深麻醉处死,取双肺称重,计算肺指数(肺重/体重×100%)。观察肺脏颜色、体积、质地及表面有无充血、出血及纤维化等。

(2)光镜观察　取肺组织,10% 甲醛或 4% 多聚甲醛固定,梯度乙醇脱水,常规石蜡包埋、切片,分别采用 HE、Masson 染色、苦味酸酸性(VG),光镜结合病理图像分析系统进行组织病理形态学观察。采用双盲法,在 10 倍镜下随机取 10 个视野,测量肺泡壁厚度(相邻肺泡之间的直线距离)、肺间质面密度(肺间质面积/视野单位面积)、肺泡腔面密度(肺泡腔面积/视野单位面积)和纤维及纤维母细胞数目[8]。

(3)电镜观察　另取肺组织,2.5% 戊二醛和 1% 锇酸双固定,Epon 812 包埋,超薄切片,醋酸铀、枸橼酸铅染色,电镜下观察肺泡壁、毛细血管内皮细胞和基底膜等肺组织超微结构变化。

【模型特点】

1. 照射 2 周后,照射区毛发开始稀疏;照射后 5 ~ 8 周,照射区毛发几乎全部脱落,开始出现精神萎靡、活动减少、反应稍迟钝、明显呼吸道异常症状如呼吸音粗、咳嗽等。

2. 照射后 3 ~ 14 d,CT 图像右肺平均密度均高于左肺;照射后 3 ~ 12 周,CT 依次观察到毛玻璃样征象、斑片状及纤维索条影。

3. 模型兔 BF、BV 和 PS 明显低于正常对照组。

4. 在照射初期(3 周内),损伤肺的急性炎症变化以渗出为主,光镜下支气管上皮细胞坏死脱落、肺间质及肺毛细血管充血,间质水肿致肺泡壁轻度增厚,部分肺泡间含水肿液;照射后 5 周,肺泡充血水肿,肺泡间隔增宽,肺泡上皮增生,肺泡壁增厚,肺泡腔缩小,部分肺泡腔内可见红细胞及透明膜形成,肺泡间慢性炎细胞浸润;照射 8 周后,肺泡隔增宽,肺泡腔明显变小,可见成纤维细胞和泡沫细胞,纤维组织增生,肺组织局灶性实变。

【注意事项】

参见本节"大鼠放射性肺纤维化模型"。

【模型评价】[9]

1. 与大鼠、小鼠放射性肺炎模型相比,兔体积适中,对放射线中度敏感,在 CT、MR 成像较为清晰,有利于进行影像学检查。

2. 其他参见本节"大鼠放射性肺纤维化模型"。

【参考文献】

[1]郭岩,杨海山,丁文,等.实验性兔肺损伤的 CT 表现[J].中国实验诊断学,2007,11(1):105-108.

[2]党军,李光,缪宏宇.放射性肺损伤形成过程中一氧化氮与转化生长因子-β1 的协同作用研究[J].中华肿瘤防治杂志,2008,15(16):1230-1232.

[3]芦玉婷,王坚,李毅,等.SPECT 肺灌注显像与 CT 扫描诊断放射性肺损伤的对比研究[J].右江医学,2013,41(6):844-846,946.

[4]李光,党军,赵玉霞,等.肺 TGF-β1 水平及血流分布变化与放射性肺损伤的关系[J].中华放射医学与防护杂志,2006,26(3):241-244.

[5]王坚,卢绪箐,李毅,等.热疗对放射性肺损伤保护作用的实验研究[J].中华肿瘤防治杂志,2010,17(21):1714-1717.

[6]张娅丽.320 排 CT 灌注成像评估放射性肺损伤及早期药物干预的实验研究[D].北京:中国人民解放军医学院,2014.

[7]方向明.放射性肺损伤 64 层 CT 灌注成像的实验研究[D].苏州:苏州大学,2008.

[8]方向明,胡春洪,胡晓云,等.兔放射性肺损伤模型的建立及鉴定[J].中华放射医学与防护杂志,2010,30(4):417-422.

[9]丁文,刘佰弘,李鑫欣.放射性肺损伤大白兔模型的构建及多层螺旋 CT 的评价[J].医学综述,2008,14(22):3503-3506.

第五节　石棉诱导法肺纤维化模型

一、大鼠石棉诱导法肺纤维化模型

【基本原理】

石棉颗粒是一种工业粉尘,石棉纤维的沉积通过诱导肺泡上皮细胞凋亡,巨噬细胞的 M2 极化,以及激活 T 细胞过度产生纤维化细胞因子,导致肌成纤维细胞分化和细胞外基质生成,从而致肺纤维化[1-2]。采用石棉微粒气管内灌注的方法,建立大鼠石棉诱导法肺纤维化模型。

【实验材料】

1. 药品试剂　①石棉颗粒:石棉厂成品。②麻醉药品:戊巴比妥钠,水合氯醛,乌拉坦,盐酸氯胺酮注射液等。③组织固定液:10% 甲醛溶液或 4% 多聚甲醛溶液等。④其他:HE 染色试剂盒,Masson 染色试剂盒,羟脯氨酸(HYP)试剂盒等。

2. 仪器设备　生物显微镜,病理图像分析系统,常规手术器械等。

3. 实验动物　雌性 Wistar 大鼠,体重 180~200 g。

【方法步骤】[3-5]

1. 石棉微粒制备　取石棉厂石棉颗粒成品,经研磨,用 200 目钢筛滤过、水选,95%以上石棉粉尘微粒直径<5 μm,用生理盐水配成 20 mg/mL 浓度悬液,经高压灭菌备用。

2. 石棉微粒气管内灌注　实验用雌性 Wistar 大鼠,体重 180~200 g。将大鼠置密封罐中,滴入乙醚,待充分麻醉后,人耳镜插入大鼠气管开口,确认声带活动后,用腰分针(折去针头)直接注入石棉悬液 1 mL,轻揉双肺片刻。对照组注入等容积生理盐水。

【观察指标】

将动物深麻醉处死后,取左肺门下方的肺组织,10% 甲醛溶液固定,梯度乙醇脱水,常规石蜡包埋切片,分别行 HE 和改良 Gommor 结缔组织特殊染色,光镜结合病理图像分析系统进行肺组织病理形态学检查。

【模型特点】

模型大鼠石棉微粒气管内灌注后 2、4、6 周,肺脏的肺泡间隔增宽,炎细胞浸润,吞噬细胞反应活跃,部分吞噬细胞落入肺泡腔内,有的形成粉尘细胞;第 8 周病理显示炎症细胞有减少趋势,支气管及伴随的小血管周围纤维结缔组织较对照组明显增多,有纤维化形成。

【模型评价】

采用石棉微粒气管内灌注方法建立的大鼠肺纤维化模型,肺纤维化模型简便、快速,在灌肺后 8 周由改良的 Gommor 结缔组织特殊染色法证明,肺泡壁、毛细血管及小气管周围有大量绿色的纤维组织增生,病理改变典型,构成了良好的肺纤维化模型,对研究其病理、病理生理、药物筛选等提供了有利的实验条件。

【参考文献】

[1]张丹参,马佳呈.诱发肺纤维化动物模型方法及评价[J].神经药理学报,2019,9(6):15-20.

[2]郭琦琦,李毅,翁桓泽,等.生物及非生物因素诱导肺纤维化动物模型研究的特点[J].中国组织工程研究,2022,26(14):2273-2278.

[3]马忠森,刘文烈,杨俊玲,等.石棉微粒大鼠肺纤维化模型的制作及其意义[J].白求恩医科大学学报,1999,25(3):27-28.

[4]马忠森,张捷,赫国志,等.肺纤维化肺泡灌洗液中肿瘤坏死因子水平观察[J].中华结核和呼吸杂志,1995,18(1):50-51.

[5]朱惠兰,邹昌淇,杨贵春,等.蓝石棉致大鼠肺纤维化的实验研究[J].1982,4:48-55.

二、犬石棉诱导法肺纤维化模型

【基本原理】

参见本节"大鼠石棉诱导法肺纤维化模型",采用将实验犬置于石棉矿精选车间自然吸尘法,建立犬石棉诱导法肺纤维化模型。

【实验材料】

1. 药品试剂 ①石棉颗粒。②麻醉药品:戊巴比妥钠,水合氯醛,乌拉坦,盐酸氯胺酮注射液等。③组织固定液:10% 甲醛溶液或 4% 多聚甲醛溶液等。④其他:HE 染色试剂盒,Masson 染色试剂盒,羟脯氨酸(HYP)试剂盒等。

2. 仪器设备 生物显微镜,病理图像分析系统,扫描电子显微镜-X 射线能谱仪(SEM-EDXA),常规手术器械等。

3. 实验动物 雄性健康犬。

【方法步骤】

1. 自然吸尘法[1-2] 实验用雄性健康犬,随机分为对照组、自然染尘 3~6 月组、1 年组、2 年组和 3 年组。对照组于该矿生活区动物房喂养 1~3 年处死。自然吸入染尘动物于该石棉矿精选车间(粉尘浓度平均 442.5 mg/m³)染尘,染尘时间与工人工作时间一致(6~8 h/d,6 d/周)。

2. 气管内注入法[1] 温石棉研细,将 95% 以上小于 20 μm 的粉尘配成 10% 石棉生理盐水悬液,气管内注入(50 mg/kg),间隔 1 周后,再注入同剂量粉尘悬液。染尘后于

8 个月、12 个月及 18 个月处死。

【观察指标】

将动物深麻醉处死后,摘取双肺、肺门淋巴结及部分壁层胸膜,10% 甲醛溶液固定。在双肺各叶病变明显处取材,每例肺取材 10～20 块,梯度乙醇脱水,常规石蜡包埋切片,HE 染色并加染网织及胶原纤维,光镜结合病理图像分析系统进行肺组织病理形态学检查。

1. 肺纤维化病变程度评估　①阴性:肺内少许散在粉尘沉着,或偶见尘细胞小灶,网状纤维增多不明显。②轻度:以尘细胞小结节为主,偶见细胞纤维结节,间质弥漫性细胞性肥厚伴网状纤维增多,半数切片病变面积在 1/3 以下。③中度:以细胞纤维小结节为主,或/和少量纤维小结节,可伴融合。间质明显胶原纤维反应,半数以上切片病变面积在 1/3～2/3。④重度:在中度基础上,半数以上切片病变面积超过 2/3 者。

2. 肺组织形态计量学检查　采用病理图像分析系统,分别测量肺泡腔面积分数、肺泡隔平均厚度、呼吸性细支气管平均面积、呼吸性细支气管壁平均厚度、细支气管壁平均厚度和直径小于 1 mm 的细、小动脉血管壁平均厚度。

3. 肺组织内石棉尘的提取和石棉纤维计数[1-3]　在肉眼观察病变明显处,称取肺组织 1 g,用 5.25% 次氯酸钠消化,将沉淀物用重蒸馏水稀释至 1 mL,充分混匀后取 4 μL 置于载片上,加盖片,在 100 倍偏光镜下计数 5 μm 以上的石棉纤维。再换算成 1 g 干肺组织所含石棉纤维数。之后,使混悬液通过 5 μm 微孔滤膜,获取滤膜上的全部矿尘颗粒。

4. SEM-EDXA 检查及游离 SiO_2 测定　选自然吸入染尘动物病变明显的肺蜡块,切 10 μm 厚片,裱贴在炭座上,常规脱蜡,空气干燥、喷炭,进行肺病灶内原位矿物元素分析,并用同法随机选肺组织消化后滤物中 8 颗尘粒进行分析。同时采用焦磷酸重量法测定各组动物肺内游离 SiO_2 含量。

【模型特点】

1. 石棉自然吸尘法　①肺内粉尘较均匀地分布于肺叶外周带,主要沉着在开口于呼吸细支气管的肺泡腔内及相应的肺泡壁内。在细支气管周和血管周呈典型袖套状大量沉积。远段肺泡壁、小叶隔及肺膜下偶见石棉尘粒。接尘时间延长,肺内粉尘增多,往往呈全肺弥漫分布。尘粒多细小,棕色,具有强双折射性,并充满于巨噬细胞胞浆内,伴少数异物巨细胞反应。所有动物肺组织内均未见到石棉小体形成。②全肺表面散在点状、线形和片状胸膜增厚。切面针尖大青灰色病灶全肺散在,以外周带明显。镜下见大量粉尘灶和小结节(细胞性结节和细胞纤维结节),接尘 1 年以细胞性结节为主,接尘 2～3 年以细胞纤维结节为主。细胞性结节主要由巨噬细胞、少量淋巴细胞和成纤维细胞构成,伴少数异物巨细胞反应和大小不等的石棉尘粒堆积;细胞纤维结节内细胞成分减少,胶原纤维增多。结节多位于呼吸细支气管旁及血管周围;接尘 3 年,结节数量增多,且彼此融合伴灶周气肿。③尘性弥漫性纤维化明显,主要在肺泡隔、细小支气管及血管周。早期呈巨噬细胞及梭形细胞的浸润和增生,网状纤维增多、变粗伴少量胶原形成,接尘 2～

3年局部呈明显胶原纤维性硬化,支气管上皮腺瘤样增生伴乳头形成。④随染尘时间延长,肺泡腔面积分数、肺泡隔厚度、呼吸性细支气管平均面积和厚度、小动脉血管壁的平均厚度显著增加。

2.石棉气管内注入法　镜检见粉尘分布不均匀,主要局限于终末气道及其邻近局部,大量堆积在呼吸细支气管腔及相应的肺泡管内,少数细小支气管产生尘性阻塞。其余部位仅有微量粉尘分布。尘粒较粗大。尘灶所在处主要呈细胞性及细胞纤维性小结节反应,部分呈纤维性结节。后者由粗大玻璃样变的胶原纤维构成,结节较大(1.7 mm),异物巨细胞反应明显。肺内尘性弥漫性纤维化程度比自然吸入染尘法轻,进展较缓慢,肺门淋巴结无特殊发现。

【模型评价】

1.石棉自然吸尘法模型犬粉尘相对均匀地分布于两肺各叶的外周带,随接尘时间延长,肺内粉尘量增多,往往呈全肺弥漫分布。石棉气管内注入模型犬,粉尘在肺内分布极不均匀,尘粒多集中在双肺下叶,常造成呼吸细支气管腔甚至部分细小支气管腔尘性阻塞,而肺间质内仅有微量粉尘存在。自然吸尘法的粉尘分布及尘性病变更接近于人体石棉肺的发生、发展规律。

2.犬石棉自然吸尘法诱导的肺纤维化模型,因其成本高、周期长及实验条件等因素的限制,现已很少使用。

【参考文献】

[1]李洪洋,吴宗舜,曹习明,等.石棉矿精选车间自然吸入染尘家犬肺病理观察[J].中华劳动卫生与职业病杂志,1984,2(3):138-141.

[2]谭建三,李洪洋.自然吸尘家犬石棉肺纤维化形态计量学研究[J].现代预防医学,1992,19(2):65-67.

[3]CHURG A. Asbestos fibers and pleural plaques in a general autopsy population[J]. Am J Path,1982,109(1):88-96.

第六节　胃食管反流法肺纤维化模型

【基本原理】

胃食管反流病(gastroesophageal reflux disease,GERD)与多种呼吸系统疾病有关,如慢性咳嗽、哮喘、阻塞性睡眠呼吸暂停综合征、慢性阻塞性肺疾病等。近年来的临床与实验研究显示,特发性肺纤维化(idiopathic pulmonary fibrosis,IPF)与GERD具有一定的相关性[1-5]。模拟胃食管反流,采用气管内注入胃液及主要成分(盐酸、胃蛋白酶、胆盐)的方法,建立大鼠胃食管反流肺纤维化模型。

【实验材料】

1. 药品试剂 ①胃蛋白酶:制备胃蛋白酶,得到浓度为 2.5 μg/mL,pH 值为 1.5~2 的液体成品。②盐酸:用蒸馏水稀释普通盐酸,得到 pH 值为 1.5 的溶液。③博来霉素 A$_5$ 针剂:用前以生理盐水配制成 2.5 mg/mL 溶液。④麻醉药品:戊巴比妥钠,水合氯醛,乌拉坦,盐酸氯胺酮注射液等。⑤组织固定液:10% 甲醛溶液或 4% 多聚甲醛溶液等。⑥其他:HE 染色试剂盒,Masson 染色试剂盒,羟脯氨酸(HYP)试剂盒等。

2. 仪器设备 石蜡切片机,生物显微镜,病理图像分析系统等。

3. 实验动物 雄性 SD 或 F344 大鼠,体重 250~300 g。

【方法步骤】[6-12]

1. 胃液收集 实验大鼠禁食 12 h,射硫喷妥钠腹腔注麻醉。切开腹部,缝合食管末端,在幽门括约肌远端数厘米处切开十二指肠。然后将一根连接注射器的导管通过十二指肠置入胃中,并将 4 mL 蒸馏水注入胃中。15 min 后取出胃内容物,-80 ℃保存备用。

2. 动物分组 ①假手术组:麻醉插管,不注射任何物质。②生理盐水组:生理盐水注射(0.5 mL/kg)。③胃液组:全胃液注射(0.5 mL/kg)。④胃蛋白酶组:胃蛋白酶注射(2.5 μg/mL,0.5 mL/kg)。⑤盐酸组:盐酸注射(pH=1.5,0.5 mL/kg)。⑥胆盐组:胆盐注射(2.5 μg/mL,0.5 mL/kg)。

3. 气管内注入 将大鼠用乙醚麻醉后,置于45°斜面上,张开口腔,冷光源照射喉咙,通过吸气和呼气观察发现气管开口,行气管插管。用 1 mL 注射器将 0.5 mL/kg 不同受试物缓慢注入导管,然后将动物置于右侧,保持头部高于身体 5 min,使注射液进入右肺,同时防止左肺炎症导致早期死亡。每周 2 次,连续 8 周。

【观察指标】

取肺组织,10% 甲醛或 4% 多聚甲醛固定,梯度乙醇脱水,常规石蜡包埋、切片,分别采用 HE、Masson 染色,光镜结合病理图像分析系统进行组织病理形态学观察。

1. 肺组织炎症评分 ①肺泡炎症评分[7,13]。0 分:无肺泡炎;1 分:轻度肺泡炎,炎症受累面积小于全肺 20%;2 分:中度肺泡炎,受累面积占全肺 20%~50%;3 分:重度肺泡炎,受累面积大于全肺 50%。②支气管、血管炎细胞浸润评分[6]。0 分:无炎症;1 分:偶见炎症细胞;2 分:大部分支气管或血管被薄层炎症细胞包围(1~5 个细胞厚);3 分:大部分支气管或血管被厚层炎症细胞包围(>5 个细胞厚);4 分:全肺血管、支气管周围炎症。

2. 肺纤维化评分

(1)Szapiel's 评分[7,13] 0 分:无纤维化;1 分:轻度纤维化,病变范围小于全肺 20%;2 分:中度纤维化,病变范围占全肺 20%~50%;3 分:重度纤维化,病变占全肺 50% 以上,并有融合,可见大小不等的囊性气腔。

(2)Ashcroft's 评分[6,14] 0 分:正常肺组织;1 分:轻微纤维化,肺泡壁与细支气管壁轻度增厚;2分:介于1~3分;3分:肺泡壁与细支气管壁中度增厚,不伴肺组织明显破坏;4分:介于3~5分;5分:较严重的纤维化,伴肺结构明显破坏与纤维束形成和(或)小片状纤维化区域;6分:介于5~7分;7分:严重的肺结构破坏与大片纤维化组织形成和(或)出现蜂窝肺;8分:全肺纤维化形成。

（3）Hübner's 评分[15]。0分:无肺纤维化,肺泡结构正常;1分:散在的轻度肺纤维化,肺泡间隔增厚≤3倍正常值,部分肺泡腔扩大,肺泡壁变薄,无成团的纤维化灶;2分:明显的纤维化改变,肺泡间隔厚度>3倍正常值,可见绳结样改变但彼此不相连,部分肺泡腔扩大,肺泡壁变薄,无成团的纤维化灶;3分:视野内主要改变为连续的纤维化(肺泡间隔厚度>3倍正常值),部分肺泡腔扩大,肺泡壁变薄,无成团的纤维化灶;4分:出现单个成团的纤维化灶(病变范围<10%视野);5分:融合的成团的纤维化(病变范围介于10%~50%视野),肺组织形态严重受损;6分:大部分肺泡隔消失,大量连续肺纤维化(病变范围>50%视野),大部分肺形态毁损;7分:肺泡隔消失,肺泡内几乎全是成团的纤维组织,但仍有至多5个气泡样改变;8分:成团的纤维组织覆盖满视野。

3.特定类型的细支气管炎[6-16]　①闭塞性细支气管炎:细支气管被组织性渗出物阻塞。②肉芽肿性细支气管炎:上皮样肉芽肿伴多核巨细胞存在。

【模型特点】

盐酸组、胃液组、胃蛋白酶组和胆盐组大鼠支气管、细支气管及肺实质炎症及纤维化明显高于生理盐水组和假手术组;胃蛋白酶组和胆盐组支气管、细支气管、肺实质组织病理学评分和纤维化程度明显高于盐酸组和胃液组。

【模型评价】

1.IPF患者合并高发的胃食管反流是近年来发现的重要临床现象。食道pH值监测的结果显示,IPF患者远端胃食管反流发生率为67%~88%,近端胃食管反流发生率为30%~71%[17-20]。因此,模拟胃食管反流,建立胃食管反流性肺纤维化动物模型,对了解GERD与IPF之间的相关性、探讨其因果关系及制定合理的治疗方案具有重要意义。

2.常用的模型复制方法主要是采用气管内注入胃液或其主要成分(盐酸、胃蛋白酶、胆盐),通过不同时间点肺组织病理形态学的观察与测定,研究其对肺纤维化形成及病理进程的影响。结果显示,胃液或其主要成分均能不同程度地诱导肺组织炎性损伤和纤维化。

3.气管内直接注入胃液或其主要成分诱导肺纤维化的方法,与临床胃食管反流导致肺慢性微吸入性肺损伤及纤维的病理机制并非完全吻合,有待进一步深入研究完善。

【参考文献】

[1] JOHNSON D A, DRANE W E, CURRAN J, et al. Pulmonary disease in progressive systemic sclerosis:a complication of gastroesophageal reflux and occult aspiration?[J]. Arch Intern Med,1989,149(3):589-593.

[2] TOBIN R W,POPE C E,PELLEGRINI C A,et al. Increased prevalence of gastroesophageal

reflux in patients with idiopathic pulmonary fibrosis [J]. Am J Respir Crit Care Med, 1998,158(6):1804-1808.

[3]SALVIOLI B, BELMONTE G, STANGHELLINI V, et al. Gastro-oesophageal reflux and interstitial lung disease [J]. Digestive and Liver Disease,2006,38(12):879-884.

[4]RAGHU G, FREUDENBERGER T D, YANG S, et al. High prevalence of abnormal acid gastro-oesophageal reflux in idiopathic pulmonary fibrosis [J]. Eur Respir J,2006, 27(1):136-142.

[5]POPPER H, JUETTNER F, PINTER J. The gastric juice aspiration syndrome (Mendelson syndrome). Aspects of pathogenesis and treatment in the pig[J]. Virchows Arch A Pathol Anat Histopathol,1986,409(1):105-117.

[6]SAMAREH FEKRI M, POURSALEHI H R, NAJAFIPOUR H, et al. Pulmonary complications of gastric fluid and bile salts aspiration, an experimental study in rat[J]. Iran J Basic Med Sci,2013,16(6):790-796.

[7]CHEN S, CHEN H, CHENG Y, et al. Gastric acid and pepsin work together in simulated gastric acid inhalation leading to pulmonary fibrosis in rats[J]. Med Sci Monit, 2019,25:6153-6164.

[8]APPEL J Z, LEE S M, HARTWIG M G, et al. Characterization of the innate immune response to chronic aspiration in a novel rodent model[J]. Respir Res,2007,8(1):87.

[9]DOWNING T E, SPORN T A, BOLLINGER R R, et al. Pulmonary histopathology in an experimental model of chronic aspiration is independent of acidity[J]. Exp Biol Med,2008, 233(10):1202-1212.

[10]陈石,张德平.实验性酸吸入与大鼠肺纤维化相关性初步探讨[J].实验动物与比较 医学,2010,30(4):251-256.

[11]陈石,张德平.酸吸入致大鼠肺纤维化初步探索[J].中国实验动物学报,2010,18 (4):336-342.

[12]陈石,张德平.实验性酸吸入致大鼠肺纤维化[J].中国呼吸与危重监护杂志,2008,7 (5):370-377.

[13]SZAPIEL S V, ELSON N A, FULMER J D, et al. Bleomycin-induced interstitial pulmonary disease in the nude,athymic mouse[J]. Am Rev Respir Dis,1979,120(4): 893-899.

[14]ASHCROFT T, SIMPSON J M, TIMBRELL V. Simple method of estimating severity of pulmonary fibrosis on a numerical scale [J]. J Clin Pathol,1988,41(4):467-470.

[15]HÜBNER R H, GITTER W, EL MOKHTARI N E, et al. Standardized quantification of pulmonary fibrosis in histological samples[J]. Biotechniques,2008,44(4):507-511, 514-517.

[16]KING B J, IYER H, LEIDI A A, et al. Gastroesophageal reflux in bronchiolitis obliterans

syndrome:a new perspective[J]. J Heart Lung Transplant,2009,28(9):870-875.

[17]叶俏. 特发性肺纤维化与胃食管反流的研究进展[J]. 慢性病学杂志,2015,16(1):
39-43.

[18] TOBIN R W, POPE C E, PELLEGRINI C A, et al. Increased prevalence of gastroesophageal reflux in patients with idiopathic pulmonary fibrosis[J]. Am J Respir Crit Care Med,1998,158(6):1804-1808.

[19] RAGHU G, FREUDENBERGER T D, YANG S, et al. High prevalence of abnormal acid gastro- oesophageal reflux in idiopathic pulmonary fibrosis[J]. Eur Respir J,2006, 27(1):136-142.

[20] SWEET M P, PATTI M G, LEARD L E, et al. Gastroesophageal reflux in patients with idiopathic pulmonary fibrosis referred for lung transplantation[J]. J Thorac Cardiocasc Surg,2007,133(4):1078-1084.

第七章 硅肺模型

第一节 概　述

尘肺(pneumoconiosis)是职业病中影响广泛、危害严重的一类疾病,是由于生产性粉尘被吸入肺部进而蓄积所致的,以肺组织弥漫性纤维化为主的全身性疾病,且脱离了粉尘源,尘肺病仍可持续进展,最终导致呼吸衰竭,甚至死亡。随着新材料、新技术和新工艺的广泛应用,工业性材料需求的日益上涨,以及 20 世纪工业繁荣期大量接尘工人的存留,尘肺病的发病率及累计病例数仍持续呈高位,给社会造成了一定的经济负担。硅肺(silicosis,曾称矽肺)是最早描述且发病率最高的尘肺,是由于生产过程中长期吸入大量含游离二氧化硅(SiO_2)的粉尘所引起的以肺纤维化改变为主的肺部疾病[1-4]。

【病因】

硅肺的病因明确,是由于长期吸入大量含 SiO_2 粉尘导致的肺纤维化病变,硅肺的严重程度取决于 3 个因素:①空气中的粉尘浓度;②粉尘中游离 SiO_2 的含量;③粉尘的接触时间。长期吸入游离 SiO_2,肺组织中形成硅结节。微环境粉尘中游离 SiO_2 含量越高,粉尘浓度越大,则造成的危害越大。

分散度是表示粉尘颗粒大小的一个量度,以粉尘中各种颗粒直径大小的组成百分比来表示。小颗粒粉尘所占的比例愈大,则分散度愈大。直径大于 10 μm 粉尘粒子在空气中很快沉降,即使吸入也被鼻腔鼻毛阻留,随鼻涕排出;10 μm 以下的粉尘,绝大部分被上呼吸道所阻留;5 μm 以下的粉尘,可进入肺泡;0.5 μm 以下的粉尘,因其重力小,不易沉降,随呼气排出,故阻留率下降;而<0.1 μm 以下的粉尘因布朗运动,阻留率反而增高。

人体呼吸道有一系列的防御装置,30% ~50% 吸入的粉尘被鼻腔和鼻毛过滤掉;进入气管、支气管的粉尘,大部分可由纤毛运动而阻留并随痰排出;部分尘粒被巨噬细胞或肺泡间质巨噬细胞吞噬成为尘细胞,尘细胞或未被吞噬的游离尘粒可沿着淋巴管进入肺门淋巴结。有慢性呼吸道炎症者,则呼吸道的清除功能较差,呼吸系统感染尤其是肺结核,能促使硅肺病程迅速进展和加剧。此外,个体因素如年龄、健康素质、个人卫生习惯、营养状况等也是影响硅肺发病的重要条件。

【病理】

1. 结节性硅肺　特征是肺实质表现为呈灰黑色的且被严密包绕着的、直径为 0.5～5 mm 的结节。如果合并有结核,这些结节可以发生空洞化。肺门淋巴结常肿大且可以有钙化,典型的钙化是出现在结节的边缘,呈"蛋壳样钙化"。在显微镜下,具有诊断性意义的病变是硅肺结节或硅肺岛,这些病灶通常位于呼吸性细支气管旁。硅肺岛的中央含有一呈螺纹状的、透明的、由非细胞组成的胶原块,其外周是巨噬细胞及浆细胞层。在组织形态学上,可见到数量不等的尘埃,如果其中的石英浓度很高,颗粒较小,则很少量的尘埃也可以产生严重的纤维化。如果持续暴露于粉尘,将使得已存在的结节的数量和大小增加;但即使在停止暴露于相应环境后,结节仍可以继续扩大,这是由于巨噬细胞的外周性位移以及纤维化继续形成之故。

2. 球形硅肺(巨大的、进行性的纤维化)　有和结节性硅肺相同的特征,但可形成大的结节,并可融合形成直径大于 1 cm 的肿块。这种球形硅肺病变趋向位于上叶,在这些病变周围的肺组织常显示出有着大瘢、不规则的肺气肿。和结节性硅肺相比,球形硅肺的胸膜纤维化及胸膜粘连更为常见且更为严重。在显微镜下,球形病灶是由在透明性纤维化背景中出现的融合的硅肺岛所组成。血管常发生血栓形成或闭塞性动脉内膜炎,同时由于局部缺血或合并有结核而使得病灶可以出现坏死或空洞形成。

3. 急性硅肺　较为少见、但病变进展很快,起因于大量的、游离的二氧化硅的暴露。粉尘颗粒常较小,直径通常为 1～2 μm,其中的石英浓度很高,这种状况尤其多见于工人们在喷沙尘的过程中,此过程是导致急性硅肺发生的常见职业。病理学上,结节较为稀少,但相反,肺外表呈灰色的实变,这是肺弥漫性间质纤维化程度增加的标志。显微镜下,肺泡中充满着一种嗜酸性的泡沫状的渗出物,其间含有许多的巨噬细胞。伴随着间质性纤维化,有明显的 II 型肺泡上皮细胞的增殖。组织学特征可以类似于肺泡蛋白沉积症或脱屑性间质性肺炎。

【硅结节】

硅结节是硅肺的特征性病灶,同时伴有弥漫性肺间质纤维化。硅结节常位于支气管和血管周围,直径为 0.3～1.5 mm。大体标本见肺脏呈灰褐色,质地较硬,体积增大,重量增加,表面有砂粒感或硬块感。剖面可见大小不等之结节或硬块,境界较清楚,质地致密。在结节周围肺组织可见有肺气肿。通常全肺弥漫性分布,胸膜内和外的局部淋巴结常受累,发生钙化或形成硅结节。

显微镜下见硅结节呈圆形或星芒状,中央由已发生玻璃样变性的胶原纤维组成,胶原纤维呈同心圆排列。结节周围有不同比例的网状纤维、巨噬细胞、成纤维细胞和浆细胞包绕。用偏光显微镜可以鉴定硅结节内和沉积在肺组织里的石英颗粒。

肺门淋巴结是硅反应最早的部位,它可在胸片尚未见到硅结节之前已有淋巴结增大。大体标本可见淋巴结肿大、粘连。组织学表现与肺部相似,在淋巴结内可见到散在的非坏死性肉芽肿。随着病变的发展也可出现类似纤维化的改变。在有典型的硅结节和严重的间质纤维化时淋巴结病变可重于肺组织改变。

【参考文献】

[1]张喆,张新日,王婧.尘肺病免疫发病机制研究进展[J].中华劳动卫生职业病杂志,2022,40(6):471-476.

[2]侯润苏,田燕歌,李建生.尘肺病动物和细胞模型研究进展[J].中华劳动卫生职业病杂志,2022,40(7):547-552.

[3]沈国安,刘瑾.尘肺发病机制研究进展[J].职业卫生与病伤,2002,17(1):32-40.

[4]常家庆,夏来顺,程嘉瑾,等.矽肺发病机制与治疗[J].预防医学情报杂志,1997,13(4):221-223.

第二节　大鼠硅肺模型

【基本原理】

采用气管内注入、自然吸入和肺外注入二氧化硅(SiO_2)粉末、石英粉尘或煤尘等方法,建立大鼠硅肺模型。

【实验材料】

1.药品试剂　①二氧化硅(SiO_2)粉末,石英粉尘,煤尘。②麻醉药品:戊巴比妥钠,水合氯醛,乌拉坦,盐酸氯胺酮注射液等。③组织固定液:10%甲醛溶液或4%多聚甲醛溶液等。④其他:安定,阿托品,青霉素,氯化琥珀胆碱注射液等。

2.仪器设备　动物呼吸机,纤维支气管镜,喉镜,吸引器,气管插管,酶标仪,小动物多层螺旋CT(multi-slice spiral CT,MSCT),小动物正电子发射计算机断层成像(positron emission computerized tomography,PECT),石蜡切片机,生物显微镜,病理图像分析系统等。

3.实验动物　SD、Wistar大鼠,体重180～220 g,雌雄兼用。

【方法步骤】

1.一次性气管暴露灌注法[1-2]

(1)方法　用研钵研磨SiO_2晶体,直至SiO_2成为5 μm左右的颗粒,用生理盐水配制成50 mg/mL浓度的混悬液,高压灭菌后加入青霉素(8000 U/mL)备用。实验用雄性SD或Wistar大鼠,体重180～220 g。大鼠用0.4%戊巴比妥钠腹腔注射麻醉(2.5～3.0 mL),仰卧位固定,颈前纵行切口,暴露气管,用注射器吸取SiO_2混悬液1 mL从大鼠气管软骨间隙缓慢注射进入气管。

（2）特点　①大体观察：染尘21 d，模型大鼠双肺体积增大，肉眼可见表面小片状凹凸不平的苍白灶。②HE染色：模型大鼠肺组织水肿，肺泡隔增宽，以巨噬细胞为主的炎症细胞浸润，部分肺泡断裂、融合、闭塞，肺泡结构破坏明显，肺组织局部可见大片的团块状炎症浸润和纤维化灶，成纤维细胞大量增生，间质胶原纤维增生呈带状，细支气管腔内可见分泌物。③天狼猩红染色：第7天，肺泡正常结构被破坏，取而代之的是交织存在的Ⅰ、Ⅲ型胶原；第14天，可见弥漫性、淡绿色弯曲的胶原呈网状存在，其间夹杂少量粗大的橘黄色纤维及硅尘颗粒；第21天，淡绿色胶原明显增多，与之相比橘黄色胶原只有少量增多；第28天，粗大的橘红色胶原明显增多，与纤细的淡绿色胶原呈网状交织存在，布满整个视野，其间夹杂硅尘颗粒。

2. 二次气管暴露灌注法[3]

（1）方法　称取5 g经充分研磨（约2 h）的SiO_2，用生理盐水配制成50 mg/mL浓度的混悬液，高压灭菌后加入青霉素（2000 U/mL）备用。实验用雄性SD或Wistar大鼠，体重150～210 g。大鼠用乙醚吸入麻醉，仰卧位固定，颈前正中切口，钝性分离肌肉，暴露气管，气管内灌注SiO_2混悬液0.5 mL，注入后立即左右晃动。1周后，按上法再次染尘。

（2）特点　模型组大鼠肺组织双肺表面可见散在的灰白色斑点，部分融合成不规则形斑块；CT摄影可见肺部呈弥漫性云雾状片状高密度影；病理检查结果显示肺组织出现细胞性硅结节（肉芽肿）等病理改变。

3. 一次性气管非暴露灌注法[4-11]

（1）方法　SiO_2纯度为99%，粒子直径大小为0.5～1.0 μm，其中80%的粒子直径1～5 μm，用生理盐水配制成60 mg/mL浓度的混悬液，高压灭菌后加入青霉素（2500 U/mL）备用。实验用雄性SD或Wistar大鼠，体重180～220 g。随机分为对照组和硅尘组。大鼠乙醚麻醉，仰卧位固定，用镊子提起舌头，把耳镜慢慢从口插入，借助反光灯观看耳镜深部并找到气管开口，钝头插管向下轻轻地插入至支气管分叉处，取1 mL粉尘悬液快速注入，提起大鼠，上下轻轻抖动数分钟，以防悬液倒流，使粉尘在肺部分布均匀。对照组同法注入等容积生理盐水。

（2）特点　各剂量染尘大鼠各时间点肺组织脏器系数均高于对照组，且随时间延长和染尘剂量增加其增高幅度增大；肺组织肉眼观察可见，随着染尘时间的延长，肺表面逐渐出现颜色变深、体积增大、不规则斑块增多、弹性减弱等症状；HE染色显示，大鼠染尘后28 d内，肺组织以炎症反应为主伴发肺间质的弥漫性纤维化。实验大鼠炎症反应程度随染尘剂量的增加加重，在染尘后7～14 d肺组织的炎症反应比较明显。肺间质纤维化程度随实验时间的延长及染尘剂量的增加有逐渐加重的趋势。硅肺早期炎症反应明显，主要表现为细胞浸润聚集，肺泡间隔增厚，纤维组织增生，肺泡正常组织发生改变。

4. 二次气管非暴露灌注法[12]

（1）方法　标准SiO_2（纯度≥99%，≥80%的颗粒直径在1～5 μm）经玛瑙乳体研磨水选，用无菌生理盐水配制成100 mg/mL混悬液，高压灭菌后加入青霉素2000 U备用。

实验用 SD 大鼠,雌雄各半,8~10 周龄,体重 200~250 g,非暴露气管内注入法染尘,大鼠注入 SiO_2 混悬液 1 mL 于两肺。同法对照组气管内注入等量灭菌生理盐水 1 mL。第 2 周重复染尘 1 次。

(2)特点 ①染尘 7~15 d,在肺泡腔内可见硅尘、大量的巨噬细胞、尘细胞、肺上皮细胞及少量的中性粒白细胞,形成巨噬细胞肺泡炎及 I 级结节;染尘 30~90 d,肺组织的呼吸性细支气管及肺泡内、小叶间隔、血管及支气管周围、胸膜下形成 I~III 级结节,少数动物模型可见 IV 级结节,伴淋巴细胞浸润。②大鼠肺组织中细胞角蛋白(cytokeratin,CK)、肺表面活性物质相关蛋白 A(surfactant associated proteins–A,SP–A)、吞噬细胞 CD68、碱性成纤维细胞因子(basic fibroblast growth factor,bFGF)、肿瘤坏死因子(tumor necrosis factor,TNF)–α、白细胞介素(interleukin,IL)–6、转化生长因子(transforming growth factor,TGF)–β_1、NF–κB/P50、NF–κB/P65、血管内皮生长因子(vascular endothelial growth factor,VEGF),随着染尘时间的延长,表达逐渐减弱,但仍高于对照组。60~90 d CD68 仍呈阳性表达。③电镜观察肺泡上皮和巨噬细胞的变化,在 SiO_2 刺激下,肺泡 I 型上皮脱落,II 型上皮细胞及巨噬细胞增生,且细胞功能活跃。

5. 经皮气管穿刺染尘法[13]

(1)方法 将石英粉尘(分散度≤5 μm,SiO_2 颗粒占 97.9%)按 100 mg/mL 浓度配成混悬液备用。麻醉雄性 Wistar 大鼠后,在喉结处用接导管的采血针刺入气管内,将吸有少量生理盐水的注射器接导管另一端,回抽,有气泡且无阻力,说明采血针刺入气管内。将吸有生理盐水的注射器拔下,换接吸有 1 mL 石英粉尘混悬液的注射器,将混悬液推入气管内,并向气管内注入一定量的空气,保证混悬液全部进入气管内,并以利于混悬液顺利进入肺内。

(2)特点 灌注粉尘后 2 个月,病理显示硅结节形成,HE 染色可见成纤维细胞、纤维细胞和巨噬细胞,结节与周围肺组织分界清晰。

6. 雾化吸入染尘法[14]

(1)方法 将石英粉尘(粒径<5 μm 占 99.5% 游离的 SiO_2 为 97%)用去离子水配成 15 mg/mL 浓度的混悬液。实验用雄性 SD 大鼠,体重 180~220 g。采用自制雾化箱(15 cm×30 cm×50 cm),前端一个进气孔(直径 2 cm),后端 4 个排气孔(直径 1 cm),按要求安装好超声雾化器,加入少许待雾化石英粉尘混悬液,以开始雾化时有均匀大量的白雾放出为准,雾化器出气口经软管与雾化箱进气口相连,让雾化气体通过雾化箱,3 h/次,2 次/d,持续 12 周。

(2)特点 自雾化 6 周始,模型大鼠呼吸次数增多;至雾化 9 周,模型大鼠运动迟缓、精神欠佳。雾化 12 周,模型大鼠肺指数显著增加,肺泡间隔增厚,肺泡结构紊乱,肺泡腔及间质内大量炎症细胞浸润。

7. 动式经口鼻吸入染尘法[15-16]

(1)方法 ①动式染毒系统:由两部分组成,即液体动式染毒系统和固体粉尘染毒系统。本研究用的是固体粉尘染毒系统,其发尘机制为:粉尘置于一底部有孔的圆柱形容器内,该容器内有可自动控制转速的旋转搅拌装置,该容器下紧接一个转速可自动控制的转盘,转盘上有一个环状的槽,槽上方接吸尘管的一端,吸尘管道另一端接入染毒室,同时与一个进气口紧邻(染毒室上部有 3 个进气口,下部有 3 个进气口),机器运转时(染毒室内为负压),搅拌装置与转盘同时转动(但转速不一样),搅拌装置内的粉尘通过小孔达到转盘的槽内,因染毒室内为负压而被吸入染毒室,同时由进气口进来的空气将粉尘吹入染毒室,由于共有 6 个进气口同时进气,从而使得染毒室内粉尘分布均匀。染毒室的侧壁还有一个采样孔,外接一自动检测器,该检测器通过感应染毒室内气流速度,根据搅拌器的转速和转盘的转速从而计算出染毒室内粉尘浓度。染毒室底端是排气口(由抽风机将室内空气抽走),运转时使染毒室内略为负压(-50 Pa),排气管先接一多层过滤装置后再经管道到达水池净化后排入外界空气中。染毒室容积 0.3 m^3,柜内温度 $20 \sim 25$ ℃,湿度 $70\% \sim 75\%$,压力 $-50 \sim +50$ Pa,氧气浓度 20%,进气流速 $7.0 \sim 7.5$ m^3/h,粉尘进入速度为 $2.0 \sim 2.5$ mL/min,柜内粉尘质量浓度为 $170 \sim 190$ mg/m^3。②石英粉尘:粒径<5 μm 占 99.5%,游离 SiO_2 为 97%。③染尘:实验用雄性 SD 大鼠,体重180 ~ 220 g。将动物成笼放入染毒室内染尘,每只动物每天染尘 2 h。

(2)特点　模型大鼠肺脏器系数和肺组织羟脯氨酸(Hyp)含量随染尘时间延长而逐渐增加。染尘 1 d,肺组织轻度充血、水肿;染尘 7 d,血管周围可见较多炎症细胞围绕,以单核细胞和淋巴细胞为主;染尘 2 周,可见肺泡内有红染物及泡沫细胞;染尘 4 周,可见部分样本有孤立性的硅结节的形成伴炎症细胞浸润,巨噬细胞呈结节状,肺泡上皮细胞部分脱落,少量纤维组织增生;染尘 8 周,肺泡壁增宽,肺内炎症进一步加重,肺内可出现多个细胞性结节,可见胶原沉积及纤维性增生,同时可见肺泡Ⅱ型上皮细胞腺管样增生;染尘 12 周,出现纤维性结节;染尘 16 周,可出现多个融合的硅结节和肺间质纤维化形成,伴有较多的胶原沉积;染尘 24 周,纤维化程度更为广泛,并形成细胞纤维性结节,胶原沉积更为明显。而对照组的大鼠肺部无明显异常。肺组织羟脯氨酸(Hyp)含量随染尘时间延长而增加。

8. 其他染尘法

(1)自然吸入染尘法[17]　将大鼠置于发尘箱内,箱内粉尘平均浓度216 mg/m^3,其中浮游于空气中的粉尘粒子91% 以上小于 5 μm。1 次/d,3 h/次,共染尘 60 d。

(2)鼻腔内安装二氧化硅结晶法[18-20]　实验用雄性 SD 大鼠,体重 200 ~ 250 g。硫喷妥钠腹腔注射麻醉(20 mg/kg),在大鼠鼻内安装二氧化硅结晶颗粒(50 mg/鼠,1 mL 0.9% NaCl),诱导硅肺病。

(3)皮下注入染尘法[21]　将定量石英粉尘生理盐水悬液注入动物肋部皮下,间隔一定时间后观察注射部位的病变形态及纤维化程度。

(4)腹腔注入染尘法[18-20]　将定量石英粉尘生理盐水悬液注入腹腔,染尘后间隔一定时间观察网膜纤维化程度。

(5)静脉注入染尘法[18-20]　经静脉注入一定量的粉尘悬液后,间隔一定时间观察肝内纤维化程度。

【观察指标】

1. MSCT 检查[21]　扫描前受检大鼠禁食 8 h,禁水 4 h,3.00 戊巴比妥钠腹腔注射麻醉(2 mL/kg),正常体位用胶带固定于检查床,使其四肢伸展,肺部充分暴露。使用多层螺旋 CT 进行扫描,扫描参数为:电压 130 kV,电流 150 mA,采用 1.2 mm 层厚无间隔重建高分辨率 CT 图像。通过连续观察大鼠各个肺窗的小阴影,拟定模型大鼠硅肺 MSCT 分级。

0 级:各个肺窗肺野清晰,肺纹理走行自然,未见异常密度影。

1 级:部分肺窗或全部肺窗出现少量小阴影(即小阴影分布面积占同平面肺窗面积 1% ~20%),未见间质纤维化。

2 级:部分肺窗或全部肺窗出现大量小阴影(即小阴影分布面积占同平面肺窗面积 21% ~40%),伴间质纤维化。

3 级:部分肺窗或全部肺窗出现大量小阴影,并具有一个以上的斑块影(由硅结节和间质纤维化融合而成)。

2. PECT 检查[22]

(1)PET 检查　大鼠行 PET 检查前禁食 8 h,禁水 4 h。3.0% 的戊巴比妥钠腹腔注射麻醉(2 mL/kg),经尾静脉注射示踪剂[18]F-FDG(1 mCi/kg),30 ~40 min 后,将大鼠仰卧位胶带固定于大鼠扫描床,使其四肢伸展,肺部扫描区域充分暴露,使用相关软件采集静态图像 20 min。扫描范围为由颈部到横膈;扫描参数:电压 80 kV,电流 500 μA。所有 PET 图像均经 CT 衰减校正后用二维有序子集最大期望值法进行图像重建。

(2)CT 检查　大鼠检查前禁食禁水、麻醉、固定方法及检查范围同 PET 检查。检查设备为单层螺旋 CT 成像系统,扫描参数:电压 80 kV,电流 500 μA,0.079594 mm 层厚,重建中分辨率 CT 图像。

(3)图像分析　①每只大鼠的 PET 图像均以相关软件在 3 个对应横断面中勾画出肺部为三维感兴趣区域(regional of interest,ROI),勾画过程避开大血管和大支气管。计算 ROI 的每克组织摄取率(the percentage injected dose per gram,% ID/g,% ID/g=ROI 放射性活度/注射总放射性活度×100%),以比较[18]F-FDG 的吸收率。以各组大鼠 ROI 的% ID/g 与本底(肌肉)% ID/g 的比值—标准化摄取值(standardized uptake value,SUV)进行比较。②CT 图像勾画 ROI 的方法同 PET 图像处理办法,由软件自动计算该三维 ROI 内所有像素点的平均 CT 值。

3. 肺组织病理学检查　将大鼠深麻醉下处死,取双肺称重,计算肺指数[肺湿重(mg)/体重(g)×100%]。10% 甲醛或 4% 多聚甲醛溶液固定,梯度乙醇脱水,常规石蜡包埋、切片,分别行 HE 和 Masson 染色,光镜结合病理图像分析系统观察肺组织病理形态学改变。按相应标准分别进行肺纤维化评分、硅结节病理分级等定量组织学检查。

(1)肺纤维化评分[23-24]　0 分:正常肺组织;1 分:轻微纤维化,肺泡壁与细支气管壁轻度增厚;2 分:介于 1 ~3 分;3 分:肺泡壁与细支气管壁中度增厚,不伴肺组织明显破坏;4分:介于3~5分;5分:较严重的纤维化,伴肺结构明显破坏与纤维束形成和(或)小片状纤维化区域;6分:介于5~7分;7分:严重的肺结构破坏与大片纤维化组织形成和(或)出现蜂窝肺;8分:全肺纤维化形成。

每张切片随机选取5个视野,由2位病理医师采用双盲观察评分法评分,取其平均值作为最后得分。

(2)硅结节病理分级[21,25] 0级:正常肺组织,未见硅结节。Ⅰ级:细胞性结节,肺组织病变中构成结节的主要成分以尘细胞为主,嗜银纤维染色可见结节内出现个别纤细的嗜银纤维,未见胶原纤维。Ⅱ级:纤维、细胞性结节,肺组织病变中构成结节的主要成分为尘细胞,胶原纤维染色可见少量纤细的胶原纤维。Ⅲ级:细胞、纤维性结节,肺组织病变中构成结节的主要成分为胶原纤维,但仍可见一定数量的细胞成分。Ⅳ级:纤维性结节,肺组织病变中构成结节的主要成分以胶原纤维为主,一般只有很少量或无细胞成分。

【注意事项】

1. 麻醉深度应适宜,麻醉过浅,可因动物挣扎而致误伤,反之,可使粉尘悬液在肺内分布不均匀;如注入粉尘悬液后动物窒息,可立即进行人工呼吸,多数在1 min内可恢复[26-27]。

2. 在经口气管插管过程中,有时因大鼠的个体差异,气管位置深浅和大小不一,或者大鼠分泌唾液太多影响视野,可以调整大鼠的角度或用套管针在大鼠喉部轻轻拨动分泌物,直到看到气管口,行气管插管[23,26]。

3. 暴露式气管注入染尘法,手术过程应该在无菌条件下完成,以免感染。为防止肺部感染,染尘器械和粉尘悬液应严格消毒。穿刺针头必须与气管保持在同一直线上,插入深度以气管上中段为宜,过深会造成粉尘悬液在肺内分布不均匀或引起动物死亡[26]。

4. 穿刺式气管注射染尘法应注意针头插入后,必须经检验确认插入气管无误时,方可注入粉尘悬液。注入粉尘悬液后,应随即使动物保持头高脚低的体位数分钟,以防粉尘悬液倒流[26]。

5. 吸入染尘法粉尘的分散度与其在呼吸道中的阻留有关。粒径在1~2 μm的粉尘,可较长时间悬浮在空气中,被机体吸入机会也更大,危害性相对大。粒径小于15 μm的粉尘颗粒称为可吸入性粉尘,直径小于5 μm的粉尘颗粒称为呼吸性粉尘,多可达呼吸道深部和肺泡区。所用粉尘需经充分研磨,使粉尘的粒径<5 μm占95%以上,使其能具有较强的致病性[5,26]。

【模型评价】[26-30]

1. 气管注入染尘法主要包括非暴露式气管内注入法、暴露式气管内注入法、穿刺式气管注射染尘法。这种方法操作简便,染尘剂量易控制,染尘后动物死亡率低,是目前最常用的硅肺模型复制方法。其缺点是动物接触粉尘的方式与工人在作业环境中接触粉尘的实际情况相差较远。

2. 动式染尘控制系统可以控制系统内的温度、湿度、氧气浓度、粉尘流速、粉尘质量浓度等指标,动物可在自然呼吸状态下吸入粉尘,模仿了职业人群工作时的吸入状态。动物较长时间自然吸入由发尘器发出的含硅尘空气后,可形成肺内典型的硅结节和纤维化病变,能更好地观察到从细胞性结节到纤维细胞性结节的演变过程。缺点是染尘装置的耗资较大,从染尘开始到形成硅肺病变的时间较长,染尘剂量难以控制,染尘过程中动物感染和死亡率较高,从而限制其广泛地应用。

3.肺外染尘法操作简单,所形成的纤维化病变易于观察,但由于此法与工人在作业环境中接触粉尘的实际情况不同,故采用此法染尘者很少。

【参考文献】

[1]程燚,方烨红,邓博文,等.气管暴露注射法制备大鼠矽肺模型[J].河北联合大学学报(医学版),2013,15(5):657-658.

[2]陈南芳,何文彤,高宏生,等.染尘大鼠Ⅰ和Ⅲ型胶原与相关细胞因子含量的变化关系[J].中国工业医学杂志,2010,23(2):89-91.

[3]谢英,李智民,沙焱,等.二次气管切开灌注二氧化硅构建大鼠硅肺模型的效果观察[J].职业卫生与应急救援,2018,36(6):481-485.

[4]周效宝,张玮,王瑞,等.染矽尘大鼠早期肺组织病理变化观察[J].工业卫生与职业病,2012,38(1):4-8.

[5]乔俊华.大鼠煤工尘肺动物模型的研究[D].长春:吉林大学,2009.

[6]邹昌淇,杜庆成,周培宏.联合用药治疗大鼠早期矽肺的疗效观察[J].中华劳动卫生职业病杂志,2001,19(1):12-14.

[7]GUO J W,YANG Z F,JIA Q,et al. Pirfenidone inhibits epithelial-mesenchymal transition and pulmonary fibrosis in the rat silicosis model[J]. Toxicol Lett,2019,300:59-66.

[8]KATO K,ZEMSKOVA MA,HANSS A D,et al. Muc1 deficiency exacerbates pulmonary fibrosis in a mouse model of silicosis[J]. Biochem Biophys Res Commun,2017,493(3):1230-1235.

[9]CHEN Y,CHEN J,DONG J,et al. Antifibrotic effect of interferon gamma in silicosis model of rat[J]. Toxicol Lett,2005,155(3):353-360.

[10]LASSANCE R M,PROTA L F,MARON-GUTIERREZ T,et al. Intratracheal instillation of bone marrow-derived cell in an experimental model of silicosis[J]. Respir Physiol Neurobiol,2009,169(3):227-233.

[11]WANG Y,YANG G X,ZHU Z H,et al. Effect of bone morphogenic protein-7 on the expression of epithelial-mesenchymal transition markers in silicosis model[J]. Exp Mol Pathol,2015,8(3):393-402.

[12]蒲新民,温浩,窦红,等.矽肺动物模型的病理观察[J].中华劳动卫生职业病杂志,2011,29(10):761-765.

[13]王莹,邓国祥.实验动物矽肺影像研究[J].山西医科大学学报,2008,39(8):714-716.

［14］谷仿丽,陈乃富,鲁山,等.矽肺大鼠模型的动态研究［J］.海峡药学,2009,21(7):65-67.

［15］王晔,杨茜,程薇波,等.用 HOPE-MED8050 动式染尘控制系统建立大鼠矽肺模型［J］.环境与职业医学,2013,30(7):551-554.

［16］高学敏,耿玉聪,李世峰,等.动式染尘构建矽肺大鼠模型及 ACE2-Ang(1-7)-Mas 轴动态变化规律［J］.医学研究生学报,2016,29(12):1276-1280.

［17］张琪凤,钱蕙兰.几种染尘方法的比较 第一报 肺脏中粉尘均匀性的比较［J］.浙医学报,1965(2):5-8.

［18］HELAL M G, SAID E. Carvedilol attenuates experimentally induced silicosis in rats via modulation of P-AKT/mTOR/TGFβ1 signaling［J］. Int Immunopharmacol,2019,70:47-55.

［19］HEMMATI A A, NAZARI Z, SAMEI M. A comparative study of grape seed extract and vitamin E effects on silica-induced pulmonary fibrosis in rats［J］. Pulm Pharmacol Ther,2008,21(4):668-674.

［20］EL-AGAMY D S, SHARAWY M H, AMMAR E M. Agmatine attenuates silica-induced pulmonary fibrosis［J］. Hum Exp Toxicol,2014,33(6):650-660.

［21］张雄,黄嵘,李智民,等.多层螺旋 CT 观察矽肺动物模型疗效的可行性研究［J］.职业卫生与应急救援,2019,37(5):429-433.

［22］黄明,张应洇,陆丰荣,等.PET-CT 观察矽肺动物模型可行性研究［J］.中国职业医学,2017,44(3):245-242.

［23］蔡婷峰,宋向荣,李宏玲,等.不同时间点大鼠矽肺模型病理改变观察［J］.中国职业医学,2020,47(4):385-389.

［24］TASHIRO J, ELLIOT S, GERTH D J. Therapeutic benefits of young, but not old, adipose-derived mesenchymal stem cells in a chronic mouse model of bleomycin-induced pulmonary fibrosis［J］. Transl Res,2015,166(6):554-567.

［25］邹昌淇.关于实验性尘肺研究问题的访谈［J］.中华劳动卫生职业病杂志,2010,28(1):1-2.

［26］张丹参,金姗.诱发矽肺动物模型方法及评价［J］.神经药理学报,2019,9(6):21-25.

［27］魏伟,吴希美,李元建.药理实验方法学［M］.4 版.北京:人民卫生出版社,2010.

［28］姜岩,张娟,贾强,等.气管插管法建立矽肺大鼠模型方法的改进［J］.现代预防医学,2017,44(22):4160-4164,4167.

［29］李丹丹,王瑞,张海东.矽肺动物模型的研究进展［J］.中国工业医学杂志 2019,32(2):109-112.

［30］谢英,李智民,沙焱.尘肺病动物模型建立的研究进展［J］.职业卫生与应急救援,2018,36(5):402-405.

第三节　小鼠硅肺模型

【基本原理】

采用口咽吸入气管内注入、自然吸入和肺外注入二氧化硅(SiO_2)粉末、石英粉尘或煤尘等方法,建立小鼠硅肺模型。

【实验材料】

1. 药品试剂　①二氧化硅(SiO_2)粉末,石英粉尘,煤尘。②麻醉药品:戊巴比妥钠,水合氯醛,异氟烷,盐酸氯胺酮注射液等。③组织固定液:10%甲醛溶液或4%多聚甲醛溶液等。④其他:安定,阿托品,青霉素,氯化琥珀胆碱注射液等。

2. 仪器设备　动物呼吸机,纤维支气管镜,喉镜,吸引器,气管插管,酶标仪,小动物多层螺旋CT(multi-slice spiral CT,MSCT),小动物正电子计算机发射断层成像(PECT),石蜡切片机,生物显微镜,病理图像分析系统等。

3. 实验动物　C57BL/6、NIH、BALB/c、ICR 或 KM 小鼠,6~8 周龄,体重 18~22 g。

【方法步骤】

1. 口咽吸入法[1-5]

(1)方法　实验用雄性 C57BL/6 小鼠,体重 18~22 g。2%异氟烷吸入麻醉,麻醉后将小鼠用门牙悬挂在环形支架上的细橡皮筋上(图7-1A),用弯曲钳夹住鼻孔,用钝钳从一侧嘴角轻轻拉出舌以暴露舌根和咽后壁(图7-1B),用微量移液器将 40 μL SiO_2 混悬液(50 mg/mL)沿咽后壁缓慢注入(图7-1C)。监测呼吸,以确保在舌头和鼻孔被释放之前,混悬液随呼吸运动吸入肺部。结束后将小鼠置于掌心保持上体直立位,直至完全苏醒(小鼠在麻醉诱导后约 6 min 恢复警觉和活动能力)。对照组以同样的方式给予等体积的无菌生理盐水。

(2)特点　①镜下可见明显的石英颗粒沉着,第7天可见硅结节,硅结节周围存在大量炎症细胞浸润,肺泡结构破坏明显,肺泡间隔明显增宽;第28天,较多石英颗粒沉着,矽结节周围仍有炎症浸润。②BAFL 细胞总数于第 1 天开始升高,在第 3 天达高峰;第7~28天,石英组小鼠 BALF 细胞总数呈现递减趋势,但均高于对照组;巨噬细胞和中性粒细胞绝对值变化呈现先增高后降低的趋势。

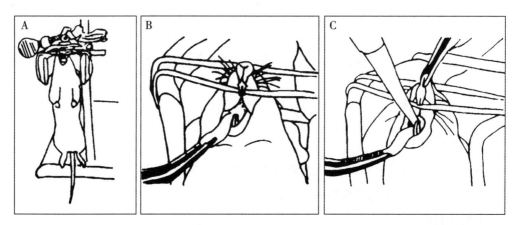

A.将麻醉小鼠由门牙悬吊在一根细橡皮筋上。B.用宽尖钳轻轻将动物的舌头完全抽出。C.用弯尖钳夹住鼻孔,用微量移液器在舌根的咽后壁滴注 SiO₂ 混悬液。

图 7-1　口咽吸入法

2.气管暴露灌注法[1,6-11]

（1）方法　实验用雄性 C57BL/6 小鼠,体重 18～22 g。2% 异氟烷吸入麻醉,仰卧位固定,颈部腹侧皮肤消毒,沿中线剪开约 1 cm 长切口,暴露气管。通过放置在气管中的24 号导管灌注 SiO₂ 混悬液 40 μL(50 mg/mL),同时监测呼吸以混悬液的吸入。灌注后立即将小鼠抬高至 45° 30 s 或直到出现脚趾夹痛反射。

（2）特点　模型小鼠病理学检查可见,第 3 天时表现为明显的急性炎症,肺泡壁水肿,炎症细胞增多,主要是巨噬细胞和中性粒细胞增多;第 7 天时发展为肺泡间隔增厚,成纤维细胞增多;第 14 天时炎症细胞减少,成纤维细胞和基质明显增多,肺泡结构破坏并萎陷;第 28 天时肺泡结构严重破坏,成纤维细胞大量增生,纤维组织成条索样分布。

3.染尘柜染尘法[12-15]

（1）方法　昆明种小鼠,体重 18～22 g,雌雄各半。小鼠置于圆柱形染尘柜中(0.5 m³),下设进气孔。准确称取 SiO₂ 粉尘 62.5 mg,置于进气孔处的染尘盘中,用大功率鼓风机将硅尘向上吹起,使其悬浮于染尘柜中,粉尘浓度保持在 125 mg/m³。焦磷酸法测得粉尘中游离 SiO₂>95%,滤膜法测得直径<5 μm 的占 95%。每个暴露时间组依据每天的染尘时间分为 2 h 组、4 h 组、8 h 组。对照组除不染尘,其他实验条件与暴露时间组完全相同。共染尘 20 d。

（2）特点　染尘 3 周后,各暴露时间组小鼠都出现了食欲减退、活动量减少、精神萎靡不振等症状,染尘 4、8 h 组体重下降,而染尘 2 h 组的体重无明显变化。对照组肺表面光亮润泽,触摸感觉质软,有弹性;2 h 组肺表面有少量散在的结节状阴影,并伴有点状出血和轻度水肿;4 h 组肺表面色泽灰白,可见明显的结节,触摸感觉肺脏质硬,弹性降低;8 h 组可见较大结节,肺表面有多处出血点及淤血点,触摸感觉肺质硬、弹性差。

【观察指标】

1. 一般情况　观察动物自主活动、精神状态、毛发色泽、饮食饮水、呼吸、体重等情况。

2. 支气管肺泡灌洗液检查[2]　将麻醉处死后的小鼠固定于小动物手术台,于颈部正中行纵向切口以剪开皮肤,长约 1.5 cm;使用组织剪将皮下组织及肌肉逐层钝性分离,充分暴露气管;于环状软骨下缘使用眼科剪行"V"形切口,灌洗针经等渗盐水润洗后,经切口缓缓插入气管,深约 1 cm,手术丝线结扎固定,助手辅助固定灌洗针;使用 1 mL 注射器缓慢注入 1 mL 预冷的无菌等渗盐水(切忌用力过猛,高压强会破坏肺泡结构,影响回收率),术者轻轻按摩小鼠胸廓,使等渗盐水充分进入肺泡腔;缓缓回抽注射器的同时辅以轻柔的胸廓挤压按摩,回收的 BALF 存于 EP 管内;灌洗、回吸等步骤循环重复 3 次。BALF 离心(4 ℃,离心半径 12 cm,2000 r/min,15 min)、重悬细胞,使用自动细胞计数仪计算细胞总数;离心甩片(离心半径 12 cm,1500 r/min,15 min)、预冷无水乙醇固定30 min,HE 染色,光镜下观察,连续计数 200 个细胞,计算巨噬细胞、中性粒细胞、淋巴细胞比例。

3. 肺组织羟脯氨酸含量测定[1,16-17]　取肺组织,匀浆,10% 三氯乙酸沉淀蛋白质,沉淀蛋白在 6N 盐酸中重悬,110 ℃水解 18 h。次日将样品中和,顺序用氯胺 T、高氯酸和埃利希试剂处理。样品在 60 ℃水浴中孵育 20 min,测定 560 nm 处的吸光度。用高纯度羟脯氨酸制备标准曲线,结果以每右肺或左肺的羟脯氨酸微克数表示。

4. 肺组织病理学检查　将小鼠深麻醉下处死,取双肺称重,计算肺指数[肺湿重(mg)/体重(g)×100%]。10% 甲醛或 4% 多聚甲醛溶液固定,梯度乙醇脱水,常规石蜡包埋、切片,分别进行 HE 染色、Masson 染色或苦味酸-天狼星红染色,光镜结合病理图像分析系统观察肺组织病理形态学变化,进行组织炎症评分,计算胶原容积分数(collagen vo-lume fraction,CVF),统计比较各组不同时期矽结节的数量、大小及纤维化程度。

(1)肺组织炎症评分[4,18]　取 HE 染色 3 个连续切片,每张切片随机选取 5 个视野(×100),避开大的气管和血管,按炎症细胞浸润面积占肺组织面积比例进行炎症评分。0 分:正常肺组织;1 分:炎症细胞浸润面积占肺组织面积比例<20%;2 分:炎症细胞浸润面积占肺组织面积比例为 20% ~ 50%;3 分:炎症细胞浸润面积占肺组织面积比例>50%。

(2)胶原容积分数[4]　应用 Image-Pro Plus 6.0 软件,对肺间质纤维化程度进行分析:同一视野用暗场图像分析胶原面积,明场图像分析空白区域面积,计算胶原容积分数(collagen vo-lume fraction,CVF)。

$$CVF(\%) = 胶原面积/(图像总面积-空白区域面积)×100\%$$

(3)硅结节病理分级[8,19]　参见本章第二节"大鼠硅肺模型"。

【注意事项】

参见本章第二节"大鼠硅肺模型"。

【模型评价】

1. 小鼠以其体型小、便于大批量饲养管理、生活周期短、取材便利等特点成为理想的实验性动物。小鼠硅肺模型发生炎性、纤维化的阶段均出现较早,可以缩短染尘实验过程。但由于小鼠生理条件的限制,气管非暴露方法难于实现。故应用小鼠复制硅肺动物模型通常采用口咽吸入法、一次性气管暴露法和染尘柜染尘法[20]。

2. 目前,向小鼠肺内灌注微粒最常用的方法是通过气管切开手术,直接将混悬液注入气管,称之为气管暴露法或气管内灌注(intratracheal instillation,IT)。小鼠一次性气管暴露法复制硅肺动物模型手术操作相对简单,染尘剂量易控制,可以观察到早期炎症反应、炎症细胞浸润情况和细胞因子的表达[21]。该法的主要缺点[1,20-25]:①经常导致 SiO$_2$在左右肺之间的不均匀分布,不利于进行一侧肺组织病理学检查、另一侧肺组织匀浆进行生化、蛋白及 RNA 测定的研究;②是一种快速造模方法,与职业人群生产过程中的接尘情形不完全一致;③为一种有创方法,有术后伤口和气管感染的风险,且手术技术需要大量的训练。

3. 口咽吸入法是一种经口通过咽后壁滴注将液体或混悬液输送到小鼠肺部的非手术无创技术。与气管暴露法相比,可导致 SiO$_2$在双肺及肺内更均匀地分布、更多的肺远端渗透及组内更高的重复性[1,25]。但该方法如操作不当,SiO$_2$混悬液可能因动物吞咽进入食管,从而导致造模失败。

4. 染尘柜染尘法与职业人员生产过程中接尘情况接近,均是从口鼻吸入,经过上下呼吸道途径直达肺部。这一过程中上下呼吸道的黏膜清除功能会发挥出来,使得大部分的硅尘颗粒再排出,更贴近硅肺的发病机制。但其缺点是耗时长,SiO$_2$颗粒消耗量大,染尘装置浓度控制不稳定,且设备价格昂贵、占地面积大,不能在多数的科研机构普及使用[20]。

【参考文献】

[1]LAKATOS H F,BURGESS H A,THATCHER T H,et al. Oropharyngeal aspiration of a silica suspension produces a superior model of silicosis in the mouse when compared to intratracheal instillation[J]. Exp Lung Res,2006,32(5):181-199.

[2]向国安,苏程程,张译丹,等.石英诱导小鼠矽肺模型中循环单核细胞亚群的动态变化及意义[J].医学研究生学报,2016,29(5):453-479.

[3]向国安,苏程程,张译丹,等.螺内酯对实验性矽肺小鼠的干预研究[J].中国病理生理杂志,2016,32(5):947-951,955.

[4]苏程程,向国安,马永强,等.ATP 清除剂三磷酸腺苷双磷酸酶对实验性矽肺的干预作用[J].中国病理生理杂志,2016,32(5):792-797.

[5]FOSTER W M,WALTERS D M,LONGPHRE M,et al. Methodology for the measurement of mucociliary function in the mouse by scintigraphy[J]. J Appl Physiol,2001,90(3):1111-1117.

［6］靳馥宇,王晓菁,李雅倩,等.Ac-SDKP 对矽肺小鼠模型 RANKL 信号的调节作用［J］.现代医药卫生,2022,38(22):3781-3787.

［7］李聪,曾泽明,张宗军,等.肺泡上皮细胞间质转化在小鼠矽肺模型发生发展中的作用［J］.中国工业医学杂志,2022,35(6):488-483.

［8］江振友,岳磊,卢燕茹,等.姜黄素抑制小鼠矽肺纤维化［J］.中国病理生理杂志,2009,25(5):976-979.

［9］向军俭,孙佳寅,邓宁,等.小鼠矽肺模型的建立及 bFGF 参与矽肺形成的研究［J］.中国病理生理杂志,2004,20(4):647-650.

［10］李丹,向军俭,王宏,等.染矽尘小鼠早期肺组织 bFGF 与 FGFR-1 的表达及意义［J］.工业卫生与职业病,2011,37(2):74-77.

［11］姬文婕,杨磊,丁嘉顺,等.染矽尘小鼠肺组织中转化生长因子-β1 表达的逆转录聚合酶链反应检测［J］.中华劳动卫生职业病杂志,2003,21(3):185-187.

［12］张兆强,蔡娅琼,林立,等.染矽尘小鼠肺组织蛋白质的氧化损伤［J］.中华劳动卫生职业病杂志,2017,35(9):709-711.

［13］张兆强,张春芝,聂继池,等.矽尘对小鼠肺组织 NF-κBp65 mRNA 与 TGFβ1 mRNA 表达的影响［J］.毒理学杂志,2017,31(2):94-97.

［14］张兆强,蔡娅琼,张春芝,等.矽尘对小鼠肺组织 TLR4 mRNA 与 RelA mRNA 表达的影响［J］.环境与职业医学,2017,34(1):63-67.

［15］张兆强,公维磊,徐晶,等.石雕作业职业病危害因素对小鼠学习记忆能力的影响及其作用机制［J］.职业与健康,2015,31(9):1176-1178.

［16］HUSZAR G,MAIOCCO J,NAFTOLIN F. Monitoring of collagen and collagen fragments in chromatography of protein mixtures［J］. Anal Biochem,1980,105(2):424-429.

［17］WOESSNER J F Jr. The determination of hydroxyproline in tissue and protein samples containing small proportions of this imino acid［J］. Arch Biochem Biophys,1961,93:440-447.

［18］SZAPIEL S V,ELSON N A,FULMER J D,et al. Bleomycin-induced interstitial pulmonary disease in the nude,athymic mouse［J］. Am Rev Respir Dis,1979,120(4):893-899.

［19］邹昌淇.关于实验性尘肺研究问题的访谈［J］.中华劳动卫生职业病杂志,2010,28(1):1-2.

［20］李丹丹,王瑞,张海东.硅肺动物模型的研究进展［J］.中国工业医学杂志,2019,32(2):109-112.

［21］LACHER S E,JOHNSON C,JESSOP F,et al. Murine pulmonary inflammation model:A comparative study of anesthesia and instillation methods［J］. Inhalation Toxicology,2010,22(1):77-83.

［22］TRIPATHI S S,MISHRA V,SHUKLA M,et al. IL-6 receptor-mediated lung Th2 cytokine networking in silica – induced pulmonary fibrosis [J]. Arch Toxicol, 2010, 84 (12):947–955.

[23] DRISCOLL K E, COSTA D L, HATCH G, et al. Intratracheal instillation as an exposure technique for the evaluation of respiratory tract toxicity: uses and limitations [J]. Toxicol Sci, 2000, 55(1):24–35.

[24] FOSTER W M, WALTERS D M, LONGPHRE M, et al. Methodology for the measurement of mucociliary function in the mouse by scintigraphy [J]. J Appl Physiol, 2001, 90(3): 1111–1117.

[25] RAO G V, TINKLE S, WEISSMAN D N, et al. Efficacy of a technique for exposing the mouse lung to particles aspirated from the pharynx [J]. J Toxicol Environ Health A, 2003, 66(15):1441–1452.

第四节　兔硅肺模型

【基本原理】

利用经皮气管穿刺染尘法和经口气管插管染尘法,将石英粉尘或煤尘经气管注入兔肺内,建立兔硅肺模型。

【实验材料】

1. 药品试剂　①二氧化硅(SiO_2)粉末,石英粉尘,煤尘。②麻醉药品:戊巴比妥钠,水合氯醛,乌拉坦,盐酸氯胺酮注射液等。③组织固定液:10% 甲醛溶液或4% 多聚甲醛溶液等。④其他:安定,阿托品,氯化琥珀胆碱注射液等。

2. 仪器设备　动物呼吸机,纤维支气管镜,喉镜,吸引器,气管插管,螺旋 CT,石蜡切片机,生物显微镜,病理图像分析系统等。

3. 实验动物　健康成年大耳白兔,体重 1.8 ~ 2.2 kg,雌雄兼用。

【方法步骤】

1. 经皮气管穿刺染尘法[1-4]

(1)方法　将石英粉尘(分散度≤5 μm,SiO_2颗粒占 97.9%)按 100 mg/mL 浓度配成混悬液备用。家兔用安定(2.5 mg/kg)、盐酸氯胺酮(25 mg/kg)耳缘静脉注射麻醉,仰卧位固定于兔台,充分暴露颈部,局部剪毛,消毒后于甲状软骨下 1 cm 处插入穿刺针头。将吸有灭菌生理盐水的注射器连接于套管尾端,轻轻抽取,见有连续气泡产生、无阻力、无负压时,确定已插入气管。将针芯拔出,套管继续徐徐向下插入至微有障碍(气管分叉处)时,将套管回抽约 2 mm。将吸有 1 mL 石英粉尘悬液的注射器连接于套管尾端,急速一次注入(此时悬液直射气管隆突,家兔呼吸稍停1~2 s,随即深长吸气,使悬液基本均匀分布于两肺支气管腔以至肺泡内),然后再注入一定量空气,拔出套管,结束染尘。

(2)特点 2个月时,模型家兔肺部CT表现显示可见肺门及下叶有斑块状密度增高影,气管纹理清晰可辨;光镜下可见实验组家兔在2个月时,肺内可观察到有硅结节形成,硅结节多沿肺门大支气管分布,实质内亦有少部分硅结节形成,此时硅结节HE染色多嗜蓝染,主要由巨噬细胞、噬尘细胞、淋巴细胞和组织嗜碱性粒细胞组成。4个月时,模型家兔肺部CT在2个月的基础上,肺内纹理增重,肺门及下叶前段有斑块状密度增高影,右肺尤其明显;光镜下硅结节内成纤维细胞和纤维细胞明显增多,HE染色红蓝染。

2.经口气管插管染尘法[5-11]

(1)方法 ①动物与分组:实验用健康雄性大耳白兔,体重2.0~3.0 kg,随机分为对照组、煤尘组和硅尘组。煤尘组家兔气管内煤尘灌注剂量首次为100 mg/kg,间隔15 d再次注入剂量为120 mg/kg。硅尘组家兔气管内石英粉尘(120 mg/kg),对照组家兔注入等容积生理盐水。②石英粉尘悬液:将石英粉尘经研磨水选,≤5 μm的粉尘颗粒占98%,游离SiO_2含量为97%,用生理盐水配成120 mg/mL悬液,高压灭菌后备用。③煤尘悬液:将煤尘样品充分研磨水选,≤5 μm的粉尘颗粒占95%以上,游离SiO_2含量为3.2%,烘干至恒重,用生理盐水配成75 mg/mL悬液,高压灭菌后备用,用前充分震荡≥30 min。④粉尘气管注入:将兔放在固定笼中,耳缘静脉依次注入安定1~2 mg/kg(10 mg/支,用生理盐水稀释至5 mL)、氯胺酮10~15 mg/kg(100 mg/支,用生理盐水稀释至5 mL)、阿托品0.05 mg/kg,用生理盐水保留静脉通道。将麻醉兔仰卧位固定于手术台上,术者左手握住兔颈项,示指轻压喉结部,以使声带易于暴露;右手持新生儿喉镜从口腔插入,尽量向上拉直颈项,以使喉镜镜片向上压暴露声门;看清声带后,将塑料气管导管经口从声门处插入,导管进入气管后动物出现轻度呛咳,即可判定为导管进入气管内(按上述剂量动物麻醉较浅,当插管时动物出现轻度呛咳或躁动,易于判断导管是否在气管内。如果动物剧烈躁动,可将上述麻醉剂量的1/3再次注入兔静脉内)。导管插入深度从口腔至气管内约14 cm。导管进入气管后在导管末端迅速接上含有定量浓度石英粉尘的注射器,将粉尘注入气管后,迅速拔出导管和喉镜,轻揉双肺片刻,以使粉尘自然进入左、右支气管。约15 min左右,动物逐渐苏醒。⑤术后处理:术后每日肌内注射青霉素20万U,连续3 d。

(2)特点 ①染煤尘家兔1~3个月大体解剖可见其两肺表面均呈灰褐色,散在点状和片状黑色尘斑,直径0.3~0.6 cm。切片可见点状黑色结节及结节融合,近肺门处可见煤斑融合团块多而大。镜检可见肺间质有煤尘颗粒,肺泡腔内可见尘细胞、纤维母细胞和成纤维细胞增生,淋巴结有大量煤尘,部分家兔出现肺大疱和肺气肿,所有家兔两肺均出现程度不一的尘性反应。X射线摄片证实:两肺纹理增粗,散在点状、片状阴影以及类圆形小阴影。②染硅尘家兔1个月后大体解剖可见肺表面散在点状和片状病灶,呈乳白色,切片可见直径0.3~0.6 cm灰白色结节及结节融合,右肺更加明显;染尘后3个月和6个月的兔肺切面布满灰白色结节且多处结节融合。近肺门处及上肺融合团块多而大,质地较硬,以刀片切之有沙砾感。随着染尘时间的延长,家兔肺组织硅结节数量明显增加。

【观察指标】

1.肺部超声检查[4,12-13]　用3%戊巴比妥钠经兔耳缘静脉注射麻醉(1 mL/kg),胸部备皮,将胸壁分为上、下肺区,前胸壁加背部胸壁共8个区,固定于检查台上。超声逐一肋间扫查,分别留取8个肺区的图像。造模前及造模2个月后行肺部超声扫查,观察有无B线增多、胸膜线及胸膜下改变,记录造模前后的胸膜线厚度,留取所有肺部超声图,按表7-1评分标准评分。

表7-1　超声评分标准

分值	B线数量	胸膜线改变	胸膜下改变
0	≤2	胸膜线光滑,平整	无
1	3~6	胸膜线不规则,表面不平整	有
2	>6	胸膜线模糊	

2.高分辨率CT检查[8-9,14-16]　螺旋CT行胸部扫描,扫描范围从肺尖至肋膈角。将兔麻醉后固定,待呼吸平稳、全身肌肉松弛后开始扫描。扫描参数:120 kV,100 mA,FOV 10 mm×10 mm,螺距0.938,矩阵512×512,螺距1.37:1,层厚1 mm,骨算法高分辨率重建,所得图像在CT工作站上进行后处理分析,窗宽1300 HU,窗位-600 HU。对肺纤维化不同严重程度高分辨率CT(High Resolution CT,HRCT)分级。①轻度改变:小叶间隔增厚和小叶内结构增粗。②中度改变:局限性小蜂窝状影像。③重度改变:肺内广泛环状影像或合并有实变。

3.肺组织病理学检查　动物处死取双肺称重,计算肺指数(肺湿重/体重×100%)。立即通过气管向肺内灌注10%甲醛溶液,使肺处于生理深吸气状态下膨胀固定。灌注前轻压双肺各叶,排除肺内气体,清除气管内分泌物,以利于固定液入肺。灌注后使各个肺叶均达到适当膨胀。肺叶全部膨胀后,结扎气管,使肺各叶处于解剖位置自由伸展。将灌注后的肺置于10%甲醛溶液固定。参照影像学结果,感兴趣区各期、各组兔右肺尖、心、膈叶及肺门水平各取一块组织,分组标记。梯度乙醇脱水,常规石蜡包埋、切片,分别行HE和Masson染色,光镜结合病理图像分析系统观察肺组织病理形态学改变。以每个肺叶的兴趣区为基本单位,依据Szapiel[17]方法确定病理进程的分级:Ⅰ级:无明显肺泡炎症或间质纤维化;Ⅱ级:肺泡炎症+间质纤维化面积小于20%;Ⅲ级:肺泡炎症+间质纤维化面积20%~50%;Ⅳ级:肺泡炎症+间质纤维化面积>50%,肺泡结构紊乱。

【注意事项】

经皮气管穿刺染尘法和经口气管插管染尘法在操作过程中,应注意针头或插管经检验确认插入气管无误时方可注入粉尘;注入粉尘后应随即使家兔保持头高脚低位置数分钟,以防悬液倒流。

【模型评价】[18-19]

1.采用家兔建立硅肺模型的优点是家兔体型较鼠类大,寿命长,各种临床和病理改变易于观察,尤其可为肺灌洗液的指标变化、毒理学研究及硅肺治疗提供实验基础,提供了一个反映慢性疾病的实用性模型。但家兔模型的建立时间周期与人类自然状态下煤尘肺形成的周期有明显不同;另外,由于家兔口腔的生理解剖结构所限,非暴露式气管注入法和穿刺式气管染尘法对操作人员的技术熟练程度要求较高,而暴露气管注入法操作不慎,易导致血管破裂出血,增加动物肺部感染的机会。

2.经皮气管穿刺染尘法与暴露式气管内注入染尘法比较,简化了复制家兔尘肺模型的操作过程,减少了动物的损伤及肺部感染的机会,缩短了机体恢复时间,提高了实验质量,弥补了较大动物(如家兔)不易行非暴露式气管内注入染尘的不足,是一种简便快速、易掌握、便于推广的染尘方法。

【参考文献】

[1]李秋营,张慧峰.穿刺式气管内注入染尘的方法[J].山西医学院学报,1995(1):73-74.

[2]王莹,邓国祥.实验动物矽肺影像研究[J].山西医科大学学报,39(8):714-716.

[3]王莹,邓国祥.实验动物矽肺不同时段CT与病理学表现对比[J].山西医科大学学报,39(9):787-790.

[4]李娜,朱林平,李智贤.经胸肺超声对矽肺兔模型的肺部超声诊断[J].中国超声医学杂志,2020,36(7):654-656.

[5]黄向红,韦丽思,黄小莉.间质性肺疾病患者肺超声评分与肺功能相关性的初步探讨[J].中国临床医学影像杂志,2017,28(3):184-187.

[6]吴逸明,许东,徐玉宝,等.无损伤性兔矽肺模型制备[J].中国职业医学,2002,29(4):52-53.

[7]许东,吴逸明,王鹏,等.兔尘肺模型制备与肺灌洗液方法的研究[J].中华劳动卫生职业病杂志,2002,20(2):131-133.

[9]许东,吴逸明,徐玉宝,等.无损伤性兔煤尘肺模型制备[J].工业卫生与职业病,2002,28(3):145-146.

[8]刘岚,张永林,顾志娟,等.兔煤工尘肺模型高分辨率CT表现与血清转化生长因子-β1表达水平相关研究[J].实用医学影像杂志,2015,16(3):221-223.

[9]陈强,张永林,刘岚,等.兔煤工尘肺模型各期HRCT表现与血清TNF-α、PDGF表达水平相关研究[J].中国中西医结合影像学杂志,2015,13(6):613-616.

[10]崔宏福,刘乾中,应燕红.虫草菌粉对兔矽肺纤维化早期干预作用的影响[J].安徽医科大学学报,2013,48(10):1201-1204.

[11]李秋根,施昌礼,刘翼军.综合干预对实验性兔矽肺纤维化的实验研究[J].中国职业

医学,2009,36(5):395-397.

[12]黄向红,韦丽思,黄小莉.间质性肺疾病患者肺超声评分与肺功能相关性的初步探讨[J].中国临床医学影像杂志,2017,28(3):184-187.

[13]计子瑶,刘艳君,王学梅.结缔组织病相关性间质性肺疾病超声与HRCT相关性的初步研究[J].中国超声医学杂志,2019,35(1):7-10.

[14]顾志娟,张永林.兔煤工尘肺模型HRCT表现与病理学对照研究[J].中国现代医师,2012,50(12):91-93.

[15]关砚生,马大庆,贺文,等.煤工尘肺间质纤维化的高分辨率CT表现及病理基础[J].中国医学影像技术,1998,16(5):302-304.

[16]郑向鹏,滑炎卿,卢晨,等.实验性特发性肺纤维化的早期影像研究-动物模型的建立[J].上海医学影像杂志,2001,2(10):137-140.

[17]SZAPIEL S V, ELSON N A, FULMER J D, et al. Bleomycin – induced interstitial pulmonary disease in the nude,athymic mouse[J]. Am Rev Respir Dis,1979,120(4):893-899.

[18]李丹丹,王瑞,张海东.硅肺动物模型的研究进展[J].中国工业医学杂志2019,32(2):109-112.

[19]张丹参,金姗.诱发硅肺动物模型方法及评价[J].神经药理学报,2019,9(6):21-25.

第五节　犬硅肺模型

【基本原理】

利用非暴露气管插管及呼吸机通气,将二氧化硅(SiO_2)粉末或石英粉尘吹入或注入实验犬肺内,建立犬硅肺模型。

【实验材料】

1.药品试剂　①二氧化硅(SiO_2)粉末,石英粉尘。②麻醉药品:戊巴比妥钠,水合氯醛,乌拉坦,盐酸氯胺酮注射液等。③组织固定液:10%甲醛溶液或4%多聚甲醛溶液等。④其他:阿托品,氯化琥珀胆碱注射液等。

2.仪器设备　动物呼吸机,纤维支气管镜,喉镜,吸引器,气管插管,三通管,静脉留置针,石蜡切片机,生物显微镜,病理图像分析系统等。

3.实验动物　健康成年杂种犬,体重10~15 kg,雌雄兼用。

【方法步骤】

1. 一次性非暴露气管灌注法[1]

（1）方法 实验犬用硫喷妥钠腹腔注射麻醉（20 mg/kg），仰卧位固定，用内窥镜从口腔插入，找到气管开口，使钝头插管伸至支气管分叉处，一次性灌注16%石英粉尘混悬液（25 mL/只）。染尘后30 d拍摄前后位X射线胸片，确认硅肺模型形成。

（2）特点 双肺以硅肺团块为主，最大者可达6.0 cm×7.5 cm，肺门淋巴结肿大、钙化。受损处肺叶萎缩、变实、边缘气肿、血管、支气管、隔叶和小叶中心的细支气管硅结节性融合成团块，局部平滑肌增生、肥大，支气管上皮增生和"乳头"状形成。细小动脉肌性肥厚、管腔狭窄。

2. 多次非暴露气管吹入法[2]

（1）方法 实验犬随机分为4组。①对照组：无染尘。②低剂量低频次组：每2周染尘1次，每次按200 mg/kg吹入SiO_2粉末；高剂量低频次组：每2周染尘1次，每次按400 mg/kg吹入SiO_2粉末；高剂量高频次组：每1周染尘1次，每次按400 mg/kg吹入SiO_2粉末。将实验犬用速眠新注射液肌内注射麻醉（0.1 mL/kg），仰卧位固定于实验台，喉镜直视下经口插入单腔气管插管，填充插管气囊并固定插管位置后，接呼吸机控制通气，按实验分组称取已高压灭菌的SiO_2粉末，经气管插管以少量多次的方式，利用呼吸机通气将SiO_2粉末吹入实验犬肺内，每次染尘时间持续约1 h。

（2）特点 ①实验犬染尘后，CT肺窗内均有不同程度的肺磨玻璃样改变，肺纹理增粗，部分可见局灶性炎性渗出，且染尘剂量越大、染尘频次越高、染尘时间越长，其胸部CT的改变越明显，但各组实验犬胸部CT均未见典型肺纤维化实变、肺不张及硅肺结节样表现。②与正常犬肺组织相比，染尘犬肺泡间隔增宽，肺间质增厚，可见局灶炎性渗出增多，终末细支气管壁增厚，管壁周围大量吞尘巨噬细胞聚集，有成纤维细胞增生及网状胶原纤维形成。偏光显微镜下可见染尘犬肺间质内大量SiO_2颗粒沉积。实验犬染尘剂量越大、染尘频次越高、染尘时间越长，其肺组织病理学改变越明显。

【观察指标】

1. 胸部CT影像学检查 实验犬于染尘前、染尘2个月、染尘3个月行胸部CT检查，观察实验犬肺部的影像学改变。

2. 肺组织病理学检查 染尘3个月胸部CT检查后，取各段肺组织标本，10%甲醛或4%多聚甲醛固定，梯度乙醇脱水，常规石蜡包埋切片，HE染色，光镜（常光、偏光）结合病理图像分析系统观察肺组织病理形态学改变。

（1）观察记录肺门淋巴结数量、大小、形状、色泽、硬度和病损性质和面积计分。

（2）根据肺内硅结节的组织学构成及损害面积进行分级。

Ⅰ级：结节以尘细胞为主，可有少量疏松网状纤维。

Ⅱ级：结节以成纤维细胞和网状纤维为主，有少量胶原纤维。

Ⅲ级：结节细胞和网状纤维明显减少，胶原纤维为主。

Ⅳ级:粗大胶原纤维为主,玻变或融合。

(3)单叶或多叶肺组织出现散在、孤立的硅结节而无融合者,总面积<3 cm 为轻度,3 ~6 cm 为中度,>6 cm 为重度。

(4)凡直径大于 3 mm 的病灶,镜下多为融合的矽结节或弥漫性纤维化。硬变区总面积/全肺叶面积<1/3 为轻度,1/3 ~2/3 为中度,>2/3 为重度。

(5)肺内其他非特异性病变:细胞反应、气肿、充血、出血、炎症、脓肿、肿瘤等。

【模型评价】[3-4]

1.通过呼吸机通气,将 SiO_2 粉尘吹入实验犬肺内的染尘方法,能更真实地模拟粉尘的吸入过程,具有更好的肺内粉尘分布,更符合实际致病环境及机体对吸入粉尘的生理反应。

2.犬为硅肺大动物模型,相比鼠、兔等小动物,更有利于进行硅肺病呼吸机辅助通气肺灌洗治疗的研究。

【参考文献】

[1]李永强,粟永萍,李蓉,等.建立矽肺犬动物模型的实验研究[J].第三军医大学学报,2012,34(12):1189-1191.

[2]罗朝忠,陈文新.克矽灵治疗家犬实验性矽肺的病理报告[J].职业卫生与病伤,1989,4(4):32-34.

[3]李丹丹,王瑞,张海东.矽肺动物模型的研究进展[J].中国工业医学杂志 2019,32(2):109-112.

[4]张丹参,金姗.诱发矽肺动物模型方法及评价[J].神经药理学报,2019,9(6):21-25.

第六节 小型猪硅肺模型

【基本原理】

采用气管内注入二氧化硅(SiO_2)粉末的方法,建立小型猪硅肺模型。

【实验材料】

1.药品试剂 ①二氧化硅(SiO_2):纯度≥99%,≥80%的颗粒直径 1 ~5 μm。②麻醉药品:戊巴比妥钠,水合氯醛,乌拉坦,盐酸氯胺酮注射液等。③10%甲醛溶液或4%多聚甲醛溶液等。④其他:阿托品,氯化琥珀胆碱注射液等。

2.仪器设备 动物呼吸机,纤维支气管镜,喉镜,吸引器,气管插管,三通管,静脉留置针,石蜡切片机,生物显微镜,病理图像分析系统,视频图像分析系统等。

3.实验动物 贵州小香猪,6~8月龄,体重8~10 kg,雌雄兼用。

【方法步骤】[1-4]

1.SiO₂粉尘混悬液的制备 取 SiO₂ 颗粒,经玛瑙乳体研磨水选,用生理盐水配成 100 g/L 混悬液,高压灭菌后加入青霉素 2000 U 备用。

2.麻醉 术前10 min,阿托品肌内注射(0.05~1.00 mg/kg);盐酸氯胺酮注射液肌内注射基础麻醉(20~40 mg/kg);手术开始以氯胺酮(0.6~1.5 mg/kg)静脉滴注维持麻醉,插管时加用肌松剂氯化琥珀胆碱注射液(1~3 mg/kg)。

3.SiO₂支气管灌注 猪麻醉后,仰卧平放在手术台上,三脚架手术中单联合固定,必要时绷带辅助固定。取适量长度绷带辅助轻拉开猪吻,咽喉镜轻挑舌根和喉部,开放喉头,行气管双腔支气管导管插管(必要时纤维支气管镜引导插管),纤维支气管镜检查是否进入气管内,选择气管、支气管部位,然后套囊充气固定。双腔支气管导管插管后,氯化琥珀胆碱静脉注射,停止自主呼吸,封闭气管、左肺支气管套囊。左肺 SiO₂粉尘混悬液经纤维支气管镜引导下灌注(150 mg/kg)。灌注液内添加青霉素 200000 U/d 防止感染。左肺灌注10~15 min后,封闭右肺支气管套囊,右肺灌注等量灭菌生理盐水,方法、剂量同左肺。1次/周,共5次。

【观察指标】

参见本章第五节"犬硅肺模型"。

【模型特点】

1.大体观察 动物左肺表面及其各切面可见散在的灰白色斑点,随染尘时间延长,左肺可见弥漫的针尖、粟粒大小的灰白色结节,部分融合成不规则形斑块,质地较韧。染尘后30、90 d,气管旁可见肿大及互相融合的淋巴结,呈灰白色。

2.光镜观察 15 d时段猪肺组织的主要表现为巨噬细胞肺泡炎,主要形成Ⅰ级结节;30 d时段猪肺组织的主要表现为Ⅰ~Ⅱ级结节;90 d时段猪肺组织主要表现为Ⅱ~Ⅲ级结节;各期结节周围始终可见巨噬细胞肺泡炎。淋巴结内可见淋巴窦组织细胞和成纤维细胞增生、硅尘沉积,形成硅结节并相互融合。

3.电镜观察 在SiO₂刺激下,肺泡Ⅰ型上皮脱落,Ⅱ型上皮细胞及巨噬细胞增生,且细胞功能活跃。

【模型评价】[5-6]

1.猪为硅肺大动物模型,相比鼠、兔等小动物,更有利于进行硅肺病呼吸机辅助通气肺灌洗治疗的研究。

2.小型猪肺部体积远远大于大鼠和家兔,有利于进行肺部无创影像学检查。

3.制作硅肺动物模型通常采用家兔、大鼠、小鼠等动物,最为常用的动物是大鼠和家兔,模型已相对成熟。虽有用幼猪非暴露法和小型猪皮肤切开法制备硅肺模型,但国内外文献报道较少,可能是饲养昂贵、实验周期较长、所用实验耗材较多等缘故。

【参考文献】

[1] 蒲新明,温浩,刘新军,等.小型猪矽肺模型制备与肺灌洗方法研究[J].中国职业医学,2013,40(1):47-49.

[2] 蒲新明,温浩,窦红,等.矽肺动物模型的病理观察[J].中华劳动卫生职业病杂志,2011,29(10):761-765.

[3] 黄国钧,黄勤挽.医学实验动物模型:制作与应用[M].北京:化学工业出版社,2007.

[4] 周光信,高成,徐平,等.人类疾病动物模型复制方法学[M].上海:上海科学技术文献出版社,2008.

[5] 李丹丹,王瑞,张海东.矽肺动物模型的研究进展[J].中国工业医学杂志2019,32(2):109-112.

[6] 张丹参,金姗.诱发矽肺动物模型方法及评价[J].神经药理学报,2019,9(6):21-25.

附 录 缩写词英汉对照

缩写	英文全称	中文全称
Ach	acetylcholine	乙酰胆碱
Ad	adenosine	腺苷
AECOPD	acute exacerbation of chronic obstructive pulmonary disease	慢性阻塞性肺疾病急性加重
AHR	airway hyper-responsiveness	气道高反应性
ALI	acute lung injury	急性肺损伤
ALP	alkaline phosphatase	碱性磷酸酶
ALT	alanine transaminase	丙氨酸氨基转氨酶
Ang II	angiotensin II	血管紧张素 II
APE	acute pulmonary embolism	急性肺栓塞
ARDS	acute respiratory distress syndrome	急性呼吸窘迫综合征
α-SMA	alpha-smooth muscle actin	α-平滑肌肌动蛋白
AST	aspartate aminotransferase	天门冬氨酸氨基转氨酶
ATP	adenosine triphosphate	三磷酸腺苷
BALF	bronchoalveolar lavage fluid	支气管肺泡灌洗液
BBB	blood brain barrier	血脑屏障
bFGF	basic fibroblast growth factor	碱性成纤维细胞生长因子
BLM	bleomycin	博来霉素
BNP	brain natriuretic peptide	脑钠肽

BW	body weight	体重
CAP	community acquired pneumonia	社区获得性肺炎
CCS	cigarette smoke solution	香烟烟气液体
CCU	color change unit	颜色改变单位
Cdyn	dynamic compliance	动态顺应性
CF	cystic fibrosis	囊性纤维化
CFU	colony forming unit	菌落形成单位
CI	cardiac index	心指数
CK	cytokeratin	细胞角蛋白
CK-MB	creatine kinase isoenzymes	肌酸激酶同工酶
CMRI	cardiac magnetic resonance imagine	心脏磁共振成像
CO	cardiac output	心输出量
COPD	chronic obstructive pulmonary disease	慢性阻塞性肺疾病
CP	chlamydia pneumonia	肺炎衣原体
CPE	cytopathic effect	细胞病变效应
CPE	chronic pulmonary embolism	慢性肺栓塞
CRP	C-reactive protein	C 反应蛋白
CSE	cigarette smoke extract	香烟烟雾提取物
Cst	static lung compliance	肺静态顺应性
CTEPH	chronic thromboembolic pulmonary hypertension	慢性血栓栓塞性肺动脉高压
CVF	collagen vo-lume fraction	胶原容积分数
CVP	central venous pressure	中心静脉压
DF_{CO}	diffusion factor for carbon monoxide	一氧化碳扩散系数
DH	dynamic hyperinflation	动态过度充气
DI	destructive index	破坏指数
DMF	dimethylformamide	二甲基酰胺

DPAH	drug and toxin associated with pulmonary arterial hypertension	药物和毒物相关性PAH
DSA	digital subtraction angiography	数字减影血管造影
DSP	cigarette dust particles	香烟烟雾颗粒
DVT	deep venous thrombosis	深静脉血栓
EB	Evans blue	伊文思蓝
ED	external diameter	血管外径
EEP	end-expiratory pause	呼气末端暂停
EF	ejection fraction	射血分数
EF50	expiratory flow 50	呼气流量
EIP	end-inspiratory pause	吸气末端暂停
ELISA	enzyme-linked immunosorbent assay	酶联免疫吸附法
f	frequency	呼吸频率
FCA	Freund's complete adjuvant	弗氏完全佐剂
FIESTA	fast imaging employing steady-state acquisition	快速自由稳态平衡进动序列
FRC	functional residual capacity	功能残气量
FVC	forced vital capacity	用力肺活量
GERD	gastroesophageal reflux disease	胃食管反流病
GSH	glutathione	谷胱甘肽
GSH-Px	glutathione peroxidase	谷胱甘肽过氧化物酶
HAP	hospital acquired pneumonia	医院获得性肺炎
HBSS	Hank's balanced saltsolution	Hank's 平衡盐溶液
HCAP	healthcare associated pneumonia	卫生保健相关性肺炎
HCMV	human cytomegalovirus	人巨细胞病毒
Hct	hematocrit	血细胞比容
HDM	house dust mite	屋尘螨

HE	hematoxylin and eosin	苏木精-伊红
HF	human fibroblast	人胚成纤维细胞株
HNE	human neutrophil elastase	人中性粒细胞弹性蛋白酶
HPAH	heritable pulmonaryarterial hypertension	遗传性 PAH
HPV	hypoxic pulmonary vasoconstriction	低氧性肺血管收缩
HRCT	high resolution CT	高分辨率 CT
ET	endothelin	内皮素
HYP	hydroxyproline	羟脯氨酸
IFN-γ	interferon-γ	γ 干扰素
IL	interleukin	白细胞介素
IPAH	idiopathic pulmonary arterial hypertension	特发性 PAH
IPF	idiopathic pulmonary fibrosis	特发性肺纤维化
IT	intratracheal instillation	气管内灌注
IVCT	isovolumetric contraction time	等容收缩时间
IVRT	isovolumetric relaxation time	等容舒张时间
KP	klebsiella pneumonia	肺炎克雷伯杆菌
LA	lumen area	血管腔面积
LAA	low-attenuation area	低密度区
LDH	lactate dehydrogenase	乳酸脱氢酶
LI	lung index	肺指数
LLPAP	left lower pulmonary artery pressure	左下肺动脉压
LLPVR	left lower pulmonary vascular resistance	左下肺血管阻力
LPS	lipopolysaccharide	脂多糖
LTB$_4$	leukotriene B$_4$	白三烯 B$_4$
LVEF	left ventricular ejection fraction	左室射血分数
LVEId	left ventricular eccentricity index during end diastolic phase	舒张末期左心室偏心指数

LVEIs	left ventricular eccentricity index during end systolic phase	收缩末期左心室偏心指数
LVMPI	left ventricular myocardial performance index	左心室心肌做功指数
MA	muscular artery	肌性动脉
MAD	mean alveolar diameter	平均肺泡直径
MAP	mean arterial pressure	平均动脉压
Mch	methacholine	乙酰甲胆碱
MCT	monocrotaline	野百合碱
MCTP	monocrotaline pyrrole	脱氢野百合碱
MDA	malondialdehyde	丙二醛
MDR	multidrug-resistant	多药耐药性
MIF	microimmunofluorescence,	微量免疫荧光法
MLI	mean linear intercept	平均内衬间隔
MMF	maximal mid-expiratory flow curve	最大呼气中期流量
MMP	matrix metalloproteinase	基质金属蛋白酶
MN	monocyte	单核细胞
MP	mycoplasma pneumonia	肺炎支原体
MPAP	mean pulmonary arterial pressure	肺动脉平均压
MPO	myeloperoxidase	髓过氧化物酶
MRI	magnetic resonance imagine	磁共振成像
MRSA	methicillin resistant Staphylococcus aureus	耐甲氧西林金黄色葡萄球菌
MRVP	mean right ventricular pressure	右心室平均压
MSCT	multi-slice spiral CT	多层螺旋CT
MV	minute volume	每分通气量
NANC	non-adrenergic non-cholinergic	非肾上腺非胆碱能
NE	neutrophil elastase	中性粒细胞弹性蛋白酶

NETs	neutrophil extracellular traps	中性粒细胞胞外诱捕网
NMA	non-muscular arteries	非肌性动脉
NO	nitric oxide	一氧化氮
OVA	ovalbumin	卵清蛋白
PA	pseudomonas aeruginosa	铜绿假单胞菌
PAA	pulmonary alveolararea	肺泡腔面积
PADP	pulmonaryarterial diastolic pressure	肺动脉舒张压
PAH	pulmonary arterial hypertension	动脉性肺动脉高压
PAI	plasminogen activator inhibitor	纤溶酶原激活物抑制因子
PAP	pulmonary artery pressure	肺动脉压
PAS	periodic acid-Schiff stain	过碘酸雪夫
PASP	pulmonaryarterial systolic pressure	肺动脉收缩压
PAU	pause	呼吸暂停
PBF	pulmonaryblood flow	肺血流量
PBS	phosphate buffer saline	磷酸盐缓冲液
PCA	passive cutaneous anaphylaxis	被动皮肤过敏反应
PCH	pulmonary capillary hemangiomatosis	肺毛细血管瘤样增生症
PCT	procalcitonin	降钙素原
PCWP	pulmonary capillary wedge pressure	肺毛细血管楔压
PE	pulmonary embolism	肺栓塞
PEEP	positive end expiratory pressure	呼气末正压
PEF	peak expiratory flow	呼气流量峰值
Penh	enhanced pause	增强呼吸间歇
PECT	positron emission computerized tomography	正电子发射计算机断层成像
PF	pulmonary fibrosis	肺纤维化

PFU	plaque forming unit	空斑形成单位
PG	prostaglandin	前列腺素
PH	pulmonary hypertension	肺动脉高压
PHD	pulmonary heart disease	肺源性心脏病
Pi	intima perimeter	周长
PIF	peak inspiratory flow	吸气流量峰值
PIM	pulmonary intravascular macrophages	肺血管内巨噬细胞
PIP	peak inspiratory pressure	吸气峰压
PM	particulate matter	颗粒物
PMA	partial muscular artery	部分肌性动脉
PMN	polymorphonuclear leukocytes	多形核白细胞
PNEC	pulmonaryneuroendocrine cells	肺神经内分泌细胞
PPE	porcine pancreatic elastase	猪胰蛋白酶
PPHN	persistent pulmonary hypertension of newborn	新生儿持续性肺动脉高压
PQ	paraquat	百草枯
PR	pulmonary regurgitation	肺动脉瓣反流
PS	pulmonary surfactant	肺表面活性物质
PTAH	phosphotungstic acid hematoxylin	磷钨酸苏木精
PTE	pulmonary thromboembolism	肺血栓栓塞症
PVOD	pulmonary vein occlusion disease	肺静脉闭塞病
PVR	pulmonary circulation vascular resistence	肺循环血管阻力
RAC	radial alveolar count	辐射状肺泡计数
RAP	right atrium pressure	右心房压
Re	resistance of expiration	呼气气道阻力
Ri	resistance of inspiration	吸气气道阻力
RILT	radiation-induced lung toxicity	放射性肺损伤
RSV	respiratory syncytial virus	呼吸道合胞病毒

RTI	relative thickness index	相对厚度指数
RV	right ventricle	右心室
RVEF	right ventricular ejection fraction	右心室射血分数
RVFAC	right ventricular fractional area change	右心室面积变化率
RVHI	right ventricular hypertrophy index	右心室肥厚指数
RVMPI	right ventricular myocardial performance index	右心室心肌做功指数
RVP	right ventricular pressure	右心室压
RVSP	right ventricular systolic pressure	右心室收缩压
SA	Staphylococcus aureus	金黄色葡萄球菌
SADP	systemic arterial diastolic pressure	体循环动脉舒张压
SAMP	systemic arterialmean pressure	体循环动脉平均压
SASP	systemic arterial systolic pressure	体循环动脉收缩压
SDH	succinate dehydrogenase	琥珀酸脱氢酶
SMA	smooth muscle actin	平滑肌肌动蛋白
SOD	superoxide dismutase	超氧化歧化酶
SP	streptococcus pneumonia	肺炎链球菌
SP-A	surfactant associated proteins-A	表面活性物质相关蛋白 A
SPF	specific pathogen free	无特定病原体
sRaw	specific airway resistance	比气道阻力
SSD	source skin distance	源皮距
SVC	superior vena cava	上腔静脉
SVR	systemiccirculation vascular resistence	体循环血管阻力
TA	total area,	血管总面积
T-AOC	total antioxidant capacity	总抗氧化能力
Tc	contraction time	收缩时间
TCID$_{50}$	50% tissueculture infective dose	半数组织培养感染量

Te	expiration time	呼气时间
TGF	transforming growth factor	转化生长因子
Ti	inspiration time	吸气时间
TIMP	tissue inhibitor of metalloproteinase	基质金属蛋白酶抑制剂
TLC	total lung capacity	总肺活量
TNF	tumor necrosis factor	肿瘤坏死因子
Tr	relaxation time	松弛时间
TR	tricuspid regurgitation	三尖瓣反流
Treg	regulatory T cells	调节性 T 细胞
TV	tidal volume	潮气量
TXA	thromboxane	血栓素
UIP	usual interstitial pneumonia	普通型间质性肺炎
VAP	ventilator associated pneumonia	呼吸机相关性肺炎
Vda	volume density of alveolar air	肺泡体密度
Vdi	volume density of interstitial	肺间质体密度
VEGF	vascular endothelial growth factor	血管内皮生长因子
Vpc	volume proportion of capillary	肺血管体密度
VTE	venous thromboembolism	静脉血栓栓塞症
WT	wall thickness	血管壁厚度
wW	wet weight	湿重